Allgemeine und spezielle Operationslehre

Begründet von Martin Kirschner

Fortgeführt und herausgegeben von
R. Zenker · G. Heberer · R. Pichlmayr

Band V
3., völlig neubearbeitete Auflage

Teil 4

Die allgemein-chirurgischen Operationen am Halse

von K. Schwemmle

unter Mitarbeit von V. Schlosser und W. Wolfart

Mit 160 überwiegend farbigen Abbildungen in 179 Teilbildern

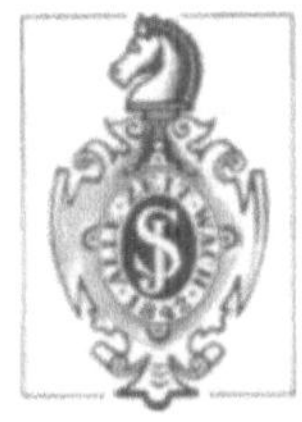

Springer-Verlag Berlin Heidelberg New York 1980

Professor Dr. K. Schwemmle
Zentrum für Chirurgie
Klinikstr. 29, 6300 Gießen

Professor Dr. V. Schlosser
Chirurgische Universitätsklinik
Abteilung für Herz- und Gefäßchirurgie
Hugstetter Str. 55, 7800 Freiburg

Professor Dr. W. Wolfart
Chirurgische Abteilung der Robert-Koch-Klinik
Hugstetter Str. 55, 7800 Freiburg

ISBN-13: 978-3-642-45514-8   e-ISBN-13: 978-3-642-45513-1
DOI: 10.1007/978-3-642-45513-1

Dieser Band ist der 4. Teil der völlig neubearbeiteten und erweiterten 3. Auflage von Band V, zuletzt erschienen 1953 unter dem Titel: Die oto-rhino-laryngologischen Operationen und die allgemein chirurgischen Eingriffe am Halse von H.J. Denecke und N. Guleke

CIP-Kurztitelaufnahme der Deutschen Bibliothek
Allgemeine und spezielle Operationslehre / begr. von Martin Kirschner. Fortgef. u. hrsg. von R. Zenker ... – Berlin, Heidelberg, New York : Springer. Teilw. u.d.T.: Allgemeine und spezielle chirurgische Operationslehre.
NE. Kirschner, Martin [Begr.]; Zenker, Rudolf: [Hrsg] Bd. 5 Teil 4. → Schwemmle, Konrad· Die allgemein-chirurgischen Operationen am Halse
Schwemmle, Konrad· Die allgemein-chirurgischen Operationen am Halse / von K Schwemmle Unter Mitarb von V. Schlosser; W. Wolfart. – Berlin, Heidelberg, New York : Springer, 1979. (Allgemeine und spezielle Operationslehre ; Bd. 5, Teil 4)

Reproduktion der Abbildungen: Gustav Dreher GmbH, Stuttgart
2122/3120-543210

Vorwort

Seit der 1953 erschienenen 2. Auflage des „Halsbandes" dieser Operationslehre sind 27 Jahre ins Land gegangen. Jahre, in denen die Chirurgie nicht stehengeblieben ist. Der Wissenszuwachs und die Erweiterung der operativen Möglichkeiten drückt sich nicht zuletzt in einer Aufteilung des 5. Bandes auf vier Einzelbände aus. Teil 3, die oto-rhino-laryngologischen Operationen im Mund- und Halsbereich von H.J. Denecke erschien Ende letzten Jahres. Der vorliegende Teil 4 ergänzt dieses Buch und setzt den früheren Beitrag von N. Guleke mit einer neuen Bearbeitung der allgemein-chirurgischen Eingriffe am Hals fort.

Neben den Standardoperationen haben wir für den interessierten Leser auch weniger gebräuchliche Eingriffe (lymphovenöse Anastomose, Entfernung des Glomus caroticum) aufgenommen. Das einleitende Kapitel über die chirurgische Anatomie des Halses hielten wir als Basis einer erfolgreichen chirurgischen Therapie für besonders wichtig. Wo es notwendig erschien, wurden Klinik und Pathophysiologie der Erkrankungen in gebotener Kürze dargestellt. Den Herren Professoren V. Schlosser (Eingriffe an den Blutgefäßen) und W. Wolfart (Mediastinoskopie) möchte ich für ihre Mitarbeit herzlich danken.

Einen Teil der ausgezeichneten Abbildungen aus der letzten Auflage konnten wir wieder verwenden. Vieles mußte neu gestaltet werden, wofür wir den Zeichnern, dem verstorbenen Hans Brandt und Albert Gattung, zu großem Dank verpflichtet sind.

Mein besonderer Dank für die Unterstützung bei Planung und Ausführung dieses Buches gilt H.J. Denecke und seiner Frau sowie den Herausgebern, insbesondere R. Zenker und meinem hochverehrten Lehrer G. Hegemann, außerdem den Mitarbeitern des Springer-Verlages und der Universitätsdruckerei H. Stürtz. Für die wertvolle Mitarbeit bei den Korrekturen und der Erstellung des Sachverzeichnisses möchte ich mich bei meinem Assistenten M. Kahle vielmals bedanken.

Gießen, im März 1980   K. Schwemmle

Inhaltsverzeichnis

A. Chirurgische Anatomie des Halses

I. Anatomische Vorbemerkungen

Von der gesamten Körperlänge entfallen etwa 10% auf den Hals (v. Lanz u. Wachsmuth, 1955). Er ist Durchgangsstation für viele lebenswichtige Organe und vermittelt die bewegliche Verbindung des Kopfes mit dem Rumpf. Durch die im Vergleich zur Halswirbelsäule und Muskulatur geringe Masse des Eingeweideteiles wird die Beweglichkeit noch wesentlich verbessert, so daß die Halswirbelsäule den beweglichsten Teil der Wirbelsäule darstellt.

Auf einem *Querschnitt des Halses* (Abb. 1) nimmt die Halswirbelsäule und die sie umgebende kräftige Muskulatur drei Fünftel der Fläche ein, während auf den Eingeweideteil mit Luftröhre, Speiseröhre, Gefäßen und Nerven nur zwei Fünftel des Querschnittes entfallen. Ventral besteht ein nur dünner Muskelmantel, der aus dem Platysma und den Mm. detractores laryngis sowie den beiden Mm. sternocleidomastoidei besteht. Da mit Ausnahme der Wirbelsäule und der beiden Vertebralarterien alle anderen Organe im kleineren Eingeweideteil auf relativ engem Raum beieinanderliegen, hat der vordere Teil des Halses eine wesentlich größere chirurgische Bedeutung, nicht zuletzt wegen seiner Beziehungen zur Pleurahöhle, zum Mediastinum und zu den Achselhöhlen.

Die *Grenze des Halses* nach unten ist durch die beiden Schlüsselbeine und das Jugulum sterni klar definiert. Die obere Begrenzung wird in der Regel recht willkürlich mit dem Unterrand des Os mandibulare angenommen, obwohl das von diesem Knochen umgebene Dreieck, also der Mundboden, eher dem Gesicht zugehörig ist (v. Lanz u. Wachsmuth, 1955). Es ist daher besser begründet, wenn man das Zungenbein als obere Grenze des Halses ansieht. Bei vielen chirurgischen Eingriffen muß aber diese anatomische Grenze überschritten werden, z. B. bei Eröffnung von Abscessen, bei Gefäßoperationen und bei der radikalen Halsdissektion.

Ein im hinteren und seitlichen Anteil kräftiger, vorne dünnerer Muskelmantel umhüllt den Hals und läßt nur schmale Lücken frei (Abb. 1). Hinten bleiben die Dornfortsätze der Halswirbelsäule unbedeckt, seitlich findet sich eine Lücke zwischen dem Hinterrand des M. sternocleidomastoideus und dem M. trapezius. Auf der seitlichen Oberfläche des Halses wird der Eingeweideteil nach hinten durch den Vorderrand des M. sternocleidomastoideus abgegrenzt.

Eine Besonderheit des Halses stellt das *Platysma* dar, dessen überwiegend vertikal verlaufende Fasern in die Haut einstrahlen. Ihre Kontraktionen model-

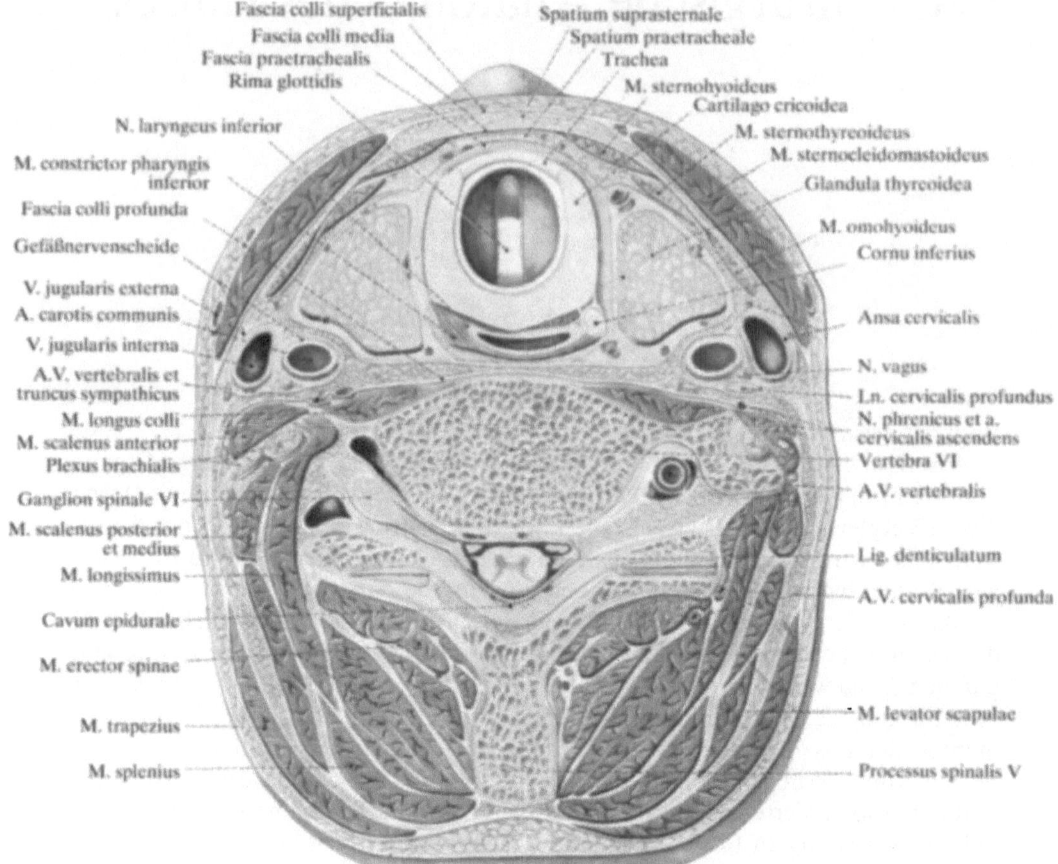

Abb. 1. Querschnitt durch den Hals in Höhe des VI. Halswirbelkörpers. Ansicht von unten. (Aus: HAFFERL u. THIEL, 1969)

lieren die Haut, allerdings nicht im gleichen Ausmaß wie die entwicklungsgeschichtlich verwandten mimischen Gesichtsmuskeln. Bei querverlaufenden Operationsschnitten klafft die Wunde erst nach Durchtrennung des Platysmas, das sich, zusammen mit den Hautwundrändern, zurückzieht. Das kosmetische Ergebnis einer Narbe am Hals richtet sich daher vor allem danach, mit welcher Sorgfalt dieser Hautmuskel genäht worden ist.

Auch mit der vorderen Halsfascie weist das Platysma Verbindungen auf, die jedoch nicht so ausgeprägt sind wie zur Haut. Zwischen Platysma und Fascie breitet sich eine subcutane Schicht aus, die Nerven und die subcutanen Venen enthält.

Das Platysma gewinnt im Unterlippenbereich Anschluß an die mimische Gesichtsmuskulatur, nach unten strahlt es in den vorderen Thorax bis unterhalb der Schlüsselbeine ein.

Die *äußere Kontur* des Halses ist für den Chirurgen insofern von Bedeutung, als die Anatomie Richtpunkte für die Schnittführung gibt. Als Orientierung dienen vor allem der knöcherne Mandibularrand, der Schildknorpel, die beiden Kopfnicker und die Schlüsselbeine.

Wirbelsäule, Muskulatur und Eingeweideteil des Halses sind in wechselnder Dichte von Bindegewebe und wenig Fettgewebe umschlossen. Das Bindegewebe verdichtet sich an vielen Stellen zu Septen, die man traditionsgemäß in die einzelnen Halsfascien zusammenfaßt. Sie gewährleisten die Verschieblichkeit der einzelnen Strukturen untereinander und ermöglichen daher nicht nur die gute Beweglichkeit der Halswirbelsäule nach allen Seiten, sondern auch unbehindertes Sprechen und Schlucken.

II. Die Halsfascien und die Fascienräume

1. Die Halsfascien

Im deutschen Sprachbereich unterscheidet man eine oberflächliche, eine mittlere und eine tiefe Halsfascie.

Die *oberflächliche Halsfascie* (Fascia colli superficialis) liegt dicht unter der Haut. Als dünne Bindegewebsschicht überzieht sie das Platysma, die Mm. sternocleidomastoidei und die Nackenmuskulatur. Nach cranial gewinnt die oberflächliche Fascie Anschluß an das Zungenbein und an den Unterkieferrand. Nach distal hat sie Beziehung zu den Schlüsselbeinen und dem oberen Brustbeinrand.

Die *mittlere Halsfascie* (Fascia colli media) ist zwischen dem Zungenbein und dem Brustbein sowie den medialen Anteilen der beiden Schlüsselbeine ausgespannt. Sie überzieht die beiden Mm. omohyoidei und hat Beziehung zu den dünnen Muskelfascien der Kehlkopfdetraktoren. Die Bindegewebshöhlen der Schilddrüse, der Luftröhre, aber auch der Carotisscheide, stehen in enger Verbindung zur mittleren Halsfascie. Oberhalb des Brustbeines trennt ein mit lockerem Bindegewebe und Fett ausgefüllter Fascienraum, das Spatium suprasternale, die oberflächliche und mittlere Fascienschicht. Die mittlere Halsfascie schließt das vordere Mediastinum nach außen ab. Ein Infektionsprozeß kann sich erst in das vordere Mediastinum ausdehnen, wenn die mittlere Halsfascie oberhalb des Brustbeines durchbrochen ist.

Die *tiefe Halsfascie* (Fascia colli profunda) überzieht die Vorderfläche der Halswirbelsäule als Fascia praevertebralis, sie umkleidet aber auch die tiefe Halsmuskulatur und einen Teil der Nackenmuskulatur.

In der *angloamerikanischen Literatur* (GRODINSKY u. HOLYOKE, 1938; BAKER, 1964; HOLLINSHEAD, 1969) ist eine andere Einteilung der Halsfascien gebräuchlich. Es wird zwischen einer oberflächlichen und einer tiefen Halsfascie unterschieden. Letztere teilt sich wiederum in eine oberflächliche, in eine mittlere und in eine tiefe Schicht auf. Bei der *oberflächlichen Fascie* handelt es sich um eine Bindegewebsschicht unterschiedlicher Dicke, die das Platysma überzieht.

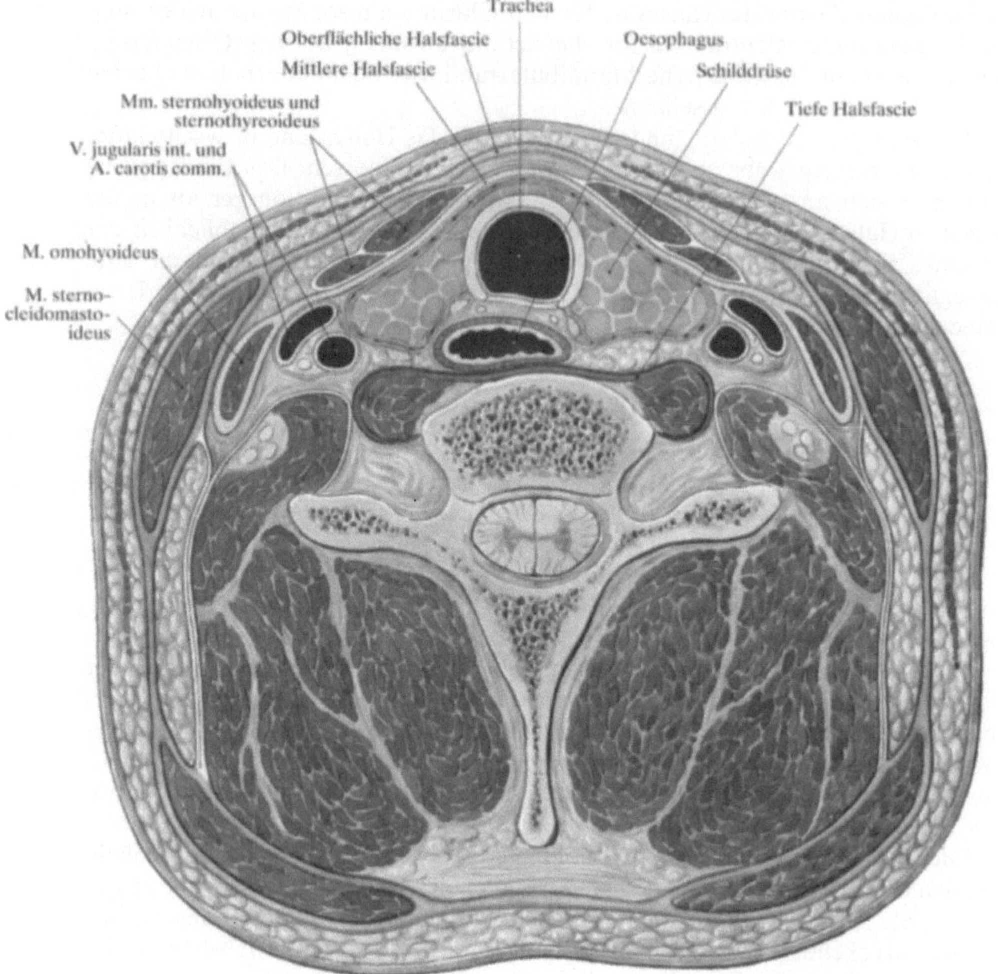

Abb. 2. Vereinfachter Querschnitt durch den Hals. Die oberflächliche Fascie ist mit grüner, die mittlere mit gelber und die tiefe mit blauer Farbe bezeichnet. (Aus: GULEKE, 1953)

Sie breitet sich also unterhalb der Haut aus und greift nach oben auf das Gesicht, nach distal auf Schultern, Thorax und Axilla über.

Die *oberflächliche Schicht der tiefen Fascie* entspringt von den Dornfortsätzen der Halswirbelsäule und vom Lig. nuchae und zieht beiderseits nach vorne, um sich in der Mittellinie zu vereinigen. Die oberflächliche Schicht der tiefen Fascie überzieht als fibröse Scheide den M. trapezius, wobei das tiefe Blatt dieser Muskelfascie stärker ausgeprägt ist als das oberflächliche. Im vorderen Halsbereich hüllt die oberflächliche Schicht den M. omohyoideus, den M. sternocleidomastoideus und die Mm. detractores laryngis ein. Cranial verbindet sie sich mit dem Zungenbein und zieht weiter zum Mandibularrand, überzieht den M. digastricus und die Speicheldrüsen.

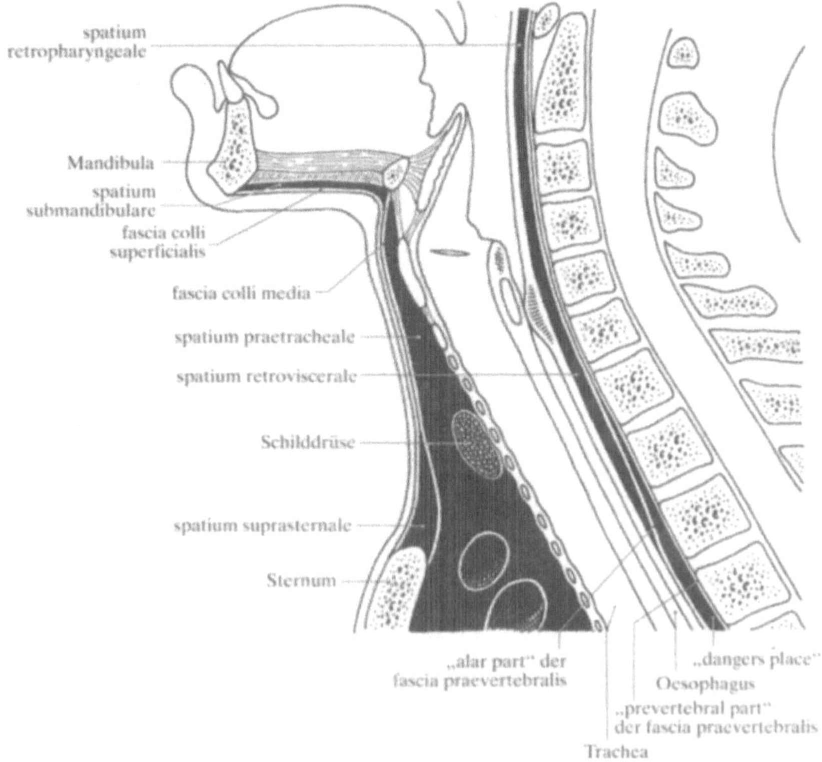

Abb. 3. Medianer Sagittalschnitt durch den Hals. Die Bezeichnungen der Halsfascien entsprechen der deutschen Nomenklatur mit Ausnahme der zwei Schichten der Fascia praevertebralis (alar part und prevertebral part) mit dem dazwischenliegenden »dangers place« (s. Text)

Am unteren Ende spaltet sich die vordere Schicht der tiefen Fascie in zwei Blätter auf, die am Vorder- bzw. Hinterrand des Brustbeines ansetzen und eine Fascienlücke, das Spatium suprasternale, bilden. Seitlich gewinnt die oberflächliche Schicht Anschluß an das Acromion und das Schlüsselbein.

Die *mittlere Schicht der tiefen Halsfascie* wird auch als prätracheale Fascie bezeichnet. Sie überzieht aber nicht nur die Luftröhre, sondern auch die Schilddrüse und die Speiseröhre. Alle wesentlichen Halseingeweide werden also von dieser Fascienschicht überzogen (visceral compartment). Sie wird daher auch Visceralfascie oder Retrovisceralfascie genannt. Nach oben geht sie über in die Buccopharyngealfascie. Auf beiden Seiten verbindet sie sich mit der Carotisscheide.

Die *tiefe Schicht der tiefen Halsfascie* hüllt die Halswirbelsäule und die sie begleitenden Muskeln ein und zieht nach hinten ebenfalls an die Dornfortsätze der Halswirbelsäule, wo sie Anschluß an die oberflächliche Schicht gewinnt. Die tiefe Schicht bildet also ein »vertebral compartment«. Wie die mittlere Schicht gewinnt auch die tiefe Schicht Anschluß an die Carotisscheide. Sie überzieht außerdem die Mm. scaleni. Der vor der Wirbelsäule liegende Teil der tiefen Schicht der tiefen Halsfascie teilt sich in die Alarfascie und in eine prävertebrale Fascie auf (Abb. 3). Die Alarfascie stellt ein Septum zwischen der visceralen und der prävertebralen Fascienschicht dar und trennt dadurch den prävertebralen Fascienraum. Zwischen Alarfascie (alar part) und prävertebraler Fascie (prevertebral part) besteht ein Spaltraum, der als »dangers space« bezeichnet wird, weil sich Infektionen in diesem Bereich ungehindert in das hintere Mediastinum ausdehnen können.

Wichtiger als die Einteilung der verschiedenen Halsfascien sind für die praktisch-chirurgische Tätigkeit die durch diese Fascienblätter gebildeten Fascienräume, da Infektionen im Mundboden-, Rachen- und Halsbereich sich in diesen vorgebildeten Fascienräumen ausbreiten. Im folgenden werden nur die wichtigen Fascienlücken erwähnt.

2. Spatium suprasternale

Es befindet sich unmittelbar über dem Jugulum sterni. Der Vorderrand dieses Raumes wird von der oberflächlichen Fascie gebildet, die Hinterwand von der Fascia colli media. Nach englischer Nomenklatur spaltet sich die oberflächliche Schicht der tiefen Halsfascie zur Bildung des Spatium suprasternale in zwei Fascienblätter auf, die beide am Jugulum sterni ansetzen.

3. Spatium submandibulare

Die oberflächliche Halsfascie teilt sich cranial des Zungenbeins in zwei Blätter, von denen das eine die Mundbodenmuskulatur bedeckt und das andere zum äußeren Unterkieferrand zieht und in die Fascia parotidea einstrahlt. Zwischen diesen beiden Blättern befindet sich das Spatium submandibulare. Es wird also begrenzt von der Mundbodenmuskulatur und dem Anteil der oberflächlichen Halsfascie, der sich zwischen Zungenbein und unterem Mandibularrand erstreckt. Das Spatium steht mit dem sublingualen Raum in Verbindung. Er ist mit lockerem Bindegewebe angefüllt, das zwischen der Zungenmuskulatur liegt und die Sublingualdrüsen, den N. lingualis und den N. hypoglossus sowie Teile der Glandula submandibularis überzieht. Wegen der freien Verbindung des Spatium submandibulare mit dem Spatium sublinguale können sich Mundbodenphlegmonen ungehindert in diesen Bereich ausdehnen. Dagegen schließt die Verbindung der oberflächlichen Halsfascie mit dem Zungenbein den submandibulären Raum nach hinten ab, so daß in der Regel die Ausbreitung eines infektiösen Prozesses in den Retropharyngealraum und in die tieferen Schichten des Halses verhindert wird.

4. Carotisscheide

Die Carotis communis und ihre Aufzweigungen sind von einer relativ dicken Fascienschicht umgeben und damit gut gegen die Umgebung abgegrenzt. Diese

Fascie überzieht neben der Arterie auch die V. jugularis interna und den N. vagus.

5. Spatium praetracheale

Dieser Raum, der sich vor der Trachea, also vor der mittleren Schicht der tiefen Halsfascie (englische Nomenklatur) bzw. hinter der Fascia colli media (deutsche Nomenklatur) befindet, hat in mehrfacher Hinsicht chirurgische Bedeutung. Er wird bei allen Eingriffen mit Freilegung der Luftröhre eröffnet, z. B. bei Tracheotomien oder Strumaresektionen.

Infektionen in diesem Gebiet können sich ungehindert in das Mediastinum ausbreiten, da es mit dem Spatium praetracheale in unmittelbarer Verbindung steht. Bei der Mediastinoskopie wird der prätracheale Raum digital eröffnet und zum Einführen des Endoskopes verwendet.

Eine Infektion des Spatium praetracheale kann auch vom Retrovisceralraum ausgehen, da beide miteinander in Verbindung stehen.

6. Retrovisceral- und Retropharyngealraum

Das Spatium retroviscerale befindet sich vor der Fascia praevertebralis. Es wird auch als Retrooesophagealraum bezeichnet. Er erstreckt sich nach oben bis an die Schädelbasis und geht dabei ohne anatomische Grenze in den Retropharyngealraum über. Dies bedeutet, daß Infektionsprozesse, die vom Rachenraum nach hinten durchbrechen, in dieser Fascienlücke sich nach unten ausbreiten können. Wie bereits erwähnt, ist eine Ausbreitung auch nach vorne in den prätrachealen Raum möglich.

Nach amerikanischer Nomenklatur teilt sich die prävertebrale Fascie in die dem Knochen unmittelbar aufliegende eigentliche prävertebrale Fascie (prevertebral part) und in ein zweites Bindegewebsblatt, welches als »alar part« bezeichnet wird. Die Lücke zwischen diesen beiden Fascienblättern trägt die Bezeichnung »dangers place«, vor allem deswegen, weil von hier aus eine direkte Verbindung zum hinteren Mediastinum besteht und sich Infektionsprozesse sehr leicht nach unten ausdehnen können.

III. Die Halsgegenden

Bei rekliniertem Kopf schließt der Unterrand des Unterkiefers die Vorderfläche des Halses nach oben ab. Nach unten wird sie von den Schlüsselbeinen und dem Jugulum sterni abgegrenzt, während die auch am Lebenden deutlich vorspringenden Ränder des M. trapezius die seitlichen Grenzen markieren.

Durch die beiden, schräg vom Warzenfortsatz medial zum oberen Brustbein ziehenden Mm. sternocleidomastoidei, wird die Gegend in die paarigen seitlichen Halsdreiecke und in die unpaare vordere Halsgegend geteilt.

Eine querverlaufende Linie, die vom Unterkieferwinkel der einen Seite über das Zungenbein zum Unterkieferwinkel der anderen Seite zieht, trennt die vor-

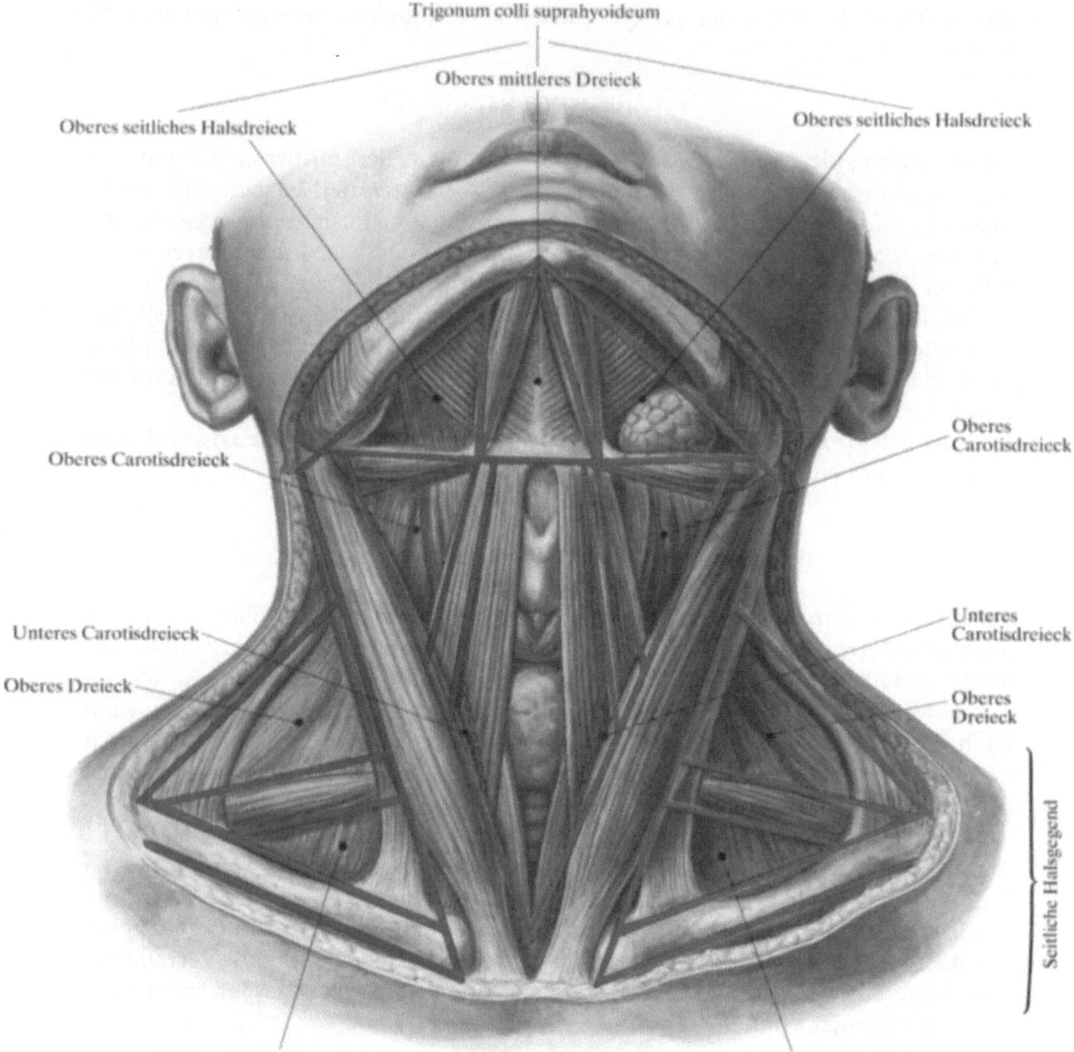

Abb. 4. Die Halsgegenden. Die beiden Submandibulardreiecke und das Trigonum submentale sind Teile des Trigonum colli suprahyoideum. Die Carotisdreiecke und der mittlere Halsabschnitt bilden das Trigonum infrahyoideum. Das kleine untere Carotisdreieck wird vom medialen Rand des M. omohyoideus, vom vorderen Rand des M. sternocleidomastoideus und vom auf der Abbildung nicht sichtbaren lateralen Rand des M. sternothyreoideus *(punktierte Linie)* gebildet. (Aus: GULEKE, 1953)

dere Halsgegend in ein *Trigonum suprahyoideum* und in ein *Trigonum infrahyoideum*. Letzteres wird durch die vor dem Kehlkopf und der Trachea liegende Regio praetrachealis in die beiden *Carotisdreiecke* unterteilt, die ihrerseits durch den oberen Anteil des M. omohyoideus weiter gegliedert werden: *oberes und unteres Carotisdreieck* (Abb. 4).

Das *obere Carotisdreieck* hat als Zugangsweg zu den oberen Anteilen des Gefäß-Nervenbündels, also N. vagus, V. jugularis interna und A. carotis communis mit ihrer Aufzweigung in die Aa. carotis interna und externa besondere chirurgische Bedeutung. Von hier aus gelangt man auch an die obere Schilddrüsenarterie und an den obersten Abschnitt der Speiseröhre.

Beim *unteren Carotisdreieck* handelt es sich um einen schmalen Raum zwischen den Vorderrändern des M. omohyoideus und des M. sternocleidomastoideus sowie dem seitlichen Rand der infrahyoidalen Muskulatur. Es ist Zugangsweg für die unteren Abschnitte der A. carotis communis und des übrigen Gefäß-Nervenbündels. Von hier aus können auch die A. thyreoidea inferior und vor allem der N. recurrens aufgesucht werden.

Der mittlere Abschnitt des Trigonum colli infrahyoideum, zwischen dem linken und rechten Carotisdreieck, wird vom Kehlkopf und der Trachea eingenommen, die nach vorne von der Schilddrüse sowie von der infrahyoidalen und infrathyreoidalen Muskulatur abgedeckt werden. Der untere Rand des Ringknorpels liegt beim Erwachsenen etwa in Höhe des VI. bis VII. Halswirbelkörpers. Unmittelbar unter dem Ringknorpel beträgt der Abstand zwischen Haut und Trachea nur etwa 1,5 cm. Nach unten entfernt sich die Luftröhre zunehmend vom Hautniveau, so daß die Distanz in Höhe des Jugulum sterni 4–4,5 cm beträgt. Bezüglich der chirurgischen Anatomie der Schilddrüse und der Epithelkörperchen wird auf die entsprechenden Kapitel verwiesen.

Im Gebiet oberhalb des Zungenbeines (Trigonum suprahyoideum) bilden Unterkieferrand und die beiden Muskelbäuche des M. biventer das *Trigonum submandibulare*. Der verbleibende Raum mit dem Zungenbein als Basis und der Kinngegend als Spitze wird als *Trigonum submentale* bezeichnet.

1. Trigonum submandibulare

Das Submandibulardreieck wird am besten von einem parallel zum unteren Unterkieferrand verlaufenden, von ihm etwa 1 cm entfernten Schnitt aus eröffnet. Man muß dabei auf den Ramus mandibularis des N. facialis achten, der am Vorderrand des unteren Parotispoles in diese Gegend eintritt, parallel zum Unterkieferrand verläuft und zum lateralen Mundwinkel zieht. Seine Verletzung führt zu einem Hängen des entsprechenden Mundwinkels. Es resultiert jedoch selten eine bleibende Lähmung, da eine ausreichende Kollateralinnervation über andere Äste des N. facialis besteht (v. LANZ u. WACHSMUTH, 1955). Der Ramus mandibularis liegt hinter der Kreuzung mit der A. und V. facialis in 81% cranial und in 19% caudal des Unterkieferrandes (GALL, 1966). Er verläuft aber nie mehr als 1 cm vom Unterkieferrand entfernt. Ventral der Kreuzung mit den genannten Blutgefäßen bleibt er immer oberhalb des Mandibularrandes. Die Schonung des Nervens wird erleichtert, wenn man A. und V. facialis in ausreichendem Abstand vom Unterkieferrand durchtrennt und nach oben zieht. Durch die so entstehende Gefäßschlinge wird der Nerv nach oben gezogen und damit aus dem unmittelbaren Operationsgebiet entfernt.

Der Boden des Submandibulardreiecks setzt sich aus dem M. mylohyoideus und dem tieferliegenden M. hyoglossus zusammen. Der M. mylohyoideus zieht

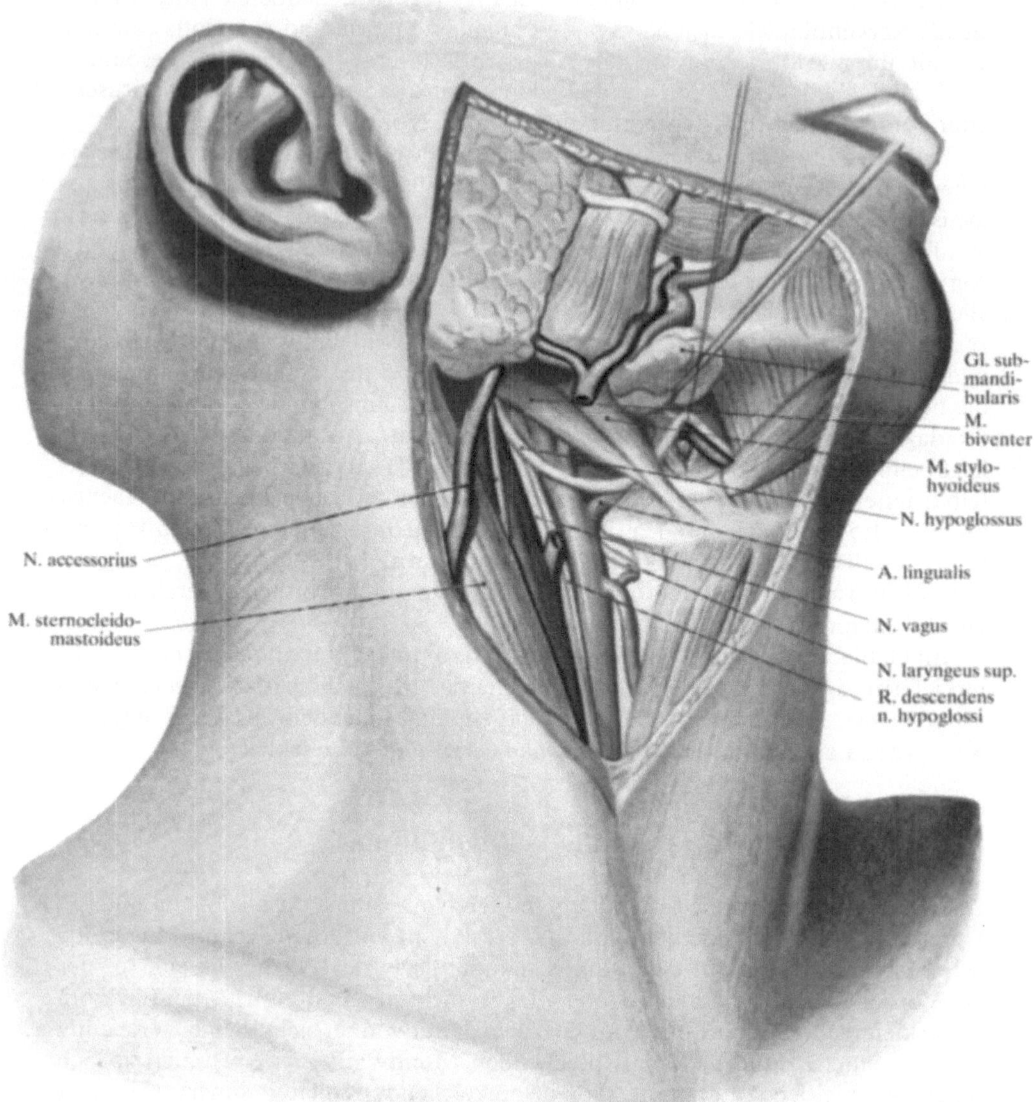

Abb. 5. Carotisdreieck und Submandibulardreieck nach Entfernung von Haut, Platysma und ober-
flächlicher Fascie. Der M. hyoglossus ist incidiert, um die in der Tiefe des Trigonum submandibulare
in gleicher Richtung wie der N. hypoglossus verlaufende A. lingualis darzustellen. (Aus: GULEKE,
1953)

von der Linea mylohyoidea des Unterkiefers zum Zungenbein. Der Raum
hinter dem freien Rand dieses Muskels wird durch die Glandula submandibularis
ausgefüllt. Sie liegt in einer Bindegewebstasche der beiden Blätter der vorderen
Halsfascie. Der Ausführungsgang der Unterkieferdrüse erreicht zwischen der
oberflächlichen und tiefen Mundbodenmuskulatur die Mundbodenschleimhaut.

Große diagnostische Bedeutung besitzen die Lymphknoten im Trigonum submandibulare. Sie filtern die Lymphe aus Teilen des Gesichts, der Nase, der Kieferhöhlen, der Lippen, des Mundbodens und der Zunge. Neben dem inneren Rand des Unterkiefers sind die Lymphknoten der Palpation gut zugänglich.

Das Trigonum submandibulare dient vielen Nerven und Gefäßen für die Versorgung des Gesichts, der Zunge und des Mundbodens als Durchgangsstation. Mit Ausnahme der oberflächlich unmittelbar unter der Fascie liegenden V. facialis verlaufen die wichtigen Gefäße und Nerven in der Tiefe des Trigonums. Sie werden erst nach Entfernung oder Verziehung der Glandula submandibularis sichtbar.

Die A. facialis zieht nach ihrem Ursprung aus der A. carotis externa hinter dem seitlichen Bauch des M. biventer und dem M. stylohyoideus zum Unterkieferrand. In etwa gleicher Richtung verläuft die A. lingualis, die aber tiefer liegt und erst nach Entfernung der Submandibulardrüse und Spaltung des M. hyoglossus dargestellt werden kann. Die Unterbindung der A. lingualis kann bei großen Eingriffen an der Zunge zur Blutstillung notwendig sein. Die Arterie liegt konstant in einem Dreieck, welches vorne vom freien Rand des M. mylohyoideus, hinten vom N. hypoglossus und unten von der Zwischensehne des M. biventer gebildet wird. Wenn man in diesem kleinen Dreieck den M. hyoglossus durchtrennt, trifft man genau auf die A. lingualis, die eine ähnliche Verlaufsrichtung wie der N. hypoglossus aufweist (Abb. 5).

Unmittelbar hinter der Glandula submandibularis wird, zusammen mit der V. lingualis, der N. hypoglossus sichtbar. Dieser Nerv beschreibt noch hinter dem M. digastricus einen nach unten konvexen Bogen, gibt einen parallel zur A. carotis verlaufenden Ast ab, den Ramus descendens, und gelangt nach Unterquerung des lateralen Muskelbauches des M. digastricus und des M. stylohyoideus in das Trigonum submandibulare. Er liegt dem M. hyoglossus unmittelbar auf.

In der Tiefe des Trigonum submandibulare kann nach Durchtrennung des M. hyoglossus auch der N. glossopharyngeus dargestellt werden (Abb. 6).

2. Trigonum caroticum

Das Carotisdreieck wird vom Vorderrand des M. sternocleidomastoideus, vom Unterrand des hinteren Muskelbauches des M. biventer und vom seitlichen Rand des oberen Anteiles des M. omohyoideus gebildet. Da eine Unterteilung in oberes und unteres Carotisdreieck den chirurgischen Bedürfnissen nicht entspricht, soll im folgenden auf diese Untergliederung verzichtet werden. Das Carotisdreieck hat erhebliche praktische Bedeutung, da das große Gefäß-Nervenbündel des Halses von hier aus freigelegt wird. A. carotis communis mit ihren Aufzweigungen, V. jugularis interna und N. vagus sind von der Carotisscheide umgeben. Durch den schrägen Verlauf des M. sternocleidomastoideus wird das Gefäß-Nervenbündel zum größten Teil von diesem Muskel bedeckt. Nur im oberen Abschnitt des Carotisdreiecks liegen V. jugularis interna und A. carotis frei. Um daher diese Gefäße und den Vagus in größerer Ausdehnung darstellen

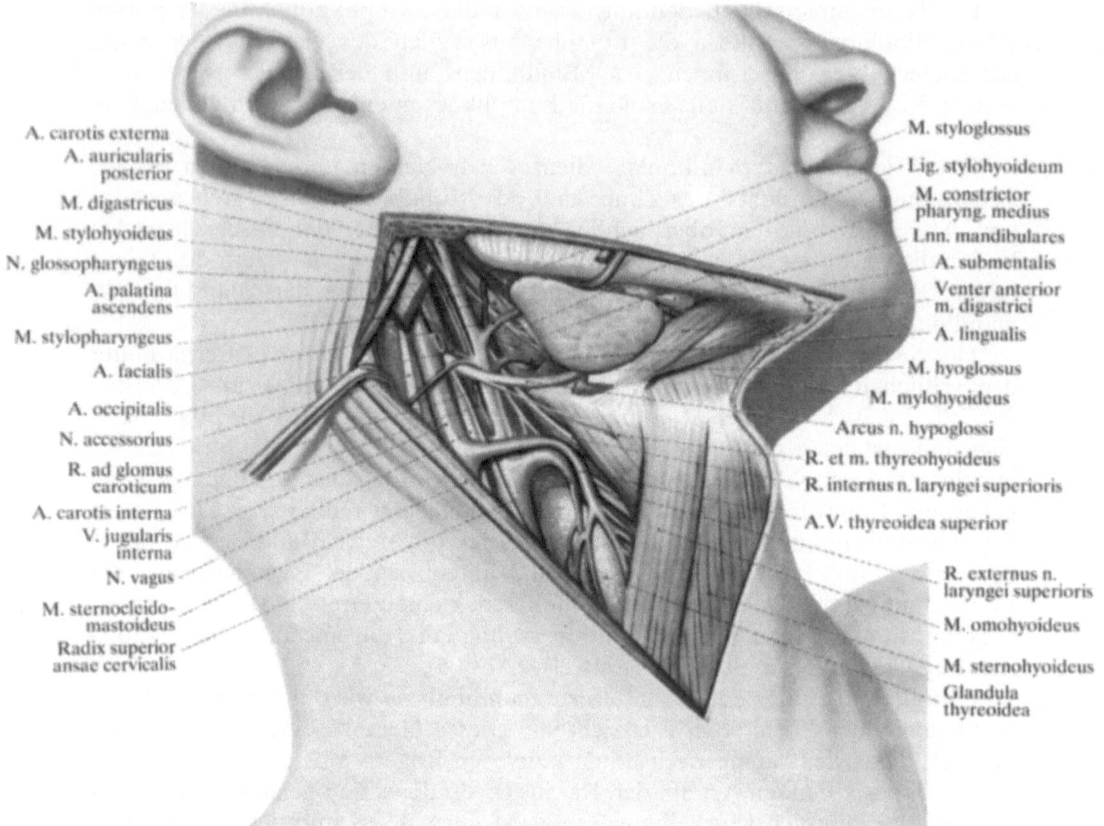

Abb. 6. Trigonum submandibulare. Der N. glossopharyngeus verschwindet hinter dem M. hyoglossus. Nach dessen Durchtrennung (und Entfernung der Submandibulardrüse) läßt sich der Nerv darstellen. (Aus: HAFFERL u. THIEL, 1969)

zu können, muß der mediale Rand des Kopfnickers nach lateral verzogen werden. Im oberen Drittel des Muskels muß man dabei auf den N. auricularis magnus achten, dessen Fasern aus dem II. und III. Cervicalsegment stammen. Dieser Nerv erscheint, zusammen mit den anderen Anteilen des Plexus cervicalis, am Hinterrand des M. sternocleidomastoideus. Er zieht dann über die Vorderfläche dieses Muskels schräg nach oben und erreicht im oberen Drittel den vorderen Rand, wo er durch Hakenzug geschädigt werden kann (Abb. 7, Abb. 10).

Bei der Drehung des Kopfes nach links tritt auf der rechten Seite der Vorderrand des M. sternocleidomastoideus weiter vor und die Faserrichtung dieses Muskels wird steiler (Abb. 8). In dieser Stellung sind die Gefäße zum größten Teil von Muskulatur bedeckt, nur die A. carotis externa bleibt in dem jetzt schmalen Carotisdreieck sichtbar. Bei Drehung des Kopfes nach rechts rückt der Kopfnicker von dem Gefäß-Nervenbündel ab und wird in größerer Ausdehnung sichtbar (Abb. 9).

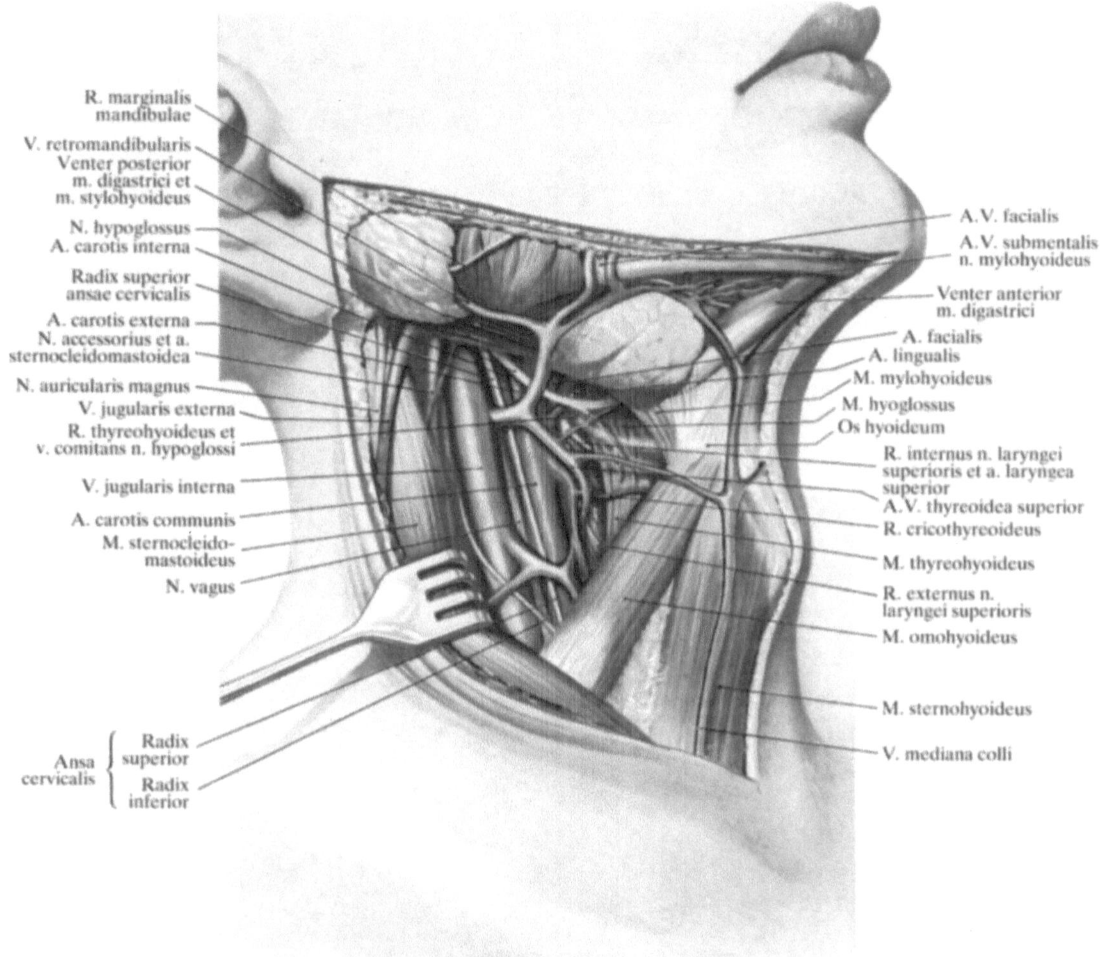

Abb. 7. Gefäße und Nerven des Trigonum submandibulare und caroticum. (Aus: HAFFERL u. THIEL, 1969)

Die V. jugularis interna liegt lateral und etwas vor der A. carotis communis. Der N. vagus befindet sich hinten zwischen den Gefäßen, so daß er erst nach deren Trennung sichtbar wird. Nach der Teilung der A. carotis communis liegt die A. carotis interna zunächst etwas lateral der A. carotis externa, erreicht aber sehr bald hinter und medial der A. carotis externa den retropharyngealen Raum und zieht zum Canalis caroticus. Die Teilungsstelle der A. carotis communis liegt in zwei Drittel der Fälle in Höhe des oberen Randes des Schildknorpels oder, bezogen auf die Wirbelsäule, in Höhe des IV. Halswirbels. In je 16% befindet sich die Teilungsstelle einen Wirbelkörper höher oder tiefer. Noch größere Schwankungen sind sehr selten (v. LANZ u. WACHSMUTH, 1955).

Im oberen Teil des Carotisdreieckes wird der Bogen des N. hypoglossus sichtbar. Dieser Nerv liegt zunächst zwischen V. jugularis interna und A. carotis

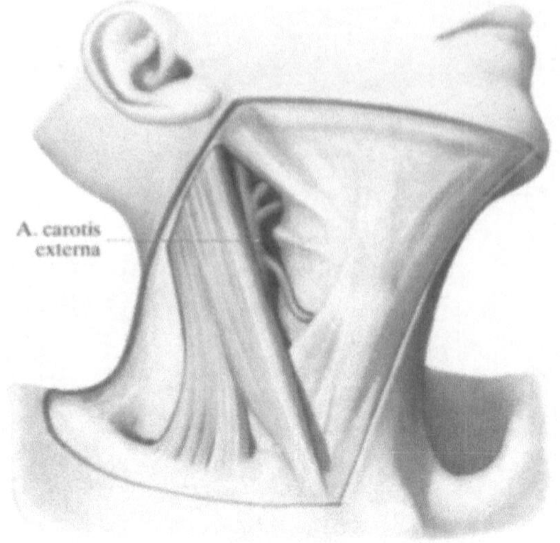

Abb. 8

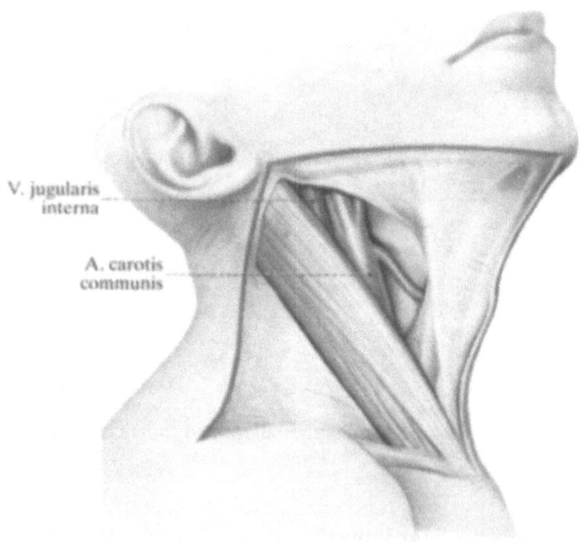

Abb. 9

Abb. 8 u. 9. Topographie der großen Halsgefäße auf der rechten Seite bei Drehung des Halses nach links (Abb. 8) und nach rechts (Abb. 9). (Aus: HAFFERL u. THIEL, 1969)

interna, kommt dann hinter dem M. stylomastoideus und dem hinteren Bauch des M. biventer in das Carotisdreieck und verschwindet am Ende des Bogens wieder hinter beiden genannten Muskeln. Am Hinterrand der A. carotis externa gibt er den Ramus descendens ab, der innerhalb der Gefäßscheide nach unten zieht und die infrahyoidale Muskulatur versorgt. Der erste Ast der A. carotis externa nach der Aufteilung der A. carotis communis ist die obere Schilddrüsen-

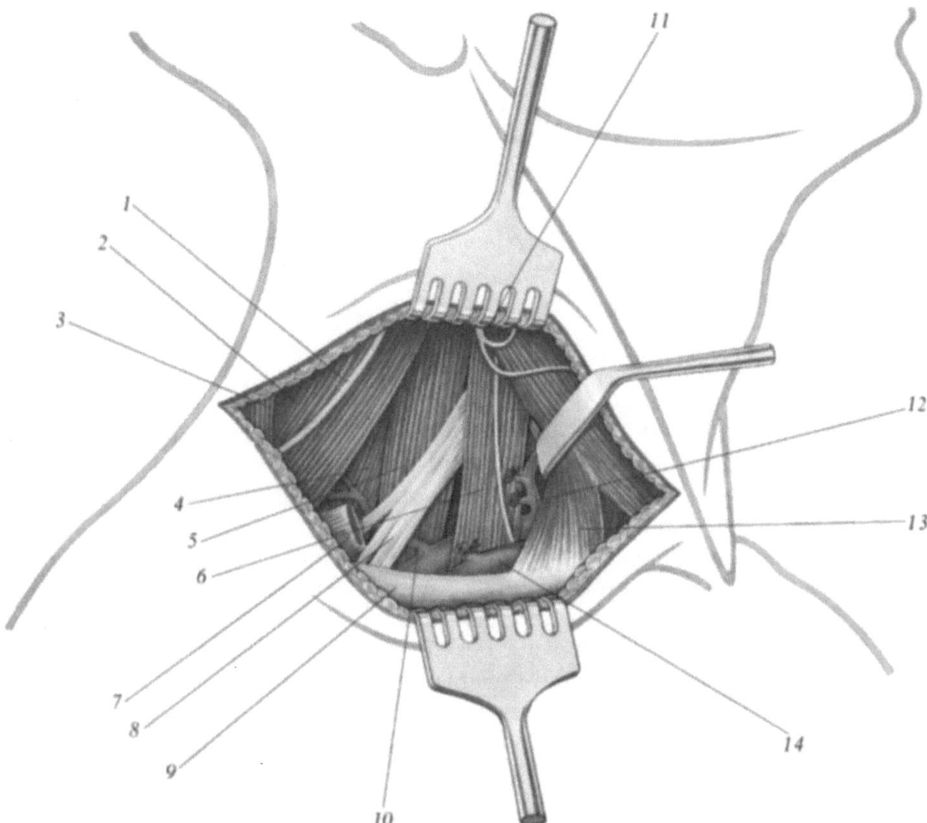

1 N. accessorius
2 M. levator scapulae
3 M. trapezius
4 M. scalenus posterior
5 M. scalenus medius
6 M. scalenus anterior mit N. phrenicus
7 M. omohyoideus (abgetrennt)
8 Plexus brachialis
9 Clavicula
10 A. scapularis descendens
11 Plexus cervicalis mit N. auricularis magnus und N. transversus colli
12 Truncus thyreocervicalis (Aa. suprascapularis und cervicalis superficialis sind ligiert und durchtrennt)
13 M. sternocleidomastoideus (claviculärer Ansatz)
14 V. subclavia

Abb. 10. Das seitliche Halsdreieck nach Entfernung von Fascie, Fett- und Bindegewebe. Die nach hinten verlaufenden Äste aus dem Truncus thyreocervicalis sind ligiert und durchtrennt, der M. omohyoideus entfernt

arterie, die im Anfangsteil vom N. laryngeus superior begleitet wird. In Höhe des Zungenbeines entspringt die A. lingualis, die kurz nach ihrem Ursprung hinter dem M. hyoglossus verschwindet. Oberhalb des Hypoglossusbogens entspringt die A. facialis, die hinter dem M. biventer und dem M. stylohyoideus das Trigonum submandibulare erreicht.

Der N. accessorius wird sichtbar, wenn man das obere Drittel des M. sternocleidomastoideus nach hinten verzieht. Der Nerv tritt unter dem hinteren Bauch des M. biventer vor, kreuzt die V. jugularis interna und erreicht den Kopfnicker im oberen Drittel. Die Fasern, die den M. trapezius innervieren, verlaufen entweder innerhalb des Muskels oder sie liegen der Hinterfläche des Kopfnickers unmittelbar auf.

Der N. laryngeus superior, ein Ast des Vagus, der schon sehr weit oben entspringt, teilt sich in Höhe des Zungenbeines in einen Ramus internus und einen Ramus externus. Der innere Ast tritt mit Begleitvene und -arterie in den Kehlkopf ein, der Ramus externus zieht nach unten und liegt streckenweise medial der A. thyreoidea superior, bevor er in den Kehlkopf einstrahlt und den M. cricothyreoideus innerviert.

3. Trigonum colli laterale

Die seitliche Halsgegend wird im wesentlichen vom Trigonum colli laterale eingenommen. Es wird vorne begrenzt vom Hinterrand des M. sternocleidomastoideus, hinten vom Vorderrand des M. trapezius. Die Basis des Dreiecks bildet die Clavicula. Vom unteren Bauch des M. omohyoideus wird das Dreieck in zwei Abschnitte gegliedert, wobei das kleinere untere Dreieck der bei schlanken Menschen deutlich sichtbaren Fossa supraclavicularis entspricht.

Das seitliche Halsdreieck ist oberflächlich von lockerem Fett- und Bindegewebe ausgefüllt. An der Hinterseite des M. sternocleidomastoideus, etwa im mittleren Drittel, verteilen sich die sensiblen Zweige des Plexus cervicalis (Erbscher Punkt). Die Nerven verzweigen sich nach oben zum Ohr (N. auricularis magnus), zum Hinterhaupt (N. occipitalis minor) und nach vorne zur Vorderseite des Halses (N. transversus colli). Durch eine Infiltration des Plexus cervicalis am Hinterrand des Kopfnickers mit einem Lokalanaestheticum kann die seitliche Halsgegend schmerzunempfindlich gemacht werden.

Bei chirurgischen Eingriffen im seitlichen Halsdreieck muß auf den N. accessorius geachtet werden, der im oberen Winkel des Trigonum colli laterale am Hinterrand des M. sternocleidomastoideus erscheint und schräg-lateral abwärts über den M. levator scapulae zieht, um in den M. trapezius einzustrahlen. Der N. accessorius hat die gleiche Richtung wie die nach lateral verlaufenden Äste des Plexus cervicalis. Da er jedoch immer oberhalb des Plexus cervicalis verläuft, kann eine Verwechslung mit versehentlicher Durchtrennung des N. accessorius vermieden werden.

Die Identifizierung des Nerven ist bei entzündlichen Erkrankungen, vor allem bei der Ausräumung tuberkulöser Lymphknoten, oft sehr schwierig. Eine Läsion kann zur Lähmung des M. trapezius der gleichen Seite führen. Die Paralyse ist jedoch nicht obligat, da häufig eine Doppelinnervation mit Fasern des Plexus cervicalis besteht.

Nach Entfernung des Fett-Bindegewebskörpers gelangt man auf die tieferen Gebilde des seitlichen Halsdreiecks. Die Übersicht wird verbessert, wenn man den M. omohyoideus abschiebt oder durchtrennt. Außerdem müssen einige querverlaufende, vom Truncus thyreocervicalis abgehende Arterien durchtrennt werden (A. suprascapularis, A. cervicalis superficialis, Abb. 10). Das am weitesten vorne liegende Gefäß ist die V. subclavia, die eben den oberen Rand des Schlüsselbeines überragt und durch die vordere Scalenuslücke zwischen M.

scalenus anterior und claviculärem Ansatz des M. sternocleidomastoideus verschwindet. In den Winkel zwischen V. subclavia und V. jugularis interna, unmittelbar lateral der V. jugularis interna, mündet auf der linken Seite der Ductus thoracicus, meist in mehrere kleine Äste aufgeteilt (Abb. 33). Auf der rechten Seite mündet der etwas dünnere Ductus lymphaticus in den Venenwinkel. Der Ductus thoracicus steigt aus dem Mediastinum hoch, erreicht die Halsgegend hinter der A. carotis communis und der V. jugularis interna und zieht dann bogenförmig zur Einmündung. Versehentliche Verletzungen führen unbehandelt zu lästigen Fisteln, weshalb sichtbare Läsionen durch Ligaturen beseitigt werden sollten.

Über die Vorderfläche des M. scalenus anterior verläuft, die Muskelfasern leicht kreuzend, der N. phrenicus. Da der M. scalenus anterior nach lateral den seitlichen Rand des M. sternocleidomastoideus nur um etwa 1 cm überragt, empfiehlt es sich, zur Freilegung von N. phrenicus oder M. scalenus anterior den claviculären Ansatz des Kopfnickers zu durchtrennen.

Durch die hintere Scalenuslücke zwischen M. scalenus anterior und M. scalenus medius treten die A. subclavia und cranial davon der Plexus brachialis. Ein kleiner Ast der A. subclavia, die A. scapularis descendens, kreuzt den Plexus brachialis entweder an seiner Hinterfläche oder zwischen den Nervenfaserbündeln (Abb. 10).

IV. Die Lymphknoten des Halses

Etwa 60% aller Lymphknoten des menschlichen Körpers befinden sich in der Halsgegend. Anatomisch werden sie in eine oberflächliche und in eine tiefe Schicht unterteilt, wobei jedoch die Zuordnung der einzelnen Lymphknotengruppen von den verschiedenen Autoren nicht einheitlich angegeben wird. Die im folgenden benutzte Einteilung entspricht den Angaben von FISCH (1966 u. 1967), ROUVIÈRE (1932), HOLLINSHEAD (1969), KOMPOTIČ (1965).

Zu den Halslymphknoten zählen auch die Lymphknotengruppen hinter dem Ohr (Lnn. retroauriculares), am unteren Parotispol (Lnn. parotidici), im Submandibulardreieck (Lnn. submandibulares) und über dem M. mylohyoideus (Lnn. mentales).

Oberflächliche wie tiefe Schicht der Halslymphknoten gliedern sich in eine vordere und eine laterale Gruppe auf. Die *vorderen Lymphknoten der oberflächlichen Schicht* liegen in der Gegend der V. jugularis anterior, die *hinteren* auf der Oberfläche des M. sternocleidomastoideus, etwa in Richtung der V. jugularis externa.

Die *vorderen Anteile der Lnn. colli profundi* befinden sich unmittelbar neben den Eingeweiden der Regio praetrachealis, also vor allem in der Umgebung der Schilddrüse und der Luftröhre.

Die *lateralen tiefen Halslymphknoten* teilen sich in drei Gruppen auf, in die supraclaviculären Lymphknoten, in die Lymphknoten entlang dem N. accessorius und in die Lymphknoten im Verlauf der V. jugularis interna. Bei den letzteren unterscheidet man die Lnn. jugulares craniales und caudales. Die den

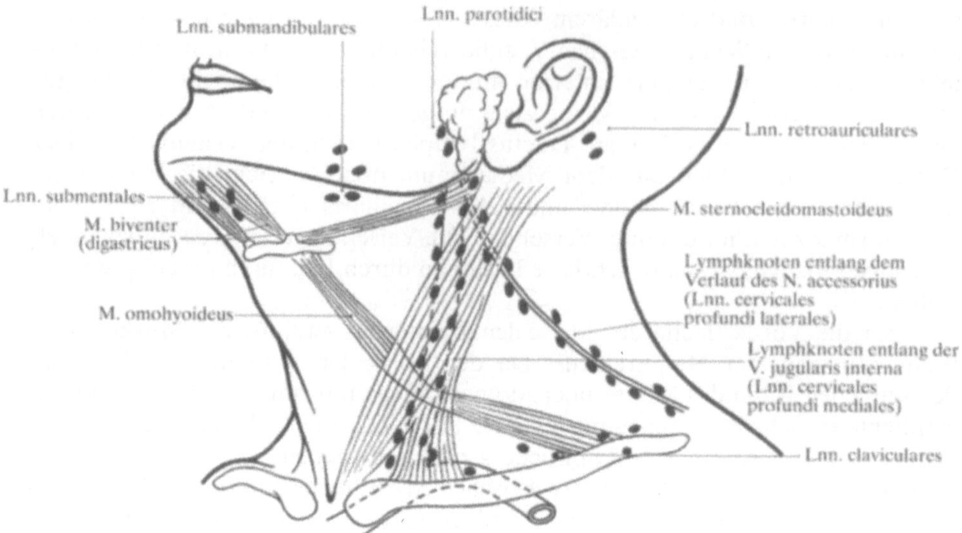

Abb. 11. Die Lymphknoten des Halses. Die Lnn. cervicales profundi mediales werden auch als Lnn. jugulares bezeichnet

N. accessorius begleitenden Lymphknoten werden von manchen Autoren nicht den tiefen (FISCH, 1966), sondern den oberflächlichen Lymphknoten zugeordnet (ROUVIÈRE, 1932; V. LANZ u. WACHSMUTH, 1955).

Die Lymphknoten hinter dem Ohr und am unteren Pol der Ohrspeicheldrüse *(Lnn. retroauriculares und parotidici)* sammeln die Lymphe aus der Ohrgegend und der Glandula parotis.

Die *Submentallymphknoten* liegen zwischen den vorderen Bäuchen der Mm. digastrici, also auf dem M. mylohyoideus. Sie sind die regionären Lymphknotenstationen für Zähne und Weichteile der vorderen Mandibula.

Erhebliche praktische Bedeutung besitzen die *Lnn. submandibulares* innerhalb des Submandibulardreieckes, da sie nicht nur die Lymphe aus Teilen des Gesichts, der Kiefer und der Zunge, sondern auch des Kehlkopfes aufnehmen. Sie müssen daher bei der radikalen Halsdissektion in jedem Falle mit entfernt werden.

Den bisher genannten Lymphknotengruppen sind die *Lnn. jugulares craniales und caudales* nachgeschaltet. Die Kette der Jugularislymphknoten stellt also eine Filterstation für die vom Kopf kommende Lymphe dar.

Die *Lymphknoten im Verlauf des N. accessorius* filtern vor allem die Lymphe aus Haut und Muskulatur des Nackens. Sie erhalten nur in geringem Umfang Zuflüsse aus der Kopfgegend.

Die oberhalb des Schlüsselbeines in der Tiefe der Fossa supraclavicularis liegenden *Lnn. supraclaviculares* erhalten ihre Zuflüsse aus der Achselgegend und von der Thoraxwand. Chirurgische Bedeutung haben diese Lymphknoten auch deshalb, weil sie Zuflüsse auch aus dem Inneren des Thorax bekommen und weil sie die letzte Filterstation vor der Einmündung der Lymphe in den Venenwinkel darstellen.

Die *Nuchallymphknoten* (FISCH, 1966) liegen unter dem M. trapezius. Sie sind bei manchen Infektionskrankheiten (Röteln, Toxoplasmose, Morbus Pfeiffer) vergrößert. Im Rahmen einer radikalen Halsdissektion sollten auch diese Lymphknotengruppen entfernt werden.

V. Die Hautschnitte am Hals

Um entstellende Narben und Funktionsstörungen nach Eingriffen am Hals möglichst zu verhindern, sollte der Operateur bei den Incisionen die Regeln der kosmetischen Chirurgie beachten. Die Richtung der Schnittführung spielt dabei für das Endresultat einer Operationswunde eine wesentliche Rolle. Das beste kosmetische Ergebnis erreicht man durch Incisionen, die parallel zu den Spannungslinien der Haut (relaxed skin tension lines, DENECKE, 1973) verlaufen. Diese sind im Gesicht nicht identisch mit den Langerschen Linien und den Faltenlinien der Haut (wrincle lines, DENECKE, 1968, 1973). Die Verlaufsrichtung der Spannungslinien kann man daran feststellen, daß beim Zusammenschieben der Haut parallele Falten entstehen. Am Hals verlaufen die drei unterschiedlichen Linien im wesentlichen in gleicher, nämlich in querer Richtung. Hautschnitte am Hals sollten also möglichst quer zur Längsachse angelegt werden.

Das Aussehen einer Narbe wird jedoch nicht nur durch die Richtung beeinflußt. Auch die Haltung des Skalpells beim Hautschnitt spielt eine wichtige Rolle. Die Haut sollte exakt senkrecht zur Oberfläche durchtrennt werden, weil sich dann die Schnittränder am besten wieder adaptieren lassen. Als Nahtmaterial verwenden wir dünne (4 × 0), monofile Kunststoffäden mit atraumatischer Nadel. Durch exakte Nahttechnik, wenn nötig mit Intracutan- oder Rückstichnähten, kann man fast immer eine ideale Annäherung der Wundränder erreichen. Besonders wichtig für eine spannungsfreie Adaptation ist die Naht des Platysmas mit dünnen (4 × 0), hydrolytisch spaltbaren Fäden (Dexon, Vicryl). Bei sauber heilenden Wunden werden die Hautnähte frühzeitig, spätestens am 4. postoperativen Tag entfernt. Da bis zu diesem Zeitpunkt noch kaum Epithel in den Stichkanal eingewachsen ist, bleiben Ein- und Ausstich unsichtbar.

Kosmetisch günstige Narben dürfen aber keinesfalls erzwungen werden. Wie an anderen Regionen des Körpers erschweren Mikroschnitte die Übersicht und erhöhen die Gefahr von Irrtümern. Am Hals besteht zudem die Gefahr der Luftembolie, vor allem bei Eingriffen in Lokalanaesthesie. Alle Hautschnitte müssen daher ausreichend groß gewählt werden, um die anatomischen Strukturen eindeutig identifizieren zu können. Auch das Prinzip von querlaufenden Schnitten ist nicht immer anwendbar. Dies gilt vor allem dann, wenn die in Längsrichtung ziehenden Halsorgane (A. carotis, Speiseröhre) in größerer Ausdehnung freigelegt werden müssen.

Auch bei Eingriffen wegen maligner Erkrankungen sollte das Platysma immer in Verbindung mit der Haut abpräpariert werden. Da sich zwischen Haut und Platysma keine Lymphknoten befinden, wird die Radikalität, z.B. bei einer radikalen Halsdissektion, nicht gefährdet. Die Trennung von Cutis und Hautmuskel kann jedoch zu Störungen der Hautdurchblutung führen, so daß vor

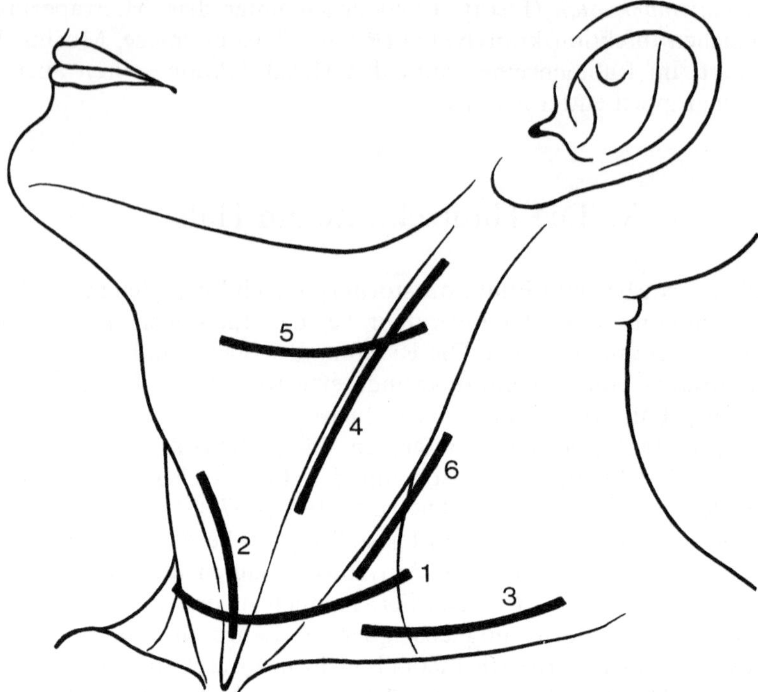

Abb. 12. Die wichtigsten Hautschnitte am Hals. Einzelheiten siehe Text

allem bei H-, X- oder Y-förmigen Schnitten, wie sie bei ausgedehnter Exposition des Halses, z.B. bei radikalen Halsdissektionen, notwendig sind, Hautnekrosen drohen.

Einige wichtige Schnittführungen am Hals sind in Abb. 12 bezeichnet. Der klassische Schnitt für die Strumaresektion ist auch heute noch der Kochersche Kragenschnitt, der bei rekliniertem Kopf zwei Querfinger oberhalb des Jugulum sterni angelegt wird (Nr. 1). Für die Tracheotomie kann ein Querschnitt zwischen Ringknorpel und Jugulum sterni gelegt werden. Wegen der besseren Exposition verwenden wir jedoch in der Regel einen medialen Längsschnitt (Nr. 2). Die Strukturen des seitlichen Halsdreieckes können durch Schnitte am hinteren Rand des M. sternocleidomastoideus (Nr. 6) oder durch einen Querschnitt oberhalb des Schlüsselbeines (Nr. 3) dargestellt werden. Für eine weite Exposition des Gefäß-Nervenbündels hat sich der Schnitt am Vorderrand des M. sternocleidomastoideus bewährt (Nr. 4). Je nach den Erfordernissen wird die Incision nach oben bis zum Mastoid oder nach unten bis zum Jugulum sterni verlängert. Auf der linken Seite läßt sich von diesem Schnitt aus die cervicale Speiseröhre freilegen. Das Carotisdreieck kann man auch durch einen bogenförmigen Querschnitt etwa in Höhe des Zungenbeines eröffnen (Nr. 5). Für Eingriffe am Trigonum submandibulare (Entfernung der Submandibulardrüse, Ligatur der A. lingualis) muß dieser Schnitt höher, etwa 1 cm unter dem Mandibularrand, angelegt werden.

B. Eingriffe bei Verletzungen des Halses

I. Allgemeines und Häufigkeit

Die vitalen Strukturen des Halses liegen in einem relativ engen Raum dicht beieinander. Sie sind hinten durch Wirbelsäule und Nackenmuskulatur ausgezeichnet, vorne durch den dünnen Muskelmantel der vorderen Halsmuskulatur und der beiden Mm. sternocleidomastoidei jedoch relativ wenig geschützt. Dennoch gehören Läsionen des Halses zu den seltenen Verletzungen, da durch die nach vorne genommenen Schultern und bei Beugung des Kopfes durch den Unterkiefer die vordere Halsgegend teilweise abgedeckt wird.

Penetrierende Stich- und Schußwunden sind nicht nur in Kriegszeiten wesentlich häufiger als stumpfe Gewalteinwirkung durch Schlag oder Stoß. Vor allem im angelsächsischen Schrifttum findet man große Statistiken über penetrierende Halsverletzungen in Friedenszeiten (ASHWORTH et al., 1971; ENKER u. SIMONOWITZ, 1973). Auch durch Verkehrs- und Sportunfälle können schwere Kombinationsverletzungen der Halsgegend verursacht werden (UNGERECHT, 1965; THORSON, 1972). Sie sind jedoch, gemessen an der Häufigkeit dieser Unfallmechanismen, relativ selten.

Die Sterberate der Halsverletzten liegt zwischen 2–10%. Die Prognose wird durch begleitende Blutgefäßverletzungen, vor allem durch eine Beteiligung der Carotiden, bestimmt. 63% der Todesfälle nach Halsläsionen waren im Krankengut von JONES et al. (1967) durch Gefäßverletzungen verursacht worden. Bei penetrierenden Halswunden muß man in 10% und mehr mit Gefäßverletzungen rechnen (HUNT et al., 1969).

Penetrierende Halswunden erfordern eine sorgfältige Anamnese und Untersuchung, um Kombinationsverletzungen nicht zu übersehen (STEIN u. SEAWARD, 1967). Zeitpunkt der Verletzung und Art der Waffe sind für den behandelnden Chirurgen ebenso wichtig wie Art und Dauer einer Blutung. Husten, Bluterbrechen, Veränderung der Stimme, Schluckschmerzen, Schwierigkeiten beim Atmen und Schlucken, Luftaustritt, Störungen der Sensibilität und Motorik weisen auf Mitbeteiligung von Speiseröhre, Luftwegen und Nerven hin.

Bei der Untersuchung sollte man an die Möglichkeit eines Pneumothorax denken und ihn ausschließen (JONES et al., 1967). Auch wenn keine Blutung nach außen besteht, ist ein Hämatom, vor allem, wenn es rasch an Größe zunimmt und die Konturen des Halses deutlich verändert, ein Beweis für eine Gefäßläsion. Eine Eröffnung von Kehlkopf oder Trachea äußert sich fast immer in einem tastbaren Hautemphysem. Frakturen und Luxationen des Zungenbeines (LESONIE, 1966) sind der direkten Palpation zugänglich.

Der klinische Verdacht auf eine Verletzung von Speiseröhre, Kehlkopf oder Trachea läßt sich durch entsprechende endoskopische Untersuchungen sichern. Wenn der Zustand des Patienten es erlaubt und die notwendigen technischen Voraussetzungen bestehen, ist daher die Laryngoskopie und Oesophagoskopie anzuraten (SALETTA et al., 1973). Keineswegs darf wegen der Untersuchung der Halsweichteile eine Verletzung der Halswirbelsäule übersehen werden.

Bei entsprechendem Verdacht sind Vorsichtsmaßnahmen bei Lagerung oder Transport des Patienten notwendig, bis röntgenologisch die Diagnose geklärt werden kann. Die Angiographie ist beim geringsten Verdacht auf eine Thrombose der A. carotis unabdingbar.

Je früher eine Halsverletzung versorgt wird, desto besser ist die Prognose (FOGELMAN u. STEWART, 1956; YARINGTON, 1968). Wenn die Halswunden Teil multipler Verletzungen sind, muß vor der Versorgung die Priorität der Verletzungen festgelegt werden. Eine schwere, offene Extremitätenfraktur hat Vorrang vor einer wenig blutenden Halswunde ohne Atemstörungen. Auf der anderen Seite kann die Versorgung einer Trachealruptur wegen der Gefahr des Erstikkungstodes absolut vorrangig sein (WILLEBRAND et al., 1971).

Es besteht keine einheitliche Meinung darüber, ob man jede penetrierende Halswunde sofort versorgen muß oder nicht. ASHWORTH et al. (1971), FARLEY et al. (1964), FITCHETT et al. (1969), JONES et al. (1967), SALETTA et al. (1973), WEAVER et al. (1971), WEIL und STEICHEN (1971) plädieren dafür, alle Wunden, bei denen das Platysma eröffnet worden ist, zu explorieren. Einen mehr konservativen Standpunkt vertreten DE LA CRUZ und CHANDLER (1973), SHIRKEY et al. (1963), STEIN und SEAWARD (1967). Nach ihrer Meinung braucht nicht aktiv interveniert zu werden, wenn offenbar nur Weichteilverletzungen vorliegen und Symptome tieferer Läsionen fehlen. Im Einzelfall wird sich das Vorgehen nach der Art der Gewalteinwirkung, der Größe der äußeren Wunde und der speziellen klinischen Symptomatik zu richten haben (DE MUTH, 1969).

II. Gefäßverletzungen

Gemessen an den Arterienverletzungen insgesamt, sind Läsionen der Halsschlagadern nicht selten. Nach einer Zusammenstellung von PERRY et al. (1971) betrafen von 508 Arterienverletzungen 42 die Halsarterien, davon war 24mal die A. carotis communis verletzt.

Die Diagnose ist bei einer venösen oder arteriellen Blutung nach außen nicht schwierig. Die sichtbare Blutung kann aber auch bei Verletzung größerer Gefäße fehlen. Zunehmende Schocksymptome oder ein sichtbares Hämatom müssen in solchen Fällen den Verdacht auf eine Gefäßverletzung wecken. Bei Eröffnung größerer Arterien mit Ausbildung eines falschen Aneurysmas hört man auskultatorisch gelegentlich ein systolisches Geräusch. Auch ohne Verletzung der Luftwege selbst kann ein ausgedehntes Hämatom durch Kompression und Verdrängung der Luftröhre zur Ateminsuffizienz führen.

Wenn tastbare Pulsationen über der A. carotis, der A. temporalis oder den Armarterien fehlen, oder wenn ein deutlicher Seitenunterschied nachgewiesen werden kann, ist dies ebenfalls als Indiz für eine Gefäßverletzung anzusehen. Nach FREEARK (1969) sollte bei allen Patienten mit fehlendem Carotispuls eine Angiographie durchgeführt werden, desgleichen bei Patienten mit großen Hämatomen und sonst nicht erklärbaren neurologischen Ausfallserscheinungen.

Ein seitengleicher Puls schließt eine Schlagaderläsion nicht aus (SALETTA et al., 1973).

Bei größeren Blutverlusten wird man zunächst versuchen, durch Kompression von außen gegen die Halswirbelsäule die Blutung notfallmäßig zu stillen. Für die Volumensubstitution ist ein ausreichender venöser Zugang wichtig, wobei die Punktion möglichst auf der kontralateralen Seite erfolgen sollte, vor allem, wenn Verdacht auf eine Blutung aus der V. jugularis interna oder der V. anonyma besteht.

Die definitive chirurgische Versorgung sollte grundsätzlich in Intubationsnarkose erfolgen (SALETTA et al., 1973; GINSBERG u. FREINKEL, 1969). Um die blutende Arterie in genügender Ausdehnung freilegen zu können, empfiehlt sich ein Schnitt am Vorderrand des M. sternocleidomastoideus (WEAVER et al., 1971; BERTELSEN u. HOWITZ, 1972), der nach oben und unten erweitert werden kann, insbesondere dann, wenn eine mediane Sternotomie erforderlich wird (JONES et al., 1967).

Wenn man den Kopfnicker nach außen wegzieht oder ihn quer durchtrennt, gewinnt man eine gute Übersicht über das gesamte Gefäß-Nervenbündel.

Bei Verletzungen auf beiden Seiten des Halses ist eine ausgiebige quere Incision vorzuziehen (SALETTA et al., 1973).

Die Anwendung von Heparin zur Rekonstruktion von Gefäßverletzungen ist bei isolierten Läsionen, z.B. nach Stichwunden, in einer Dosierung von 2 mg/kg Körpergewicht möglich. Wenn jedoch bei multitraumatisierten Patienten zusätzliche Frakturen und Wunden bestehen, muß wegen der Gefahr stärkerer Blutungen auf die Heparinisierung verzichtet werden.

1. Vorgehen bei Venenverletzungen

Umschriebene tangentiale Läsionen der großen Venen werden mit fortlaufender Naht versorgt (SALETTA et al., 1973). In allen anderen Fällen werden blutende Venen rasch und sicher ligiert. Auch die V. jugularis interna kann ohne Schaden, notfalls doppelseitig, unterbunden werden (RICH et al., 1970; DE LA CRUZ u. CHANDLER, 1973).

2. Verletzungen der Carotiden

An der Diagnose einer Verletzung der A. carotis communis oder ihrer Aufzweigungen ist kaum zu zweifeln, wenn eine kräftige, pulsierende Blutung aus einer Wunde am Vorderrand des M. sternocleidomastoideus besteht. Fehlt die äußere Blutung, muß man bei einem zunehmenden Hämatom im Carotisdreieck oder auch nach Entwicklung eines Horner-Syndroms an eine Eröffnung der Kopfschlagader denken. Symptome einer cerebralen Mangeldurchblutung, von ischämischen Attacken bis zur Halbseitenlähmung, weisen ebenfalls auf einen Gefäßschaden hin. Bewußtseinsverlust nach freiem Intervall gilt als pathognomonisch für eine Thrombose der A. carotis interna nach stumpfer Halsverletzung (JERNIGAN u. GARDNER, 1971; SALETTA et al., 1973).

Zur Versorgung von Blutungen aus den Carotiden ist eine ausreichende Exposition des Gefäßes ganz besonders wichtig. Die Incision entlang dem Vorderrand des M. sternocleidomastoideus (Abb. 13) sollte großzügig bemessen sein, um die A. carotis communis, die Bifurkation sowie die innere und äußere Carotisarterie freipräparieren zu können. Wenn erforderlich, werden die Gefäße einzeln angeschlungen.

Ergibt sich bei der Wundrevision eine isolierte Verletzung der A. carotis externa, kann dieses Gefäß ohne bleibende Folgen unterbunden werden. Die Ligatur sollte jedoch möglichst weit distal und nahe der Verletzungsstelle erfolgen (DENECKE, 1968), damit mindestens ein Ast der A. carotis externa noch durchblutet wird. Diese Vorsichtsmaßnahme verringert die Gefahr, daß sich eine Thrombose im Stumpf der A. carotis externa in die A. carotis interna ausbreitet und damit dieses Gefäß verschließt.

Bei sehr massiven Blutungen läßt sich gelegentlich die Unterbindung der A. carotis communis oder der A. carotis interna nicht umgehen (GHANDS u. OPPENHEIMER, 1962). Wegen der drohenden Gehirnschäden ist jedoch dieses Vorgehen sehr problematisch. Nur wenn bereits irreversible neurologische Ausfallserscheinungen bestehen, richtet die A. carotis-Ligatur keinen weiteren Schaden an. Vielleicht ist in einer solchen Situation die Ligatur sogar vorzuziehen (COHEN et al., 1970; SALETTA et al., 1973): In einem ischämischen Bezirk des Gehirns könnte nach Wiederherstellung des Blutstroms eine Massenblutung auftreten und die neurologische Situation noch verschlechtern.

Die Unterbindung der A. carotis interna ohne vorbestehende Erkrankung führt in etwa 70% zur bleibenden Halbseitenlähmung. Die Letalität liegt bei 30–40% (HEBERER et al., 1966; s. auch Beitrag SCHLOSSER, S. 158).

Es bleibt also festzuhalten, daß die Rekonstruktion von A. carotis communis oder interna unbedingt vorzuziehen ist. Der Eingriff sollte möglichst bei stabilen Kreislaufverhältnissen vorgenommen werden, da die vorübergehende Abklemmung der A. carotis interna bei normalem Blutdruck wesentlich leichter vertragen wird als bei einer Hypotension.

Bei kleineren Läsionen kann eine Gefäßklemme tangential angelegt werden, ohne daß die Hirndurchblutung unterbrochen wird. Wenn die Arterienwand jedoch in größerem Ausmaß zerrissen ist, läßt sich eine Teilresektion nicht umgehen. Die Kontinuität wird entweder nach Mobilisierung der Gefäßstümpfe mit einer End-zu-End-Anastomose oder mit einem Interponat hergestellt. Dafür eignet sich eine Dacron-Prothese oder ein Venentransplantat aus der V. saphena magna (SALETTA et al., 1973). Die V. jugularis externa ist zwar vom Kaliber, nicht aber von der Wanddicke her geeignet. Die V. jugularis interna sollte möglichst erhalten werden, da das Ergebnis einer Carotisrekonstruktion auch von einem intakten venösen Rückstrom abhängt. Um die Gehirndurchblutung während der Gefäßnaht aufrechtzuerhalten, empfiehlt sich die Anwendung eines inneren Shunt (JONES et al., 1967; RICH u. HUGHES, 1969; s. auch Beitrag SCHLOSSER, S. 161).

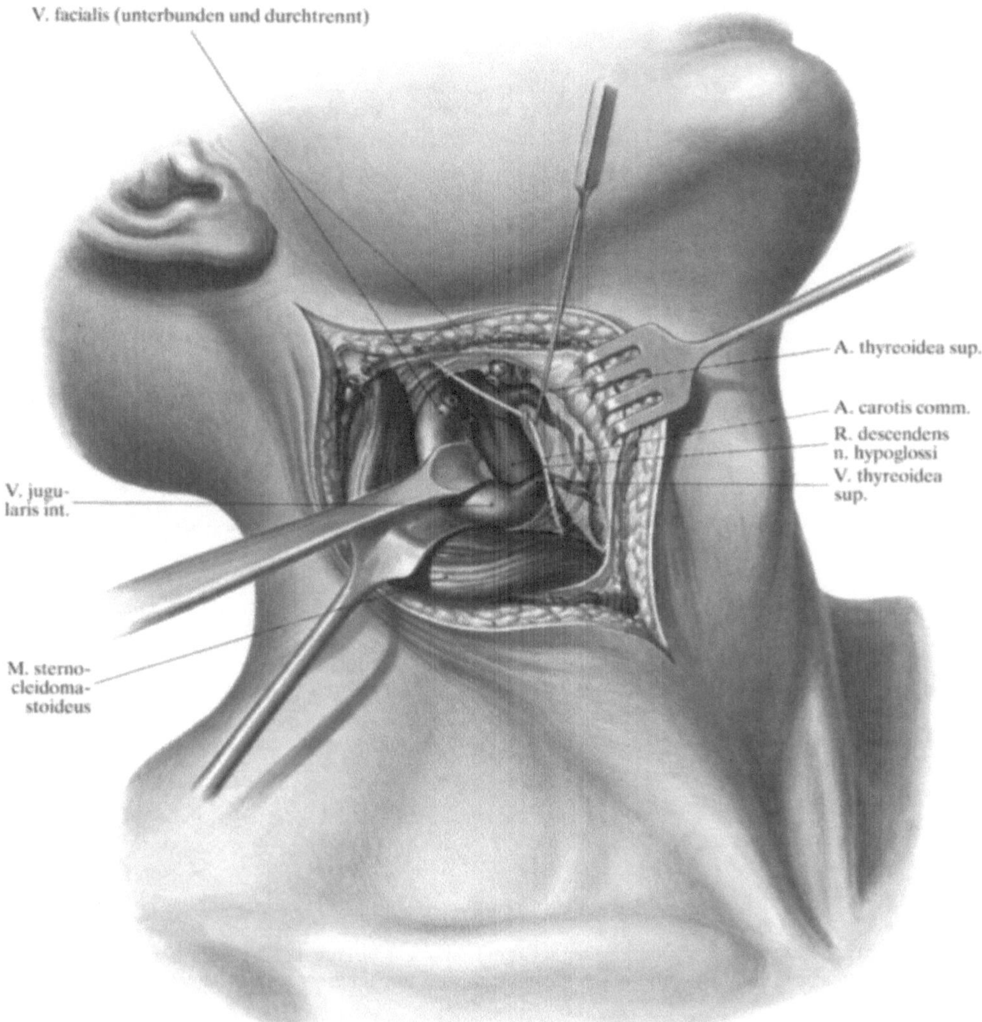

Abb. 13. Freilegung der A. carotis communis und ihrer Aufzweigungen über eine Incision entlang dem Vorderrand des M. sternocleidomastoideus. Je nach Erfordernissen kann der Schnitt nach oben oder unten verlängert werden. (Aus: GULEKE, 1953)

Traumatische Aneurysmen der A. carotis (TEAL, 1972) werden wegen der heute üblichen frühzeitigen operativen Revision mit Rekonstruktion des Gefäßes nur noch selten beobachtet.

3. Verletzungen der A. vertebralis

An eine Vertebralisverletzung sollte man denken, wenn neurologische Ausfallserscheinungen auf Schäden im Hirnstamm und im Kleinhirn hinweisen, wenn die

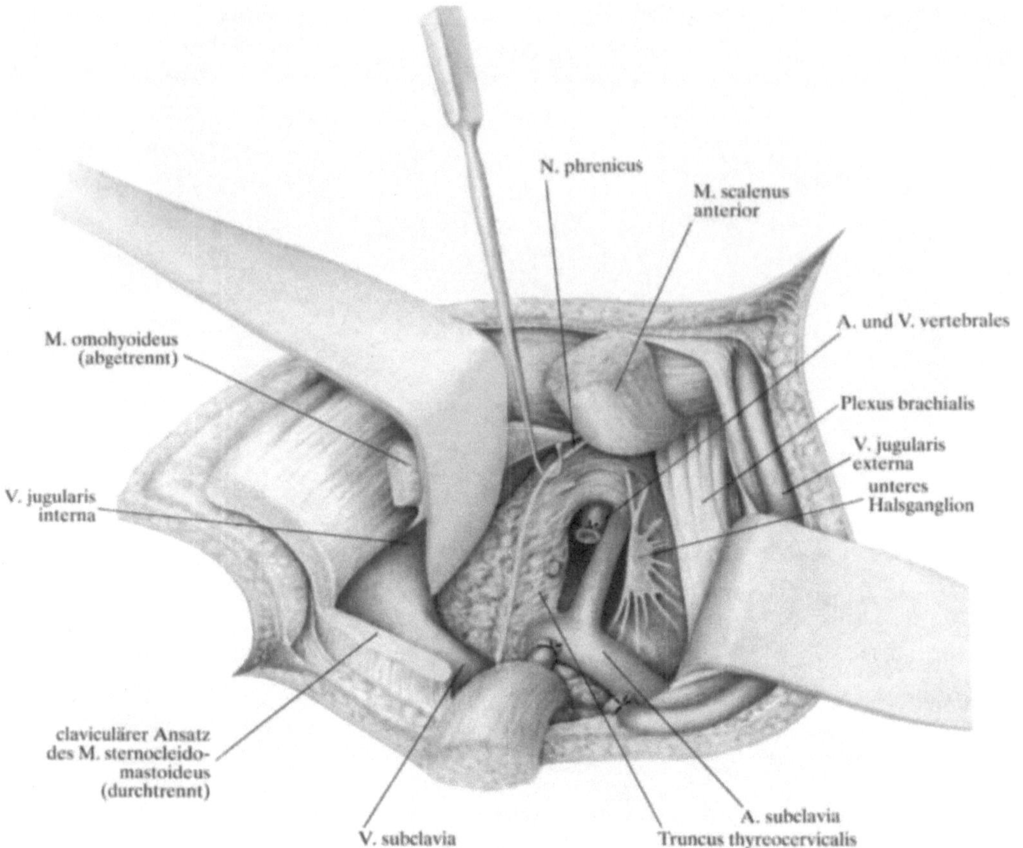

Abb. 14. Freilegung der A. subclavia und des ersten Abschnittes der A. vertebralis im seitlichen Halsdreieck. Der Hautschnitt verläuft am Hinterrand des unteren M. sternocleidomastoideus und wird über dem Schlüsselbein winkelförmig zum Jugulum sterni verlängert. Die Mm. sternocleidomastoideus, omohyoideus und scalenus anterior sind am unteren Ansatz abgetrennt

Blutung nach Kompression der A. carotis communis nicht steht oder wenn eine massive Blutung mit der Fraktur eines Querfortsatzes der Halswirbelsäule kombiniert ist (SALETTA et al., 1973).

Wegen des komplizierten Verlaufs der A. vertebralis stellt eine Blutung aus diesem Gefäß erhebliche Anforderungen an Erfahrung und Geschick des Operateurs. Am einfachsten ist die Freilegung des Gefäßes in der Tiefe des seitlichen Halsdreieckes. Bezüglich der Einzelheiten dieses Eingriffes und der Freilegung der A. vertebralis im zweiten und dritten Abschnitt ihres Verlaufs sei auf die ausführliche Darstellung von Schlosser (s. S. 182) verwiesen. Da sich eine Wiederherstellung der Gefäßkontinuität fast immer verbietet, erfolgt die Blutstillung mit Durchstichligatur oder durch Einpressen von Knochenwachs in die Durchtrittsstellen der Querfortsätze der Halswirbel (Jones et al., 1967).

4. Verletzungen der Blutgefäße in der oberen Thoraxapertur

Den mittleren Abschnitt der Schlüsselbeinarterien legt man wie den Ursprung der A. vertebralis vom seitlichen Halsdreieck aus frei, am besten über einen Schnitt am Hinterrand des M. sternocleidomastoideus. Die Incision wird winkelförmig unmittelbar oberhalb der Clavicula nach medial bis fast zum Jugulum sterni verlängert (Abb. 14). Die Übersicht läßt sich wesentlich verbessern, wenn man das Schlüsselbein im mittleren Drittel reseziert oder aufklappt.

Verletzungen im proximalen Anteil der A. innominata (Truncus brachiocephalicus) können vom Hals aus nicht gestillt werden. Es ist dazu eine mediane Sternotomie erforderlich. Vom gleichen Zugang lassen sich die V. anonyma und die zentralen Anteile der A. carotis communis sowie der rechten A. subclavia übersichtlich darstellen. Als Zugang für den intrathorakalen Anteil der linken A. subclavia eignet sich am besten die anterolaterale Thorakotomie im III. Intercostalraum links (Brawley et al., 1970; Saletta et al., 1973).

III. Traumatische Carotisthrombose

Verkehrsunfälle und Sportverletzungen sind in der Ursachenskala für traumatische Thrombosen der Carotiden an erster Stelle zu nennen. Sie entstehen entweder durch stumpfe direkte oder durch eine indirekte Gewalteinwirkung (Garg et al., 1968; Gruss u. Nadjmi, 1971). Es kommt zu einer Endothelschädigung mit Einrissen der Gefäßinnenhaut, Blutungen in die Gefäßwand und nachfolgenden Thrombosen (Yamada et al., 1967; McGough et al., 1972; Towne et al., 1972; Steimle u. Jacquet, 1973). Auch Verletzungen, die primär nicht den Hals, sondern Gesicht und Kopf betreffen, können Carotisthrombosen auslösen, wahrscheinlich bei Hyperextension und Rotation des Schädels mit Überdehnung des Gefäßes über den Knochenvorsprüngen von Atlas und Epistropheus (Little et al., 1969). Nach Födisch (1970), Födisch und Kloss (1966) ist der Anfangsteil der A. carotis interna die Prädilektionsstelle einer Carotisthrombose, wenn während eines Unfallereignisses der Schädel bzw. der Hals überstreckt worden ist. Schädelbasisfrakturen können für Thrombosen im Endabschnitt des Gefäßes innerhalb des Canalis caroticus verantwortlich sein.

Die Frühdiagnose der Carotisthrombose bereitet große Schwierigkeiten. An die Möglichkeit dieser Verletzung sollte man bei stumpfen Traumen im Kopf-, Hals- und Gesichtsbereich denken. Wie beim subduralen Hämatom besteht ein freies Intervall. In 90% der Fälle treten neurologische Symptome und Bewußtseinsstörungen erst Stunden nach dem Unfall oder noch später auf (HUGHES u. BROWNELL, 1968; LITTLE et al., 1969). Die Letalität dieser Verletzung liegt bei über 40%. Bei der Hälfte der Überlebenden muß mit definitiven neurologischen Defekten gerechnet werden. Diese schlechte Prognose weist mit Nachdruck auf die Bedeutung einer frühzeitigen Intervention hin. Beim geringsten Verdacht auf eine Carotisthrombose ist daher eine Carotisangiographie indiziert (YAMADA et al., 1967; GACS u. POOR, 1970; ZILKHA, 1970; JERNIGAN u. GARDNER, 1971). Wenn sie einen Gefäßverschluß nachweist, kann nur die frühzeitige Operation mit Thrombektomie, eventuell mit Gefäßanastomose (JARNIGAN u. GARDNER, 1971) die Überlebenschancen des Verletzten verbessern oder Defektheilungen verhindern.

IV. Verletzungen der Speiseröhre

Da die Speiseröhre recht gut geschützt hinter Luftröhre, Schilddrüse und Gefäß-Nervenbündel und unmittelbar vor der Halswirbelsäule verläuft, sind isolierte Verletzungen des Oesophagus durch äußere Gewalteinwirkungen selten. In der Regel handelt es sich um Kombinationsverletzungen mit Beteiligung auch anderer Halsorgane. Dysphagie, Bluterbrechen, Hautemphysem sowie Austritt von Luft und Speichel aus einer Halswunde sollten an eine Eröffnung der Speiseröhre denken lassen (BLAIR et al., 1968), wobei allerdings Luftaustritt und Hautemphysem selbstverständlich auch durch Kehlkopf- und Tracheaverletzungen verursacht sein können.

Bei penetrierenden Verletzungen läßt sich in der Regel bei der immer erforderlichen operativen Revision die rupturierte Stelle finden. In Zweifelsfällen empfiehlt es sich, über eine dichtsitzende Anaesthesiemaske mit Überdruck zu beatmen (JONES et al., 1967) oder einen dicken Schlauch wenige Zentimeter in die Speiseröhre einzuführen und Luft zu insufflieren. Auch die prä- und intraoperative Oesophagoskopie kann zur Lokalisation der Verletzung beitragen.

Die einfache Wunddrainage nach Wandverletzungen der Speiseröhre ohne Naht der Ruptur (FITCHETT et al., 1969) halten wir allenfalls dann für angezeigt, wenn wegen des schlechten Zustandes des Patienten oder multipler Nebenverletzungen das Risiko der sachgemäßen Versorgung zu groß erscheint. Man sollte sich daran erinnern, daß eine Infektion des paraoesophagealen Raumes sich ungehindert in die Umgebung ausbreiten und eine tödliche eitrige Mediastinitis verursachen kann. Zudem ist die Drainagebehandlung als ausschließliche Methode nur möglich, wenn die Verletzung unterhalb des Oesophagusmundes liegt. Wegen der unterschiedlichen Druckverhältnisse während des Schluckaktes müssen Wandverletzungen des Hypopharynx obligat operativ versorgt werden (DENECKE, 1968). Wenn man die Naht mit der Durchtrennung des M. cricopharyngicus und der Ringmuskulatur im Anfangsteil der Speiseröhre kombiniert, verringert man die Belastung der Naht während des Schluckens und damit die Gefahr einer Insuffizienz.

Die Freilegung der Speiseröhre kann von einem Schnitt entweder an der Vorder- oder Hinterseite des M. sternocleidomastoideus erfolgen. Beim hinteren

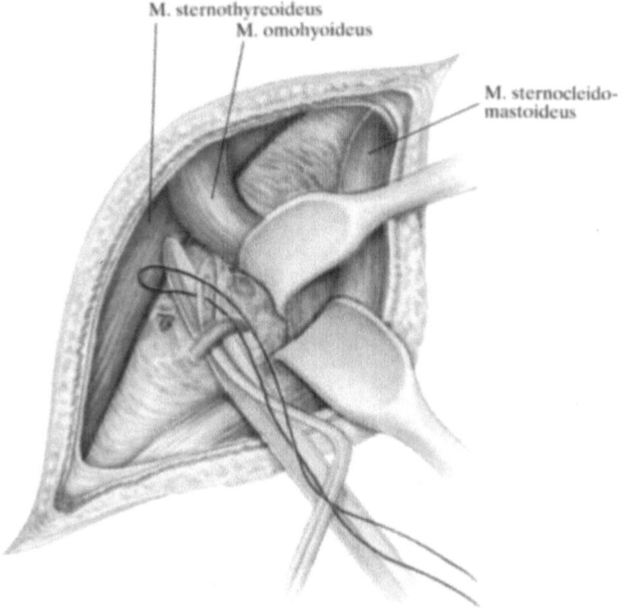

Abb. 15. Freilegung der Speiseröhre über eine Incision am Vorderrand des Kopfnickers. Seitliche Schilddrüsenvenen werden ligiert und durchtrennt

Zugang wird der Kopfnicker und das Gefäß-Nervenbündel nach vorne gezogen. Man braucht die Schilddrüsengefäße nicht zu ligieren. Die Gefahr einer Plexusschädigung scheint uns jedoch wesentlich größer als beim vorderen Zugang zu sein. Wir bevorzugen daher grundsätzlich den Schnitt am Vorderrand des M. sternocleidomastoideus. Er wird in der Regel auf der linken Halsseite angelegt, da die Speiseröhre in der Halsgegend die Trachea nach links überragt.

Nach Durchtrennung von Haut und Platysma wird der Vorderrand des M. sternocleidomastoideus und der laterale Rand des M. sternothyreoideus freigelegt. Der Raum zwischen diesen Muskeln wird vom M. omohyoideus gekreuzt. Er wird mit dem Haken nach lateral oder auch medial verzogen und kann zur besseren Übersicht jederzeit durchtrennt werden (Abb. 15). Vor dem nach lateral verzogenen M. sternocleidomastoideus und dem darunterliegenden Gefäß-Nervenbündel präpariert man jetzt, teils scharf, teils stumpf, in die Tiefe, wobei das Operationsgebiet kreuzende Schilddrüsenvenen ligiert und durchtrennt werden. Je nachdem, ob die cervicale Speiseröhre mehr im oberen

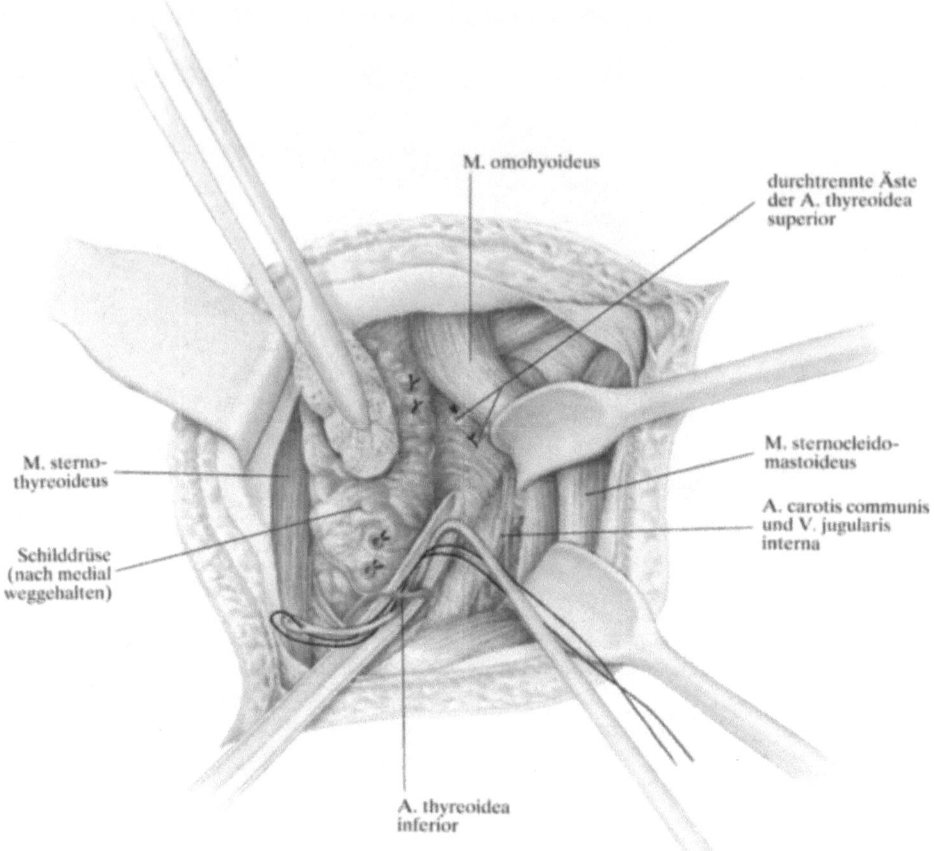

Abb. 16. Freilegung der Speiseröhre. Zur besseren Übersicht werden die Schilddrüsenarterien durchtrennt, die A. thyreoidea superior unmittelbar am oberen Schilddrüsenpol, die A. thyreoidea inferior in Höhe der Kreuzung mit der A. carotis communis

oder im unteren Anteil aufgesucht werden muß, kann die Durchtrennung der oberen oder der unteren Schilddrüsenarterie notwendig werden. Um den N. laryngeus superior bzw. den N. recurrens zu schonen, sollte, wie bei einer Strumaresektion, die obere Schilddrüsenarterie unmittelbar an der Drüse, die untere Schilddrüsenarterie dagegen weit lateral, etwa in Höhe der Kreuzung mit der A. carotis communis, versorgt werden (Abb. 16). Wenn man die Schilddrüse jetzt nach medial abdrängt, kann man in der Tiefe des Operationsgebietes zwischen Luftröhre und Wirbelsäule ohne Schwierigkeiten die Speiseröhre identifizieren. Die Orientierung wird durch eine Magensonde zusätzlich erleichtert (Abb. 17).

Für den Verschluß der Speiseröhrenwunde bevorzugen wir eine zweireihige Naht, wobei die Schleimhaut mit dünnem Chrom-Catgut (JONES et al., 1967) und die Muskulatur mit Vicryl oder Dexon genäht wird.

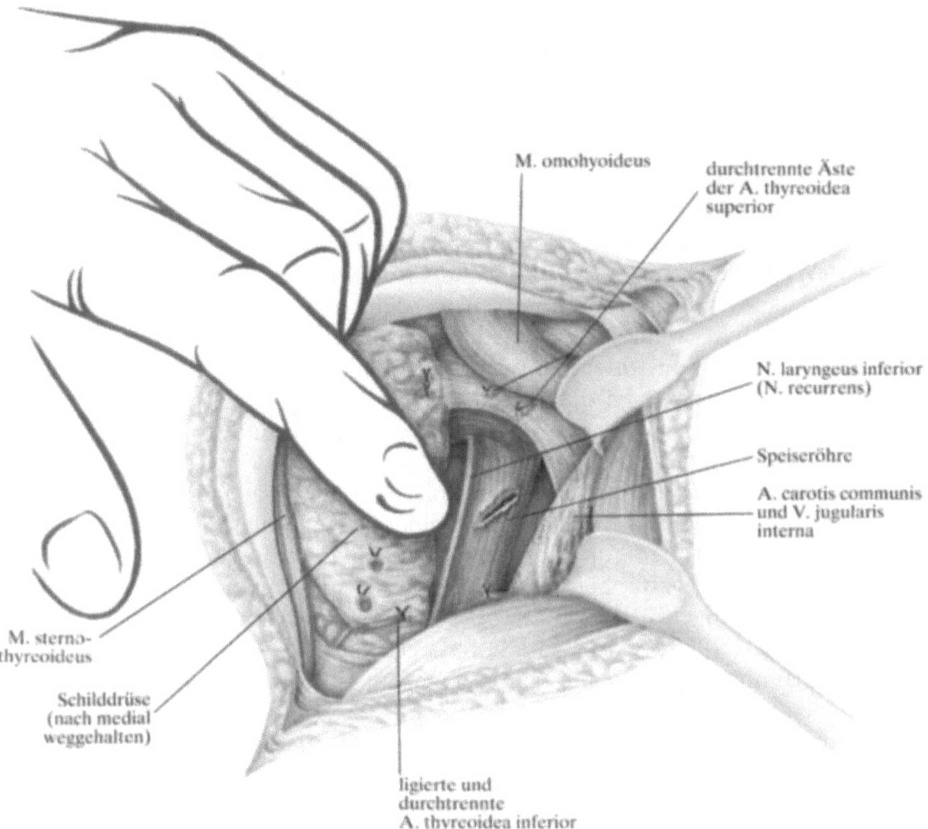

Abb. 17. Zwischen Luftröhre und Wirbelsäule wird die Speiseröhre freipräpariert. Falls die Verletzungsstelle nicht gefunden wird, empfiehlt sich das Einblasen von Luft

V. Verletzungen der Trachea

Symptome einer Verletzung der Luftröhre sind Husten, häufig mit Aspiration, Hämoptyse, Dyspnoe und rasch zunehmendes Hautemphysem. Eine lebensbedrohliche Atemnot muß durch sofortige Intubation oder durch eine Nottracheotomie beseitigt werden. Für welche Methode man sich entschließt, hängt vom Einzelfall ab. Wenn möglich, wird man sich für die rasch durchführbare Intubation entschließen. Sie kann jedoch bei Zertrümmerung des Kehlkopfs oder völligem Abriß der Luftröhre unmöglich sein, so daß nur die Tracheotomie in Frage kommt. Bei offenen Halsverletzungen wird sie am besten durch die Wunde angelegt (BEALL et al., 1967).

Über Trachealtubus oder Tracheotomiekanüle können die Atemwege abgesaugt werden und die Gefahr der Aspiration ist geringer. Die Kopf-Tieflagerung bei Blutungen in die Trachea stellt nur einen Notbehelf dar und läßt sich, vor allem bei Mitverletzungen der Halswirbelsäule, nicht immer durchführen.

Wie bei der Speiseröhre sind auch isolierte Verletzungen an der Trachea im Halsbereich selten. Meistens liegen Kombinationsverletzungen vor (BERTELSEN u. HOWITZ, 1972). Wenn bei ausgedehnten Trachealverletzungen die Kontinuität der Luftröhre bis auf eine schmale Brücke der Pars membranacea durchtrennt ist (WILLEBRAND et al., 1971), sollten Notintubation und Krankentransport besonders vorsichtig vorgenommen werden, um den erhaltenen Teil des Trachealrohres nicht zusätzlich zu schädigen. Eine starke Distraktion der beiden Trachealränder wäre sonst nicht zu vermeiden. Bei Einrissen der Trachea unterhalb des Kehlkopfes können die beiden Arterien an der Hinterwand der Luftröhre durchtrennt sein, so daß in diesen Fällen eine besonders starke Blutung auftritt (DENECKE, 1966).

Ist die akute Notsituation durch Intubation oder Tracheotomie behoben, sollte die endgültige Rekonstruktion durch einen laryngologisch geschulten Arzt erfolgen. Dies gilt vor allem für Larynxverletzungen. Postoperative Komplikationen, insbesondere die gefürchteten Kehlkopfstenosen, können am besten durch eine sorgfältig durchgeführte primäre operative Rekonstruktion vermieden werden (CURTIN et al., 1966; NAHUM, 1969; SALETTA et al., 1973). Unter Umständen müssen Schleimhautdefekte, die durch Naht nicht beseitigt werden können, mit Transplantaten gedeckt werden.

Eine primäre Naht der Luftröhre ohne zusätzliche Tracheotomie (ECKER et al., 1971) darf nur bei kleinen Verletzungen durchgeführt werden. Die meisten Autoren empfehlen die Tracheotomie (JONES et al., 1967; DENECKE, 1968; BERTELSEN u. HOWITZ, 1972). Bei umschriebenen Verletzungen an der Vorderwand der Trachea kann unter Umständen die Läsion selbst als Tracheotomie verwendet werden. In allen anderen Fällen ist der Luftröhrenschnitt unterhalb der Verletzungsstelle günstiger (SALETTA et al., 1973).

VI. Verletzungen der Nerven

Verletzungen der die Halsgegend durchziehenden Nerven sind beim wachen Patienten an den entsprechenden neurologischen Ausfallserscheinungen relativ einfach zu diagnostizieren (Horner-Syndrom bei Verletzungen des Hals-Sympathicus, Stimmänderung und Heiserkeit bei Recurrens-Paresen, Lähmung des M. trapezius bei Accessoriusschäden, sensible oder motorische Ausfallserscheinungen am Arm bei Läsion des Plexus brachialis). Erhebliche diagnostische Schwierigkeiten ergeben sich allerdings bei bewußtlosen oder multitraumatisierten Patienten. Eine eingehende neurologische Untersuchung ist in diesen Fällen in der Regel nicht möglich oder sinnlos. Verletzungen des N. phrenicus müssen nicht obligat eine Zwerchfellähmung verursachen, da in 75% der Fälle eine Innervation auch über accessorische Nervenfasern erfolgt (FOGELMAN u. STEWART, 1956).

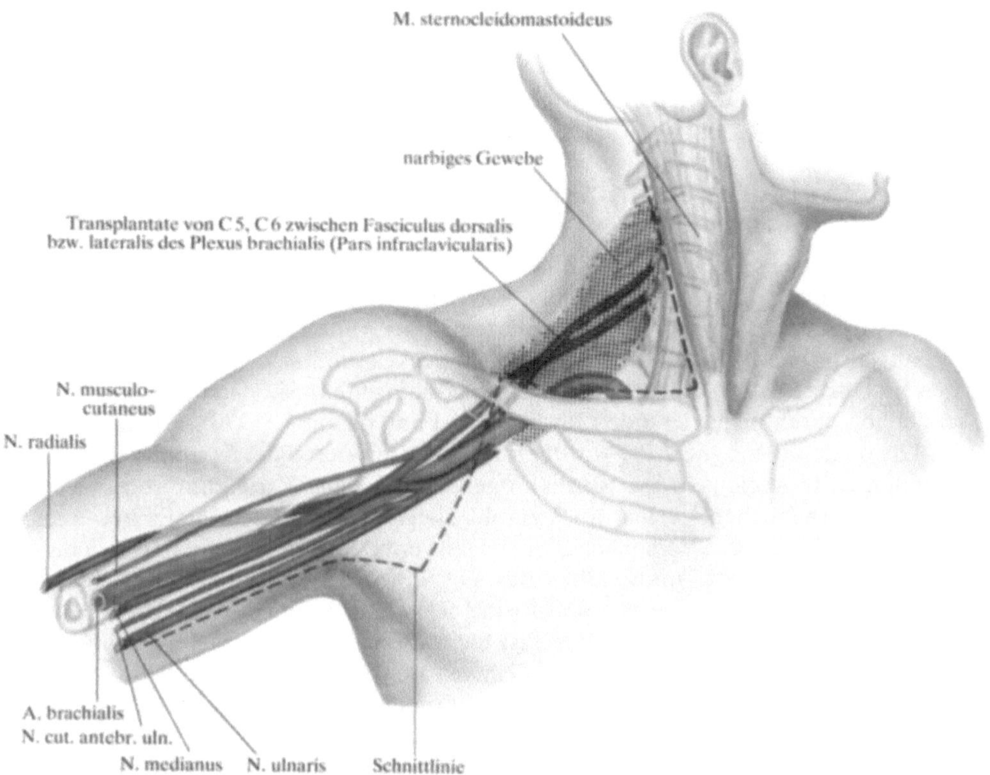

Abb. 18. Schnittführung zur Freilegung des Plexus brachialis. Zwei Wurzelabrisse sind mit Nerventransplantaten überbrückt. (Abb. 12 des Beitrages MILLESI: »Eingriffe an den Hand- und Fingernerven«. Aus: B. X/3)

Die primäre Naht sollte zumindest bei den großen Nervenstämmen des Halses (N. vagus, Plexus brachialis) versucht werden (HUBAY, 1960; MILLESI, 1972; MILLESI et al., 1973). Bei den Nervenrekonstruktionen handelt es sich jedoch um sehr zeitraubende Eingriffe, die man Patienten mit anderen schweren Begleitverletzungen nicht ohne weiteres zumuten kann. Wenn Speiseröhre oder Trachea eröffnet sind, besteht zudem ein nicht unerhebliches Infektionsrisiko, welches den Erfolg einer Nervennaht bedroht. In solchen Fällen ist es sicher vorzuziehen, auf eine primäre Versorgung zu verzichten. Um das Auffinden der Nervenenden später zu erleichtern, empfiehlt es sich, die Nervenendigungen mit einem gefärbten, nicht-resorbierbaren Faden zu markieren.

Bei einem Ausriß der Nervenwurzeln aus dem Rückenmark muß jede operative Maßnahme erfolglos bleiben. Bei einem Wurzelabriß des Plexus brachialis gibt die chirurgische Intervention wenigstens eine gewisse Chance, die Unfallschäden wieder rückgängig zu machen. Nur selten gelingt eine End-zu-End-Naht der Nervenstümpfe. Meist muß ein Defekt durch ein Nerventransplantat überbrückt werden. Es versteht sich von selbst, daß solche Eingriffe Chirurgen mit spezieller Erfahrung vorbehalten bleiben müssen. Für die Freilegung des

Plexus brachialis eignet sich ein zick-zack-förmiger Schnitt vom seitlichen Halsdreieck bis auf die Innenseite des Oberarmes (Abb. 18). Das Schlüsselbein kann, muß jedoch nicht durchtrennt werden.

VII. Verletzungen des Ductus thoracicus

Der D. thoracicus, bzw. seine Endäste, beschreiben auf der linken Seite vor der Einmündung in den Venenwinkel zwischen der V. jugularis interna und der V. subclavia einen nach oben konvexen Bogen. Die Endstrecke des Ductus verläuft also innerhalb des seitlichen Halsdreieckes, und sie kann bei Halstraumen mitbetroffen sein. Verletzungen sind jedoch selten. Sie entstehen fast ausschließlich durch penetrierende Gewalteinwirkung (KAPUR, 1970). Auch operative Läsionen sind möglich (PENN, 1962). Da fast drei Viertel der Lymphflüssigkeit über den D. thoracicus in die Blutbahn gelangt, ist seine Verletzung regelmäßig mit einem erheblichen Verlust an Lymphflüssigkeit verbunden. Fällt bei einer Operation oder bei der Versorgung einer Halsverletzung ein Ausfließen milchig-trüber Flüssigkeit auf, muß daher der D. thoracicus aufgesucht und ligiert oder übernäht werden (PENN, 1962). Eine Rekonstruktion durch Naht (JONES et al., 1967; STEIN u. SEAWARD, 1967) ist nicht erforderlich. Da viele Verbindungen zwischen dem Lymphsystem und dem venösen Stromgebiet und wahrscheinlich auch Querverbindungen zum rechten Truncus lymphaticus bestehen, sind unerwünschte Folgen durch die Ductus thoracicus-Ligatur nicht zu erwarten. Nur kleine Lymphfisteln rechtfertigen den Versuch einer konservativ-exspektativen Behandlung. Gelingt es nicht, eine Chylusfistel am Hals lokal durch Naht zu beseitigen, muß wegen des Verlustes erheblicher Mengen eiweiß- und lymphocytenreicher Flüssigkeit der D. thoracicus linksthorakal aufgesucht und blockiert werden (HARTMANN, 1967). Lymphcysten nach Läsion des Hauptlymphstammes können sich weit in das Mediastinum ausbreiten (HARTMANN, 1967) oder Anschluß an die Pleurahöhle mit Ausbildung eines Chylothorax gewinnen (BEAHRS u. DEVINE, 1963).

VIII. Verletzungen der Schilddrüse

Isolierte Verletzungen der Glandula thyreoidea sind ausgesprochen selten (ZUKSCHWERDT u. BAY, 1966). Jedoch wurden gefährliche Blutungen infolge Schilddrüsen- und Strumarupturen nach stumpfer Gewalteinwirkung beschrieben. In solchen Fällen können der Blutverlust, aber auch die Kompression der Atemwege und die Folgen einer akuten Einflußstauung der großen Halsvenen eine lebensbedrohliche Situation heraufbeschwören, die durch sofortige notfallmäßige Intubation beseitigt werden muß (DENECKE, 1968; GRACE u. SHILLING, 1969). Die Versorgung von Schilddrüsenwunden richtet sich nach den Regeln der Kropfchirurgie. Nach exakter Blutstillung werden abgerissene Anteile reseziert und Einrisse mit fortlaufender Kapselnaht verschlossen. Da größere Hämatome die Übersicht erschweren können, muß auf den N. recurrens besonders geachtet werden. Steht vor der Operation einer Halswunde die Verletzung der Glandula thyreoidea fest, empfiehlt sich eine zumindest oberflächliche Prüfung der Stimmbandfunktion, falls der Zustand des Patienten dies erlaubt.

IX. Verletzungen der Halswirbelsäule

Sie entstehen durch Unfälle mit extremer Beugung, Streckung oder Rotation des Kopfes, bei Berstungsbrüchen des Atlas auch durch senkrecht auf den Schädel einwirkende Gewalteinwirkung. Die Prognose richtet sich nach Art und Ausmaß begleitender Läsionen des Halsmarkes. Zerstörungen oberhalb des IV. Cervicalsegmentes bewirken eine vollständige Atemlähmung und sind mit dem Leben meist nicht vereinbar. Auch ausgedehnte Luxationsfrakturen führen jedoch keineswegs immer zu einem Querschnittssyndrom, vor allem dann nicht, wenn Frakturen der Wirbelbögen bestehen und das Rückenmark ausweichen kann.

An die Möglichkeit einer Mitverletzung der Halswirbelsäule sollte man vor allem bei Schußwunden, aber auch bei allen anderen ausgedehnten Halsverletzungen denken. Beim geringsten Verdacht müssen Untersuchung, Lagerung und Transport besonders schonend vorgenommen werden, um nicht zusätzliche irreversible Schäden zu setzen.

Bezüglich der Auswahlkriterien für die konservative oder operative Behandlung von Halswirbelsäulenfrakturen, einschließlich ihrer Techniken, wird auf die unfallchirurgische Literatur verwiesen. Für die operative Stabilisierung der verletzten Halswirbelsäule eignet sich die Freilegung der Halswirbelsäule von vorne und zwar ähnlich der Technik, wie sie zur operativen Behandlung von Speiseröhrenläsionen beschrieben wurde: Von einem langen Schnitt am Vorderrand des M. sternocleidomastoideus werden dieser Muskel und das Gefäß-Nervenbündel nach lateral und die übrigen Halseingeweide nach medial abgedrängt. Da die Speiseröhre in der Halsgegend etwas mehr links liegt, ist ein rechtsseitiger Zugang vorzuziehen. Der M. omohyoideus, sowie die oberen und unteren Schilddrüsengefäße, werden zur besseren Übersicht durchtrennt.

X. Iatrogene Verletzungen

1. Nervenschäden

In der Häufigkeit unbeabsichtigter Nervenverletzungen steht die Schädigung des N. laryngeus inferior (N. recurrens) an erster Stelle. Er ist wegen seiner engen anatomischen Beziehung zur Schilddrüse und insbesondere zur A. thyreoidea inferior bei Strumaresektionen gefährdet. Die in vielen Fällen reversible Schädigung kann durch Zug (Luxation der Schilddrüse!), durch Einbinden in eine Ligatur oder, seltener, infolge Kontinuitätsdurchtrennung erfolgen. Die

Häufigkeit von Stimmbandparesen wird mit unter 1–4% sehr unterschiedlich angegeben. Es ist nicht entschieden, ob sie durch routinemäßige Freilegung des N. recurrens wirklich reduziert werden kann (s. auch »Eingriffe an der Schilddrüse«, S. 280).

Von den beiden Ästen des N. laryngeus superior kommt der Operateur nur mit dem Ramus externus in Konflikt. Dieser Nerv, der den M. cricothyreoideus versorgt, verläuft auf dem Weg zum Kehlkopf streckenweise neben der A. thyreoidea superior, gelegentlich zwischen deren Ästen. Um eine Schädigung zu verhindern, sollten die oberen Polgefäße der Schilddrüse sehr kropfnah unterbunden und eine brüske Luxation vermieden werden.

Von den übrigen Halsnerven sind der Ramus mandibularis des N. facialis und der N. accessorius am meisten bedroht. Bei Eingriffen im Trigonum submandibulare sollte man beachten, daß der Ramus mandibularis hinter der A. und V. facialis bis 1 cm unterhalb des Unterkieferrandes liegen kann. Eine Läsion läßt sich am besten vermeiden, wenn man die genannten Gefäße möglichst entfernt vom Unterkiefer nach Ligatur durchtrennt, und die peripheren Stümpfe nach oben verzieht. Der Facialisast, dessen Durchtrennung ein Hängen des seitengleichen Mundwinkels bewirkt, wird durch dieses Manöver aus dem Operationsgebiet entfernt.

Die Resektion des N. accessorius muß man bei der radikalen Halsdissektion gelegentlich bewußt in Kauf nehmen, vor allem, wenn er durch die Muskelmasse des Kopfnickers verläuft.

Eine ungewollte Durchtrennung kann bei Eingriffen im seitlichen Halsdreieck erfolgen (PAUL, 1970), wenn sich z. B. die Entfernung spezifisch oder unspezifisch entzündeter Lymphknoten wegen ausgeprägter Adhäsionen schwierig gestaltet. Der Nerv tritt am Hinterrand der oberen Drittelgrenze des M. sternocleidomastoideus in das Trigonum colli laterale ein und zieht auf dem M. levator scapulae parallel zu dessen Muskelfasern zum M. trapezius, den er motorisch innerviert (Abb. 10).

Unbeabsichtigte Durchtrennungen des N. vagus und des N. hypoglossus sind selten. Es sollte möglichst eine primäre Nervennaht versucht werden. Eine Schädigung des Ramus descendens nervi hypoglossi hat keine wesentlichen Konsequenzen. Letzteres gilt selbstverständlich nicht für den Plexus brachialis. Er liegt bei schlanken, asthenischen Patienten, vor allem wenn der Kopf rekliniert und zur Gegenseite gedreht ist, oft erstaunlich oberflächlich. Dies sollte man bei allen Eingriffen im unteren lateralen Halsdreieck (Daniels-Biopsie, Scalenotomie, Gefäßoperationen u.a.) beachten. Eine Schädigung des Plexus brachialis kann auch bei der Freilegung von Speiseröhre (Divertikelresektion) oder Halswirbelsäule hinter dem M. sternocleidomastoideus vorkommen. Nicht zuletzt deshalb bevorzugen wir in solchen Fällen die Incision vor dem Kopfnicker.

2. Gefäßverletzungen

Die großen Arterien am Hals können wegen ihrer kräftigen Pulsationen ohne Schwierigkeiten lokalisiert werden. Wenn man atraumatisch und möglichst blutarm präpariert, lassen sich Verletzungen fast immer vermeiden. Bei der Entfernung des Glomus caroticum zur Asthmatherapie und erst recht bei Ausschälung eines Carotiskörperchentumors mit Wegnahme der Adventitia kann es allerdings trotz größter Vorsicht zu Einrissen in der Carotisgabel kommen. Sie sind schwierig zu versorgen, da die A. carotis communis immer nur kurzfristig abgeklemmt werden darf.

Verletzungen der großen Halsvenen sind recht unangenehm. Sie entstehen vor allem, wenn durch starken Zug oder brüske Präparation venöse Äste aus der V. jugularis interna herausgerissen werden, z.B. die V. thyreoidea media bei Luxation einer Struma. Im Nu wird das Operationsgebiet von Blut überschwemmt und unübersichtlich. Die Öffnung in der Gefäßwand läßt sich dann schlecht lokalisieren. In solchen Situationen erscheint es mir klüger, die Blutung zu tamponieren und die vorgesehene Operation zügig weiterzuführen. Nach Entfernung der Struma gewinnt man eine bessere Übersicht und kann unter günstigeren Voraussetzungen die Blutung stillen. Notfalls kann die V. jugularis interna ligiert werden.

3. Läsionen des Ductus thoracicus

Verletzungen des D. thoracicus sind selten und vom Hals aus nur an seiner Endstrecke vor der Einmündung in den Venenwinkel möglich. Der Austritt milchig-trüber, manchmal jedoch auch klarer Flüssigkeit, sollte den Operateur auf eine Läsion des Hauptlymphstammes aufmerksam machen. Zentraler und peripherer Stumpf müssen isoliert und mit Ligatur oder Durchstichnaht versorgt werden. Tritt eine Chylusfistel erst im postoperativen Verlauf auf, sollte man sich zur Reoperation entschließen, wenn die Sekretion nicht rasch abnimmt und der Patient mehr als 800–1000 ml Flüssigkeit pro Tag verliert.

4. Endoskopische Verletzungen der Speiseröhre

Sie sind sehr selten und seit Einführung der flexiblen Fiberglasendoskopie in den Promill-Bereich abgesunken. Nicht nur bei Endoskopien des Gastrointestinaltraktes kommen Oesophagusperforationen vor. Wir haben sie auch schon nach Mediastinoskopien (Perforation von außen nach innen) und Intubationsversuchen (mit versehentlicher Einführung des Tubus in die Speiseröhre) gesehen. Allerdings wird in solchen Fällen der Oesophagus nicht im Halsabschnitt verletzt. Läsionen in diesem Bereich kommen fast ausschließlich am bzw. über dem Oesophagusmund vor. Es sind dann jedoch streng genommen keine Oesophagus-, sondern Hypopharynxperforationen. Sie müssen wegen des beim Schluckakt entstehenden Überdrucks obligat chirurgisch versorgt werden. Der Zugang zu Hypopharynx und Anfangsteil des Oesophagus erfolgt, wie bei der Operation des Zenkerschen Divertikels, von einem linksseitigen Schnitt am Vorderrand des M. sternocleidomastoideus aus. Um die Gefahr einer Nahtinsuffizienz zu mindern, empfiehlt sich die gleichzeitige Spaltung des M. cricopharyngeus an der hinteren Circumferenz des Oesophaguseinganges.

5. Pneumothorax

Während Operationen in der seitlichen Halsgegend, aber auch durch therapeutische Punktionen (Stellatum-Blockade, Einführen eines zentralen Venenkatheters über die V. jugularis interna) ist eine Eröffnung der Pleura mit Entwicklung eines Pneumothorax denkbar, wenn bei schlanken Menschen oder bei Patienten mit ausgeprägtem Lungenemphysem die Pleurakuppel die obere Thoraxapertur überragt. Die Therapie ist denkbar einfach. Sie besteht im Einführen einer Monaldi-Drainage mit Dauerabsaugung über einige Tage. Das Problem liegt jedoch weniger in der Behandlung eines Pneumothorax. Wichtig erscheint uns, daß man überhaupt an diese Komplikationsmöglichkeit denkt und Kurzatmigkeit, Cyanose und plötzliche Thoraxschmerzen entsprechend deutet.

C. Eingriffe bei entzündlichen Erkrankungen des Halses

Infektionen der Haut, des Unterhautzellgewebes sowie der Lymphknoten haben durch die moderne Chemotherapie an Bedeutung verloren. Halsphlegmone, Retropharyngealabsceß und spezifische wie unspezifische eitrige Lymphknotenerkrankungen sind seltene Krankheitsbilder geworden, keinesfalls jedoch ausgestorben. Lebensbedrohliche (NEUMANN, 1970) und tödliche Verläufe (WEY, 1970) kommen auch heute noch vor.

Unbeschadet der insgesamt besseren Prognose werden eitrige Infektionen nach wie vor nach den bewährten Regeln der Chirurgie behandelt: ausreichende Hautincision, Öffnung der Gewebsspalten und ausgiebige Drainage, um ein Abfließen des eitrigen Sekretes zu ermöglichen. Es ist gefährlich, sich auf die medikamentöse Therapie zu verlassen.

I. Furunkel und Karbunkel

Furunkel und Karbunkel entwickeln sich überwiegend in der Nackengegend. Vielleicht spielen dabei mechanische Einflüsse (Reiben des Kragens) eine ursächliche Rolle. Karbunkel entstehen nicht selten auf dem Boden einer diabetischen Stoffwechsellage. Bei Patienten mit einem Karbunkel muß daher unbedingt der Urin- und Blutzucker bestimmt werden. Gelegentlich wird die Diagnose der Zuckerkrankheit erst vom Chirurgen gestellt, da vorher keine klinischen Symptome bestanden.

Kleine Furunkel heilen unter konservativer Behandlung oft aus. Bei größeren Furunkeln wird die zentrale Nekrose entfernt, um dem Infektionsprozeß Entlastung zu verschaffen. In der Regel genügt die tangentiale Abtragung der Kuppe (HEGEMANN, 1958).

Nackenkarbunkel müssen obligat chirurgisch behandelt werden, wobei unseres Erachtens Kreuzschnitte weniger geeignet sind, da es häufig zur Nekrose der Hautzipfel kommt und unschöne und entstellende Narben resultieren. Wir ziehen die kreisförmige oder ovaläre Excision des entzündeten Gewebes vor, wenn dadurch nicht ein zu großer Hautdefekt gesetzt werden muß. Flächenhafte Karbunkel werden mit Doppelincisionen an den seitlichen Rändern des Karbunkels mit Unterminierung des infizierten Gebietes und Einlegen von Gummila-

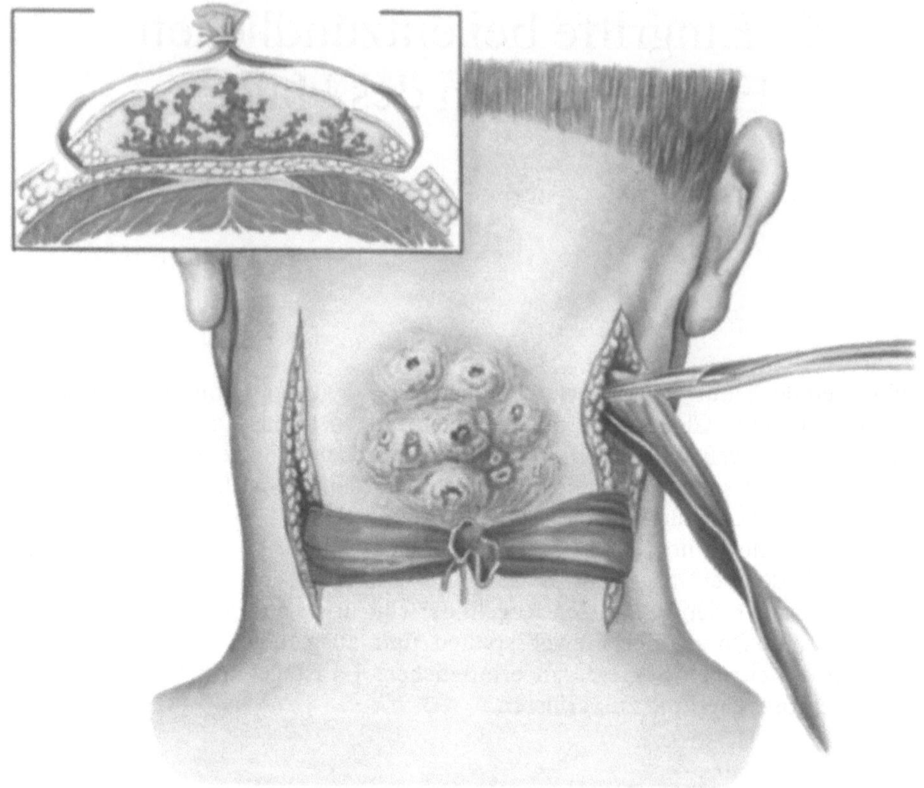

Abb. 19. Chirurgische Behandlung eines großen Nackenkarbunkels mit parallelen Schnitten am Rande der Infektion und Unterminierung mit anschließender Drainage der dazwischenliegenden Hautbrücke. (Aus: HEGEMANN, 1958)

schen behandelt (Abb. 19). Die entstehende Hautbrücke muß breit angelegt sein, damit sie ausreichend durchblutet ist und keine Nekrosen auftreten (HEGE-MANN, 1958).

II. Tiefe Infektionen des Halses

Die Lymphknoten des Halses stellen die regionären Lymphstationen für den Nasen-Rachen-Raum, den Mund, das Gesicht und das Ohr, also des größten Teiles des Schädels dar. Vor allem die tiefen Lymphknotengruppen entlang der V. jugularis interna sind Schaltstationen für die Lymphe, bevor sie das venöse System erreicht. Infektionen der Zähne, eine Kieferosteomyelitis, Sinusitis, Infektionen der Tonsillen, des Waldeyerschen Rachenringes, der Rachenschleimhaut und der Nase können daher ebenso Ausgangspunkt für fortgeleitete Infektionen am Hals sein, wie eine Otitis media, eine Parotitis usw. Seltenere Ursachen sind Verletzungen am Hals und im Gesicht. Schließlich dürfen die iatrogenen Schäden, z. B. eine endoskopische Perforation der oberen Speiseröhre und des Hypopharynx, oder Insuffizienzen nach Eingriffen an Trachea oder Speiseröhre nicht vergessen werden.

Infektionen breiten sich über eine Thrombophlebitis venös, häufiger jedoch über eine Lymphangitis und Lymphonodulitis lymphogen aus, wobei mehrere hintereinandergeschaltete Lymphknotengruppen beteiligt sein können. Manchmal erkranken die Halslymphknoten, ohne daß die primäre Infektionsquelle bekannt ist. Druckschmerzhafte Schwellung der Halslymphknoten, Einschmelzung mit Abszeßbildung und beginnende Phlegmone können dann erste Symptome einer Erkrankung im Kiefer- und Gesichtsbereich sein.

Die akuten eitrigen Infektionen am Hals breiten sich unabhängig von den Lymphwegen innerhalb der Fascienräume aus (COLLER u. YGLESIAS, 1937; LEWITT, 1970). Diese anatomisch vorgebildeten Eiterstraßen müssen daher bei der chirurgischen Therapie von Entzündungen des Mundbodens, des Retropharyngealraumes, der Gefäß-Nervenscheide, des visceralen »compartments« und des prävertebralen Raumes eröffnet und drainiert werden (GRODINSKY, 1939; HUNT, 1939). Bei den tiefen Infektionen des Halses wird man heute zusätzlich zur chirurgischen Therapie eine Behandlung mit Antibiotica einleiten, wobei gezielt, also nach Austestung der Erreger, das wirksamste Medikament eingesetzt werden sollte. Keinesfalls darf die frühzeitige Operation durch die Chemotherapie verzögert werden.

1. Unspezifische Lymphadenitis

Unspezifische Entzündungen der Halslymphknoten sind bei Kindern häufig und werden meistens durch Streptokokken und Staphylokokken verursacht (BROOK, 1972). Nur selten kann man atypische Krankheitserreger, z. B. Mykobakterien, nachweisen (SALYER et al., 1971).

Die Lymphadenitis beginnt mit umschriebenen Schmerzen am Hals. Bei der Palpation tastet man druckdolente, vergrößerte Lymphknoten. Eine sichtbare Schwellung mit entzündlicher Rötung der darüberliegenden Haut legt bereits ein Fortschreiten der Entzündung nahe. Fast immer bestehen zu diesem Zeitpunkt auch Allgemeinsymptome, wie Fieber, Schüttelfrost, Übelkeit usw.

Chirurgisch braucht erst eingegriffen zu werden, wenn es zu einer Einschmelzung mit nachweisbarer Fluktuation gekommen ist. Die operative Therapie besteht in einer genügend großen Incision und Drainage. Punktionen mit Aspiration des Eiters halten wir für problematisch, da sie häufig zu Rezidiven führen und der Abszeß nicht völlig entleert werden kann. Die radikale chirurgische Entfernung ist im akuten Stadium nicht anzuraten. Wegen der entzündlichen Umgebungsreaktion mit Einbeziehung der Nachbarorgane, lassen sich trotz sorgfältiger Präparation Verletzungen der großen Venen, Arterien und Nerven nicht immer vermeiden.

2. Halsphlegmone

Ergibt die wiederholte klinische Untersuchung eine Progredienz der Entzündung mit beginnender Phlegmone, muß unverzüglich, auch ohne Abscedierung, operativ interveniert werden. Nach ausreichend großer Hautincision wird grundsätzlich das Platysma durchtrennt und das subcutane Gewebe vorsichtig stumpf gespalten. Die ausreichende Exposition des entzündeten Gebietes hat Vorrang vor einer kosmetisch günstigen Incision. Die Gefahr der Halsphlegmonen besteht vor allem in einer Ausbreitung in den Retropharyngealraum oder in das Mediastinum mit konsekutiver, lebensbedrohlicher, eitriger Mediastinitis. Retropharyngealphlegmone können innerhalb kurzer Zeit zum Glottisödem mit akuter Luftnot führen.

Phlegmone innerhalb der Gefäß-Nervenscheide, im Paraoesophagealraum und im Spatium praevertebrale werden durch eine Incision am Vorderrand des M. sternocleidomastoideus freigelegt. Der M. omohyoideus wird nach medial oder lateral verzogen, bzw. durchtrennt, wenn er die Übersicht stört. Die seitlichen Schilddrüsenvenen sollten ligiert und ebenfalls durchtrennt werden, um Blutungen zu vermeiden. Durch Wegziehen des Kopfnickers nach lateral kann man das Gefäß-Nervenbündel darstellen. Je nachdem, in welchem Raum sich die Infektion ausgebreitet hat, werden die Gefäßscheide oder die Gewebsspalten in Richtung Hypopharynx bzw. Mediastinum eröffnet.

III. Die collare Mediastinotomie

Da der Eingeweideraum des Halses gegen das obere Mediastinum nicht abgegrenzt ist, können sich entzündliche Prozesse ungehindert in das Mediastinum ausbreiten und eine eitrige Mediastinitis bewirken. In der Ursachenskala der Mittelfellentzündungen stehen Perforationen der Speiseröhre, oft durch diagnostische und therapeutische Eingriffe verursacht, mit Abstand an der Spitze (BAUHICLY u. BODRICS, 1969; MÜNDNICH, 1969).

Die Diagnose einer Mediastinitis ergibt sich aus dem klinischen Bild (Fieber, Schmerzen, Schüttelfrost, tastbares Hautemphysem) und Röntgenaufnahmen des Thorax in zwei Ebenen. Ansammlung von Luft im Mediastinum, gelegentlich auch im Herzbeutel, sowie eine Verbreiterung des Mediastinums und eine Vergrößerung des prävertebralen Weichteilschattens auf der seitlichen Aufnahme, beweisen die Infektion. Besteht begründeter Verdacht auf eine Oesophagusperforation, sollte die Speiseröhre mit wasserlöslichem Kontrastmittel (Gastrografin) gefüllt werden, um die Ruptur zu lokalisieren.

1. Eröffnung des hinteren Mediastinums

Der für die Therapie der tiefen Halsphlegmone angegebene Schnitt am Vorderrand des M. sternocleidomastoideus wird nach unten bis über das Jugulum sterni verlängert.

Der Kopfnicker und der M. omohyoideus werden nach lateral, die Schilddrüse nach medial abgedrängt. Zur besseren Übersicht empfiehlt es sich, die seitlichen Schilddrüsenvenen und die untere Schilddrüsenarterie zu ligieren und zu durchtrennen. Durch Präparation in die Tiefe gelangt man auf die Speiseröhre, wobei auf den N. laryngeus inferior geachtet werden muß. Entlang dem Oesophagus wird jetzt stumpf digital eine Loge in das obere hintere Mediastinum

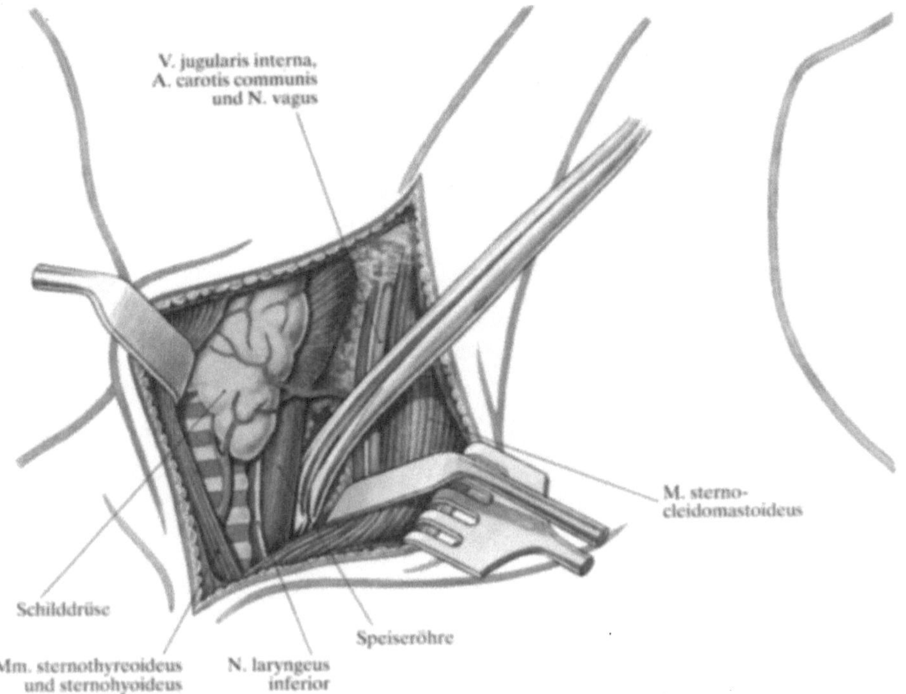

Abb. 20. Vorgehen bei einer Infektion im hinteren Mediastinum. Von einem Schnitt am Vorderrand des M. sternocleidomastoideus aus wird der Retrooesophagealraum und die obere Etage des hinteren Mediastinums durch stumpfe Präparation eröffnet

präpariert und mit einer Kornzange erweitert (Abb. 20). Zur Drainage eignen sich am besten Zigaretten-Drains.

2. Eröffnung des vorderen Mediastinums

Das Vorgehen entspricht der Eröffnung des prätrachealen Raumes bei der Mediastinoskopie: Quere mediane Incision, 1–2 cm über dem Jugulum sterni. Haut und Platysma werden durchtrennt, störende Venen ligiert und ebenfalls durchtrennt. Dann präpariert man stumpf in die Tiefe, bis man die Trachealvorderwand erreicht. In dem lockeren prätrachealen Raum kann man jetzt ohne Schwierigkeiten digital das vordere obere Mediastinum eröffnen und drainieren (BAUHICLY u. BODRICS, 1969) (Abb. 21).

IV. Vorgehen bei einer Mundbodenphlegmone

Die Mundbodenphlegmone (Angina Ludovici) breitet sich zwischen der Mundbodenmuskulatur und dem Teil der oberflächlichen Halsfascie aus, der vom Zungenbein zum Mandibularrand zieht. Die Fascie verhindert ein Absinken

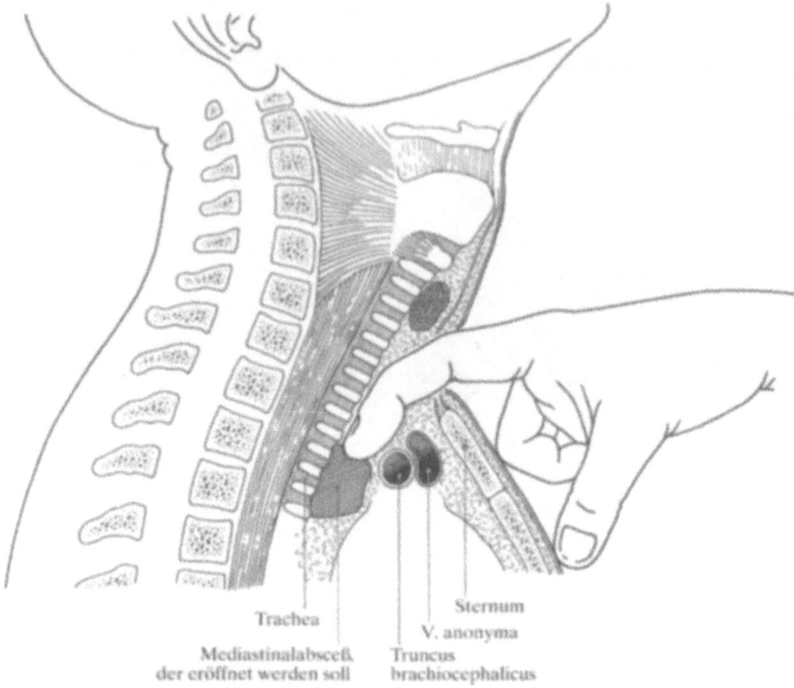

Abb. 21. Vordere collare Mediastinotomie. Nach Durchtrennung von Haut und Platysma sowie Spaltung der vorderen Halsmuskulatur gelangt man auf die Luftröhre, die als Schiene für die weitere stumpfe Präparation benützt wird

der Entzündung in das Trigonum infrahyoideum. Eine Barriere zum Zungengrund besteht jedoch nicht, so daß sich die Phlegmone ungehindert in diese Gegend ausbreiten kann. Das akute Glottisödem mit lebensbedrohlichen Erstickungsanfällen gehörte früher zu den gefährlichsten Komplikationen der Angina Ludovici (TROUT, 1940; TAFFEL u. HARVEY, 1942).

Bei der Eröffnung der Mundbodenphlegmone wird auf der betroffenen Seite parallel zum Unterkieferrand, etwa 1–2 cm von ihm entfernt, die Haut incidiert und einschließlich des Platysmas durchtrennt. Sind beide Seiten betroffen, muß ein nach oben konvexer, bogenförmiger Schnitt entlang dem Unterkieferrand angelegt werden. Vor der Glandula submandibularis gelangt man auf den freien Rand des M. mylohyoideus. Zur besseren Übersicht wird die Speicheldrüse aus ihrem Bett luxiert und nach hinten-lateral abgedrängt. Auf den Ramus mandibularis des N. facialis und den hinter dem freien Rand des M. mylohyoideus verschwindenden N. hypoglossus sollte geachtet werden. Die Muskelfasern des M. mylohyoideus und, je nach Ausdehnung des entzündlichen Prozesses auch der vordere Bauch des M. digastricus, werden quer durchtrennt, bis ein ausreichender Zugang zum Mundboden besteht (Abb. 22). Man kann auch auf die Durchtrennung der Muskulatur verzichten und die Fasern des M. mylohyoideus mit einer Kornzange stumpf auseinanderdrängen.

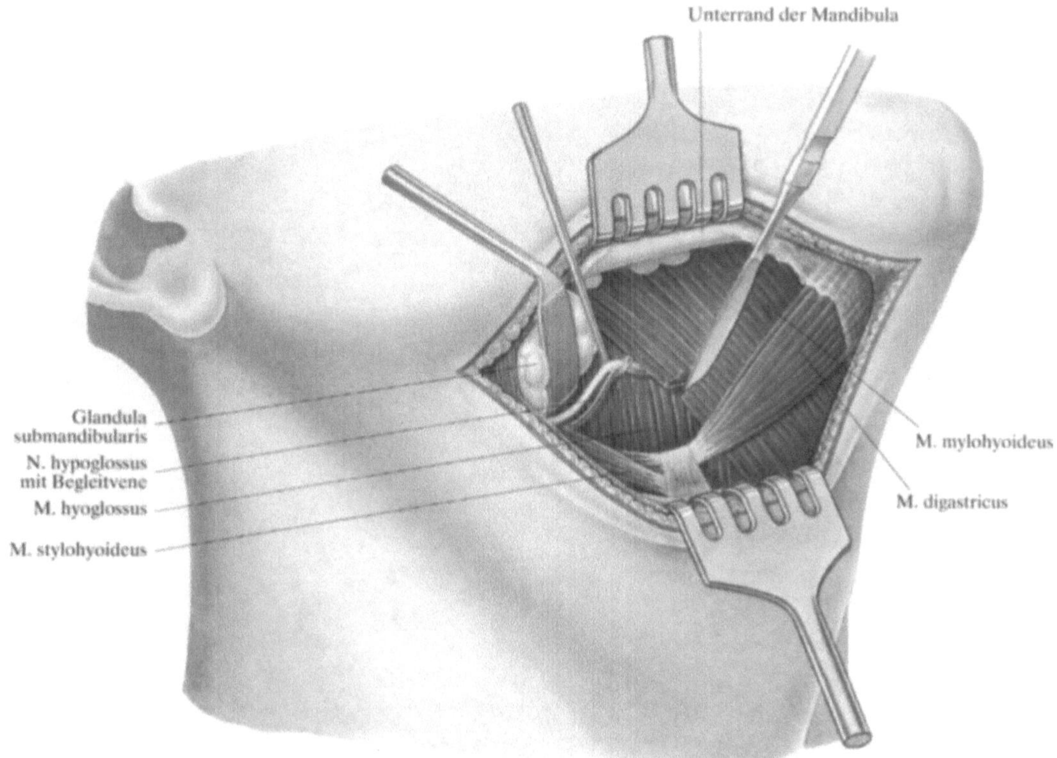

Abb. 22. Vorgehen bei einer Mundbodenphlegmone. Von einem Schnitt parallel zum Unterkieferrand wird die Submandibulardrüse abgedrängt, der N. hypoglossus identifiziert und der M. mylohyoideus, soweit notwendig, eingekerbt

V. Eröffnung eines retropharyngealen Abscesses

Der Retropharyngealabsceß kommt bei Kindern häufiger vor als bei Erwachsenen (WRIGHT, 1967; MÜNDNICH, 1969 und andere). Symptome sind Schluckstörungen, Schwellung und Vorwölbung der Rachenschleimhaut, Dyspnoe, Halssteife, Schmerzen und Fieber. Nur eine frühzeitige chirurgische Intervention kann die gefährlichen Komplikationen verhüten: akutes Larynxödem und Gefäßarrosionen mit lebensbedrohlichen Blutungen (ZOOK, 1970).

Als Zugang zum Retropharyngealraum stehen drei Wege zur Verfügung. Erstens die Eröffnung des Abscesses vom Mund her, wobei die fluktuierende Schwellung durch die Rachenschleimhaut hindurch incidiert wird, zweitens die Eröffnung über eine Incision vor und drittens hinter dem M. sternocleidomastoi-

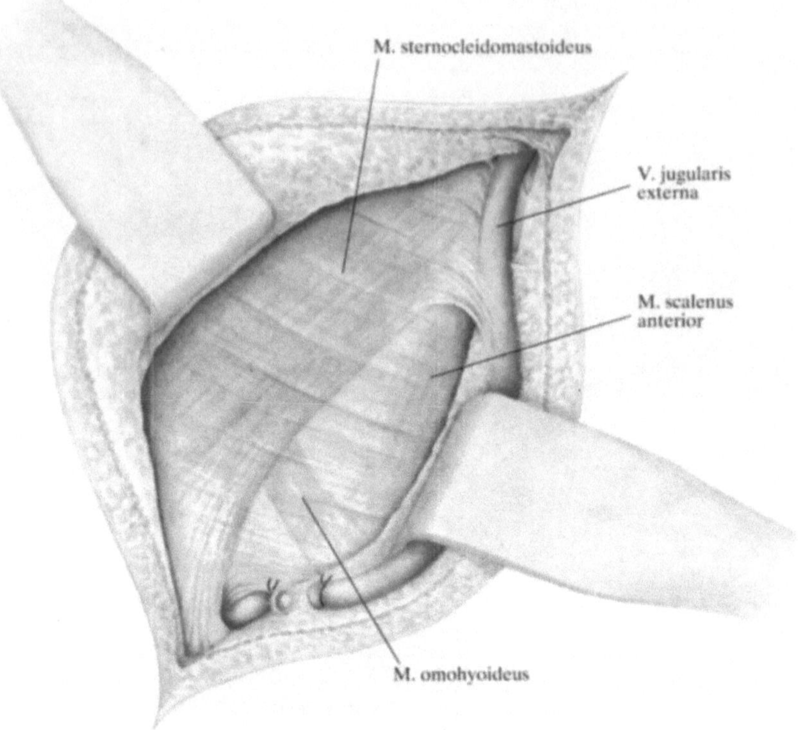

Abb. 23. Hautschnitt für die Eröffnung des Retropharyngealraumes am Hinterrand des Kopfnickers

deus. Besteht begründeter Verdacht, daß der Retropharyngealabsceß tuberkulöser Natur ist, sollte wegen der drohenden Mischinfektion mit chronischer Fistelung auf eine Eröffnung von der Mundhöhle her verzichtet werden. Bei den spezifischen Prozessen hat die konservative Therapie mit Tuberculostatica Vorrang.

Die Punktionsbehandlung von der seitlichen Halsgegend aus ist heute kaum noch indiziert. Der Zugang am Vorderrand des Kopfnickers entspricht dem Vorgehen bei der beschriebenen Eröffnung der Halsphlegmone. Der Eingriff wird meistens von links aus durchgeführt.

Bei auf die Gegenseite gedrehtem und leicht rekliniertem Kopf wird am Vorderrand des M. sternocleidomastoideus der Hautschnitt angelegt. Der M. omohyoideus wird nach unten verzogen oder durchtrennt. Der besseren Übersicht halber müssen die seitlichen Schilddrüsenvenen sowie die oberen Polgefäße

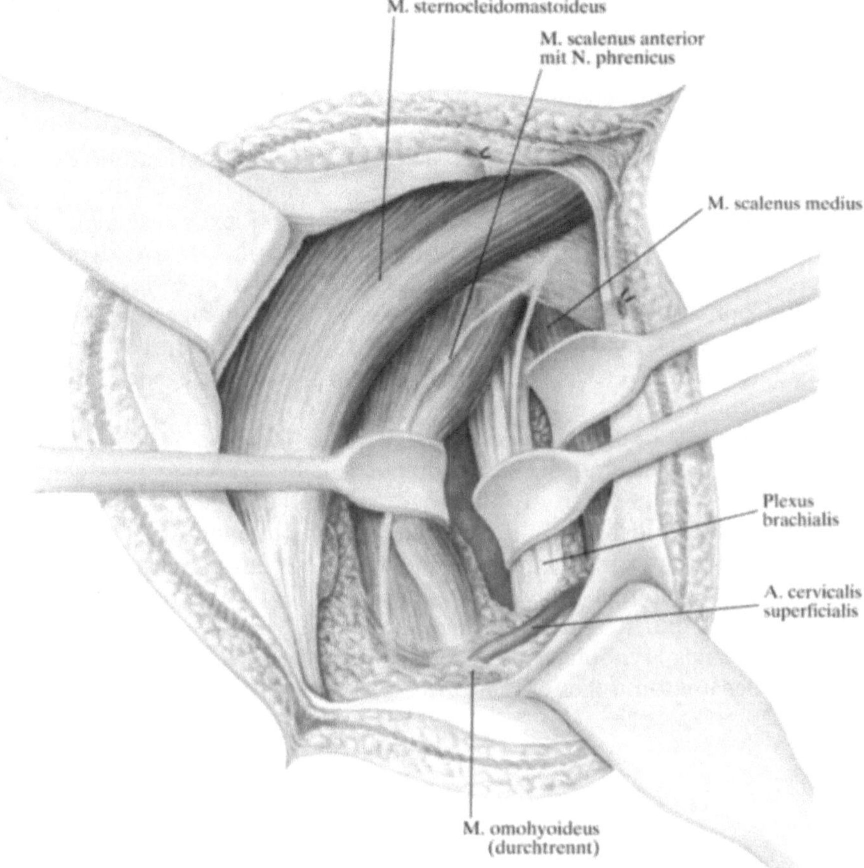

Abb. 24. Nach Durchtrennung des M. omohyoideus wird der M. scalenus anterior isoliert und nach medial weggehalten. Durch die hintere Scalenuslücke gelangt man nach medial-hinten zu den Wirbelkörpern, wobei die Ansätze des M. scalenus an den Querfortsätzen der Halswirbel teilweise durchtrennt werden müssen

der Glandula thyreoidea ebenfalls ligiert und durchtrennt werden. Zwischen Gefäß-Nervenbündel auf der einen und Trachea bzw. Kehlkopf und Schilddrüse auf der anderen Seite gelangt man in der Tiefe des Operationsgebietes auf die Speiseröhre. Wenn entzündliche Veränderungen die Orientierung erschweren, hilft ein in die Speiseröhre eingelegter Magenschlauch. Durch Präparation entlang dem Oesophagus nach oben erreicht man den Hypopharynx und kann jetzt stumpf digital das Spatium retropharyngeale eröffnen und drainieren. Bei tuberkulösen Prozessen wird der Eingriff mit einer Revision der Halswirbelkörper kombiniert und gegebenenfalls eine Wirbelkaries ausgeräumt.

Beim hinteren Zugang verläuft der Hautschnitt entlang dem Hinterrand des Kopfnickers (Abb. 23). Nach Durchtrennung von Haut, Platysma, V. jugularis externa und M. omohyoideus isoliert man den hinteren Rand des M. sternocleidomastoideus und zieht ihn nach medial. Auf den N. accessorius, der den M. sternocleidomastoideus etwa in der Mitte des Hinterrandes verläßt, sollte geachtet werden. Wenn man jetzt den M. scalenus anterior mit dem vor ihm liegenden N. phrenicus freipräpariert und nach medial vorne abdrängt, gelangt man in die hintere Scalenuslücke (Abb. 24). Der Plexus brachialis, der durch diese Lücke zieht, muß dabei sorgfältig geschont werden. Hinter dem M. scalenus anterior trifft man auf die Halswirbelsäule und erreicht etwas weiter proximal den Retropharyngealraum. Wird eine bessere Übersicht gewünscht, müssen die Ursprünge des M. scalenus anterior an den Querfortsätzen der Halswirbel teilweise durchtrennt werden. Der lateral der Wirbelsäule gelegene Halssympathicus sollte geschont werden.

Vorteile des hinteren Zuganges sind nach IGLAUER (1935), daß Äste der V. jugularis interna und der A. carotis vermieden werden. Tatsächlich müssen bei der Eröffnung des Retropharyngealraumes vor dem Kopfnicker und im Gefäß-Nervenbündel häufig die oberen, manchmal auch die unteren Schilddrüsenarterien durchtrennt werden. Dennoch würden wir die Incision am Vorderrand des M. sternocleidomastoideus bevorzugen, da das Operationsgebiet sich weniger tief ausdehnt und der gleiche Zugang auch für andere Eingriffe, z. B. für die Resektion eines Hypopharynxdivertikels verwendet wird und der Operateur daher mit der anatomischen Situation besser vertraut ist.

VI. Die spezifische Lymphadenitis

Die Lymphknotentuberkulose entsteht entweder hämatogen oder lymphogen. Die lymphogene Ausbreitung ist bei Kindern und Jugendlichen die Regel (SCHMID, 1960, 1964). Als Infektionsquelle kommt überwiegend mit Tuberkulosebakterien kontaminierte Milch in Betracht. Die Erkrankung der Lymphknoten ist dabei als Beteiligung der regionären Lymphknoten im Rahmen eines Primärkomplexes zu deuten. Der Primärherd befindet sich im Mund-Rachen-Bereich, am häufigsten an den Tonsillen und im Kehlkopf (JATHO, 1961, 1962; SCHULZE, 1963; BRANDT, 1965; HOOPER, 1972). Entsprechend der Zunahme tuberkulosefreier Rinderbestände kann man einen Rückgang der Halstuberkulose, vor allem im Kindesalter, feststellen (EHRING, 1968; BECKER u. HEINE, 1970).

Hinweise auf eine hämatogene Entstehung tuberkulös erkrankter Halslymphknoten sind höheres Lebensalter, doppelseitiger Befall, nachgewiesene gleichzeitig bestehende Lungentuberkulose oder andere extrapulmonale Manifestationen der Krankheit.

Nach der Schwere der entzündlichen Reaktion kann man drei Stadien unterscheiden (BRANDT, 1965):

1. Isolierte Lymphome ohne entzündliche Reaktion der Umgebung.
2. Befall mehrerer, oft kettenförmig hintereinandergeschalteter Lymphknotengruppen, teils mit Bildung von entzündlichen Konglomerattumoren und
3. ausgedehnte Infiltration in die Umgebung mit konsekutiver Verwachsung von Nachbarorganen sowie Einbeziehung der Haut, des Gefäß-Nerven-Bündels und der Wirbelsäule in die tuberkulöse Infektion.

Vor allem im Kindesalter erfolgt zunächst eine tuberculostatische Behandlung. Bei fortgeschrittener Erkrankung ist die alleinige konservative Therapie jedoch unsicher, zeitraubend und von Rezidiven bedroht (BAUER, 1964). Es hat sich daher zunehmend eine aktive chirurgische Therapie mit radikaler Entfernung aller beteiligten Lymphome durchgesetzt (BRÜGGER, 1963; GÖCKING, 1964; BACH u. ESTEVE, 1965; BRANDT, 1965; GANDOLFI et al., 1967; CONSTANS, 1968; MULAY, 1970).

Bei der Operation sollen auch die benachbarten, scheinbar unauffälligen und nicht vergrößerten Lymphknoten entfernt werden, da sie histologisch nicht selten ebenfalls befallen sind.

Infolge der chemotherapeutischen Behandlung sind Einschmelzungen der tuberkulös erkrankten Lymphknoten wesentlich zurückgegangen. Es stellt sich daher nur noch selten die Indikation zur *Punktion eines tuberkulösen Abscesses.* Entschließt man sich zur Punktion, sollte die Kanüle möglichst entfernt von der Entzündung durch unversehrte Haut eingestochen werden, um eine chronische Fistelung zu vermeiden (HEGEMANN, 1958). Von GÖCKING (1964) wird jede Punktion abgelehnt. Er eröffnet den Absceß, räumt ihn mit dem scharfen Löffel aus und entfernt in zweiter Sitzung den ganzen tuberkulös erkrankten Bezirk.

Röntgenbestrahlungen der Halsgegend wegen einer tuberkulösen Lymphknotenerkrankung werden heute kaum noch durchgeführt (KASTERT, 1961; BRANDT, 1965).

Die *Indikation zur Operation* stellt sich, wenn fortgeschrittene Krankheitsstadien vorliegen oder wenn eine noch blande tuberkulöse Lymphknotenerkrankung unter konservativer Therapie in 3 bis 4 Wochen keine Besserungstendenz erkennen läßt. Die Operation muß grundsätzlich unter dem Schutz von Tuberculostatica erfolgen. In Konsultation mit dem Laryngologen sollten mögliche Eintrittspforten beseitigt werden: entsprechend dem Primärherd Tonsillektomie, Entfernung von Rachenmandeln und Nasenpolypen oder auch Zahnsanierung.

Der Eingriff wird am besten in Allgemein-Anaesthesie durchgeführt, da die Ausdehnung der Operation nie sicher vorausgesehen werden kann. Wenn man auf eine völlige Muskelrelaxation verzichtet, nimmt man sich trotz Intubationsnarkose nicht die Möglichkeit, motorische Nerven (Nn. accessorius. hypoglossus, Plexus brachialis) zur sicheren Identifizierung zu reizen (GÖCKING, 1964).

Auch zur Entfernung tuberkulöser Lymphknoten am Hals eignet sich eine *Incision entlang dem Vorderrand des M. sternocleidomastoideus.* Sie ist vor allem angezeigt, wenn bei der klinischen Untersuchung Lymphome in den unteren Abschnitten des Carotisdreiecks gefunden wurden. Da jedoch am häufigsten die Lymphknoten am Kieferwinkel, im Submandibular- und Submentaldreieck erkrankt sind, genügt in der Regel ein leicht *bogenförmiger Schnitt,* der *in Höhe des Zungenbeines* beginnt, die Vorderkante des Kopfnickers etwa am

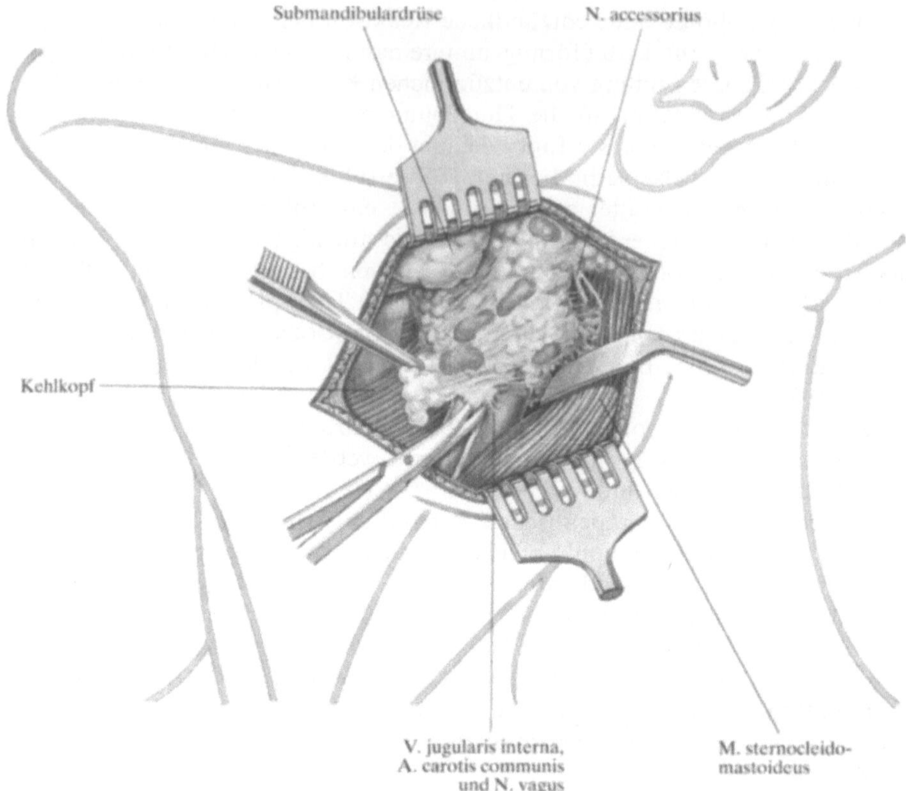

Abb. 25. Entfernung tuberkulös erkrankter Halslymphknoten am Kieferwinkel. Es empfiehlt sich, die V. jugularis im Gesunden freizulegen und von hier aus nach oben zu präparieren. Cave N. accessorius!

Übergang vom mittleren zum oberen Drittel kreuzt und dann nach oben in Richtung Warzenfortsatz weitergeführt wird. Manchmal ist die Haut selbst in den Infektionsprozeß einbezogen. In solchen Fällen sollten die scrofulösen Anteile excidiert werden. Der Vorderrand des M. sternocleidomastoideus wird freipräpariert und vorsichtig nach lateral verzogen. Das Gefäß-Nervenbündel liegt jetzt frei. Der N. accessorius sollte möglichst geschont werden. Dieser Nerv verläßt durch das Foramen jugulare die Schädelbasis und erreicht den M. sternocleidomastoideus im oberen Drittel. Er kreuzt diesen Muskel in schräger Richtung, verläuft manchmal auch zwischen den Muskelfasern und tritt am Hinterrand des Kopfnickers in das seitliche Halsdreieck ein. Die Identifizierung wird erleichtert, wenn man durch Zug am M. sternocleidomastoideus den Nerven vorsichtig anspannt. Manchmal muß er scharf aus dem tuberkulösen Konglomerattumor herausgelöst werden. Von den anderen Nerven ist vor allem der Ramus mandibularis des N. facialis gefährdet.

Bevor man mit der Entwicklung der Lymphknoten beginnt, empfiehlt es sich, distal die V. jugularis interna darzustellen und vom Gesunden her nach

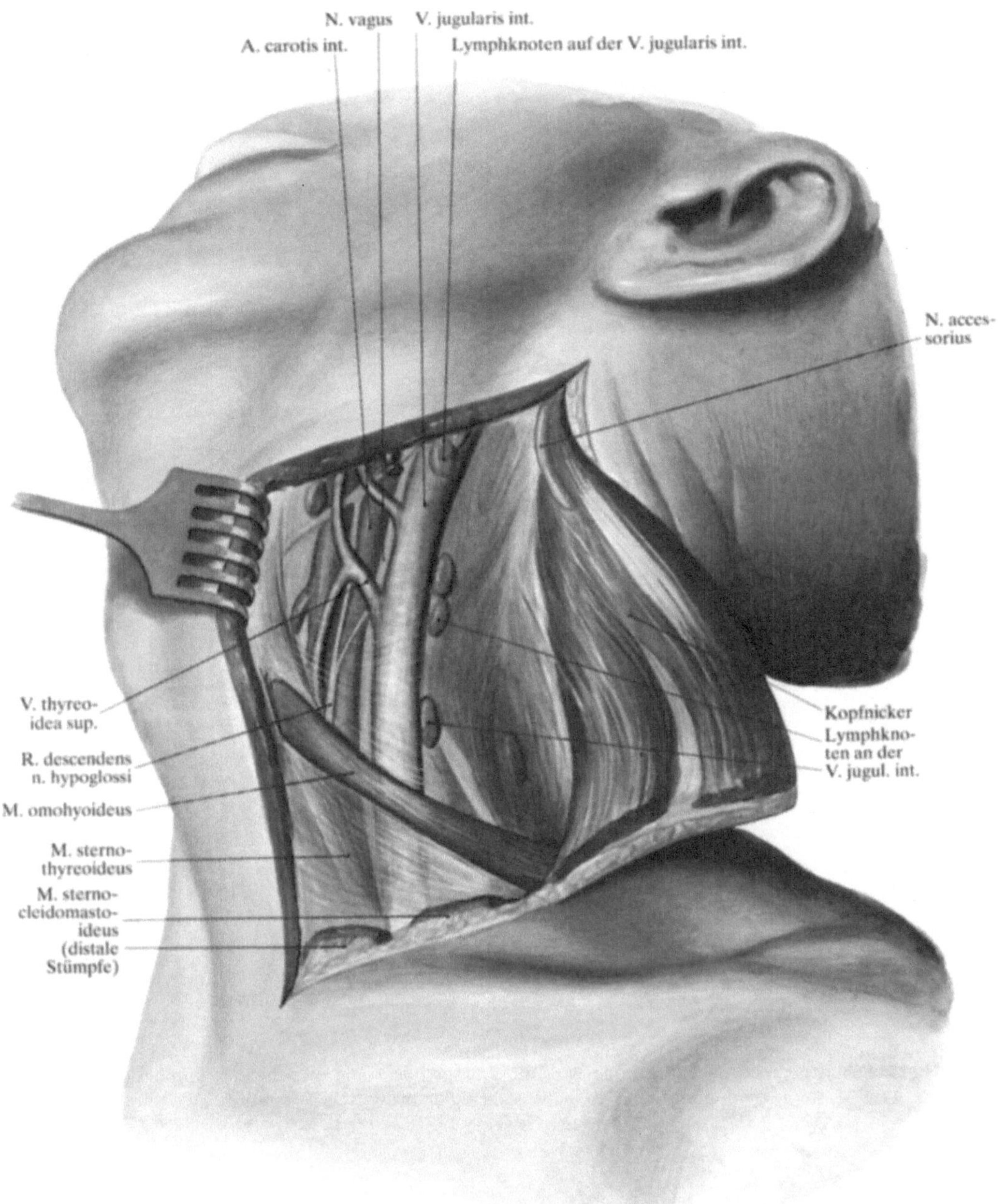

Abb. 26. Schnittführung nach DE QUERVAIN zur übersichtlichen Freilegung der seitlichen Halsgegend. Der M. sternocleidomastoideus ist am sternalen und claviculären Ansatz durchtrennt. (Aus: GULEKE, 1953)

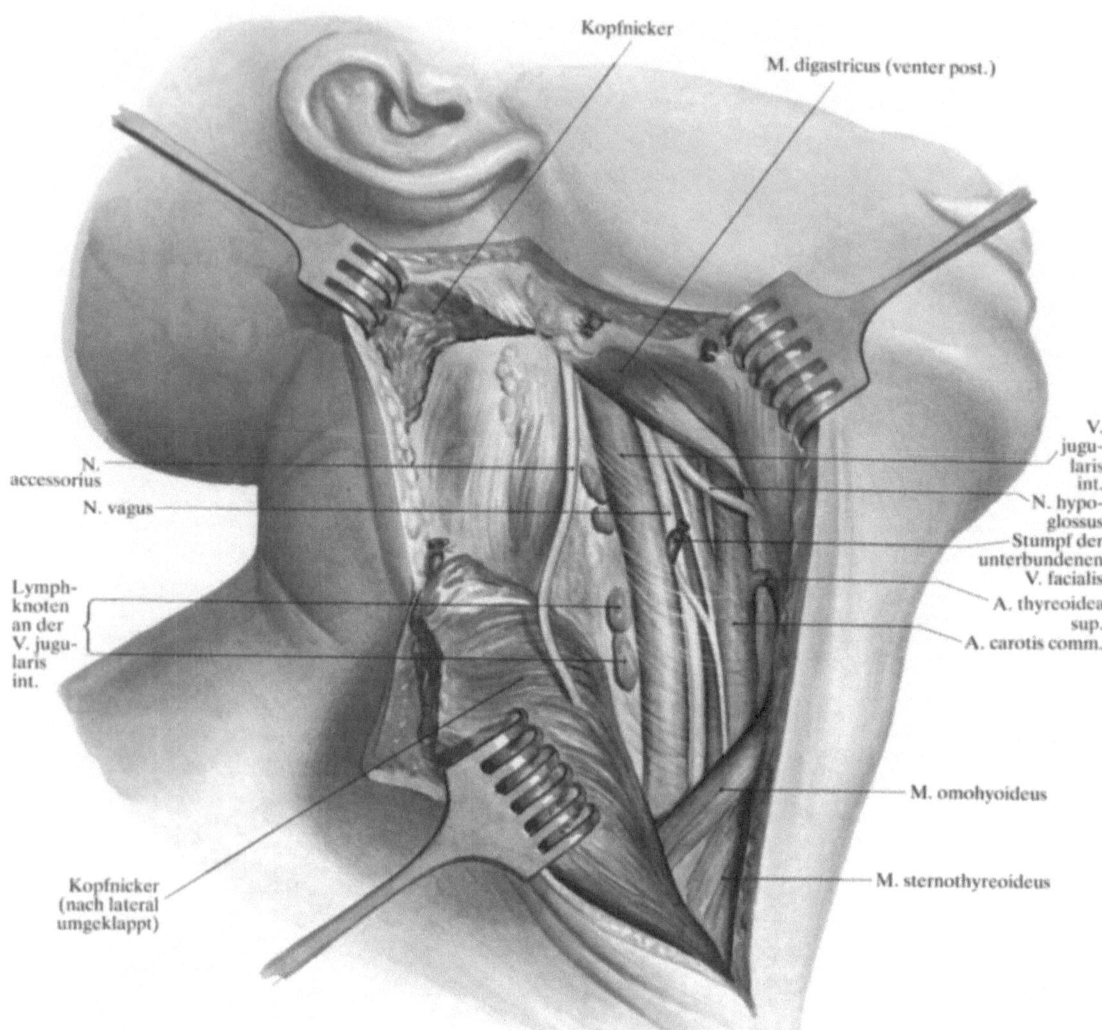

Abb. 27. Schnittführung nach Küttner zur Entfernung tuberkulös erkrankter Lymphknoten am Hals. Der M. sternocleidomastoideus ist nahe seinem Ursprung am Warzenfortsatz durchtrennt. (Aus: Guleke, 1953)

oben zu präparieren, wobei die entzündlichen Lymphknotenpakete mit Haltefäden oder mit Faßzangen gespannt werden (Abb. 25). Die V. jugularis interna wird angeschlungen, damit man bei Verdacht auf eine Lungenembolie sofort den Blutstrom blockieren kann.

Bei sehr ausgedehnten tuberkulösen Prozessen mit Erkrankung aller Lymphknotengruppen am Hals, kann die Übersicht verbessert werden, wenn man zusätzlich zu einem langen Schnitt am Vorderrand des M. sternocleidomastoideus auch diesen Muskel selbst am unteren Ansatz oder nahe seinem Ursprung am Warzenfortsatz durchtrennt. Der von DE QUERVAIN angegebene Schnitt (Abb. 26) verläuft am Vorderrand des Kopfnickers, biegt in Höhe des Sternoclaviculargelenkes nach außen um und zieht parallel zum Schlüsselbein nach lateral. Nach Durchtrennung des sternalen und claviculären Ansatzes wird der M. sternocleidomastoideus zusammen mit Haut und Platysma nach lateral aufgeklappt, wobei die Haut nicht von ihrer Unterlage abpräpariert werden soll (Abb. 26).

Für die obere Halsgegend gibt der Schnitt nach KÜTTNER (Abb. 27) eine noch bessere Übersicht. Die Incision verläuft ebenfalls am Vorderrand des Kopfnickers, biegt etwa einen Querfinger unterhalb des Warzenfortsatzes nach hinten um und verläuft horizontal bis hinter den Proc. mastoideus. Der Muskel wird dicht unterhalb des Ansatzes am Warzenfortsatz quer durchtrennt und nach lateral abgezogen. Die Gefahr, den N. accessorius zu verletzen, wird um so geringer, je näher am Warzenfortsatz der Muskel durchtrennt wird.

Um eine schonende Präparation des N. accessorius, des Plexus brachialis und unter Umständen auch des N. facialis zu ermöglichen, empfiehlt GÖCKING (1964), die Nervenstränge durch elektrische Reizung zu lokalisieren.

Nach Ausräumung der tuberkulösen Lymphome wird eine Saugdrainage (Redon-Drain) eingelegt und die Wunde primär verschlossen. Die Drainage bleibt ein bis zwei, möglichst nicht länger als vier Tage liegen. Die präoperativ begonnene tuberculostatische Therapie muß noch mindestens 4 bis 6 Monate weitergeführt werden. Bei diesem Vorgehen sind Rezidive selten, wenn wirklich alle tuberkulös entzündeten Lymphknoten bei der Operation entfernt worden sind.

VII. Actinomycose des Halses

Die Actinomycose wird überwiegend durch eine Infektion mit Actinomyces Israeli ausgelöst. Sie betrifft meist Erwachsene, kann aber in jedem Lebensalter, sogar bei Kleinkindern (WEISS et al., 1970) vorkommen. Die anaeroben Mycobakterien leben gewöhnlich in der Mundhöhle als harmlose Saprophyten. Eine Infektion über die intakte Schleimhaut ist nicht möglich. Als Eintrittspforte dienen defekte Zähne und kleine Schleimhautläsionen (EASTRIDGE, 1972). Möglicherweise werden die Erreger erst durch Gegenwart anderer Krankheitskeime pathogen.

Etwa 60% und mehr der actinomycotischen Infektionen sind im Hals- und Gesichtsbereich lokalisiert (RUD, 1967; SCHALLER, 1968; HERTZ, 1972; HARTLEY u. SCHATTEN, 1973), etwa 20% am Abdomen und 15% in der Lunge (ZENKER u. ROSENTHAL, 1955). Die cervicofaciale Strahlenpilzerkrankung ist eine in der Regel benigne verlaufende Erkrankung. Die Infektion ist durch eine brettharte Infiltration der Haut und des subcutanen Gewebes, innerhalb der befallenen Bezirke mit bläulich-roter, kaum schmerzender Schwellung charakterisiert. Eine Ausbreitung auf den Lymphwegen findet nicht statt (GOLDSTEIN et al., 1962). Das Allgemeinbefinden ist relativ wenig gestört.

An der Haut vor allem der Submental- und Submandibulargegend brechen kleine Abscesse auf. Nach Entfernung des Eiters entstehen kleine Fisteln. Bei der mikroskopischen Untersuchung des Eiters werden die charakteristischen Actinomyces-Drusen nachgewiesen. Um die richtige Diagnose stellen zu können, kann gelegentlich auch eine Biopsie angezeigt sein (EVERTS, 1970).

Die Actinomycose wird überwiegend konservativ mit hohen Dosen Penicillin über mehrere Monate behandelt. Wenn sich Abscesse gebildet haben, müssen sie allerdings chirurgisch eröffnet werden. Gelegentlich ist auch die Excision des infiltrierten Gebietes notwendig (RENK, 1963; NEUMANN, 1970). Die Antibioticatherapie kann auch mit Ampicillin (SCHRAE, 1967) und Cephalotin (SPIECKER-MANN, 1970; CALDWELL, 1971) durchgeführt werden, während Gentamycin, Lincomycin (MOHR, 1970) und Fusidin-Säure ungeeignet sein sollen (SPIECKERMANN, 1970). Gelegentlich kann eine Bestrahlung die Abheilung begünstigen (DRAF, 1973).

Literaturübersicht über die Actinomycose bei AL DOORY (1971).

VIII. Infektionen von Halscysten und Halsfisteln

Eitrige Entzündungen lateraler und medialer Halscysten sind nicht selten. Bakteriologisch finden sich die üblichen Eitererreger. Infektionen mit Salmonellen gehören zu den Raritäten (SEELIGER u. KORNMÜLLER, 1972).

Die Patienten bemerken, daß ein meist schon vorher vorhandener Knoten größer und zunehmend druckempfindlich wird. Die Untersuchung ergibt einen kleinen fluktuierenden Absceß, bedeckt von einer nur sehr dünnen geröteten Haut. Als chirurgische Sofortmaßnahme kommt nur die Eröffnung des Abscesses bzw. die Erweiterung einer Spontanperforation in Frage. Die Radikaloperation mit Entfernung der Cyste oder einer Fistel sollte erst nach Abheilung der Entzündung im freien Intervall durchgeführt werden.

D. Eingriffe bei benignen und malignen Tumoren des Halses

I. Angeborene Fisteln und Cysten des Halses

1. Laterale (branchiogene) Cysten und Fisteln

a) Definition und Entstehung

In der sechsten Entwicklungswoche bildet der zweite Kiemenbogen (Hyoidbogen) nach unten den Opercularfortsatz und überwächst den dritten und vierten Kiemenbogen. Durch Verschmelzung des zweiten Kiemenbogens mit der Epikardialleiste im unteren Halsbereich werden zweite, dritte und vierte Kiemenfurche abgedeckt. Aus ihnen entsteht der *Sinus cervicalis,* der sich später zurückbildet. Wird diese normale Entwicklung gehemmt, bilden sich *laterale Halscysten* als Überbleibsel des Sinus cervicalis. Je nachdem, ob sie der zweiten, dritten oder vierten Kiemenfurche zuzurechnen sind, liegen die Halscysten unmittelbar unterhalb des Unterkiefers oder tiefer.

Branchiogene (laterale) Fisteln sind die Folge einer unvollständigen Abdeckung der Kiemenfurchen durch den zweiten Kiemenbogen, so daß der Sinus cervicalis über einen dünnen Kanal mit der Körperoberfläche verbunden bleibt: *Äußere laterale Halsfistel.* Die Fistelöffnung findet sich immer am vorderen Rand des M. sternocleidomastoideus. Nicht selten sind Fistel und laterale Halscyste kombiniert. Wenn die Membran zwischen Kiemenfurche und zweiter Schlundtasche einreißt, resultiert eine Verbindung zwischen dem Sinus cervicalis und dem Pharynx. Diese sogenannten *inneren branchiogenen Fisteln* sind selten. Sie münden immer im Bereich der Gaumenmandeln. Innere und äußere Fisteln kommen auch kombiniert vor, so daß eine durchgehende Verbindung zwischen Rachen und Halsoberfläche zustande kommt. Der Operateur muß also mit einer Vielzahl von anatomischen Variationsmöglichkeiten rechnen, und er muß wissen, daß die zentralen Fistelgänge häufig durch die Carotisgabel verlaufen, da die zweite Schlundtasche zwischen A. carotis interna und A. carotis externa liegt.

b) Diagnose

Die lateralen Halscysten, obwohl angeboren, fallen meist erst in späteren Jahren auf, nachdem sie sich allmählich vergrößert haben. Oft wird die Diagnose erst gestellt, wenn es zum Beispiel nach einer Angina tonsillaris zur Infektion der Cyste kommt.

Die typische Lage von lateralen Cysten und Fisteln am Vorderrand des Kopfnickers läßt an der Diagnose in der Regel keinen Zweifel. Manchmal ist eine Verwechslung mit einer Systemerkrankung oder einer Lymphadenitis möglich, vor allem, wenn sich eine Cyste infiziert hat. Um sich über Ausdehnung und Richtung von Fisteln zu informieren, kann die vorsichtige Sondierung oder eine röntgenologische Fistelfüllung angezeigt sein, wobei man sich aber im klaren sein muß, daß man selten das gesamte Fistelsystem erfassen kann.

c) Operation

Die Präparation *branchiogener Fisteln* wird wesentlich erleichtert, wenn man zunächst blauen Farbstoff in die äußere Fistelöffnung einspritzt. Die beste Übersicht erreicht man über eine Incision am Vorderrand des M. sternocleidomastoideus. Sie erlaubt jederzeit eine Verlängerung nach oben und unten. Die äußere Fistelöffnung wird ovalär umschnitten und der Gang in teils scharfer, teils stumpfer Präparation ausgelöst. Seitliche Aufzweigungen müssen sorgfältig mitentfernt werden. Oft findet man in der Tiefe eine zusätzliche Cyste. Setzt sich die Fistel nicht nach cranial-medial in Richtung Rachen fort, gelingt die vollständige Isolierung meist ohne Schwierigkeiten.

Wegen des besseren kosmetischen Ergebnisses kann man zur Freilegung des Fistelganges auch kombinierte Querschnitte verwenden. Dabei wird die Fistelöffnung horizontal umschnitten und eine zweite, ebenfalls quere Incision in Höhe des Zungenbeines, am besten innerhalb einer Halsfalte, gelegt. Wenn die Tunnelierung des Fistelganges zwischen den beiden Schnitten Schwierigkeiten macht, erleichtert man sich die Präparation durch einen weiteren zwischenliegenden Hilfsschnitt. Setzt sich der Fistelgang in Richtung Pharynx fort, verläuft er zwischen A. carotis externa und A. carotis interna. Um weder Gefäße noch Nerven zu verletzen, ist daher eine gute Übersicht mit Darstellung der Carotisgabel besonders wichtig. Gibt es Schwierigkeiten, wird der Gang eröffnet und sondiert, um den weiteren Verlauf festzustellen. Liegt eine innere Fistelöffnung vor, kann man die Sonde in den Rachen und die Mundhöhle vorschieben. Das weitere Vorgehen wird erleichtert, wenn man erst den Fistelgang außen mit einer kräftigen Ligatur an der Sonde befestigt und ihn anschließend durch vorsichtigen Zug an der Sonde in Richtung Rachen einstülpt. Oft lösen sich lockere Adhäsionen des Ganges mit der Umgebung von selbst. Wenn nicht, hilft man mit stumpfer Präparation nach. Hat man den Fistelgang neben der Tonsille vollständig herausgezogen, wird er an seiner Basis mit resorbierbarem Faden ligiert und abgetrennt.

Der Zugang zu *lateralen Halscysten* erfolgt ebenfalls über eine quere Incision über dem Tumor oder über einen Schrägschnitt am Vorderrand des M. sternocleidomastoideus. Nach Durchtrennung des Platysmas wird die Halsfascie am Vorderrand des Kopfnickers durchtrennt und der Muskel mit einem Haken zur Seite gehalten. Die Cyste läßt sich dann meist ohne Schwierigkeiten auslösen. Fortsätze und zusätzliche Fistelgänge müssen beachtet und mitentfernt werden, um Rezidive zu vermeiden.

Wenn sich laterale Halscysten infiziert haben, kann es günstiger sein auf die Exstirpation zunächst zu verzichten und nur eine Stichincision vorzunehmen. Die definitive Versorgung wird nach Abklingen der Injektion nachgeholt.

II. Mediale Cysten (Thyreoglossuscysten) und Fisteln

a) Definition und Entstehung

Die Schilddrüse wird sehr frühzeitig, in der dritten Embryonalwoche, an einer Einsenkung des Mundbodens, dem späteren Foramen caecum, angelegt. Infolge des späteren Längenwachstums des Embryos mit Tiefertreten von Herz und Gefäßen und Aufrichtung des Halses wird die Schilddrüsenanlage nach unten verlagert, bleibt jedoch mit ihrem Ursprungsort über einen Epithelstrang verbunden, dem *Ductus thyreoglossus*. In ihm kann sich dystopes Schilddrüsengewebe entwickeln (Zungenstruma!), aber auch cystische Gebilde, die *Thyreoglossuscysten* oder *mediane Halsfisteln*. Die innere Oberfläche von Cysten und Fisteln ist mit unterschiedlichem Epithel ausgekleidet. Etwa 50% der Thyreoglossuscysten liegen in der Nähe des Zungenbeines. Nach oben besitzen sie überwiegend einen strangartigen Fortsatz, der am Zungenbeinkörper endet, ihn manchmal aber auch durchzieht und sich in Richtung Zungengrund fortsetzt. Wegen dieser anatomischen Eigenart muß man bei der Operation einer medialen Halscyste immer den Körper des Zungenbeines mitentfernen.

Mediale Halsfisteln entstehen meist sekundär aus einer geplatzten Cyste, wobei nicht unbedingt eine Infektion vorausgegangen sein muß. Die Fisteln sind nach oben selten weiter als bis zum Zungenbein zu sondieren.

b) Diagnose

Im Gegensatz zu den lateralen Halscysten werden Thyreoglossuscysten früher, oft schon im frühen Kindesalter, diagnostiziert. Sie liegen in der Medianlinie meist unterhalb des Zungenbeines und sind wegen dieser Lokalisation und ihrer prall elastischen Konsistenz kaum mit Lymphknoten, Dermoiden oder anderen Gebilden zu verwechseln. Cysten wie Fisteln weisen nach cranial gelegentlich einen derben Strang auf, der bis zum Zungenbein palpiert werden kann. Anders als bei den branchiogenen Fisteln sind mediale Halsfisteln unmittelbar nach der Geburt noch nicht nachzuweisen. Sie entstehen erst später und ihre Öffnung ist häufig entzündet und borkig belegt.

Auf eine röntgenologische Fistelfüllung kann man immer verzichten.

c) Operation

Die Freilegung der Cysten erfolgt von einem nach unten leicht konvexen Schnitt aus. Haut und Platysma sowie die vordere Halsfascie werden nach oben abpräpariert, bis das Zungenbein sichtbar wird. Der Cystensack wird von seinem cauda-

len Pol aus freipräpariert und nach cranial entwickelt, möglichst ohne Eröffnung
der Cyste. Ein sich an ihrem oberen Pol oft anschließender Gewebsstrang wird
ebenfalls in Richtung Zungenbein ausgelöst. Es empfiehlt sich, grundsätzlich
den Zungenbeinkörper in einer Ausdehnung von etwa 1 cm wegzunehmen, um
Rezidive sicher zu vermeiden. Man muß außerdem darauf achten, ob sich auch
oberhalb des Os hyoideum noch strangartig Reste des Ductus thyreoglossus
finden. Auch sie müssen beseitigt werden.

Die Operation der medialen Fisteln erfolgt in gleicher Weise. Da wegen
der fast immer vorhandenen entzündlichen Begleitreaktion des umgebenden Gewebes die Präparation erheblich erschwert sein kann, sollte man zur besseren
Orientierung blauen Farbstoff einspritzen. Wie bei den Cysten wird der Zungenbeinkörper entfernt und auf Ausläufer in Richtung Zungengrund geachtet.
Sind solche vorhanden, muß unter Umständen das Foramen caecum umschnitten, also eine Eröffnung des Pharynx vorgenommen werden.

II. Benigne Tumoren

Gutartige Geschwülste am Hals kommen überwiegend bei Säuglingen und Kleinkindern vor. Am häufigsten sind Hämangiome und cystische Hygrome, während
Teratome, Neurofibrome und andere Tumoren selten gefunden werden.

1. Hämangiome

Man unterscheidet die das Hautniveau nicht oder nur wenig überragenden planen
Hämangiome (Haemangioma simplex, planotuberöse Hämangiome) und die
mehr grob-höckrigen Formen (cavernöse Hämangiome, tuberonodöse Hämangiome). Andere Gefäßmißbildungen, wie Teleangiektasen, Naevus flammeus sowie Gefäßveränderungen in Verbindung mit zusätzlichen Mißbildungen (z. B.
Sturge-Weber-Syndrom, Klippel-Trenauny-Syndrom), stellen keine Indikation
für die chirurgische Therapie dar.

In den ersten Lebensmonaten kann man sehr häufig eine Größenzunahme
beobachten (HECKER et al., 1970; WIGAND, 1971 u. a.). Die Wachstumsphase
der Hämangiome ist mit etwa einem Jahr abgeschlossen. Es schließt sich fast
immer eine spontane Verkleinerung an. Die überwiegende Zahl der Hämangiome
bildet sich vollständig zurück. Die Involution verläuft mit wechselnder Geschwindigkeit. Bis zum 10. Lebensjahr ist der größte Teil der Blutschwämmchen
nicht mehr nachweisbar, oder zumindest wesentlich kleiner geworden (Mac COL-
LUM u. MARTIN, 1956; SCHNYDER, 1963, 1966; KLOSTERMANN u. JUST, 1964;
STEIN, 1964; BEK et al., 1967).

Da jedoch im Einzelfall die Wachstumsneigung und die spätere Tendenz
zur spontanen Regression unbekannt ist, sollten wiederholte Kontrolluntersuchungen mit photographischer Dokumentation durchgeführt werden, wobei zur
objektiven Beurteilung neben den Blutschwamm ein Zentimetermaß gelegt wird.
HARTL (1970) empfiehlt, die Größe des Hämangioms wiederholt mit einer Scha-
blone zu messen.

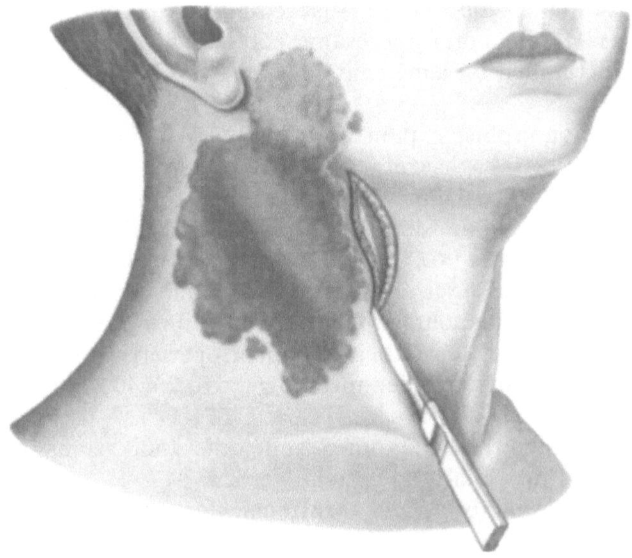

Abb. 28. Umschneidung eines flächenhaften Hämangioms am Hals, um das weitere Wachstum zu unterbrechen. Die Incision muß auch die Subcutis durchtrennen

Wegen der Tendenz zur spontanen Rückbildung ist bei den Hämangiomen therapeutische Zurückhaltung angezeigt. Jedoch sollte andererseits der richtige Zeitpunkt für die chirurgische Excision nicht verpaßt werden. Behandlungsbedürftig sind Hämangiome mit starker Wachstumstendenz, vor allem, wenn sie bei Diagnosestellung einen Durchmesser von mehr als 1 cm aufweisen. Auch kleine Hämangiome, die wegen ihrer Lokalisation an Ohr, Nase, Mund oder Augenlidern schon bei geringer Größenzunahme zur kosmetischen Entstellung führen, sowie cavernöse Hämangiome, deren geringe Rückbildungstendenz bekannt ist, müssen aktiv behandelt werden.

Die chirurgische Therapie besteht in Excision und primärer Naht. Die Hämangiome werden dadurch rasch und definitiv beseitigt. Wenn man nach den Regeln der plastischen Chirurgie die Schnittlinien in Richtung der Spannungslinien der Haut legt, resultieren kaum sichtbare, kosmetisch nicht störende Narben. Gerade im Gesicht- und Halsbereich sollte die Operation frühzeitig, d.h. zu einem Zeitpunkt durchgeführt werden, zu dem sich der Blutschwamm noch nicht allzu weit ausgebreitet hat und in toto entfernt werden kann. Wenn das Hämangiom sich auf Augenlider, Nase, Ohrmuschel oder Mundgegend ausgedehnt hat, kommt die Operation zu spät. Bei diesen invasiven Formen, die nicht auf die Haut und das subcutane Gewebe beschränkt sind, sondern am Hals auch die Fascien, die Muskulatur und die Speicheldrüsen befallen, treten nicht selten Rezidive auf (HOEHN et al., 1970).

Um die Ausbreitung solcher Hämangiome und der großen Hämangiocavernome zu verhindern, hat HARTL (1969, 1970) vorgeschlagen, den erkrankten Bezirk zu umschneiden. Wichtig sei dabei, auch die gesamte Subcutis zwischen normaler und veränderter Haut zu durchtrennen (Abb. 28). Die entstehende

Narbe verhindert offenbar die weitere Ausbreitung des Hämangioms. Innerhalb von 3 Jahren hat HARTL unter insgesamt 650 Hämangiomen diese Methode 14mal angewandt. In allen Fällen konnte ein weiteres Wachstum gestoppt werden.

Eine Komplikation großer, expansiv wachsender Hämangiome und Hämangiocavernome ist das Kasabach-Merritt-Syndrom. Durch rezidivierende Blutungen und Thrombosen in den Hämangiomstrukturen kommt es zu einer Thrombocytopenie bis zum Vollbild der thrombocytopenischen Purpura (JAMES u. TUTTLE, 1961; HILL u. LONGINO, 1962; SUTHERLAND u. CLARK, 1962; HARTL, 1967). Nach chirurgischer Excision des Hämangioms normalisieren sich die Thrombocytenzahlen, der manchmal nachweisbare Fibrinogenmangel bildet sich zurück. In Fällen mit dieser Krankheit, die nicht operiert werden können, wird eine Therapie mit Nebennierenrindenhormonen, z. B. 20–40 mg Prednisolon pro Tag empfohlen (ATKINS et al., 1963; ZAREM, 1967; FORST u. ESTERLY, 1968). Bei den unkomplizierten Hämangiomen sollte die Indikation zur *Corticoid-Therapie* mit großer Zurückhaltung gestellt werden.

Die *Injektion mit sklerosierenden Medikamenten* halten wir allenfalls bei papillären Hämangiomen (WIEDEMANN, 1965) und bei Teleangiektasien (FISCHER, 1973) für angezeigt. Der Erfolg dieser Methode hängt sehr von der Erfahrung und vom Fingerspitzengefühl des Therapeuten ab.

Die *Kryotherapie* mit Kohlensäureschnee, flüssigem Sauerstoff oder flüssigem Stickstoff (WULF, 1970) hat bei langer Behandlungsdauer eine hohe Rezidivfrequenz.

Die *Strahlenbehandlung* wurde früher sehr häufig durchgeführt. Sie hat dann aber wegen strahlenbedingter Schäden, wie Linsentrübungen, Wachstumsstörungen infolge von Epiphysenschädigung, Mamma-Hypoplasie und der Gefahr, vor allem bei Bestrahlung der Halsgegend, ein Malignom zu induzieren, an Ansehen verloren. Allerdings hat sich die Bestrahlungstechnik wesentlich geändert. Man kann heute die Strahlenqualität (Weichstrahltherapie, Betastrahler) so auswählen, daß mit Schäden auch in gefährdeten Bezirken nicht mehr zu rechnen ist (BÖSCHE, 1962; WOEBER u. STEIN, 1967; BREIT, 1970; SCHIEFERSTEIN, 1970). Nach BORN (1973) bedingt eine Bestrahlung sogar in Gonadennähe keine Gefährdung irgendwelcher Art. Es muß anerkannt werden, daß von den Strahlentherapeuten selbst die Indikation für die Bestrahlung von Hämangiomen sehr kritisch gestellt wird. Sie ist meines Erachtens dann angezeigt, wenn sich wegen der Lokalisation ein chirurgischer Eingriff verbietet. Dies gilt vor allem für die großen Gesichtshämangiome.

2. Cystische Hygrome

Die Lymphangiopathien werden in die capillären, cavernösen und cystischen Lymphangiome unterteilt. Letztere kommen fast ausschließlich in der Halsgegend vor und werden auch als cystische Hygrome bezeichnet, wobei ein fließender Übergang zu den cavernösen Lymphangiomen besteht (OVERBECK u. DOBBERSTEIN, 1973).

Die Lymphangiopathien entstehen wahrscheinlich etwa in der 8. Embryonalwoche aus abgesprengten Anteilen der primitiven Anlage des Lymphgefäßsystems. Gelegentlich haben diese Hohlraumbildungen auch zu Blutgefäßen Beziehungen (HARTL, 1969). In diesen Fällen sind also die Entwicklungsstörungen nicht allein auf das lymphatische System begrenzt, sondern sie schließen auch das vasculäre System ein.

Differentialdiagnostisch müssen die cystischen Hygrome von großen Hämangiomen und Teratomen, aber auch von seitlichen Halscysten, metastatischen Tumoren und anderen benignen oder malignen Geschwülsten abgegrenzt werden. Eine maligne Degeneration der cystischen Lymphangiome ist extrem selten. Sie haben jedoch die Tendenz, sich entlang den Gewebsspalten in die Fascienräume des Halses auszubreiten und Nerven wie Gefäße zu umwachsen. Große Hygrome dehnen sich gelegentlich über die ganze Halsseite aus. Sie können aber auch die Gegenseite erreichen, den Mundboden infiltrieren und bis zum Kieferwinkel, zum Mediastinum sowie zwischen Scapula und Thoraxwand wachsen (BARNHART u. BROWN, 1967; HARTL, 1969). Gelegentlich wurde über spontane Remissionen berichtet (BROOMHEAD, 1964). Eine abwartende Haltung ist allenfalls bei den kleinen cystischen Lymphangiomen gerechtfertigt, keinesfalls aber bei den großen Hygromen. Sie bedingen nicht selten eine Zwangshaltung von Hals und Kopf mit Verdrängung und Einengung der Atemwege, Stridor, Cyanose und Dysphagie.

Infektionen sind besonders gefährlich, da sie sich in dem Hohlraumsystem ungehindert ausbreiten können. Auch Blutungen beschwören eine akute Lebensgefahr für die kleinen Patienten herauf, da es, abgesehen von dem Blutverlust, zu einer plötzlichen Umfangsvermehrung des Hygroms mit Auswirkungen vor allem auf die Atmung kommt.

Cystische Hygrome müssen in jedem Falle der chirurgischen Therapie zugeführt werden. Konservative Maßnahmen bleiben erfolglos. Allenfalls kann bei vitaler Indikation (Erstickungsanfälle) die Punktion notwendig werden, um das Hohlraumsystem akut zu entleeren. Keinesfalls ist sie jedoch als Routinemethode geeignet, da dadurch Infektionen provoziert werden. Zudem handelt es sich fast immer nicht um einen einzelnen großen Hohlraum, sondern um multiple, voneinander getrennte Cysten, die auch durch wiederholte Punktionen keinesfalls völlig entleert werden können.

Die Einwände gegen die Punktion gelten erst recht für die chirurgische Incision mit anschließender Drainage.

Da das Lymphgewebe nicht strahlensensibel ist, scheidet auch eine strahlentherapeutische Behandlung aus.

Als einzige erfolgversprechende Therapie bleibt also der chirurgische Eingriff. Er kann in jedem Lebensalter, auch bei Neugeborenen, durchgeführt werden (IMDAHL, 1966). Die einzige Ausnahme sind Frühgeborene, die vor der Operation ihr Sollgewicht erreicht haben sollten.

Da immer mit einem größeren Blutverlust zu rechnen ist, muß auf einen guten venösen Zugang besonderer Wert gelegt werden. Die Nabelvene darf dafür nur ausnahmsweise verwendet werden, um Nabelvenenthrombosen zu vermeiden, die auf die Pfortader übergreifen könnten.

Über 80% der cystischen Hygrome sind im lateralen Halsdreieck lokalisiert (WOODRING, 1968). Es empfiehlt sich daher eine Schnittführung, die oberhalb des Sternoclaviculargelenkes beginnt und seitlich zunächst parallel dem Schlüs-

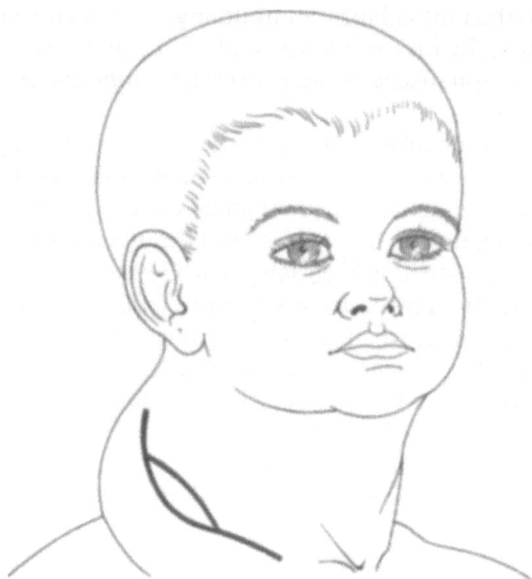

Abb. 29. Hautincision beim cystischen Hygrom. Ein ovaläres Hautstück wird umschnitten, um das Präparat bei der weiteren Präparation besser anklemmen zu können

selbein verläuft, um dann bogenförmig nach hinten oben zu ziehen. Im mittleren Drittel des Schnittes wird die Haut partiell ovalär umschnitten, dieser Bezirk jedoch nicht von der Unterlage abgelöst (Abb. 29). Eine Faßzange findet auf diese Weise einen besseren Halt, wenn bei der Präparation ein Gegenzug ausgeübt werden soll. Haut und Platysma werden, soweit notwendig, abgelöst, der Vorderrand des M. sternocleidomastoideus dargestellt und nach medial verzogen. Zur besseren Übersicht kann der claviculäre Ansatz, manchmal auch der ganze Muskel, durchtrennt werden. Je nach Größe und Lage des cystischen Hygroms müssen die Schnittführungen variiert oder zusätzliche Hilfsschnitte angelegt werden.

Die Präparation des zwischen Muskulatur, Nerven und Gefäßen sich ausbreitenden Gewebes ist mühsam und langwierig. Auf die Blutstillung sollte man besonderen Wert legen, da den Neugeborenen oder Säuglingen kein größerer Blutverlust zugemutet werden darf. Besonders ist auf die nervösen Strukturen im seitlichen Halsdreieck zu achten. Der Plexus brachialis erscheint in der hinteren Scalenuslücke. Der N. phrenicus zieht schräg über die Vorderseite des M. scalenus anterior und der N. accessorius vom Hinterrand des M. sternocleidomastoideus schräg nach unten zum M. trapezius. Um Rezidive zu vermeiden, sollten möglichst alle Hygromanteile entfernt werden (Abb. 30). Dies kann jedoch bei den großen Hygromen mißlingen, vor allem, wenn sie sich in die Nackengegend, auf die Gegenseite oder in das Mediastinum ausgebreitet haben (CAMISHION u. TEMPLETON, 1962; BRADIC u. PASINI, 1967; CRAWFORD u. VIVAKANANTHAN, 1973). Man muß sich in diesen Fällen begnügen, möglichst große Anteile des Lymphangioms wegzunehmen und in einer weiteren Sitzung den Rest zu exstirpieren.

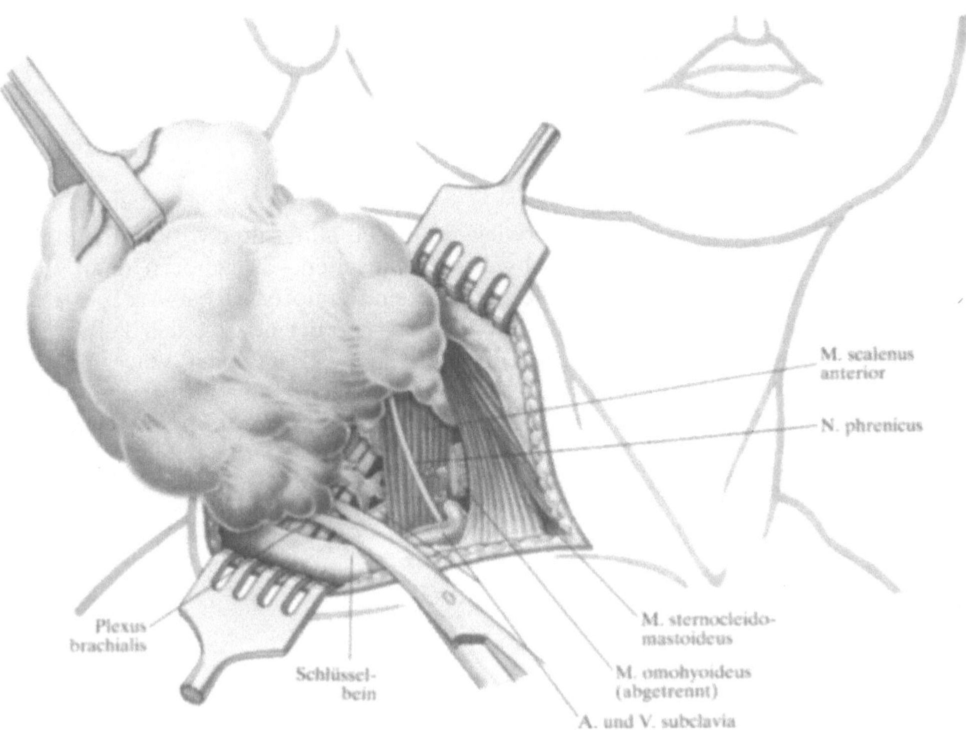

Abb. 30. Entfernung eines cystischen Hygroms. Möglichst alle sich zwischen Nerven und Gefäßen und in den Fascienräumen ausbreitenden Zapfen sollten exstirpiert werden

3. Teratome

Bei den Halsteratomen handelt es sich um sehr seltene angeborene Tumoren (HAJDU et al., 1966; RICKHAM, 1972). Bis 1969 waren in der Weltliteratur erst 109 Fälle beschrieben (MAPPES et al., 1969). Wegen ihrer Größe wirken die Teratome nicht selten als Geburtshindernis. Sie verursachen eine manchmal groteske Deformierung des Halses mit Zwangshaltung des Kopfes. Es kann daher unmittelbar nach der Geburt zu einer lebensbedrohlichen Asphyxie kommen, die ein sofortiges chirurgisches Eingreifen erfordert. Vielfach kommen die Kinder bereits tot auf die Welt oder sie sterben kurz nach der Geburt. Die Letalität ohne Operation liegt mit über 90% sehr hoch (STONE et al., 1967). Bei sofortiger Operation ist die Überlebenschance unvergleichlich besser (NEW-STEDT u. SHIRKEY, 1964).

Neugeborene mit einem Halsteratom müssen daher unmittelbar nach der Geburt intubiert werden, wenn die geringsten Anzeichen einer Trachealkompression bestehen. Auch wenn damit eine freie Atmung erzielt werden kann, sollte sich die Operation unmittelbar anschließen. Als Zugang wählt man am besten einen Querschnitt über dem Tumor. Bei Bedarf wird die Incision erweitert. Die Teratome besitzen meist eine Kapsel, an der entlang die Präparation erfolgt.

Die Trachea kann von dem Tumor umwachsen sein. Sie muß dann scharf ausgelöst werden. Die Prognose ist bei den reifen Neugeborenen günstig, Rezidive treten selten auf (MAPPES et al., 1969).

4. Andere Tumoren

Außer den bereits besprochenen, überwiegend im Säuglingsalter vorkommenden Tumoren sind andere benigne Geschwülste sehr selten. Es gehören dazu Fibrome, Lipome und insbesondere die neurogenen Tumoren (ROSENFELD et al., 1968; DAWSON, 1970; CONLEY, 1972). Die Exstirpation der neurogenen Tumoren stellt den Operateur vor besondere Probleme, da Verletzungen von Nerven niemals völlig ausgeschlossen werden können. Auf die Gefahr motorischer und sensibler Lähmungen sollte daher der Patient vor der Operation hingewiesen werden.

Die Carotiskörpertumoren werden bei den Eingriffen am Glomus caroticum abgehandelt (s. S. 199).

III. Maligne Tumoren

1. Malignes Melanom

Etwa 20% aller Melanome sind in der Kopf-Hals-Region lokalisiert (OLSEN, 1966), wobei behaarter Kopf und Gesicht häufiger betroffen sind als der Hals.

Man unterscheidet beim Melanom verschiedene Typen (CLARK et al., 1969; BATSAKIS, 1974; HERMANEK et al., 1976):
1. Das Lentigo maligna-Melanom.
2. Das oberflächlich sich ausbreitende Melanom (superficial spreading melanoma) und
3. das noduläre Melanom.

Die Schleimhautmelanome stellen eine gesonderte Gruppe dar (WANEBO et al., 1975).

Maligne Melanome haben insgesamt eine ungünstige Prognose. Bei Lokalisation an Kopf und Hals beträgt die Fünfjahresüberlebenszeit 30–50% (BALLANTYNE u. SMITH, 1967; FITZPATRICK et al., 1972; HARRIS et al., 1975). Wie bei anderen Tumoren wird sie jedoch wesentlich davon beeinflußt, ob regionäre Lymphknoten- oder Fernmetastasen bestehen. Wenn zum Zeitpunkt der chirurgischen Therapie das Melanom noch nicht gestreut hat, leben 5 Jahre später noch über 70% der Erkrankten (CONLEY, 1970b; BÜNTE, 1975). Allerdings muß man damit rechnen, daß bei palpatorisch unauffälligen, regionalen Lymphknoten dennoch 25–40% bereits Metastasen enthalten (PETERSEN, 1962; FORTNER et al., 1964; GALL, 1966, 1968). Nicht selten entgehen Mikrometastasen der histologischen Untersuchung und werden erst bei der Aufarbeitung der Lymphknoten in Stufenschnitten aufgefunden.

Stadieneinteilungen sind daher wegen ihrer Unsicherheit zwangsläufig problematisch. Die TNM-Einteilung der malignen Melanome wurde aus diesem

Grunde wieder aufgegeben. Die heute gebräuchliche Einteilung nach klinischen Stadien geht auf SYLVEN (1949) zurück:

Stadium I: Kein klinischer Hinweis auf regionäre Lymphknotenmetastasen oder Fernmetastasen.

Stadium II: Regionale Lymphknotenmetastasen klinisch nachweisbar, keine Fernmetastasen.

Stadium III: Klinisch faßbare Fernmetastasen.

Wenn bei Patienten mit malignen Melanomen eine Lymphknotendissektion erfolgte, sollte die klinische durch die pathologische Stadieneinteilung ergänzt werden, je nachdem, ob bei der histologischen Untersuchung Absiedlungen in den regionären Lymphknoten gefunden werden oder nicht (TONAK et al., 1976; HERMANEK et al., 1976).

Die Ansichten über das Vorgehen beim malignen Melanom sind immer noch uneinheitlich. Weitgehende Einigkeit besteht lediglich darüber, daß nur die Operation eine Chance bietet, den Tumor auszurotten. Die Ursache für das unterschiedliche therapeutische Konzept beim malignen Melanom ist darin zu suchen, daß bisher klar definierte Kriterien fehlten und die subjektive Einstellung des Operateurs, weniger objektive Befunde, die Entscheidung für oder gegen Ausräumung der Lymphknoten, für radikale, modifizierte oder elektive Halsdissektion beeinflußten. Wir glauben, daß in neuerer Zeit die Einteilung der malignen Malignome nach pathologischen Mikrostadien den Weg aufgezeigt hat, die chirurgische Behandlung zu vereinheitlichen und damit transparent und vergleichbar zu machen.

Nach der Eindringtiefe unterscheidet man heute 5 Mikrostadien (CLARK et al., 1969; MIHM et al., 1971):

Mikrostadium 1: Das Melanom liegt innerhalb des Epithels (Melanoma in situ).

Mikrostadium 2: Der Tumor infiltriert die oberflächlichen Lagen des Stratum papillare, erreicht das Stratum reticulare jedoch nicht oder nur umschrieben.

Mikrostadium 3: Die Grenze zwischen Stratum papillare und Stratum reticulare wird auf breiter Front erreicht.

Mikrostadium 4: Der Tumor wächst in das Stratum reticulare vor.

Mikrostadium 5: Das Melanom infiltriert auch die Subcutanschicht.

BRESLOW (1970) führte zusätzlich zur Festlegung der Invasionstiefe nach dem histologischen Bild die Messung des größten vertikalen Durchmessers des Melanoms ein. Er fand, daß innerhalb des Mikrostadiums 3 nach CLARK (1969) Melanome mit einem größten vertikalen Durchmesser von weniger als 0,76 mm keine Lymphknotenmetastasen aufwiesen. Diese Befunde wurden von anderen Autoren bestätigt (HANSEN u. MCCARTEN, 1974; HARRIS et al., 1975; WANEBO et al., 1975; TONAK et al., 1976).

Nach diesen Erfahrungen braucht man also bei den Mikrostadien 1 und 2 eine Lymphknotendissektion nicht durchzuführen. Im Stadium 3 ergibt die Messung des vertikalen Tumordurchmessers zusätzliche Hinweise: liegt der vertikale Durchmesser unter 0,76 mm, darf man ebenfalls auf eine Ausräumung der regionären Lymphknoten verzichten. Beträgt er jedoch 0,76 mm und mehr, muß die Halsdissektion angeschlossen werden, und zwar auch dann, wenn klinisch keine Lymphknotenmetastasen nachgewiesen werden können. Die Klassifizierung der pathologischen Mikrostadien 1, 2, 4 und 5 kann meist bereits im Gefrierschnitt erfolgen (HERMANEK et al., 1976). Die Entscheidung für oder wider eine neck dissection fällt also überwiegend unmittelbar nach der Entfernung des malignen Melanoms. Im Mikrostadium 3 ist die Messung des Vertikaldurchmessers mit einem Ocular-Mikrometer notwendig. Da sie sich nur am Paraffinschnitt durchführen läßt, wird in solchen Fällen die Halsdissektion verschoben und, wenn erforderlich, wenige Tage später vorgenommen (TONAK et al., 1976).

Auch im Gesichts- und Halsbereich wird der Primärtumor dreidimensional weit im Gesunden excidiert. Kosmetische Gesichtspunkte dürfen keinesfalls berücksichtigt werden. Der Sicherheitsabstand vom makroskopisch sichtbaren Rand des Melanoms sollte 4 cm nicht unterschreiten. Das Subcutangewebe wird vollständig entfernt. Viele Chirurgen nehmen die darunterliegende Fascie mit. Wahrscheinlich werden die Ergebnisse dadurch nicht verbessert. Läßt sich der entstandene Defekt durch eine primäre Naht nicht schließen, wird eine plastische Deckung durch Schwenklappen oder freie Transplantate in gleicher oder in einer zweiten Sitzung notwendig.

Es läßt sich noch nicht eindeutig entscheiden, ob die radikale Halsdissektion gegenüber der modifizierten (funktionelle Halsdissektion) Vorteile bietet. Das radikale Vorgehen wird von vielen Autoren bevorzugt (BALLANTYNE u. SMITH, 1967; CONLEY, 1967, 1970a, 1970b; SIMONS, 1972 u.a.). Es ist jedoch zu fragen, ob durch Wegnahme des M. sternocleidomastoideus und der V. jugularis interna die Radikalität wirklich verbessert werden kann. Die Glandula submandibularis sollte man jedoch in jedem Fall entfernen, da sonst die Lymphknoten im Trigonum submandibulare nicht vollständig ausgeräumt werden können. Die Schnittführung für die radikale Halsdissektion richtet sich nach der Lokalisation des malignen Melanoms. Wenn möglich, bevorzugen wir eine y-förmige Incision (Abb. 32a).

2. Lymphogranulomatose

Nach einer Zusammenstellung von CATLIN aus dem Jahre 1967 ist nach dem Reticulum-Zellsarkom (48%) und dem Lymphosarkom (30%) die Lymphogranulomatose mit 22% das dritthäufigste Lymphom am Hals. In 60% manifestiert sich diese Krankheit erstmals am Hals (SELLE et al., 1970). Während bei den Sarkomen die Operation immer erfolglos bleibt, wurde beim Morbus Hodgkin die chirurgische Intervention empfohlen, wenn es sich um einen isolierten Herd handelt. Nach CATLIN (1966, 1967) hatte die Operation die besten Resultate. Für den chirurgischen Eingriff sprechen sich SLAUGHTER (1965), PACK und MOLANDER (1966), KESSLER (1968) und in Frühfällen EUFINGER (1973) aus.

Die Lymphogranulomatose teilt man heute nach der Ann-Arbor-Klassifizierung ein (NEIDHARDT et al., 1976):

Stadium I: Befall einer Lymphknotenregion oder lokalisierter extralymphatischer Herd.

Stadium II: Befall von zwei oder mehr Lymphknotenregionen, gleichseitig vom Zwerchfell, oder solitärer extralymphatischer Herd und zusätzlicher Befall von Lymphknoten, ebenfalls gleichseitig vom Zwerchfell.

Stadium III: Befall anatomischer Regionen ober- und unterhalb des Zwerchfells.

Stadium IV: Diffuser oder disseminierter Befall von ein oder mehreren extralymphatischen Organen oder Geweben mit oder ohne gleichzeitigen Lymphknotenbefall.

Nur im Stadium I wäre eine chirurgische Therapie sinnvoll, da nur dann damit gerechnet werden darf, daß die Krankheit durch die Exstirpation des lokalisierten Herdes ausgerottet wird. Man weiß jedoch nie sicher, ob wirklich nur eine Lymphknotengruppe erkrankt ist. Blutbildveränderungen, eine palpable Milz, Fieber und Pruritus sprechen eher für eine Generalisierung.

Nach GRACE und MITTELMAN (1966) bleiben nur 5% der Patienten nach dem chirurgischen Eingriff rezidivfrei. Aus ihren Erfahrungen ziehen sie den Schluß, daß bei der Lymphogranulomatose keine Indikation für die Operation ableitbar sei.

Es würde den Rahmen einer Operationslehre sprengen, die ganze Problematik und das Für und Wider der chirurgischen Intervention bei der Lymphogranulomatose darzustellen. Wir selbst bevorzugen auch in den Frühstadien der Krankheit die Bestrahlung (Hochvolt-Therapie), da sie ebenso gute oder bessere Ergebnisse erbringt (JOHNSON u. BRACE, 1966; KAPLAN, 1966; FULLER u. BUTLER, 1967).

3. Lymphknotenmetastasen des Halses bei unbekanntem Primärtumor (FRANCE u. LUCAS, 1963; BARRIE et al., 1970; HANSEN u. WERNER, 1971; MAC COMB, 1972)

Bei etwa 5% der Patienten mit Lymphknotenmetastasen am Hals muß man damit rechnen, daß der Primärtumor weder bei der ersten noch bei späteren Untersuchungen gefunden wird. In einer Zusammenstellung von HENDRICK (1967) wurde bei 49 von 544 Patienten mit Lymphknotenmetastasen am Hals der Primärherd niemals entdeckt.

Jede tastbare, vor allem asymmetrische Lymphknotenschwellung am Hals muß durch eine diagnostische Excision histologisch oder zumindest mit einer Aspirationsbiopsie cytologisch geklärt werden (SHAW, 1970). Finden sich Tumorzellen, ohne daß zunächst ein Primärtumor festgestellt werden kann, gibt die Lokalisation der Lymphknotenmetastasen gewisse Hinweise auf den primären Herd, da den einzelnen Organen bestimmte Lymphknotengruppen zugeordnet sind (Abb. 31). Überwiegend handelt es sich um Plattenepithelcarcinome, die ihren Ursprung irgendwo in der Mundhöhle oder im Nasen-Rachen-Raum haben (HENDRICK, 1967).

Carcinome der Zungenspitze, der Unterlippe und des vorderen Mundbereiches metastasieren überwiegend in die Submentalgegend, weniger häufig in die submandibulären Lymphknoten. Bei letzterem kann der Primärherd auch am Mundboden, an der Zunge, am Gaumen, an den Lippen und im unteren Gesichtsbereich lokalisiert sein. Präauriculäre Lymphknotenmetastasen sprechen für einen Primärtumor in der Temporalgegend, an den Augenlidern und in

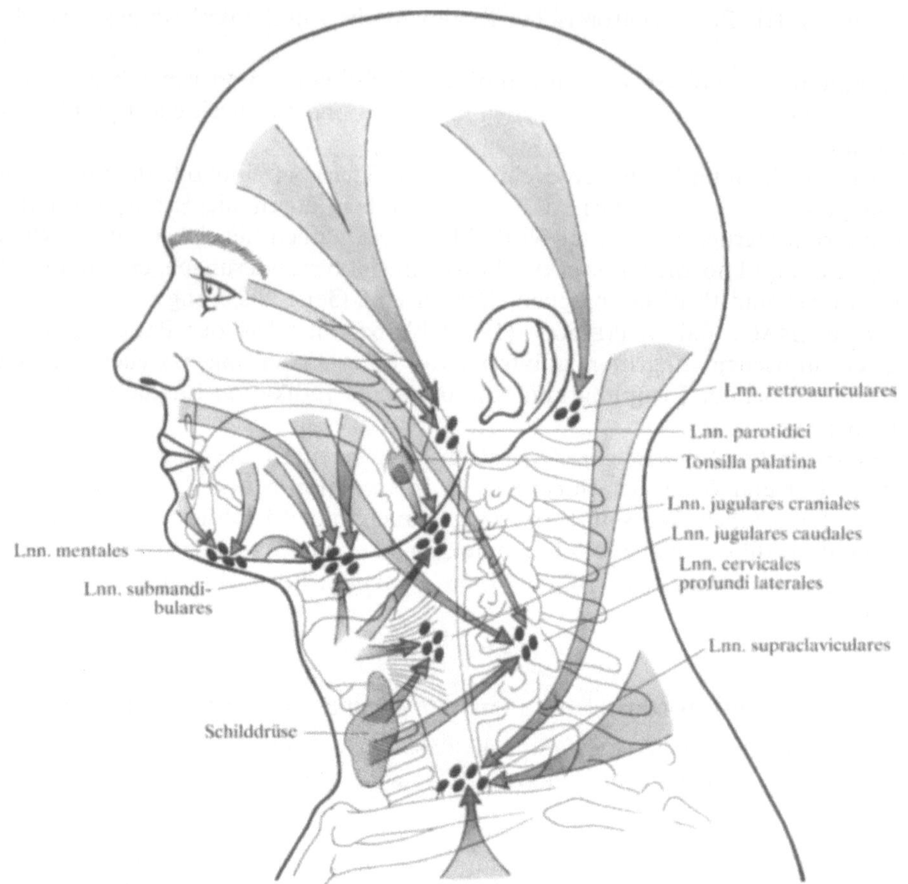

Abb. 31. Metastasenwege am Hals

der Stirngegend, retroauriculäre Absiedelungen für einen Herd in der Parietal-
oder in der Occipitalgegend. Carcinome der Tonsillen und des Nasen-Rachen-
Raumes streuen hauptsächlich in die Lymphknoten am Kieferwinkel. Schilddrü-
sen- und Larynxcarcinome breiten sich zunächst in die benachbarten Lymphknoten der Jugulariskette im seitlichen Halsdreieck und am Kieferwinkel aus. Bei
Lymphknotenmetastasen oberhalb des Schlüsselbeines sollte man nicht nur an
Carcinome im Thorax- und im Bauchraum denken, sondern den Tumor auch
am Hinterhaupt oder in der Nasengegend suchen (NORCROSS, 1953; HENDRICK,
1967; NICKOL, 1967). Nach CONLEY (1967) sitzen unbekannte Tumoren häufig
im Nasopharynx, an den Tonsillen und an der Zungenbasis. Er empfiehlt aus
diesem Grund wiederholte Biopsien im Bereich des Waldeyerschen Rachenringes.

Wird der Primärherd nicht gefunden, stellt sich die Frage, wie man therapeu-
tisch vorgehen soll. Eine Halsdissektion ist indiziert, wenn damit die Lymphknotenmetastasen lokal radikal entfernt werden können (JESSE u. NEFF, 1966; SUGAR-

BAKER u. WILEY, 1969; SHAW, 1970). Immerhin lebten im Krankengut von KEIM (1966) von 10 Patienten 3 länger als fünf Jahre, ohne daß der Primärtumor gefunden wurde. Selbstverständlich darf niemals versäumt werden, solche Patienten regelmäßig, mindestens vierteljährlich, nachzuuntersuchen, um den Primärherd doch noch zu finden und entsprechend behandeln zu können.

Nach MARCHETTA et al. (1963) verbietet sich die Halsdissektion, wenn bereits ein mit der Umgebung fixierter metastatischer Tumor besteht, wenn die Lymphknotenmetastasen supraclaviculär oder oberhalb des Proc. mastoideus gelegen sind, oder wenn die histologische Untersuchung ein anaplastisches Carcinom ergeben hatte. In solchen Fällen kann allenfalls eine Bestrahlung erwogen werden (SCHERER u. RASSOW, 1971).

4. Seltene Tumoren

Seit langer Zeit beschäftigt Chirurgen wie Pathologen immer wieder die Frage, ob in den Halslymphknoten normales, »versprengtes« Schilddrüsengewebe vorkommen kann oder nicht. Über Fälle mit eindeutig benignem Schilddrüsengewebe berichtet GERARD-MARCHANT (1964). Er prägte dafür die Bezeichnung Thyroidosis. BLOCK et al. (1966) fanden bei einem Patienten in der Nähe der V. jugularis interna Schilddrüsengewebe, das nicht in einen Lymphknoten eingeschlossen war und das ebenfalls nicht maligne gewesen sei.

Solche Befunde stellen sicherlich extreme Raritäten dar. Wird Schilddrüsengewebe in Halslymphknoten nachgewiesen, muß man ein Schilddrüsencarcinom annehmen, bis das Gegenteil bewiesen ist (KLOPP u. KIRSON, 1966). Nicht selten stellen Lymphknotenmetastasen das erste Symptom einer Struma maligna dar (HENDRICK, 1967).

Auch die Existenz des sog. *branchiogenen Carcinoms* (ROSSBERG u. ROSEMANN, 1964) ist sehr umstritten. SCHURING und ARTHUR (1967) berichten über eine mit Plattenepithel ausgekleidete laterale Halscyste, bei der an umschriebener Stelle der Cystenwand ein noch kleines Carcinom gefunden worden ist. STACKPOLE und PEARCE (1961) nehmen an, daß es sich bei zwei Patientinnen mit einem malignen cystischen Tumor am Kieferwinkel tatsächlich um ein branchiogenes Carcinom gehandelt hat. Nach MARTIN et al. (1950) sollte man die Diagnose branchiogenes Carcinom aber nur dann stellen, wenn der Tumor entlang dem Vorderrand des M. sternocleidomastoideus lokalisiert ist, wenn die histologische Untersuchung ein Plattenepithelcarcinom ergeben hat und wenn der Patient mindestens 5 Jahre überlebt, ohne daß sich ein Primärtumor findet. Wahrscheinlich handelt es sich auch beim branchiogenen Carcinom um Metastasen eines unbekannten Primärtumors.

Gelegentlich entstehen *Carcinome in Resten des D. thyreoglossus* (STANLEY u. ROBINSON, 1970). JAQUES et al. berichteten 1970 über insgesamt 55 derartige Fälle. Da diese Carcinome aus Resten der embryonalen Schilddrüsenanlage hervorgegangen sind und mit der Schilddrüse selbst keine Beziehung aufweisen, ist die Thyreoidektomie nicht indiziert. Auch eine Ausräumung der Lymphknoten kann unterbleiben, wenn klinisch keine Metastasen nachweisbar sind. Eine (funktionelle) Halsdissektion muß nur bei klinisch nachweisbaren Metastasen durchgeführt werden.

5. Die radikale Halsdissektion (neck dissection)

a) Vorbemerkungen

Die radikale Ausräumung der Halslymphknoten bei Carcinomen im Gesicht, im Nasen-Rachen-Raum und am Hals wurde von CRILE (1906) als Standardverfahren in die Chirurgie eingeführt. Am Hals befindet sich etwa ein Drittel der insgesamt 600–800 Lymphknoten des menschlichen Körpers (GASTPAR, 1974), wobei oft mehrere Lymphknotengruppen hintereinandergeschaltet sind. Da diese Lymphknotenfilter manchmal relativ spät durchbrochen werden, hat man bei der radikalen Halsdissektion eine gute Chance, alle metastatisch veränderten Lymphknoten zu entfernen. Die Häufigkeit lymphogener Metastasen ist bei den Carcinomen des Kopf- und Halsbereichs unterschiedlich. Während das papilläre Schilddrüsencarcinom und die Tonsillencarcinome zu 85% und mehr in die Halslymphknoten metastasieren (BOHNDORF, 1972), muß man bei Lippen- und Mundbodenmalignomen nur in etwa einem Viertel der Fälle mit Absiedlungen rechnen (GALL, 1966).

Man stellt heute der radikalen (erweiterten) Halsdissektion die funktionserhaltende (funktionelle) Dissektion gegenüber. Bei der radikalen neck dissection werden neben dem die Lymphknoten und Halseingeweide einhüllenden Fett- und Bindegewebe auch die Mm. sternocleidomastoideus, omohyoideus, digastricus und stylohyoideus, die V. jugularis interna, die Glandula submandibularis und oft auch der N. accessorius und der untere Parotispol entfernt. Gelegentlich wird empfohlen, auch das Platysma mitwegzunehmen.

Die funktionelle Halsdissektion beschränkt sich auf die Excision von Fett- und Bindegewebe mit den Lymphknoten. Die V. jugularis interna, die Muskeln und der N. accessorius bleiben erhalten. Durch Schonung des M. sternocleidomastoideus verhindert man die entstellende Deformierung der äußeren Halskontur. Die Submandibulardrüse sollte man allerdings auch bei der funktionellen Halsdissektion excidieren, da nur dann die Lymphknoten im Trigonum submandibulare vollständig ausgeräumt werden können. Es empfiehlt sich außerdem nicht nach starren Regeln vorzugehen, sondern das Ausmaß der Ausräumung an den individuellen Befund anzupassen.

Die radikale neck dissection ist sicher nicht bei allen Malignomen im Halsbereich angezeigt. Beim Schilddrüsencarcinom, dessen differenzierte Typen eine günstige Prognose aufweisen, genügt eine funktionelle Halsdissektion. Auch bei anderen Tumoren der Halsgegend bietet wahrscheinlich die radikale neck dissection gegenüber der funktionellen keine Vorteile.

Kontraindikationen für die Halsdissektion sind Fernmetastasen oder lokale Inoperabilität. Wenn also der Tumor oder seine Metastasen in die tiefen Halsweichteile vorgedrungen sind, die A. carotis ummauern oder Teile der Halswirbelsäule erfaßt haben, sollte die Dissektion unterlassen werden. CONLEY (1957) hat allerdings darauf hingewiesen, daß die Infiltration oder Einscheidung der A. carotis nicht unbedingt eine Kontraindikation für die radikale Halsdissektion darstellt. Nach Resektion der A. carotis communis und der Carotisgabel kann die Durchblutung der inneren Carotisarterie durch End-zu-End-Naht mit der

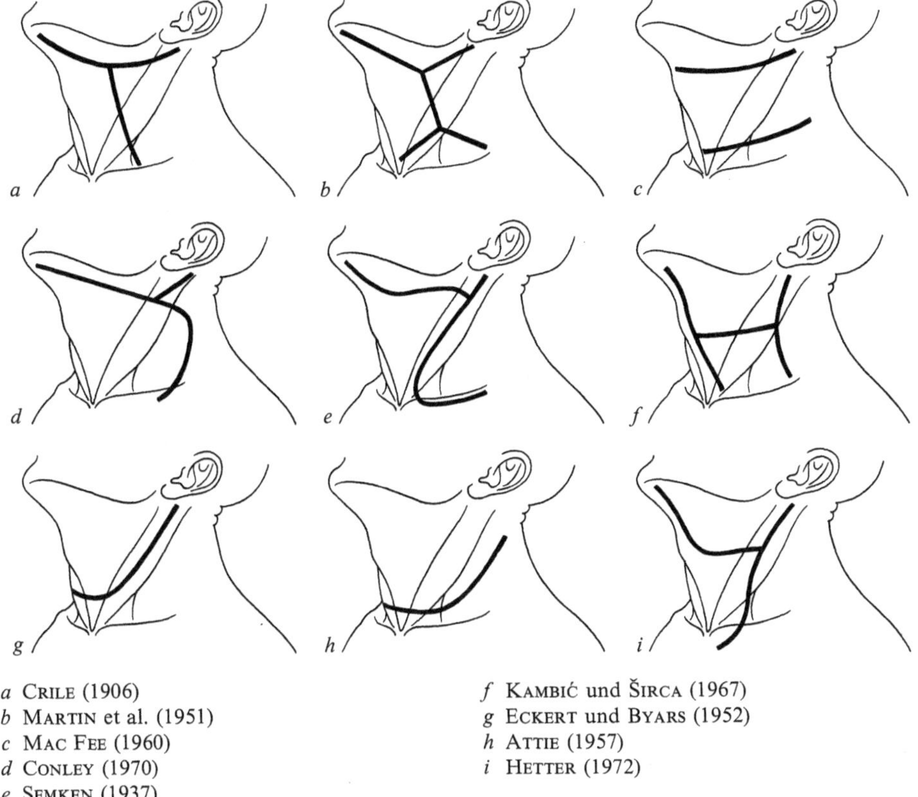

a CRILE (1906)
b MARTIN et al. (1951)
c MAC FEE (1960)
d CONLEY (1970)
e SEMKEN (1937)

f KAMBIĆ und ŠIRCA (1967)
g ECKERT und BYARS (1952)
h ATTIE (1957)
i HETTER (1972)

Abb. 32. Schnittführungen für die Halsdissektion

A. carotis externa oder mit einem homologen Venentransplantat wieder hergestellt werden.

b) Schnittführung bei der Halsdissektion

Zur ausreichenden Exposition der Halsgegend genügen Quer- oder Längsschnitte
in der Regel nicht, sondern man wird kombinierte Schnittführungen anwenden
müssen. Wir selbst bevorzugen die Y-förmige Incision, wie sie CRILE (1906)
angegeben hat. Sie beginnt über dem Warzenfortsatz und zieht in einem nach
unten konvexen Bogen in Richtung Kinnspitze. Am tiefsten Punkt dieses Schnittes wird ein Längsschnitt zur Mitte des Schlüsselbeines geführt (Abb. 32a).
Die entstandenen drei Hautlappen werden von der Unterlage abpräpariert, wobei
wir das Platysma an der Haut belassen, wenn es der Tumor noch nicht infiltriert
hat. MARTIN et al. (1951) teilen den Vertikalschnitt in zwei nach medial zum
Jugulum sterni und nach lateral zum seitlichen Schlüsselbeindrittel verlaufende
Incisionen (Abb. 32b). Der gemeinsame Nachteil beider Schnittführungen liegt
darin, daß die A. carotis communis und ihre Aufzweigung über eine größere
Strecke freiliegt, wenn es zu Wundrandnekrosen mit Nahtruptur kommt. Diese

Gefahr ist vor allem nach einer Röntgenvorbestrahlung mit Hautschädigung gegeben (VAN DEN BERG et al., 1965; STRONG, 1969).

Aus diesen Gründen wurde die Crilesche Incision von CONLEY (1970a) (Abb. 32d) und SEMKEN (1937) (Abb. 32e) modifiziert. ECKERT und BYARS (1952) bevorzugen einen Schnitt über dem M. sternocleidomastoideus, der oberhalb des Jugulum sterni hockeyschlägerähnlich zur anderen Halsseite abbiegt (Abb. 32g). MAC FEE (1960) verwendet parallele horizontale Incisionen (Abb. 32c). Der obere Querschnitt verläuft etwa in Höhe des Zungenbeines, der untere 2 cm oberhalb des Schlüsselbeines. Die Entwicklung der Halslymphknoten erfolgt von caudal nach cranial, wobei das Operationspräparat hinter der Hautbrücke nach oben durchgezogen wird.

Quere Schnittführungen bevorzugen auch DOBERNECK (1973), GRILLO und EDMUNDS (1965), STELL und BROWN (1970).

Einen anderen Weg geht KING (1965), der zunächst einen Längsschnitt von der Kinnspitze zum Jugulum sterni anlegt. Der Schnitt biegt dann nach lateral um, läuft parallel zum Schlüsselbein nach hinten und wird an der Hals-Nacken-Grenze nach oben zum Warzenfortsatz hochgeführt. Es entsteht dadurch ein großer, oben gestielter Lappen.

Die von ATTIE (1957) angegebene Schnittführung eignet sich zur Entfernung einer Struma maligna. Eine dem Kocherschen Kragenschnitt ähnliche Incision wird bogenförmig nach lateral bis zum Trapeziusrand verlängert (Abb. 32h).

Nach KAMBIĆ und ŠIRCA (1967) sowie HETTER (1972) stören Querschnitte im oberen oder unteren Halsdrittel die Hautdurchblutung. Die Halshaut wird im oberen Teil von Gefäßen versorgt, die senkrecht zum Mandibularrand nach unten verlaufen, im unteren Teil dagegen von Blutgefäßen, die spiegelbildlich von der Schlüsselbeingegend nach oben ziehen. Querschnitte in diesem Bereich müssen also zwangsläufig die ernährenden Gefäße durchtrennen. Aus diesem Grunde bevorzugen KAMBIĆ und ŠIRCA einen H-förmigen Schnitt (Abb. 32f), während HETTER ein Dreiviertel-H (three-quarter-H) angegeben hat (Abb. 32i).

c) Technik

Die Halsdissektion hat bei der radikalen Tumorentfernung im Mund-, Kiefer- und Kehlkopfbereich die größte Bedeutung. Es sei daher auf die entsprechenden Kapitel in Band V, Teil 3 (DENECKE) verwiesen. Bei Schilddrüsenmalignomen wird heute überwiegend die funktionelle Halsdissektion bevorzugt, die auf Seite 317 beschrieben ist. Im folgenden will ich mich daher auf die wesentlichen Operationsschritte der radikalen Halsdissektion beschränken.

Der Eingriff erfolgt in Allgemeinnarkose. Um die Übersicht im Operationsgebiet zu erleichtern, wird der Kopf stark rekliniert und auf die contra-laterale Seite gedreht.

Wir bevorzugen den von CRILE angegebenen Schnitt (Abb. 32a). Die Haut wird zusammen mit dem Platysma von der oberflächlichen Halsfascie abpräpariert. Wir sind nicht davon überzeugt, daß die Entfernung des Platysmas die Radikalität des Eingriffs verbessert, während umgekehrt Hautnekrosen verhütet und die Wundheilung verbessert werden können, wenn man diesen Hautmuskel beläßt. Am Mandibularrand muß man auf den N. facialis achten. Sein Ramus mandibularis verläuft von der Parotis zur A. maxillaris externa. Er liegt in einem Fünftel der Fälle etwas unterhalb des Unterkieferrandes, aber nie mehr als 1 cm von ihm entfernt. Die Schonung des Nerven wird erleichtert, wenn man nach Durchtrennung der A. und V. maxillaris externa den peripheren Stumpf dieser Gefäße nach cranial verzieht und dadurch den Ramus mandibularis aus dem unmittelbaren Operationsgebiet entfernt. Dieses wird unten vom Schlüsselbein und hinten vom Rand des M. trapezius begrenzt. Entlang dieser Strukturen werden nach Unterbindung und Durchtrennung der vorderen Halsvenen (Vv. jugularis anterior und externa) die oberflächliche und mittlere Halsfascie inzidiert.

Die weitere Präparation führen wir in caudo-cranialer Richtung durch, d.h. als nächstes wird der M. sternocleidomastoideus an seinem sternalen und claviculären Anteil durchtrennt. Auch der das seitliche Halsdreieck schräg durchziehende M. omohyoideus wird an seinem unteren Ansatz abgeschnitten. Nach Eröffnung der Carotisscheide folgt die Ligatur und Durchtrennung der V. jugularis interna knapp oberhalb des Schlüsselbeins, wobei man auf den im Venenwinkel zwischen V. jugularis interna und V. subclavia einmündenden Ductus thoracicus achten muß. Kommt es zu einer Läsion, muß der Gang mit Durchstichligatur versorgt werden, um Chylusfisteln zu vermeiden. Zusammen mit dem präscalenen Fettkörper und den darin enthaltenen Lymphknoten wird die Vene abgehoben und die Dissektion zunächst nach lateral in Richtung Trapeziusrand fortgesetzt. Mehrere Arterien, Äste des Truncus thyreocervicalis, der A. cervicalis superficialis und der A. transversa colli müssen versorgt werden.

Der M. scalenus anterior mit dem N. phrenicus und lateral davon der Plexus brachialis liegen jetzt frei. Diese Strukturen müssen sorgfältig geschont werden. Dagegen werden die am Hinterrand des M. sternocleidomastoideus am Erbschen Punkt ausstrahlenden Äste des Plexus cervicalis der Reihe nach durchtrennt. Der N. accessorius tritt an der oberen Drittelgrenze des Vorderrandes des Kopfnickers hinter diesen Muskel und erscheint etwa in der Mitte des Hinterrandes wieder im seitlichen Halsdreieck, um zum M. trapezius zu ziehen, den er innerviert. Wenn die Radikalität es zuläßt, sollte man diesen Nerven nicht opfern.

Wenn bei der Präparation in cranialer Richtung das Zungenbein erreicht ist, wird der M. omohyoideus an seinem oberen Ansatz abgetrennt. Anschließend setzt man den Eingriff am besten in cranio-caudaler Richtung fort: Ausräumung des Submandibular- und Submentaldreiecks. Die Submandibulardrüse läßt sich ohne Schwierigkeiten zusammen mit dem umgebenden Fett- und Bindegewebe herauslösen. Der Ausführungsgang wird durchtrennt und ligiert. Die beiden Bäuche des M. biventer (digastricus) und den M. stylohyoideus nehmen wir nicht obligat weg.

Als letzter Schritt folgt die Absetzung des M. sternocleidomastoideus am Warzenfortsatz und die möglichst hohe Ligatur und Abtrennung der V. jugularis interna. Nach sorgfältiger Hämostase und Einlegen von zwei Redon-Saugdrainagen wird das Platysma mit 4 × 0- oder 5 × 0-Fäden (Vicryl, Dexon) genäht und die Haut mit feinem (5 × 0) monophilem Kunststoffaden verschlossen. Der Wundverschluß erfolgt mit einem gepolsterten Verband, der unter leichter Kompression angelegt wird.

d) Die Protektion der A. carotis communis

Nach einer radikalen Halsdissektion mit Entfernung des M. sternocleidomastoideus liegen die A. carotis communis und die Carotisgabel unmittelbar unter der Haut. Bei ungestörtem postoperativem Verlauf brauchen dadurch keine Komplikationen aufzutreten. Wenn es jedoch zu einer Sekundärheilung kommt, besteht die Gefahr einer Ruptur der A. carotis mit dramatischer, oft sofort tödlicher Blutung (DIBELL et al., 1965; NICHOLS, 1971). In solchen Fällen kann man gezwungen sein, die A. carotis zu ligieren, um das Leben des Kranken zu retten (CONLEY, 1957).

Störungen der Wundheilung drohen, wenn sich bei Malignomen im Mund- und Nasen-Rachen-Raum das Operationsgebiet infiziert, oder wenn durch eine präoperative Röntgenbestrahlung die Haut erheblich geschädigt ist. Störungen der Hautdurchblutung können durch unsachgemäße Incisionen und durch flächenhafte Ablösung des Platysmas provoziert werden.

Man sollte aus diesen Gründen eine Abdeckung der A. carotis mit autologem Gewebe anstreben, wenn man eine Vorschädigung der Haut und eine mögliche Infektion annehmen muß. Für die Carotisprotektion gibt es nach CONLEY (1962) vier Möglichkeiten:

1. Einbettung der A. carotis in einen vorbereiteten Muskelkanal.
2. Transposition eines Muskellappens über die A. carotis communis.
3. Einhüllung der A. carotis mit einem Fascienlappen und
4. Abdeckung mit einem gestielten Hautlappen.

Voraussetzung für die Verlagerung der A. carotis in die Muskulatur ist die Durchtrennung der A. carotis externa. Erst dann wird das Gefäß so mobil, daß es nach lateral in einen Kanal des M. levator scapulae oder in die Scalenusmuskulatur eingehüllt werden kann.

Für die Abdeckung der A. carotis mit einem gestielten Muskellappen wird am häufigsten der M. levator scapulae (SCHWEITZER, 1964; MARAN u. LEONARD, 1968) aber auch der M. sternohyoideus verwendet. Man kann auch aus mehreren Muskeln Lappen bilden, die dann etagenweise die A. carotis abdecken (SCHWEITZER, 1964).

Die Protektion mit freien Fascien- oder Hautlappen (CORSO u. GEROLD, 1963) hat den Nachteil, daß bei Wundheilungsstörungen diese Transplantate nekrotisch werden und ihre Schutzwirkung verlieren. CHEEK und RISE (1967) versuchen diesen Nachteil zu vermeiden, indem sie einen gestielten Rotationslappen aus der prävertebralen Fascie bilden. Für gestielte Hautlappen eignen sich Schwenklappen aus der vorderen oberen Thoraxwand oder aus der Stirn (SMALLEY u. CUNNINGHAM, 1972).

Eine weitere Möglichkeit zum Schutze der A. carotis haben GOLDSMITH und BEATTIE (1970) angegeben. Von einer Oberbauchlaparotomie aus wird das große Netz soweit mobilisiert, daß es als gestielter Lappen vor dem Brustbein subcutan nach oben geführt und das Gefäß damit eingehüllt werden kann. JAQUES et al. (1971) bilden aus dem vorderen Trapeziusrand einen gut durchbluteten gestielten Muskellappen, der nach vorne über die A. carotis geschlagen wird.

Welche dieser Möglichkeiten sich im Einzelfall anbietet, richtet sich nach den Gegebenheiten der Operation. Den sichersten Schutz ergibt wahrscheinlich ein gut durchbluteter Muskellappen, während uns Fascientransplantate weniger geeignet erscheinen.

e) Die doppelseitige Halsdissektion

Die einseitige, bilaterale Halsdissektion wurde von mehreren Autoren angegeben (RUFINO u. MAC COMB, 1966; MOORE, 1969; NICHOLS, 1969). Mit einer Metastasierung auf beide Halsseiten muß man vor allem bei den Malignomen im vorderen Drittel der Zunge und des Mundbodens, in der Mitte der Unterlippe und der Nase, sowie beim papillären Schilddrüsencarcinom rechnen. Um den venösen Rückfluß am Kopf nach doppelseitiger Entfernung der V. jugularis interna zu verbessern, schlagen BOUCHE et al. (1969) vor, auf einer Seite die V. jugularis interna durch ein autologes Venentransplantat, z. B. aus der V. saphena magna, zu ersetzen.

Wahrscheinlich ist es jedoch günstiger, die beidseitige Halsdissektion nicht gleichzeitig durchzuführen, sondern in zwei Sitzungen mit einem Abstand von 2–3 Wochen.

f) N. accessorius und Halsdissektion

Bei der radikalen »neck dissection« wird der N. accessorius nicht selten bewußt oder versehentlich durchtrennt. Seine Resektion läßt sich nicht vermeiden, wenn er in der oberen Etage des Carotisdreiecks oder während seines Verlaufes im Trigonum colli laterale von metastatischen Lymphknoten umgeben ist. Da jedoch die Lähmung des M. trapezius nach Resektion des XI. Hirnnerven eine erhebliche Störung der Schulterfunktion bewirkt, sollte er möglichst geschont werden. ROY und BEAHRS (1969) haben gezeigt, daß nach Erhaltung des N. accessorius nicht gehäuft Rezidive auftreten. In ausgewählten Fällen sei daher die Schonung des Nerven gerechtfertigt.

Um die Funktion des M. trapezius wieder herzustellen, haben ANDERSON und FLOWERS (1969) bei 19 Patienten nach Resektion des N. accessorius den Defekt mit einem freien Transplantat aus dem N. auricularis magnus der gleichen oder der Gegenseite überbrückt. Bei allen 19 Patienten kam es zu einer Reinnervation des Muskels.

E. Eingriffe am Ductus thoracicus und diagnostische Eingriffe am Hals

I. Eingriffe am Ductus thoracicus

1. Die lymphovenöse Anastomose

Anastomosen zwischen dem Endteil des D. thoracicus und der V. jugularis interna zur Therapie der portalen Hypertension sind umstritten. Dieser Eingriff findet seine Begründung darin, daß auch die Leberlymphe über den D. thoracicus drainiert wird und daß dieser ein Spiegelbild der portalen Druck- und Volumenverhältnisse darstelle (SCHREIBER et al., 1968). Die Erkenntnis, daß bei der Lebercirrhose ein gesteigerter Lymphfluß besteht, geht auf STARLING (1894) zurück. DUMONT und MULHOLLAND wiesen 1960 einen auf das Drei- bis Fünffache gesteigerten Flow im D. thoracicus bei Lebercirrhose nach und konnten dies bei wiederholten Untersuchungen reproduzieren (DUMONT u. WITTE, 1966). Ein bestehender Ascites besserte sich oder ging ganz zurück.

Durch lymphographische Untersuchungen wurde festgestellt, daß als Folge des erhöhten Durchflusses der Durchmesser des D. thoracicus bei Patienten mit portaler Hypertension zunimmt (DUMONT u. MULHOLLAND, 1960; SHIEBER, 1965; SCHREIBER et al., 1967). FRITSCH und MACH (1968) wiesen jedoch nach, daß die D. thoracicus-Erweiterung nicht obligat ist.

In Experimenten an Hunden fanden DUMONT und MULHOLLAND (1963), daß nach Abklemmung der V. cava inferior unterhalb des Zwerchfells Ascites auftritt. Wenn die Blockierung der unteren Hohlvene mit einer Anastomose des Hauptlymphganges mit der Speiseröhre ergänzt wird, bildet sich kein Ascites. Aus diesen Untersuchungen kann man schließen, daß mit Erhöhung des intrahepatischen und portalen Druckes Lymphe in die freie Bauchhöhle eingepreßt wird, daß dieser Lymphabfluß jedoch verhindert werden kann, wenn man der Lymphflüssigkeit im D. thoracicus freien Abfluß verschafft. Offenbar genügt die physiologische Verbindung des D. thoracicus mit dem Venenwinkel nicht, wenn der Druck im D. thoracicus wesentlich ansteigt.

Das Endstück des D. thoracicus weist insofern eine anatomische Besonderheit auf, als es häufig nicht als Stamm in den Venenwinkel einmündet, sondern sich in viele kleinere Äste aufzweigt, die sich kurz vor der Einmündung zum größten Teil wieder vereinigen (Abb. 33). Bei Erhöhung des Druckes im D. thoracicus entsteht eine funktionelle Stenose (DUMONT u. MULHOLLAND, 1963; ZOTTI et al., 1966; SCHREIBER et al., 1968; BHALERAO et al., 1971). In die gleiche

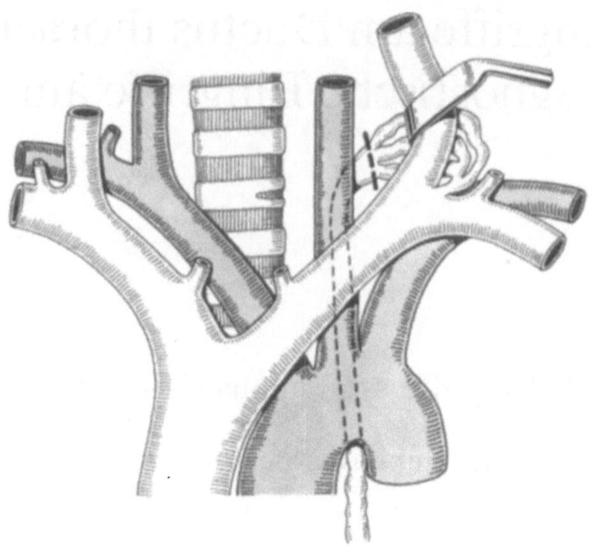

Abb. 33. Anatomisches Schema über den Verlauf des D. thoracicus hinter dem Aortenbogen und der linken A. carotis communis

Richtung weisen Befunde, wonach eine Ableitung der Lymphe aus dem D. thoracicus nach außen ebenfalls eine meßbare Drucksenkung des Pfortadergebietes auslöst (CUETO u. CURRI, 1967).

Von der Voraussetzung ausgehend, daß eine Druckentlastung im D. thoracicus auch zu einer Verminderung des portalen Druckes bei Patienten mit Oesophagusvaricen führt, empfahlen DUMONT und MULHOLLAND (1963), SCHREIBER et al. (1968) und BHALERAO et al. (1971) eine Anastomose zwischen D. thoracicus und V. jugularis interna. SCHREIBER bevorzugt eine End-zu-Seit-Anastomose, während BHALERAO eine End-zu-End-Verbindung des D. thoracicus mit dem zentralen Stumpf der durchtrennten V. jugularis interna anlegt.

Es fehlt jedoch nicht an Stimmen, die der lymphovenösen Anastomose kritisch gegenüberstehen. So ist nach WARREN (1967) nicht bewiesen, daß an der Einmündung des D. thoracicus eine funktionelle Obstruktion vorliegt. Nach RASCHKE (1971) ist eine gefiederte Aufzweigung des D. thoracicus nur in etwa 20% nachzuweisen. In den übrigen Fällen besteht eine stammförmige Mündung in den Angulus venosus, in die V. jugularis interna oder in die V. subclavia. Nach SHIZGAL und GUTELIUS (1969) nimmt der Widerstand im D. thoracicus mit steigendem Flow ab. FRITSCH und MACH kommen 1971 aufgrund ihrer praktischen-klinischen Erfahrungen zu dem Ergebnis, daß die lymphovenöse Anastomose keinen Fortschritt gebracht hat.

Wir selbst haben mit dieser Methode keine Erfahrungen. Die hier beschriebene Technik stützt sich auf die Angaben von SCHREIBER et al. (1968), FRITSCH und MACH (1968, 1971) und RASCHKE (1971).

Der Eingriff wird in Lokalanaesthesie durchgeführt und kann auch Patienten in schlechtem Allgemeinzustand zugemutet werden, z. B. während einer akuten

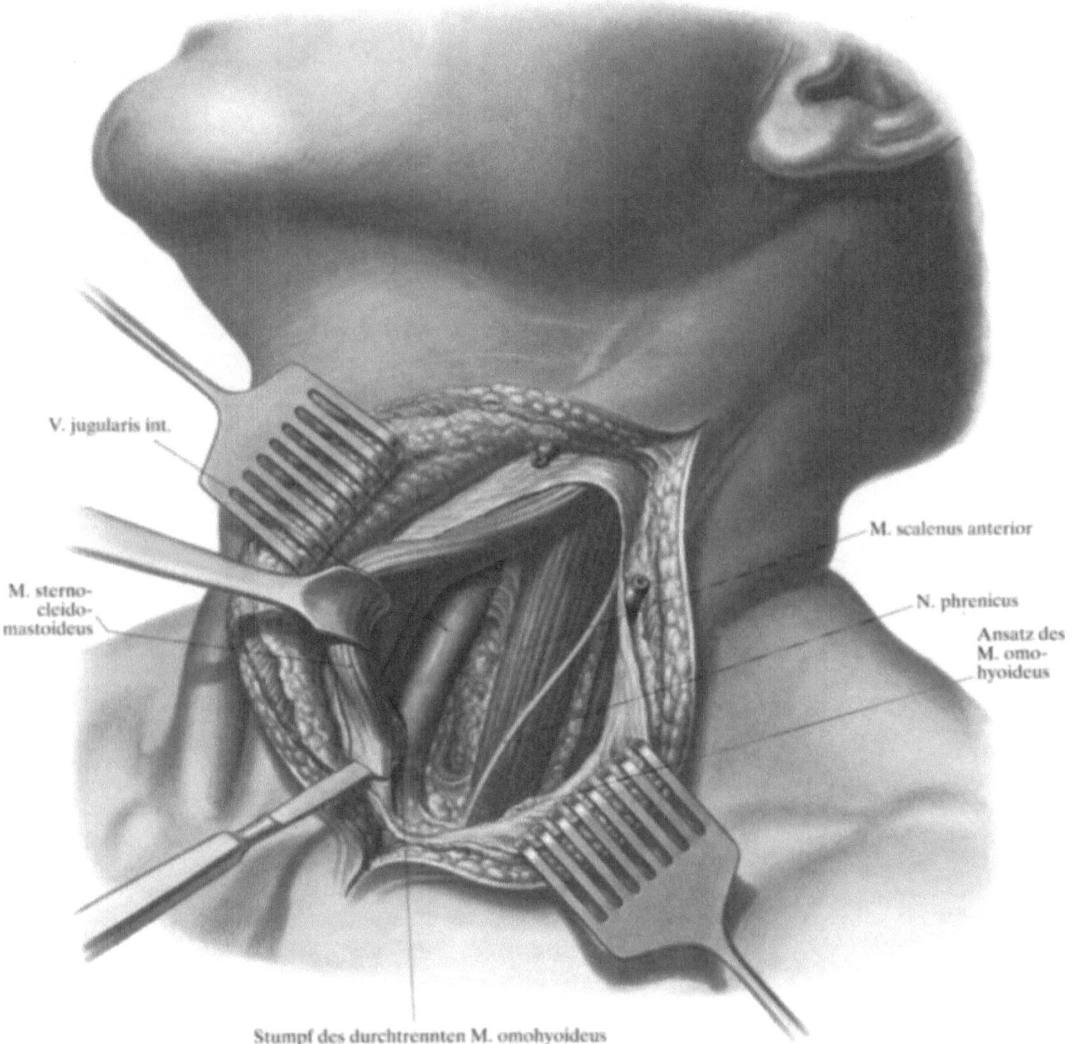

Abb. 34. Freilegung des D. thoracicus von einem Längsschnitt am Hinterrand des M. sternocleidomastoideus aus. (Aus: GULEKE, 1953)

Blutung (UNGEHEUER u. DALICHAU, 1969). Der Hautschnitt erfolgt entweder entlang dem Hinterrand des M. sternocleidomastoideus (Abb. 34) oder parallel zum Schlüsselbein, wie bei der präscalenen Biopsie (Abb. 44), wobei jedoch der Schnitt der besseren Übersichtlichkeit halber nach medial, wenn notwendig auch nach lateral erweitert werden sollte. Die Halsfascie am hinteren Rand des M. sternocleidomastoideus wird incidiert und sein claviculärer Ansatz ebenso wie der M. omohyoideus durchtrennt. Der operative Zugang kann verbessert werden, wenn man beide Ansätze des Kopfnickers durchschneidet (BHALERAO et al., 1971).

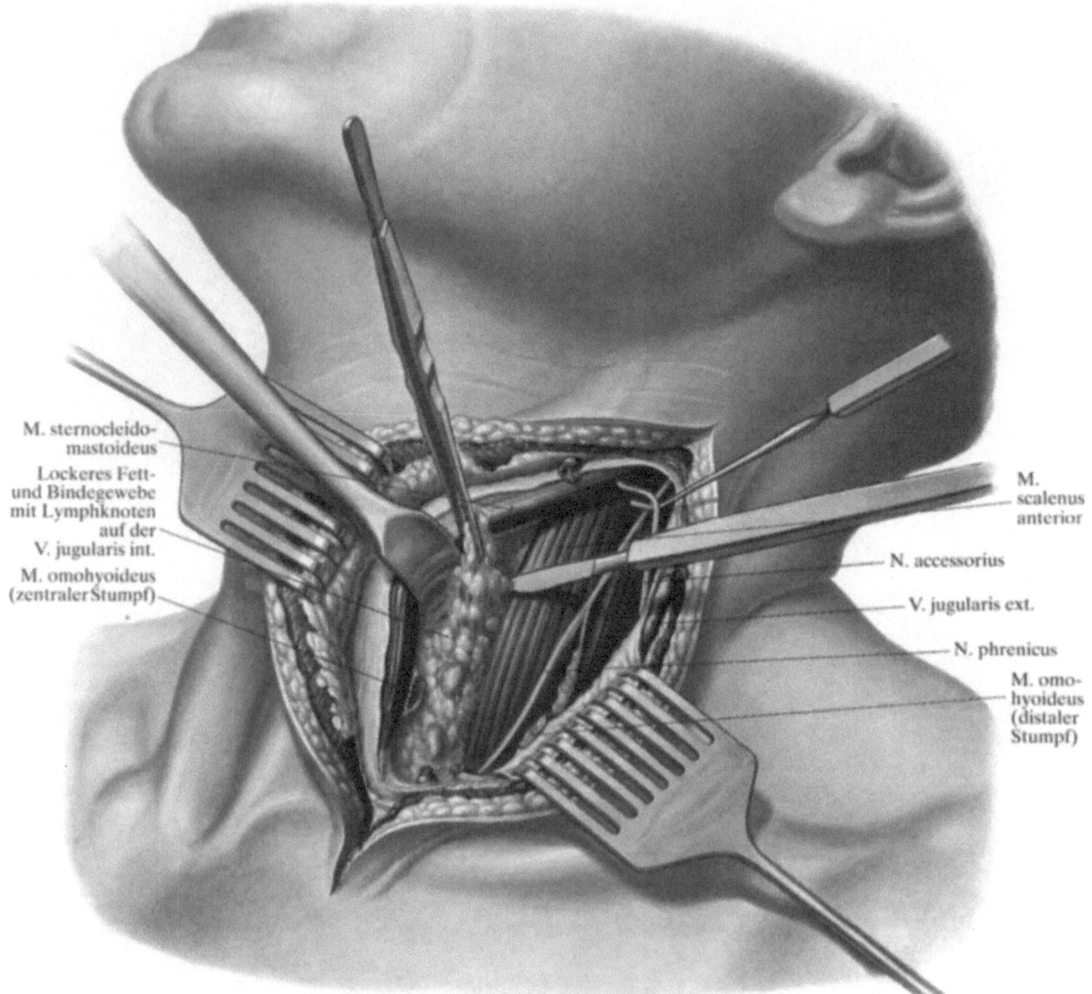

Abb. 35. In dem Raum zwischen der nach medial verzogenen V. jugularis interna und dem M. scalenus anterior wird der D. thoracicus durch vorsichtige Entfernung des Fett- und Bindegewebes isoliert. Der M. omohyoideus ist durchtrennt. (Aus: GULEKE, 1953)

Der D. thoracicus steigt hinter dem Aortenbogen aus der oberen Thoraxapertur hoch, liegt zunächst hinter der A. carotis communis oder folgt ihrem lateralen Rand, beschreibt oberhalb der V. anonyma einen nach oben convexen Bogen und biegt anschließend hinter der V. jugularis interna in den Winkel zwischen dieser Vene und der V. subclavia um (Abb. 33). Um also die Einmündung des D. thoracicus in den Venenwinkel darzustellen, muß die V. jugularis interna zusammen mit dem M. sternocleidomastoideus zunächst nach medial verdrängt werden (Abb. 35). Nach vorsichtiger Isolierung und Entfernung des präscalenen Fettkörpers findet man den D. thoracicus medial des M. scalenus anterior.

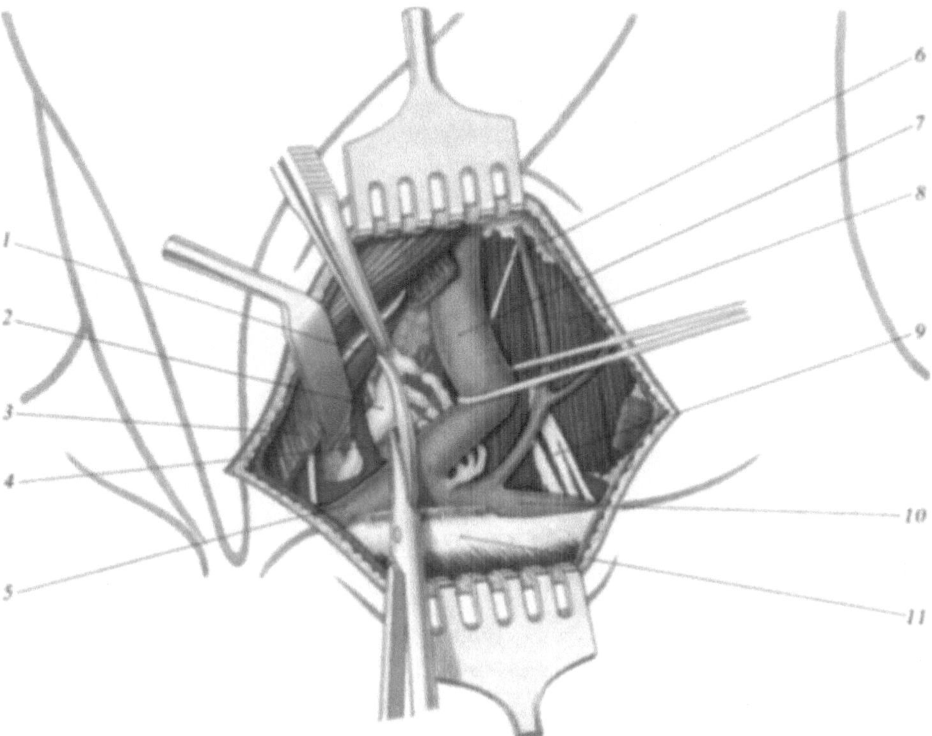

1 A. carotis communis und N. vagus
2 Ductus thoracicus
3 M. sternocleidomastoideus (am unteren Ansatz zum größten Teil abgetrennt)
4 Truncus thyreocervicalis
5 V. anonyma
6 M. scalenus anterior mit N. phrenicus
7 V. jugularis interna
8 M. scalenus medius
9 Plexus brachialis und A. subclavia (durch die hintere Scalenuslücke ziehend)
10 V. subclavia
11 Schlüsselbein

Abb. 36. Die V. jugularis interna wird mit einem Zügel nach lateral, die A. carotis communis und der N. vagus mit einem Haken nach medial weggehalten. Die Aufzweigungen des D. thoracicus sind ligiert

Nach Incision der Carotisscheide schlingt man die V. jugularis interna an und verzieht sie vorsichtig nach lateral, während die A. carotis communis und der N. vagus nach medial weggehalten werden. Der Durchmesser des D. thoracicus sollte mindestens 5 mm betragen, um eine Anastomose anlegen zu können. Knapp hinter der Aufzweigung des Hauptlymphstammes werden die einzelnen Äste sorgfältig ligiert (Abb. 36). Die Ligaturen müssen vor allem die zentralen Stümpfe sicher verschließen, um Chylusfisteln zu vermeiden.

Zwei Gefäßklemmen ober- und unterhalb der vorgesehenen Anastomose schalten die V. jugularis interna vorübergehend aus dem Blutstrom aus. Es kann auch eine Satinsky-Klemme tangential am medialen Gefäßrand knapp oberhalb des Zusammenflusses mit der V. subclavia angelegt werden (Abb. 37). Damit die Anastomose dem Verlauf des D. thoracicus entsprechend mehr an

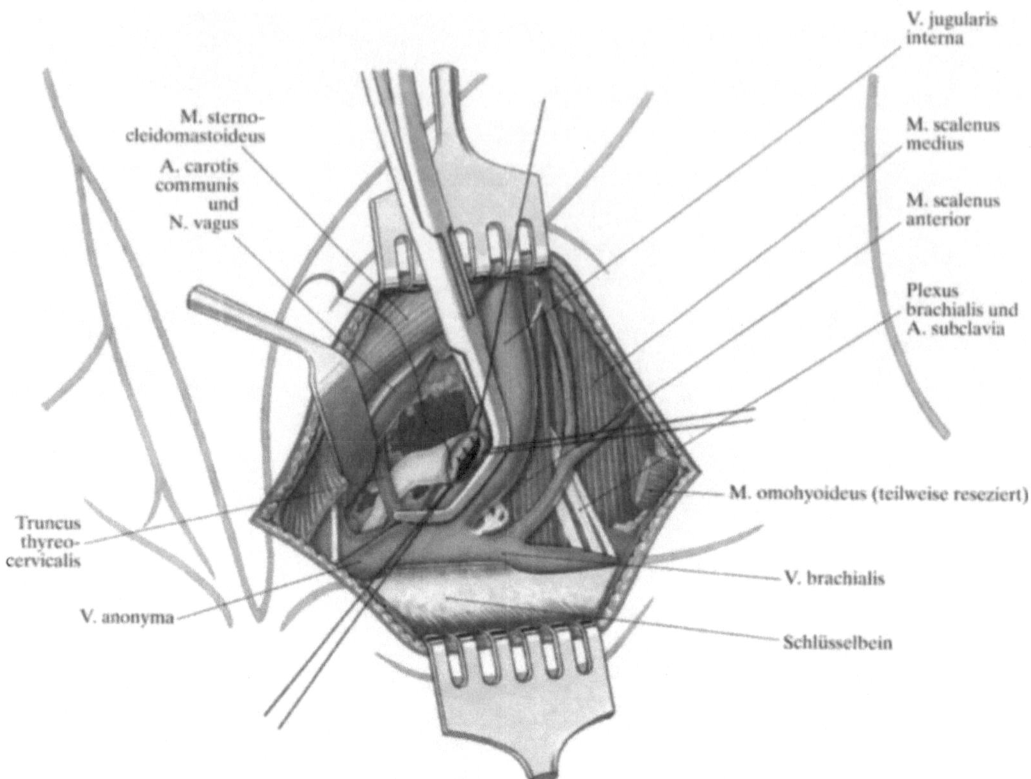

Abb. 37. Nach Anlegen einer Satinsky-Klemme an der V. jugularis interna erfolgt die End-zu-Seit-Anastomose mit fortlaufender Naht (als Zugang wurde ein dem Schlüsselbein paralleler Querschnitt gewählt)

die Hinterwand des Gefäßes zu liegen kommt, wird mit der Klemme die Vene etwas nach außen rotiert. Nach Durchtrennung des Ductus unmittelbar vor seiner Aufzweigung und einer entsprechend großen Incision der Venenwand kann die Anastomose mit dünner, atraumatischer, fortlaufender Naht (z. B. 6 × 0 Prolene) vorgenommen werden. Ein Abklemmen des Lymphganges empfiehlt sich wegen der Gefahr einer Wandschädigung nicht.

Nach Beendigung der Anastomose wird die Gefäßklemme abgenommen, die Anastomose auf Dichtigkeit überprüft und der Kopfnicker genäht. Die schichtweise Adaptation von Platysma und Haut nach Einlegen einer Redon-Drainage beschließt den Eingriff.

2. Die Drainage des Ductus thoracicus

Die Kanülierung des D. thoracicus mit Ableitung der Lymphe hat verschiedene diagnostische und therapeutische Aspekte. Man gewinnt mit dieser Methode beliebige Mengen reiner Lymphflüssigkeit, die cytologisch und biochemisch untersucht werden kann. Mit der cytologischen Begutachtung wird unter Umständen die Differentialdiagnose lymphatischer Erkrankungen erleichtert. Gelegentlich gelingt der Nachweis von Tumorzellen als Beweis für eine lymphogene Metastasierung.

Eine größere Bedeutung hat die D. thoracicus-Drainage jedoch im Rahmen der Immunologie. Die Lymphocyten sind Träger der cellulären Immunabwehr. Sie pendeln zwischen dem Lymph- und Blutgefäßsystem hin und her. Durch Teilentfernung der Lymphocyten aus der Lymphflüssigkeit kann man daher die Lymphocytenzahl auch im strömenden Blut verringern und damit die immunologische Reaktion des Organismus senken. Zudem werden neben cellulären Bestandteilen auch die Immunglobuline reduziert. TILNEY und MURRAY (1970) fanden nach Nierentransplantationen eine niedrigere Frequenz von Abstoßungsreaktionen, wenn eine D. thoracicus-Drainage angelegt worden war. Die Wirksamkeit hängt jedoch von der Anzahl der entfernten Lymphocyten ab (mindestens 20×10^9-Zellen, BARTOS u. BRZEK, 1973). KELLY et al. (1966) reinfundieren die Lymphflüssigkeit nach vorheriger Bestrahlung. Der immunosuppressive Effekt der Lymphdrainage wurde auch zur Therapie von Autoimmunkrankheiten ausgenützt. Schließlich ist die Gewinnung ausreichender Mengen von Lymphocyten für die Herstellung des Anti-Lymphocyten-Serums notwendig (PICHLMAYR, 1969), eine Substanz, die in der Transplantationschirurgie eine große Bedeutung erlangt hat. Antilymphocytenserum und Antilymphocytenglobulin setzen die Zahl der Lymphocyten herab und vermindern außerdem die zirkulierenden Immunglobuline.

Weitere Anwendungsgebiete der Ductus-Drainage sind die portale Hypertension, vor allem, wenn sie mit Ascites kombiniert ist, und die Pankreatitis (DREILING, 1970; BARTOS u. BRZEK, 1973). Bei einer Abflußbehinderung im Gangsystem der Bauchspeicheldrüse wird die Produktion von Pankreaslymphe erhöht und Enzyme werden vermehrt zusammen mit der Lymphe abtransportiert (DUMONT u. MARTELLI, 1968). Wenn das vermehrte Angebot an Lymphflüssigkeit die Transportkapazität des Lymphgefäßsystems überschreitet, kommt es zu einem Rückstau. Als Ursachen werden eine funktionelle Stenose des D. thoracicus an der Einmündung in den rechten Venenwinkel, ein erhöhter venöser Druck und eine Kontraktion der Lymphgefäße diskutiert. Die Drainage des Hauptlymphganges soll über eine Steigerung des Lymphflusses einen Rückgang bzw. eine Hemmung des entzündlichen Ödems in der Bauchspeicheldrüse sowie einen Abtransport von Pankreasenzymen, vielleicht auch der vasoaktiven Substanzen bewirken.

Mit der Drucksenkung im D. thoracicus nach äußerer Drainage wird auch der günstige Effekt auf die Verminderung des Ascites bei Kranken mit Lebercirrhose erklärt, da die Leberlymphe zum größten Teil über den Hauptlymphstamm abfließt. Es ist jedoch nicht entschieden, ob tatsächlich die Bildung des Ascites vermindert wird oder ob die Thoracicus-Drainage dem Effekt einer Ascitespunktion entspricht. Die Argumente gegen die Thoracicus-Drainage gleichen denen, die gegen eine lymphovenöse Anastomose erhoben werden. Vor allem fehlt der Beweis für eine funktionelle Stenose im D. thoracicus bei Steigerung des Lymphflusses (WARREN et al., 1968).

Die Thoracicus-Drainage kann auch dazu benutzt werden, öliges Kontrastmittel nach einer Lymphographie zu entfernen. Nach BARTOS und BRZEK (1973) gewinnt man fast die Hälfte der injizierten Menge zurück, so daß sich die Gefahren der Lymphographie verringern lassen.

Zur Freilegung des D. thoracicus erfolgt wie zur lymphovenösen Anastomose ein Querschnitt über dem linken Schlüsselbein. Der claviculäre Ansatz des M. sternocleidomastoideus wird durchtrennt, der M. omohyoideus abgezogen oder ebenfalls durchgeschnitten. Nach vorsichtiger Entfernung des präscalenen Fett- und Bindegewebes sucht man sich zwischen V. jugularis interna und dem M. scalenus anterior den D. thoracicus auf. Er wird wie bei einer Venae sectio quer incidiert. Nach Einführen und Vorschieben des Katheters muß dieser mit einer Ligatur fixiert werden (LINDER u. BLOMSTRAND, 1958).

WARREN et al. (1968) eröffnet nicht den Lymphgang selbst, sondern die V. subclavia und schiebt den Katheter über das Orificium in den Ductus.

Die abtropfende Lymphe wird in einem geschlossenen System aufgefangen. Eine Saugung ist nicht erforderlich. BARTOS und BRZEK (1973) kanülieren gleichzeitig die V. subclavia, um den Venendruck zu messen und, wenn notwendig, eine Volumensubstitution durchführen zu können. Außerdem läßt sich bei diesem Vorgehen die Drainage jederzeit durch Kurzschließen der beiden Schläuche unterbrechen.

II. Diagnostische Eingriffe am Hals

1. Mediastinoskopie

W. WOLFART

CARLENS entwickelte 1959 die Mediastinoskopie als operative diagnostische Methode. Er erweiterte damit die von DANIELS 1949 angegebene Untersuchungstechnik der supraclaviculären Lymphknotenbiopsie auf einen topographisch zentraleren Raum. Daraus ergab sich eine ganz wesentliche Steigerung der diagnostischen Ergiebigkeit. Während bei der Scalenusbiopsie nach DANIELS lediglich eine einseitige Lymphknotenstation im Abflußgebiet des intrathorakalen Raumes als Station zweiter Ordnung erfaßt wird, gestattet die Mediastinoskopie nach CARLENS eine Inspektion und bioptische Untersuchung des gesamten oberen mediastinalen Bereiches paratracheal bis hinab zu den Abgängen beider Oberlappenbronchien, manchmal noch darüber hinaus, und prätracheal über den ventralen Bereich der Trachealbifurkation bis zum Perikard. Die Lymphknotengruppen dieses gesamten Bereiches werden so mittels eines verhältnismäßig kleinen Eingriffes zugänglich. Weiterhin lassen sich Prozesse, ausgehend von versprengten Keimen der Halsorgane oder des bronchopulmonalen Systems, und alle benignen und malignen Tumoren des mediastinalen Raumes abklären.

Zur topographischen Anatomie des operativen Zuganges und des bei der Mediastinoskopie erreichbaren Raumes wird auch auf die Abb. 11, 15, 23, 33, 47, 48, 58, 388 und 407, Band 6, Teil I dieser Operationslehre verwiesen. Obwohl das gesamte Mediastinum mit seinen Organen Herz, Lunge und Oesophagus anatomisch eine Einheit darstellt, gliedert man den mediastinalen Raum in ein Mediastinum anterius und Mediastinum posterius. Trennungslinie dieser Räume bildet eine Ebene durch Trachea und Hauptbronchien. Diese Linie besitzt für die Mediastinoskopie insofern Bedeutung, als sie im wesentlichen nach dorsal auch den bei der Mediastinoskopie erreichbaren Raum begrenzt.

Der mediastinoskopische Eingriff geht aus von der Fossa jugularis. In der Mittellinie findet sich außer der Fascia colli superficialis und der Fascia colli media bis zum prätrachealen Raum nur lockeres Binde- oder Fettgewebe, das von mehr oder weniger starken, z.T. anastomosierenden Ästen der V. jugularis superficialis dextra et sinistra und der V. thyreoidea ima durchzogen wird. Von cranial her reicht der untere Pol der Glandula thyreoidea ins Operationsfeld hinein, unter Umständen auch ein tiefliegender Isthmus glandulae thyreoidalis. Seitlich wird das Operationsgebiet oberflächlich begrenzt von den medialen Rändern der Pars sternalis der Musculi sternocleidomastoidei, in der tieferen Schicht von den medialen Rändern der beiden Musculi sternohyoidei (s. Abb. 388, Bd. 6, Teil I).

Abb. 38 zeigt im schematisierten Schnitt den bei der Mediastinoskopie erreichbaren prätrachealen Raum und seine Beziehungen zu den hier verlaufenden Gefäßen und Nerven, sowie die hier gelegenen Lymphknotengruppen. Der über die Trachea laufende, von der Aorta zur rechten Halsseite ziehende Truncus brachiocephalicus sowie die V. brachiocephalica sind in der Zeichnung über der Trachea weggelassen. Dadurch wird die für den glatten Verlauf des Eingriffes wichtige Leitschiene, die Vorderwand der Trachea, sichtbar. Weiter wird deutlich, daß links paratracheal der N. recurrens sinister in unmittelbarer Nachbarschaft des Operationsgebietes nach cranial verläuft, so daß er sowohl dort, als auch bei Präparation entlang des linken Hauptbronchus unter dem Aortenbogen tangiert werden kann. Rechts liegt der N. recurrens dagegen cranial vom Operationsgebiet. Der rechte Hauptbronchus wird von lateral her gekreuzt von der V. azygos. Man erreicht den rechten Oberlappenbronchus nach Passieren der V. azygos. In der Höhe des rechten Oberlappenabganges liegt medial die A. pulmonalis dextra. Sie ist in der Skizze nicht dargestellt.

In unmittelbarer Fortsetzung der Verlaufsrichtung über die Bifurkation hinaus liegt die Vorderwand des linken Vorhofes. Links wird der Oberlappenabgang erreicht, nach Unterfahrung des Arcus aortae. Etwas cranial oder in Höhe des linken Oberlappenabganges liegt die A. pulmonalis sinistra ventral im Operationsfeld. Nach Abhebung der Pulmonalarterie stößt man caudal auf das Verzweigungsgebiet des linken Oberlappenbronchus.

Die Distanz zwischen dem Eingang in der Fossa jugularis und der Trachealbifurkation schwankt stark, je nach dem allgemeinen Körperbau. Nach eigenen Messungen (WOLFART u. PUFF, 1964) beträgt die durchschnittliche Länge der Trachea (Distanz Stimmbänder – Bifurkationscarina) beim Mann 11,5 cm, bei der Frau 11 cm. Am liegenden Patienten besitzt sie einen Neigungswinkel nach dorsal bei Männern von 20° (12°–28°) und bei Frauen von 24° (15°–35°). Die Bifurkation liegt beim Mann 0,7 cm (0–2 cm) und bei der Frau 1,5 cm (0,5–3 cm) hinter der Thoraxmitte. Der rechte Hauptbronchus bildet zur Mittellinie einen Winkel von 17° (10°–25°), der linke von 35° (25°–45°). Die Distanz des rechten Oberlappenabganges von der Bifurkation beträgt 2,3 cm (1,5–3,5 cm) und des linken Oberlappenabganges 4,3 cm (3–6 cm). Alle Werte wurden aus Messungen

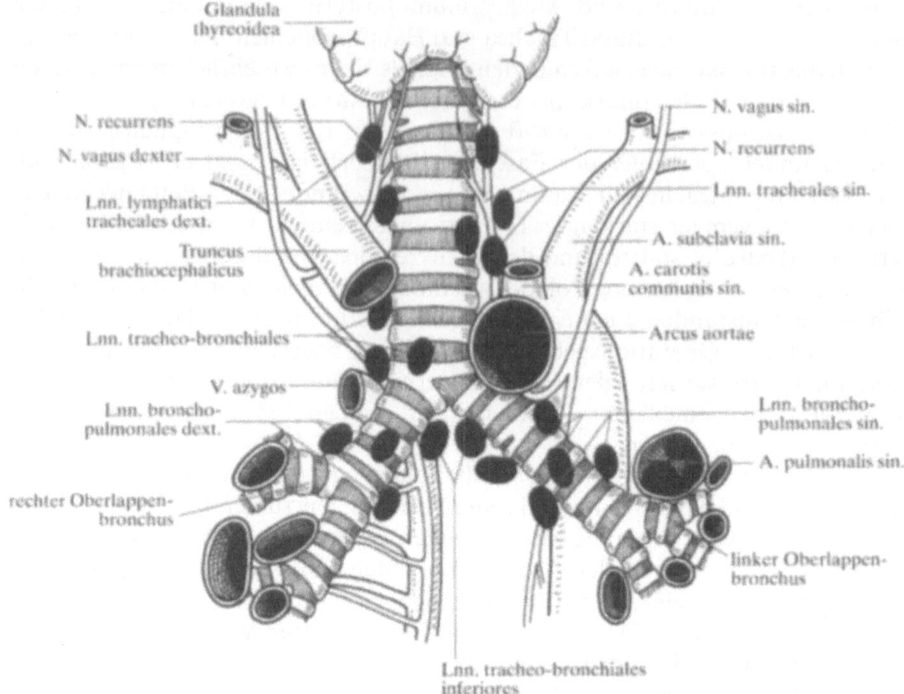

Abb. 38. Anatomisches Schema des prätrachealen Raumes und seiner Beziehungen zu den Lymphknoten, Nerven und Gefäßen

an 106 Männern und 42 Frauen bei der Bronchoskopie ermittelt (WOLFART u.
PUFF, 1964).

Der Raum beiderseits der Trachea ist für die Mediastinoskopie ebenfalls
von Bedeutung. Dort werden die Pleuraumschlagfalten sichtbar. Stellenweise
läßt sich hier auch ein Gebiet erreichen, das nach der oben gegebenen Definition
dem hinteren Mediastinum zuzurechnen ist. In diesem Bezirk ist links paratracheal nach dorsal die Vorderwand des Oesophagus gelegen. Die Nomenklatur
der einzelnen Lymphknotengruppen ist der Abb. 38 zu entnehmen. Abb. 39
und Abb. 40 zeigen die topographische Bedeutung der V. brachiocephalica. Der
bisher besprochene Raum liegt dorsal dieses Gefäßes. Ventral davon liegt der
substernale Raum. Hier findet sich ein lockeres Fettgewebe, in das der Thymus
eingebettet ist. Dahinter stößt man auf den ventralen Anteil des Perikards.
Dieser Raum ist ebenfalls der mediastinoskopischen Präparation zugänglich.

Als Mediastinoskope werden heute nach vorne leicht konisch zulaufende
Rohre von 14–17 cm Länge und einem Lumen von 1,5–2 cm Durchmesser benutzt, die am Vorderende schräg angeschnitten sind. Am hinteren Drittel ist
das Mediastinoskop geschlitzt, um die seitliche Bewegung der einzuführenden
Instrumente zu erleichtern. Rechtwinklig angesetzt ist ein Handgriff zur Führung
des Rohres. Als Lichtquelle für die Beleuchtung des Operationsfeldes in der
Tiefe wird heute meist ein Fiberglasstab benutzt, der in eine Führungsschiene

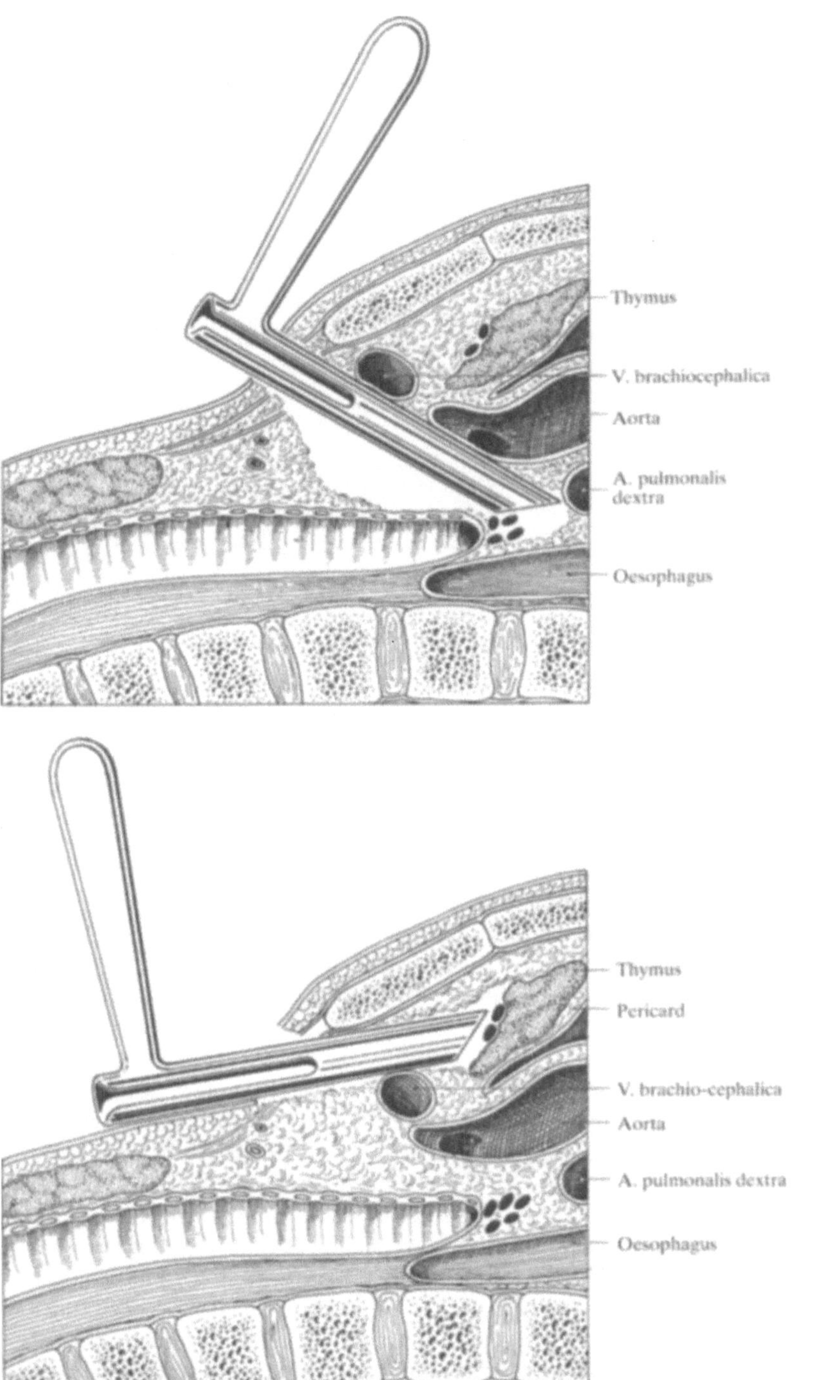

Abb. 39 u. 40. Topographische Beziehungen der V. brachio-cephalica und der übrigen Organe im oberen Mediastinum. In Abb. 39 ist das Mediastinoskop in den prätrachealen Raum, in Abb. 40 vor der V. brachio-cephalica in den retrosternalen Raum eingeführt

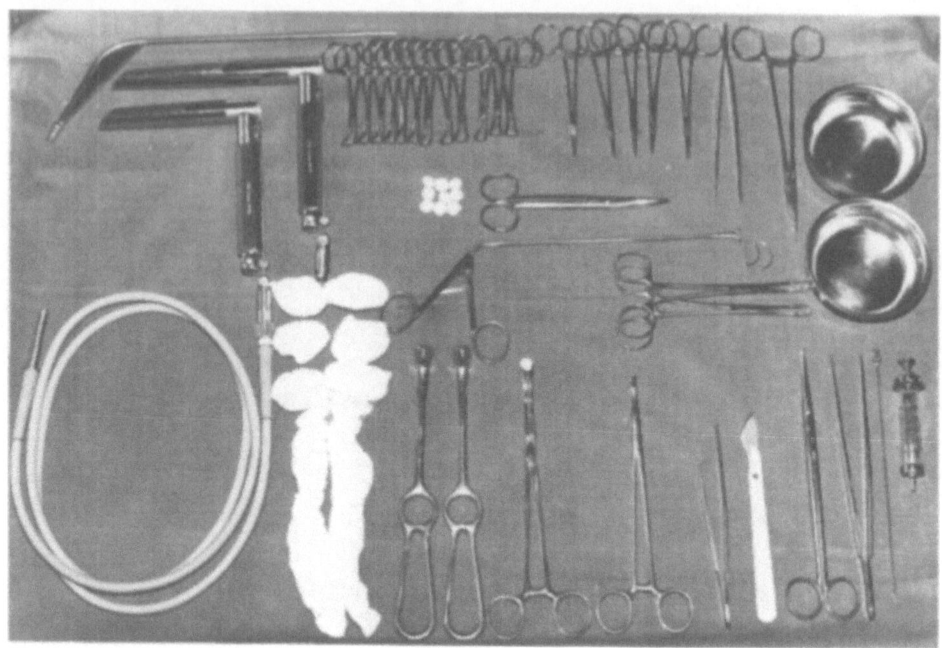

Abb. 41. Instrumentarium für die Mediastinoskopie

des Rohres eingelassen ist. Er wird mit einem Fiberglaskabel an eine Kaltlichtquelle angeschlossen. Zur Präparation des mediastinalen Raumes dient ein vorne stumpfer Saugstab. Zur Koagulation in der Tiefe ist ein Saugstab mit Isolierung des Schaftes geeignet. Zum Instrumentarium gehört ferner eine Rekord-Spritze mit 20 cm langer Kanüle, Probeexcisionszangen, zwei schmale Langenbeck-Haken, eine Präparierschere, ein gebogener Dissektor, ferner Gefäßklemmen, anatomische und chirurgische Pinzetten und feine Stieltupfer (Abb. 41). Bereitliegen müssen ferner: kleine Präpariertupfer, Mullstreifen, mehrere sterile Gefäße zum Aufnehmen des Biopsiematerials und resorbierbare Gaze (Tabotamp).

Zur Mediastinoskopie wird der Patient wie zu einem kleinen operativen Eingriff vorbereitet. Als wichtige präoperative Befunde müssen vorliegen: Röntgenaufnahmen des Thorax in zwei Ebenen, eventuell Schichtaufnahmen des Hilus, Blutgruppe, eventuell Prothrombinzeit (Quickwert). Eine gekreuzte Blutkonserve soll bereitstehen. Bei Risikofällen ist eine vorherige Untersuchung der Lungenfunktion mit Analyse der arteriellen Blutgase zu empfehlen. Besteht Verdacht auf eine Anomalie der großen intrathorakalen Gefäße oder auf ein im Mediastinum gelegenes Aneurysma, sollte der mediastinoskopischen Untersuchung besser eine angiographische Untersuchung vorausgehen.

Die Mediastinoskopie wird prinzipiell in Intubationsnarkose vorgenommen. Dabei ist es zweckmäßig, den Eigriff mit einer bronchoskopischen Untersuchung zu kombinieren. Für den Patienten ist dies keine zusätzliche Belastung. Die vorherige Bronchoskopie bietet die Möglichkeit, sich über die Verlaufsrichtung

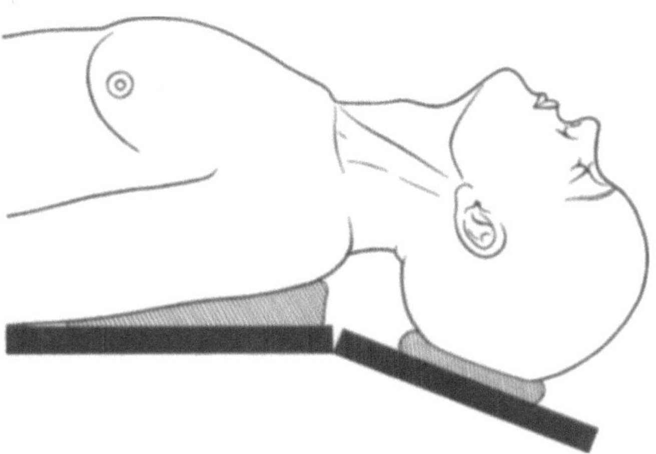

Abb. 42. Lagerung für die Mediastinoskopie

der Trachea und über eventuell wichtige endobronchiale Befunde zu informieren. Nach der Intubation wird der Patient wie zur Tracheotomie mit stark dorsal flektiertem Kopf gelagert. Unter die Schultern wird ein Keilkissen geschoben (Abb. 42). Die Schläuche des Narkosegerätes müssen gut am Tubuszwischenstück fixiert sein, ebenso das gewinkelte Tubuszwischenstück am Trachealtubus, weil diese Teile nach der sterilen Abdeckung des Operationsfeldes nur noch unter Gefährdung der Sterilität zugänglich sind. Da beim geübten Operateur der gesamte Eingriff in der Regel nicht länger als 15 min dauert, genügt meist die Relaxation mit einem kurzwirkenden Muskelrelaxans.

Der 3–4 cm lange Hautschnitt wird etwa 1,5 cm oberhalb des Sternalrandes als Querschnitt in der Fossa jugularis geführt (Abb. 43). Nach Durchtrennung des subcutanen Gewebes werden zwei Langenbeck-Haken eingesetzt und vom Assistenten in den Wundecken zur Seite gezogen und leicht angehoben. So spannt sich die Fascia colli superficialis aus. Sie wird mit einem Scherenschlag eröffnet. Die Langenbeck-Haken werden in das Fascienloch eingesetzt und zur Seite gezogen. Dabei wird der darunterliegende, mit lockerem Fettgewebe durchsetzte Raum frei. Im Operationsfeld liegende Venen werden zur Seite unter die Haken abgeschoben oder, falls erforderlich, zwischen Ligaturen durchtrennt. Die medialen Ränder der beiden Musculi sternocleidomastoidei brauchen nicht eingekerbt zu werden. Es erscheinen die beiden Ränder der Musculi sternohyoidei. Zwischen ihnen schimmert hinter einer zarten Fascie das prätracheale Fett durch. Die Fascie wird durchtrennt und die beiden Muskeln mit den Langenbeck-Haken zur Seite gezogen. Zwischen ihnen wird stumpf weiter in die Tiefe präpariert. In dieser Position reicht von oben zuweilen der untere Pol der Glandula thyreoidea ins Operationsfeld. Er wird nach cranial abgedrängt; man präpariert weiter bis auf die Vorderwand der Trachea. Unmittelbar unter dem paratrachealen Fettkörper ist die Trachea von einer feinen Bindegewebsplatte überzogen. Sie wird mit der Schere eingeschnitten. Nun läßt sich der mediastinale Raum nach unten leicht mit einem feinen Stieltupfer oder dem Finger eröffnen.

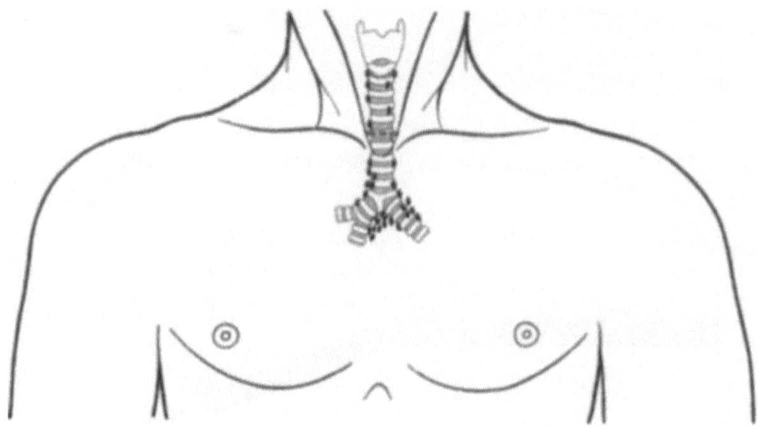

Abb. 43. Schnittführung für die Mediastinoskopie

Die V. brachiocephalica wird dabei nach ventral abgeschoben. Der prätracheale Raum wird zunächst mit dem Finger ausgetastet. Danach wird das Mediastinoskop unter optischer Kontrolle eingeführt, d.h. es wird zunächst die Vorderwand der Trachea eingestellt und dann das Instrument durch Senken des Griffes in die Verlaufsrichtung der Trachea gebracht. Es läßt sich nun unter der V. brachiocephalica langsam entlang der Vorderwand der Trachea nach caudal vorschieben. Sperrendes Bindegewebe wird stumpf mit dem Präpariersauger abgeschoben. Rechts und links läßt sich dabei der paratracheale Raum darstellen und inspizieren. Unter leichtem Druck mit dem Instrument und ständiger Präparation mit dem Sauger dringt man bis zur Bifurkation der Trachea vor. In Fortsetzung der Trachea ist das Vordringen über die Bifurkation hinaus meist durch eine derbere Bindegewebsplatte erschwert. Durchstößt man diese Platte mit dem Sauger, so erreicht man die im Bifurkationswinkel gelegene Lymphknotengruppe. Etwas links davon stößt man auf die Vorderwand des linken Vorhofes.

Der rechte Hauptbronchus wird präpariert, indem das Instrument mit dem Handgriff in dessen Verlaufsrichtung abgewinkelt wird. Man dringt über die ventrale Fläche des Hauptbronchus vor. Zunächst stößt man auf die von caudal hochsteigende V. azygos. Um bis zum Abgang des Oberlappenbronchus vorzudringen, muß man zwischen Hauptbronchus und Vene eingehen. Medial-ventral erscheint die rechte A. pulmonalis. Der rechte Oberlappenbronchus zieht quer durch das Blickfeld des Instrumentes.

Zur Präparation des linken Hauptbronchus wird das Instrument mit dem Handgriff stärker zur Gegenseite abgewinkelt, als dies bei der Präparation nach rechts der Fall ist. Unmittelbar nach Passieren der Bifurkation hat man die Aorta ventral und etwas lateral im Operationsfeld. Hält man sich weiterhin auf der ventralen Fläche des Hauptbronchus, unter Umständen auch etwas lateral in ihm, so erscheint ventral im Gesichtsfeld die A. pulmonalis sinistra. Nachdem sie unterfahren ist, erreicht man den Oberlappenabgang. Hält man sich hier etwas nach links, so kann man ventral noch über den Lingulabronchus hinaus vordringen. Medial und ventral erscheint dann die V. pulmonalis superior.

Der substernale Raum wird für das Mediastinoskop zugänglich, indem man sich nach der üblichen Präparation der Tracheavorderwand sorgfältig die V. brachiocephalica darstellt (Abb. 40). Man geht hart unter der Unterkante des Sternums in den substernalen Raum ein. Das Mediastinoskop muß dabei mit seinem Handstück stark nach dorsal gesenkt werden, damit man mit seiner Spitze in den substernalen Raum eindringen kann. Dort eröffnet sich ein mit lockerem Fettgewebe angefüllter Raum, in dem Lymphknoten und der Thymus gelegen sind. Nach dorsal stößt man in diesem Raum auf das vordere Perikard. Mit einem besonders langen Instrument (SPECHT, 1965) kann man auf diese Weise unter Umständen bis zum Zwerchfell vordringen.

Nach Beendigung des Eingriffes werden die Weichteile in der Tiefe mit Knopfnähten adaptiert. Es folgt die Naht des subcutanen Gewebes mit Knopfnähten. Aus kosmetischen Gründen sollte die Naht der Haut besonders sorgfältig vorgenommen werden.

Auch bei Säuglingen und Kindern ist eine Untersuchung des mediastinalen Raumes möglich. Die Einstellung erfolgt dabei mit schmalen Langenbeck-Haken, der Raum wird mit einer Stirnlampe ausgeleuchtet (VOGT-MOYKOPF u. DAUM, 1971).

Eine sorgfältige Präparationstechnik ist Voraussetzung für die Verhütung von operativen und postoperativen Komplikationen. Bei der Schaffung des Zuganges zur Trachea sollten auch kleinere Blutungen durch Ligaturen oder mit Diathermie gestillt werden, um ein übersichtliches Operationsfeld zu erhalten. Erschwert wird die Präparation durch venöse Anastomosen, besonders wenn schon eine Einflußstauung vorliegt. Soweit sich die Venen nicht ohne Spannung zur Seite abschieben lassen, durchtrennt man sie zwischen Ligaturen. Hat man die prätracheale Schicht richtig dargestellt, läßt sich der prätracheale Raum mit dem Präpariersauger meist ohne wesentliche Sickerblutungen eröffnen. Die Stärke der Sickerblutung hängt ganz wesentlich ab von der vorliegenden Grundkrankheit, ebenso die Darstellbarkeit der einzelnen Lymphknotengruppen. Am leichtesten lassen sich meist die Lymphknoten bei der Sarkoidose aus ihrem Bett mit dem Präpariersauger herauslösen. Nach Eröffnung der oberflächlichen Kapsel springen sie als knollige, mehr oder weniger elastische, gelb bis grauschwarze Gebilde ins Lumen des Instrumentes vor. Carcinomlymphknoten sind oft derber und mehr mit der Umgebung verfilzt. Lymphknoten bei der Lymphogranulomatose hängen untereinander oft fester zusammen, so daß sie sich nur bruchstückweise extrahieren lassen. Sie bluten intensiver, besonders aus der Kapsel. Alte, verkalkte, tuberkulöse Lymphknoten haften sehr fest auf der Unterlage. Silikotische Lymphknoten machen die größten präparatorischen Schwierigkeiten. Sie sind oft so derb, daß es schwierig ist, mit der Zange Gewebsbrocken zu gewinnen. Man spürt beim Zudrücken der Zange oft ein sandartiges Knirschen. Mediastinale Tumoren und intrathorakale Strumen sind meist mit einer mehr oder weniger derben Kapsel überzogen, die von Gefäßen durchsetzt ist. Die Kapsel muß vorsichtig präpariert und an einer gefäßfreien Stelle eröffnet werden, um an das histologisch typische Gewebe aus der Tiefe heranzukommen. Vor jeder Gewebsnahme muß aber sichergestellt sein, daß nicht ein größeres

Blutgefäß vorliegt. Die dunkelschimmernde Wand eines Gefäßes, etwa der V. azygos, kann durchaus der Kapsel eines dunkelverfärbten Lymphknotens gleichen. Daher muß vor Ansetzen der Biopsiezange eine Probepunktion mit einer ausreichend dicken Kanüle vorgenommen werden. Trotz aller Vorsicht kann es bei der Biopsie zu einer stärkeren Blutung kommen, so z.B., wenn ein zu einer Lymphknotengruppe führendes arterielles Gefäß angerissen wird, oder wenn die Wand eines größeren Gefäßes verletzt wird, infolge fester Verfilzung eines Lymphknotens mit der Gefäßwand. Solche Blutungen stehen oft nach einer kurzzeitigen Tamponade, zumal der operativ eröffnete Raum nach dem Zurückziehen des Mediastinoskops in sich wieder kollabiert. Spritzende Blutungen aus kleineren Gefäßen können durch Diathermie gestillt werden oder durch das Setzen von Gefäßclips. Blutet es dennoch weiter, so genügt meist die Tamponade mit resorbierbarer Gaze (Tabotamp). Damit lassen sich auch schwere Blutungen beherrschen. Gelingt das aber auf diese Weise nicht, so bleibt nur die Thorakotomie. Der Zugang ist nach der Lokalisation der Blutung zu wählen: entweder als Sternotomie oder als laterale Thorakotomie.

Bei der Präparation nach links paratracheal/dorsal kann der Oesophagus verletzt werden. Eine Verletzung ist zu erkennen am Aufquellen von schaumigem Sekret aus der Perforationsstelle. Auch die Perforation der Trachea oder eines Bronchus bei der Probepunktion ist möglich. Man erkennt sie ebenfalls am Entweichen von feinen Luftblasen. Beide Verletzungen führen meist zu einer Infektion des mediastinalen Raumes mit raschem Fieberanstieg, Abscedierung und zur Entwicklung eines Mediastinalempyems. Wird die Verletzung sofort erkannt, legt man ins Operationsgebiet eine Dauersaugdrainage (Redondrainage) und verabreicht Antibiotica in hohen Dosen. Eine offene Drainage des Mediastinums ist wegen der Gefahr eines Mediastinalemphysems kontraindiziert. Tritt die Komplikation erst nachträglich in Erscheinung (Auftreten von Flüssigkeitsspiegel im Röntgenbild im Bereich des Mediastinums), muß sofort das Operationsgebiet wieder eröffnet werden. Vorhandener Eiter wird abgesaugt und eine Dauersaugdrainage eingelegt. Bei Oesophagusverletzungen wird außerdem über eine Magensonde ernährt, bis sich die Perforation geschlossen hat. Auch muß durch Röntgenkontrolle des Thorax auf das Auftreten von Pleuraergüssen geachtet werden.

Bei Präparation des paratrachealen Raumes kann durch Läsion im Bereich der Pleuraumschlagsfalte ein Pneumothorax entstehen. Er ist durch Anlage einer Bülaudrainage leicht zu beherrschen.

Bei der Präparation des linken paratrachealen Raumes nach dorsal und des linken Hauptbronchus unterhalb des Aortenbogens ist eine Läsion des N. recurrens möglich. Sie macht sich erst postoperativ mit typischer Heiserkeit bemerkbar. Wenn der Nerv nicht ganz durchtrennt wurde, ist die Parese rückbildungsfähig.

RINK und KNOCHE (1970) haben aus der Literatur die Komplikationen bei etwa 7000 Mediastinoskopien zusammengestellt. Dabei fanden sich 8mal schwere Blutungen, 22mal Recurrensparesen, 25mal Pneumothoraces, 9mal Implantationsmetastasen, 3mal Oesophagusverletzungen, 22 sonstige Komplikationen und 5 Todesfälle. Bei ihren eigenen 850 Mediastinoskopien hatten sie keinen Todesfall, eine schwere Blutung, die eine Thorakotomie erforderlich machte,

1 Oesophagusfistel, 5 Recurrensparesen und 2 Pneumothoraces. Wir hatten bei unseren mehr als 850 Mediastinoskopien keinen Todesfall, 4 schwere Blutungen, die alle mit Tamponade beherrscht wurden, 1 Pneumothorax, 1 Recurrensparese, 2 Oesophagusperforationen und eine abscedierende Mediastinitis nach versehentlicher Trachealpunktion.

In erster Linie dient die mediastinoskopische Untersuchung der diagnostischen Abklärung von Prozessen, die sich im Bereich des prätrachealen Raumes und der Lungenhili abspielen. Hierzu gehören zunächst cystische Veränderungen, ausgehend vom Bronchialsystem, der Pleura und dem Herzbeutel. Sie sind kenntlich an der glatten Kapsel und der Fluktuation bei der Präparation. Sie werden punktiert und ggf. ganz entleert. Ferner findet man primäre Geschwülste mediastinaler Organe, also Thymome, Sarkome, Lymphosarkome, Reticulosarkome, Dermoide, Teratome und intrathorakale Strumen. Bei Verdacht auf Prozesse, die vom Thymus ausgehen (Myasthenia gravis), muß sowohl der prätracheale, als auch der substernale Raum inspiziert werden. Intrathorakale Strumen sind oft sehr derb und bluten leicht.

Viele pulmonale Prozesse gehen einher mit typischer Beteiligung der mediastinalen Lymphknoten. Hierzu gehören vor allem die Pneumokoniosen, vorwiegend die Silikose, ebenso die Tuberkulose. Anpräparierte, spezifisch verkäste oder abscedierte Lymphknoten sollten möglichst ganz ausgeräumt werden.

Das Aufsuchen mediastinaler Lymphknotenmetastasen maligner Prozesse kann unter mehreren Aspekten vorgenommen werden. Einmal zur Feststellung der Artdiagnose, wenn der Primärtumor nicht erreichbar ist. Zum anderen dient die mediastinoskopische Untersuchung der Beurteilung der Operabilität eines nachgewiesenen oder vermuteten Bronchus- oder Oesophaguscarcinoms. Die Auffassungen über die Bedeutung nachgewiesener Lymphknotenmetastasen eines Bronchialcarcinoms als Kriterium der Inoperabilität gehen stark auseinander. MAASSEN (1967), RINK und KNOCHE (1970) u. a. betonen die ungünstige Prognose bei positivem mediastinoskopischem Befund und sind daher in solchen Fällen sehr zurückhaltend mit einem operativen Eingriff. SPECHT und auch wir pflichten dieser Auffassung bei. BRANDT et al. (1968) haben gewisse Bedenken wegen Implantationsmetastasen, die im Wundgebiet der Mediastinoskopie (1968) auftreten können. KONRAD und SCHULTE (1969) messen dagegen dem mediastinoskopischen Befund in dieser Frage keine wesentliche Bedeutung zu.

Die Lungenmetastasen eines Mammacarcinoms gehen bei einer lymphogenen Ausbreitung in die Lunge mit dem Befall der mediastinalen Lymphknoten und des mediastinalen Gewebes einher und können so mediastinoskopisch abgeklärt werden.

Die mediastinoskopische Untersuchung ist ferner wertvoll bei der Differentialdiagnose von Systemerkrankungen, die mit Lymphknotenbeteiligung einhergehen (Morbus Hodgkin, Lymphadenose etc.). Bei der Lymphogranulomatose kann sie auch nach der Therapie zur Verlaufskontrolle herangezogen werden. Es ist durchaus möglich, trotz vorangegangener Bestrahlung, eine zweite mediastinoskopische Kontrolle, allerdings unter erschwerten Bedingungen, vorzunehmen.

Bei der Diagnose der Sarkoidose zeichnet sich die Mediastinoskopie durch ihre nahezu absolute Treffsicherheit aus. Wir konnten in einer Übersicht nach-

weisen, daß ein sarkoidosenegativer mediastinoskopischer Befund eine Sarkoidose mit weitgehender Sicherheit ausschließt (VALESKY et al., 1971).

Betrachtet man die bisher vorliegenden Angaben über die diagnostische Erfolgsquote der Mediastinoskopie, so erweist sie sich als eine äußerst wertvolle
Methode bei geringer Gefährdung des Patienten. MAASSEN (1967) berichtet über
90% positive Resultate bei mediastinalen und hilären Prozessen (hauptsächlich
Sarkoidose, Tuberkulose, Lymphogranulomatose, mediastinale Tumoren) und
50% positive Resultate bei unklaren Lungenveränderungen (Silikose, Siliko-
tuberkulose, metastatische Prozesse) (794 Fälle). MÜRTZ und BEGENAD (1970)
berichten über 88% positive Ergebnisse bei unklaren Hilusprozessen und 47%
bei unklaren Lungenprozessen (eine Zusammenstellung aus 2500 Fällen). Hinsichtlich der Operabilitätsbeurteilung berichten RINK und KNOCHE (1970) bei
576 Fällen über 163 Lymphknotenmetastasen, 38mal fanden sie im Mediastinum
Tumorgewebe, 375mal lagen negative Befunde vor.

Gelegentlich läßt sich die Mediastinoskopie auch zu therapeutischen Zwecken
nutzen. Auf die Punktion von Cysten wurde bereits hingewiesen. Es empfiehlt
sich, möglichst viel von der Cystenwand mit der Zange abzutragen, um ein
Wiederauffüllen solcher Cysten zu verhindern. Gelegentlich lassen sich auch
kleinere Tumoren, vor allem isolierte Thymome auf mediastinoskopischem Weg
entfernen.

Die Mediastinoskopie bietet ferner die Möglichkeit, unter Vermeidung einer
Thorakotomie in den linken Vorhof eine Schrittmacherelektrode zu implantie-
ren. Dabei wird wenig links von der Medianlinie etwas über die Trachealbifurkation hinaus präpariert und so ein Zugang zum linken Vorhof geschaffen (CAR-
LENS, 1959).

2. Punktion

Für die Differentialdiagnose von Lymphknotenvergrößerungen am Hals ist die
Feinnadelpunktion mit einer Franzén-Nadel mit 0,6 mm Durchmesser eine kom-
plikationslose Methode. Die Materialgewinnung macht in der Regel keine
Schwierigkeiten, da die Lymphknoten gut tastbar sind und relativ oberflächlich
liegen. Lokalanaesthesie ist nicht erforderlich. Wird diese vom Patienten gewünscht, genügt eine subcutane Quaddel mit einem Lokalanaestheticum. Keinesfalls darf zuviel injiziert werden, da sonst die Orientierung erschwert wird.

Für die Punktion empfiehlt es sich, den Lymphknoten zwischen zwei Fingern
zu fixieren. Die Nadel wird eingestochen, unter starker Aspiration vorgeschoben
und wieder entfernt. Das gewonnene Material wird auf einem Objektträger
ausgestrichen, getrocknet und gefärbt. Den Vorteil der diagnostischen Feinnadelpunktion sehen wir in dem geringen Aufwand. Dieses Verfahren hat aber auch
Nachteile: es können keine Aussagen über ein infiltratives Wachstum gemacht
werden (HERMANEK et al., 1974). Zudem erfordert die Beurteilung von cytologischen Präparaten besonders große Erfahrung. Celluläre Atypien oder vermehrte
Mitosen täuschen maligne Veränderungen vor. Eine diagnostische Aussagekraft
hat bei der Feinnadelpunktion nur der sicher positive Befund. Beim geringsten
Zweifel an der Diagnose oder bei negativen Ergebnissen sollte daher eine diagnostische Excision des Lymphknotens angeschlossen werden.

Feinnadelpunktionen gehören heute vor allem zur Standarddiagnostik bei Schilddrüsenerkrankungen, insbesondere zur Differentialdiagnose der im Szintigramm kalten Knoten.

3. Diagnostische Excision

Für die Entfernung eines vergrößerten Lymphknotens am Hals wird der Schnitt tunlichst so angelegt, daß auch ein größerer Eingriff bis zur radikalen Halsdissektion durchgeführt werden kann, wenn das Ergebnis der histologischen Schnellschnittuntersuchung dies nahelegt. Aus dem gleichen Grunde ziehen wir die Allgemeinnarkose der Lokalanaesthesie vor. Der Lymphknoten wird möglichst vollständig exstirpiert. Keilförmige Biopsien sollten vermieden werden (GUERRIER u. DEJAN, 1972). Sie sind nur erlaubt, wenn man in gleicher Sitzung definitiv operieren kann (HENDRIK, 1967), wenn man mit einer ausgedehnten Metastasierung rechnen muß, oder wenn ein großes Konglomerat von Lymphknoten vorliegt.

Wegen der Komplikationsmöglichkeiten ist eine Halslymphknotenexstirpation keine Anfängeroperation (EUFINGER, 1972). Es ist falsch, den Schnitt zu klein anzulegen. Die Übersicht wird dadurch erschwert und die Gefahr von Gefäß- und Nervenverletzungen vergrößert. Am meisten gefährdet ist der N. accessorius, vor allem bei Eingriffen im seitlichen Halsdreieck (WOODHALL, 1957; PAUL, 1970). Am Hinterrand des M. sternocleidomastoideus, etwas oberhalb der Mitte, tritt dieser Nerv in das laterale Halsdreieck ein und zieht auf dem M. levator scapulae schräg nach unten zum M. trapezius, den er innerviert. Eng benachbart befindet sich eine Kette von Lymphknoten, die von den Anatomen teilweise zu den oberflächlichen (ROUVIÈRE, 1932), teilweise zu den tiefen (FISCH, 1966) Halslymphknoten gerechnet werden. Bei Eingriffen an diesen Lymphknoten ist die Gefahr einer Schädigung des N. accessorius am größten. Der Nerv kann aber auch in der obersten Etage des Trigonum caroticum lädiert werden, bevor er den M. sternocleidomastoideus kreuzt, bzw. in diesen Muskel eintritt.

Die Durchtrennung des XI. Hirnnerven muß nicht obligat eine komplette Lähmung des M. trapezius verursachen, da Fasern aus dem III. und IV. Segment des Plexus cervicalis ebenfalls an der motorischen Innervation des M. trapezius beteiligt sind.

Die sofortige histologische Untersuchung des entfernten Lymphknotens im Gefrierschnitt sollte man immer anstreben. Es empfiehlt sich außerdem, einen Teil für die bakteriologische Untersuchung steril aufzubewahren (HERMANEK u. BÜNTE, 1972). Eine vorausgegangene Lymphographie muß dem Pathologen mitgeteilt werden, da sonst fälschlicherweise eine granulomatöse spezifische Entzündung diagnostiziert wird.

4. Präscalene Biopsie nach Daniels

Die in dem vor dem M. scalenus anterior in Fett- und Bindegewebe eingeschlossenen Lymphknoten liegen auf der linken Seite in der Nähe des D. thoracicus, der hinter der A. carotis communis aus dem Thorax aufsteigt und in einem

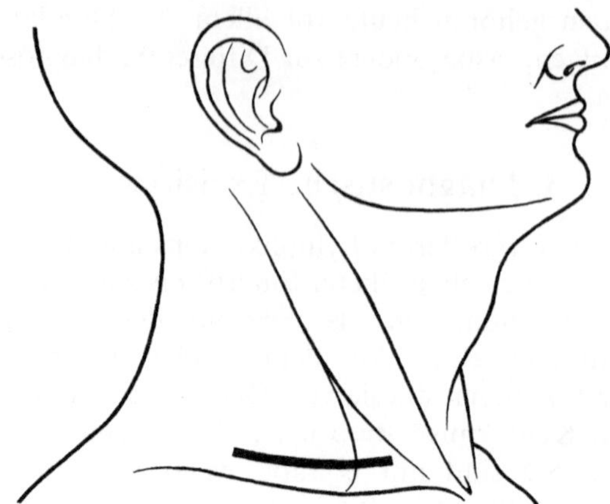

Abb. 44. Incision für die präscalene Lymphknotenbiopsie nach Daniels

nach oben konvexen Bogen in den Venenwinkel zwischen V. jugularis interna und V. subclavia einmündet. Bevor die Lymphe sich in das Venensystem ergießt, durchfließt sie in einem hohen Prozentsatz die präscalenen Lymphknotengruppen. Intraabdominelle Tumoren können sich daher durch eine Metastasierung in diese Lymphknoten manifestieren (Becker, 1964; Klingenberg, 1964; Ashbaugh, 1969).

Dem D. thoracicus entspricht auf der rechten Seite der Truncus brachiomediastinalis (D. lymphaticus dexter), der die Lymphe aus der rechten Lunge sowie aus den mittleren und unteren Etagen der linken Lunge sammelt. Bei Verdacht auf ein Malignom des Bauchraumes, vor allem also beim Magencarcinom, aber auch bei Tumoren des weiblichen Genitale, wird man eine Metastasierung mehr auf der linken Seite zu erwarten haben, während Lymphknotenmetastasen rechts auf ein Bronchialcarcinom hinweisen. Eine doppelseitige Freilegung der präscalenen Lymphknoten ist nur selten angezeigt (Baudrexl, 1963; Holman, 1963).

Die Technik der Scalenus-Biopsie wurde von Daniels 1949 angegeben. In Allgemeinnarkose, häufiger jedoch in Lokalanaesthesie (Yee et al., 1969) wird ein etwa 4–7 cm langer Querschnitt 1 cm über dem Schlüsselbein angelegt, wobei die Incision den claviculären Ansatz des M. sternocleidomastoideus noch etwa 2 cm kreuzt (Abb. 44). Nach Durchtrennung von Haut und Platysma wird der laterale Rand des M. sternocleidomastoideus freigelegt und knapp oberhalb des Schlüsselbeins eingekerbt. Die V. jugularis externa wird durchtrennt, die V. jugularis interna nach medial abgeschoben (Abb. 45). Wenn der im oberen Wundbereich kreuzende untere Anteil des M. omohyoideus stört, kann er durchtrennt werden. In der Regel genügt es, ihn mit einem Haken nach oben wegzuhalten. Man löst jetzt das die Lymphknoten enthaltende lockere Fett- und Bindegewebe vorsichtig von ihrer Unterlage, dem M. scalenus anterior, ab. Auf den vor diesem Muskel verlaufenden N. phrenicus muß geachtet werden. Das Operationsgebiet kreuzende Arterien aus dem Truncus thyreocervicalis werden, falls erforderlich, ligiert und durchtrennt (Abb. 46). Der präscalene Fett- und Bindegewebspfropf enthält durchschnittlich 5 Lymphknoten (Herberhold, 1968). Die

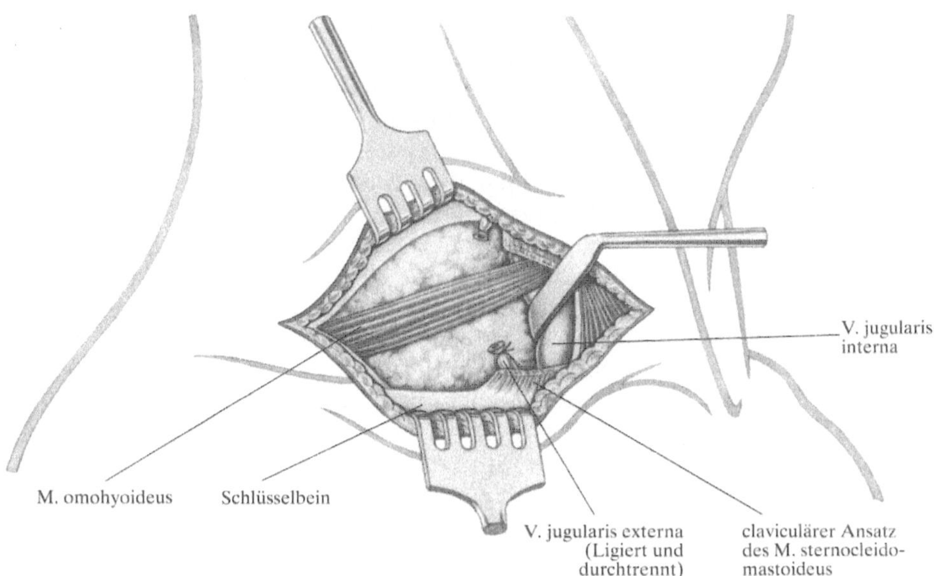

Abb. 45. Anatomie nach Durchtrennung von Haut, Platysma und Halsfascie. Auch die V. jugularis externa ist ligiert und durchtrennt

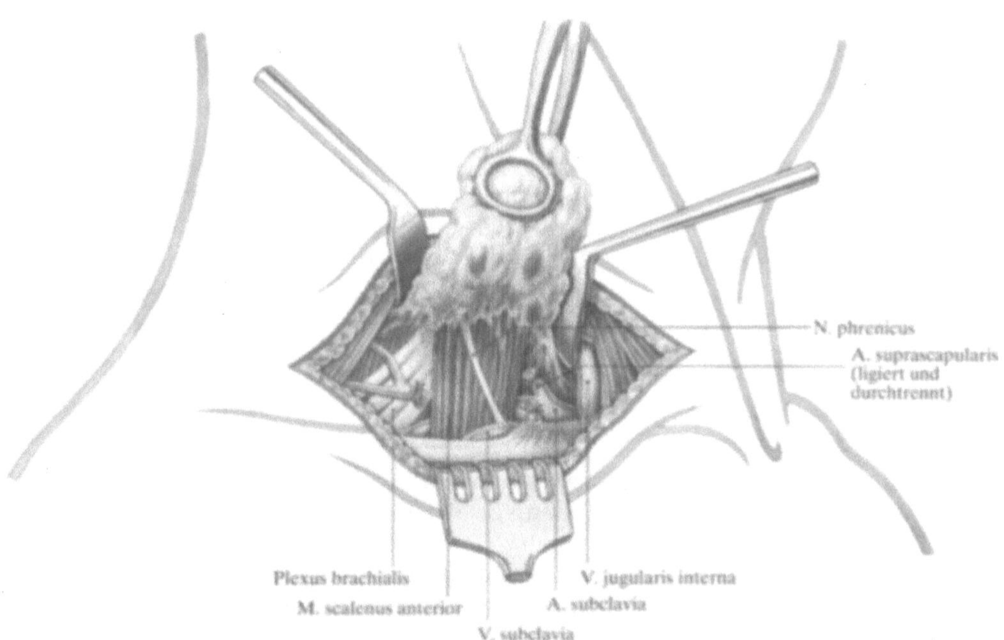

Abb. 46. Entwicklung des präscalenen Fettkörpers, einschließlich der darin enthaltenen Lymphknoten. Cave: N. phrenicus und D. lymphaticus dexter, bzw. auf der linken Seite D. thoracicus!

dem D. thoracicus bzw. dem D. lymphaticus dexter unmittelbar benachbarten Lymphknoten fallen manchmal durch ihre anthrakotische Färbung auf (YEE et al., 1969). Nach Naht des M. sternocleidomastoideus wird die Wunde durch Adaptation von Platysma und Haut verschlossen. Es empfiehlt sich, für 24 Std. eine Redondrainage einzulegen.

HARKEN et al. (1954) haben den Eingriff zur *lateralen Mediastinoskopie* erweitert, indem sie hinter dem M. scalenus anterior in die hintere Scalenuslücke eindrangen und ein Laryngoskop in das laterale Mediastinum vorschoben.

Zwischenfälle bei der Danielsschen Biopsie sind selten. SKINNER (1963) hat zwar eine Letalität von 2,7% mitgeteilt, liegt damit jedoch wesentlich höher als in anderen Mitteilungen der Literatur. Möglich sind Verletzungen der V. jugularis interna und V. subclavia sowie des D. thoracicus (WERTHEIMER u. HUGHES, 1971). Eine Läsion des D. thoracicus muß durch Ligatur versorgt werden, um eine Chylusfistel zu vermeiden.

Die diagnostische Ausbeute der Danielsschen Biopsie ist besonders groß, wenn die Lymphknoten bereits vor der Operation zu tasten waren. In diesem Fall dürfen 70–90% positive Resultate erwartet werden (SKINNER, 1963; COOKE u. GLOTZER, 1964; MILLER u. TAYLOR, 1965; HERBERHOLD, 1968). Entziehen sich die Lymphknoten der Palpation, kann man nur in etwa 20–35% mit einem positiven Ergebnis rechnen. Die Aussagekraft der präscalenen Biopsie scheint nach den Angaben der Literatur am größten bei Tuberkulose, Lymphogranulomatose und anderen Lymphomen, sowie bei Morbus Boeck zu sein (SCHRÖDER, 1963; HAENSELT, 1964), weniger gut bei der Silikose (FORSCHBACH, 1962).

Lymphknotenmetastasen beim Magen-, Oesophagus- und Pankreascarcinom, aber auch bei malignen Tumoren der Mamma und der Ovarien beweisen die Inoperabilität (GONDOS u. REINGOLD, 1965). Beim Bronchialcarcinom sind die präscalenen Lymphknoten nur in 15 oder wenig mehr Prozent befallen (LAL u. POOLE, 1963; RICHTER, 1965; FERRERO u. MUSSO, 1966). MILLER und TAYLOR (1965) geben allerdings über 50% positive Ergebnisse der Danielsschen Biopsie an. NIEMANN et al. (1966) sprechen ihr jeglichen diagnostischen Wert ab, wobei jedoch die Technik sicher eine wesentliche Rolle spielt (MALONEY et al., 1964). Zur Beurteilung der Operabilität beim Bronchialcarcinom ziehen wir die Mediastinoskopie vor, da die diagnostische Aussagekraft größer ist (NICKOL, 1966; NACHBUR, 1966; SCARSTEIN et al., 1970; TEGNER et al., 1968; FREISE, 1967; LEGLER, 1965). Nur selten ist die Kombination von Daniels-Biopsie und Mediastinoskopie angezeigt (THÜMMLER, 1968).

5. Lymphographie

Im Jahre 1952 wurden von CINMONTH (zit. bei FISCH, 1966), einem englischen Chirurgen, durch subcutane Injektion von Patentblau zum erstenmal Lymphgefäße sichtbar gemacht. Damit waren die Voraussetzungen für die Lymphographie mit Punktion der Lymphgefäße und nachfolgender Injektion von Kontrastmittel geschaffen. Die zunächst verwendeten wasserlöslichen wurden bald durch ölige Kontrastmittel abgelöst.

YANNOULIS und SFOUNGARIS veröffentlichten im Jahre 1963 die ersten lymphographischen Bilder am Hals. Im gleichen Jahre berichteten auch JACKSON

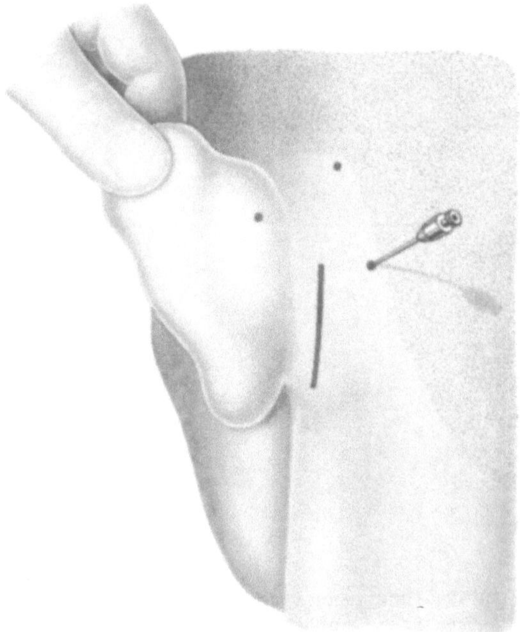

Abb. 47. Schnittführung für die Lymphographie am Hals hinter dem Ohr. Die Punkte markieren die Injektionsstellen für die Patent-Blau-Violett-Lösung

et al. sowie FISCH und DEL BUONO über erste Ergebnisse. FISCH (1964, 1967a, 1967b) hat die Technik so erweitert, daß alle tiefen Halslymphknoten dargestellt werden können. Unter Umständen kann man mit dieser Methode Lymphknotenmetastasen feststellen, bevor klinische Symptome auftreten. FISCH beobachtete auch eine vollständige Blockade der Halslymphknoten ohne histologisch nachweisbare Metastasen. Als Ursache fand sich in solchen Fällen eine ausgedehnte reaktive Hyperplasie der blockierten Lymphknoten. Bei einigen Patienten konnten trotz histologisch bewiesener cervicaler Metastasen diese mit der Lymphographie nicht sichtbar gemacht werden. Diese unsicheren Ergebnisse und die schwierige Technik haben bisher eine breitere Anwendung dieser Methode verhindert. CHOUARD et al. (1969) führen vor jeder Lymphknotenausräumung am Hals eine Lymphographie durch, da dann intraoperativ kontrolliert werden könne, ob das lymphatische Gewebe vollständig entfernt wurde.

Für die cervicale Lymphographie wird das Kontrastmittel in die Lymphgefäße hinter dem Ohr (FISCH, 1966) oder in die Zunge (LÜNING et al., 1970) injiziert. Auch über die Fußlymphographie können offenbar retrograd Halslymphknoten sichtbar gemacht werden (MESEG, 1970).

Die im folgenden dargestellte Technik der cervicalen Lymphographie stützt sich vorwiegend auf die Angaben von FISCH, die auch von PADOVAN (1967) und HERBERHOLD (1971) übernommen wurden. Da die Lymphgefäße hinter dem Ohr trotz Anfärbung mit blauem Farbstoff an der Grenze der Sichtbarkeit liegen, muß unbedingt ein Operationsmikroskop verwendet werden.

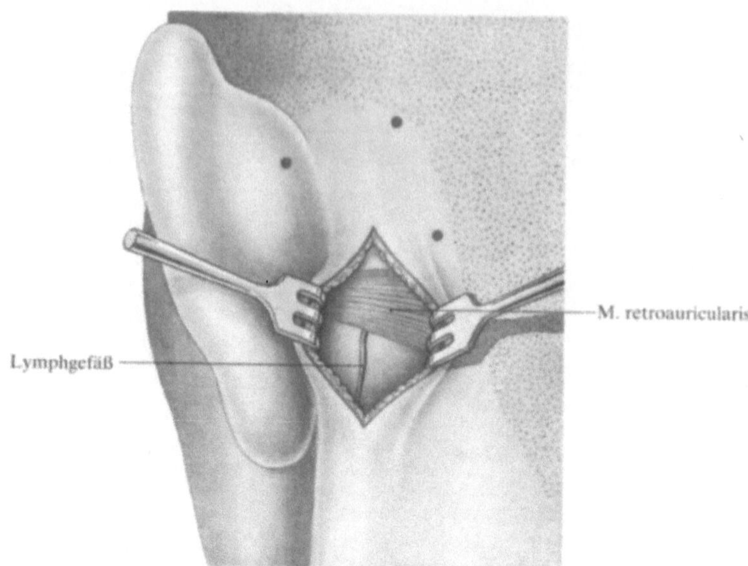

Abb. 48. Nach Durchtrennung der Haut sucht man sich den M. retroauricularis auf, an dessen unterem Rand die tiefen Lymphgefäße präpariert werden können

Der Eingriff läßt sich in Lokalanaesthesie ausführen. Die Gegend hinter dem Ohr wird bevorzugt, da Narben an dieser Stelle kaum sichtbar sind und da die Injektion des Kontrastmittels in die tiefen retroauriculären Lymphbahnen eine zuverlässige Füllung der cervicalen Lymphknoten erlaubt.

Eine 11%ige Patent-Blau-Violett-Lösung wird mit einer Tuberculinspritze subcutan in die Hinterfläche der Ohrmuschel, sowie an die obere und hintere retroauriculäre Haargrenze injiziert (Abb. 47). Nach etwa 5 min wird 1 cm vom Ohransatz entfernt ein Längsschnitt von der Mitte der Ohrmuschel bis zum Mastoid angelegt. Da die subcutanen Lymphbahnen für die Kanülierung nicht geeignet sind, sucht man den M. retroauricularis auf, der das Operationsgebiet in querer Richtung kreuzt. Unterhalb seines caudalen Randes treten die tiefen Lymphgefäße hervor. Nach Durchtrennung der Fascie wird ein Lymphgefäß mit einer dünnen Nadel punktiert und die Punktionsstelle mit einem feinen Haken erweitert, bis ein Ausfließen blaugefärbter Lymphe beobachtet werden kann. Für die Kanülierung benützt man eine sehr feine Nadel oder einen dünnen Polyäthylenkatheter. Nach FISCH (1966) ist es am günstigsten, wenn man den Kunststoffschlauch erwärmt und eine feine Spitze auszieht. Durch die dadurch entstandene konische Form des Katheters kommt es zu einem dichten Abschluß. Eine zusätzliche Fixation mit einer feinen Ligatur sei nicht notwendig.

Die Injektion des Kontrastmittels erfolgt mit einer Injektionspumpe (z.B. Injektomat nach RÜTTIMANN u. DEL BUONO, 1962). Die mittlere Injektionsgeschwindigkeit soll 0,03–0,04 ml pro Minute nicht überschreiten. Insgesamt werden 2–4 ml des Kontrastmittels benötigt. Unmittelbar nachdem die Wunde wieder verschlossen worden ist, werden die ersten Röntgenaufnahmen angefer-

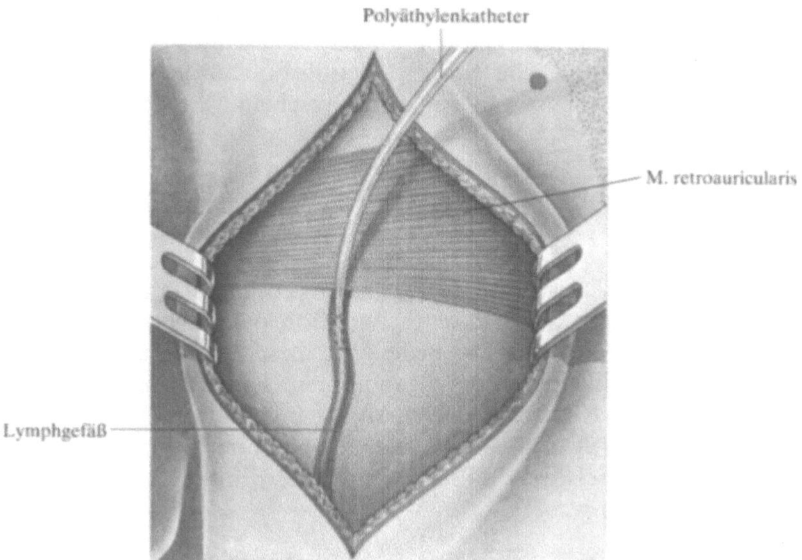

Abb. 49. Einführen eines dünnen Polyäthylenkatheters in ein Lymphgefäß unter Verwendung eines Operationsmikroskopes

tigt. Komplikationen sind bei der cervicalen Lymphographie seltener als bei der Lymphographie der Extremitäten, wahrscheinlich, weil weniger Kontrastmittel injiziert wird.

6. Lymphszintigraphie

Die szintigraphische Darstellung des Lymphsystems beruht darauf, daß subcutan injiziertes, radioaktiv markiertes Goldkolloid in den Lymphwegen aktiv abtransportiert wird. Das Kolloid wird supratonsillär, supraglottisch oder paratonsillär injiziert (Literatur bei FERNHOLZ, 1967). ZUM WINKEL (1972) bevorzugt die Injektion in das Subcutangewebe hinter dem Mastoid, FERNHOLZ (1967) injiziert überwiegend an den Zungenrand der hinteren Zungenhälfte. Nach wenigen Stunden hat das Kolloid die Lymphgefäße, nach 24 Std die Lymphknoten erreicht (SCHWAB, 1965; SIEGL u. WASCHER, 1967). Die erste Szintigraphie wird etwa 24 Std nach Injektion des Radiogolds aufgezeichnet.

Diese Methode erlaubt nicht die Differenzierung einzelner Lymphknoten. Es lassen sich immer nur Lymphknotengruppen darstellen. Das Auflösungsvermögen der Halslymphknotenszintigraphie ist daher nicht besonders groß. Sie gibt allenfalls gewisse Hinweise auf Metastasen. SCHWAB et al. (1965) untersuchten Patienten nach einer Halsdissektion. Sie fanden, daß das markierte Goldkolloid zunächst am Injektionsort bleibt. Nach 12–15 Monaten stellt sich jedoch wieder ein Lymphgefäßsystem dar. Außerdem läßt sich ein kontralateraler Lymphabfluß nachweisen. Ähnliche Beobachtungen konnten auch lymphographisch erhoben werden (SIEGL u. FISCH, 1965; FISCH, 1966).

Nach ZITA (1967) erlaubt die Szintigraphie eine Differenzierung zwischen entzündlichen und malignen Veränderungen. Insgesamt erscheinen die Ergebnisse jedoch noch recht unsicher und zweideutig, so daß die Lymphszintigraphie als Routineverfahren ebensowenig geeignet erscheint wie die Lymphographie.

7. Angiographie der Halsarterien

Die röntgenologische Darstellung der A. carotis communis und ihrer Äste sowie der A. vertebralis, kann durch direkte Punktion oder über den Aortenbogen, bzw. die A. subclavia erfolgen. Die Bedeutung dieser angiographischen Untersuchungen hat in den letzten Jahren zugenommen, seitdem man Verschlüsse und Abgangsstenosen der Halsarterien vermehrt gefäßchirurgisch angeht. Patienten mit einem Subclavian-Steal-Syndrom oder Kranken mit rezidivierenden Gehirnischämien kann vielfach durch Entfernung oder Umgehung des Hindernisses entscheidend geholfen werden.

a) Carotisangiographie

Die Pulsationen der A. carotis communis lassen sich am Vorderrand des M. sternocleidomastoideus gut tasten. In Lokalanaesthesie wird das Gefäß bei rekliniertem und auf die Gegenseite gedrehtem Kopf mit einer kurz angeschliffenen Kanüle punktiert (s. auch Beitrag SCHLOSSER, S. 191) und das Kontrastmittel injiziert. Um die Gehirndurchblutung nicht zu beeinträchtigen, darf man nicht mehr als 10 ml geben. Der Nachteil der direkten Punktion liegt darin, daß die A. carotis nur auf einer Seite beurteilt werden kann. Die Kontrastfüllung über die Aorta erlaubt dagegen die Darstellung beider Seiten. Für diese Untersuchung wird die A. femoralis unterhalb der Leiste punktiert und der Angiographiekatheter bis in die Aorta ascendens vorgeschoben. Bei Injektion des Kontrastmittels werden alle supraaortalen Äste sichtbar. Es ist jedoch auch die selektive Darstellung der einzelnen Arterien möglich.

b) Vertebralisangiographie

Die Punktion der A. vertebralis in Höhe des VI. und des VII. Halswirbelquerfortsatzes ist technisch schwierig. Einfacher gelingt die Darstellung über die A. subclavia. Dazu wird die A. brachialis punktiert, der Katheter in die Schlüsselbeinarterie vorgeschoben und das Kontrastmittel injiziert, wenn die Katheterspitze unmittelbar am Abgang der A. vertebralis liegt.

Der Verlauf der Gefäße und die pathologischen Veränderungen lassen sich besonders gut beurteilen, wenn man die Subtraktionstechnik anwendet. Vor allem bei den Chemodektomen der Carotisgabel hat sich dieses Verfahren bewährt.

8. Selektive Blutentnahme aus den Halsvenen

Wenn man von der Leiste aus über eine Punktion der V. femoralis einen Seldinger-Katheter einführt und ihn via untere Hohlvene – rechter Vorhof – obere Hohlvene – V. anonyma in die rechte bzw. linke V. jugularis interna vorschiebt, kann man aus verschiedenen Etagen Blut entnehmen. Diese Technik wird in den letzten Jahren zur Diagnostik des Hyperparathyreoidismus zunehmend angewandt. Es ist die einzige Methode, einigermaßen sicher zwischen links- und rechtsseitigen Adenomen der Epithelkörperchen zu differenzieren, wenn man in dem entnommenen Venenblut das Parathormon bestimmt. Nicht selten gelingt es auch zu unterscheiden, ob das untere oder das obere Epithelkörperchen betroffen ist. Vor Aspiration des Blutes überzeugt man sich durch Injektion von Kontrastmittel, ob der Katheter richtig, im Idealfall in der V. thyreoidea inferior, liegt.

F. Die Operation des musculären Schiefhalses (Caput obstipum, torticollis, wry-neck)

I. Vorbemerkungen

Die Therapie des musculären Schiefhalses gehört zu den ältesten Operationen überhaupt. Bereits im Mittelalter priesen auf den Jahrmärkten, ebenso wie die Steinschneider, »Halsschneider« ihre Dienste an. Sie bedienten sich dabei der subcutanen Durchtrennung des unteren Ansatzes des M. sternocleidomastoideus.

Es gibt verschiedene Formen des Schiefhalses. Man unterscheidet den *angeborenen* und den *erworbenen Schiefhals*. Letzterer kann durch eine Lähmung des Muskels, durch neoplastische Infiltrationen oder durch eine hysterische Fehlhaltung bedingt sein (FIRPO, 1969). Bei Traumen durch direkte Gewalteinwirkung ist eine Schädigung des Muskels mit sekundärer narbiger Umwandlung denkbar. Entzündliche Erkrankungen im Retropharyngealraum bewirken gelegentlich eine Schonhaltung des Kopfes wie beim typischen Schiefhals, ohne daß der Muskel selbst erkrankt ist.

Zu den *angeborenen Schiefhalsformen* zählt man den *musculären Schiefhals*, den *ossären Schiefhals* infolge kongenitaler Mißbildungen der Halswirbelsäule, und den *neurogen bedingten, spastischen Schiefhals*.

Bei den verschiedenen Typen des erworbenen Schiefhalses sind chirurgische Eingriffe nicht oder nur sehr selten indiziert. Dagegen kann der angeborene spastische Schiefhals mit einer Durchtrennung der entsprechenden motorischen Nerven günstig beeinflußt werden. Beim angeborenen musculären Schiefhals besteht die Indikation zur Operation immer dann, wenn eine konservative Therapie (KASTENDIECK, 1952) nicht zum Ziele führte (DETHLOFF u. RACK, 1966).

Der musculäre Schiefhals ist bei weitem der häufigste. Er kommt fast immer einseitig vor. Eine Manifestation auf beiden Seiten wurde nur gelegentlich beschrieben (DAHMEN, 1967; PERJES, 1971). Als Ursache des Torticollis sehen IDELBERGER (1959) sowie GELEY und HARTL (1971) eine recessive Vererbung an, was allerdings von NAGURA (1960) bestritten wird. VÖLCKER (1902) glaubt an eine intrauterine Belastungsdeformität infolge Fruchtwassermangels: durch Druck der gleichseitigen Schulter auf die A. sternocleidomastoidea wird eine ischämische Nekrose der Muskulatur mit anschließender bindegewebiger Umwandlung ausgelöst, ähnlich wie bei einer Volkmannschen ischämischen Kontraktur.

Vieles spricht für eine traumatische Genese, wobei es entweder zu einem intramusculären Hämatom oder zu einer Venenschädigung mit anschließender Thrombose kommt. Beides verursacht einen entzündlichen Tumor mit anschließender fibröser Organisation und sekundärer Schrumpfung. Vielleicht wird der Kopfnicker bereits intrauterin geschädigt. Wahrscheinlicher ist jedoch ein Geburtstrauma. Dafür spricht vor allem die Tatsache, daß Kinder mit einem musculären Schiefhals zu über 50% aus einer unphysiologischen Lage, vorwiegend aus einer Beckenendlage, entbunden worden sind (ARMSTRONG et al., 1965; LEUSCHNER, 1967). HAIKE und WESSELS (1968) nehmen allerdings an, daß die Steißlage nicht Ursache, sondern bereits Folge des Schiefhalses sei.

Die konservative Behandlung führt nur in leichten Fällen zum Ziele und ist bei Säuglingen im ersten Trimenon sinnvoll (HECKER et al., 1970). Da bei den kleinen Patienten eine aktive Übungstherapie nicht durchgeführt werden kann, beschränken sich die konservativen Maßnahmen auf regelmäßige passive Dehnung des erkrankten Muskels mit Hebung des Kopfes und Drehung nach der gesunden Seite.

Nur selten läßt sich bereits bei der Geburt ein manifester Schiefhals feststellen. In der Regel entwickelt sich später, etwa 2–4 Wochen nach der Geburt, im unteren Drittel des M. sternocleidomastoideus eine schmerzhafte Schwellung, die allmählich an Größe zunimmt und unter Verkürzung des Muskels bis Ende des ersten Lebensjahres zur charakteristischen Fehlhaltung des Kopfes führt. Regressionen zwischen dem 5. und 8. Monat sind beschrieben worden (ARMSTRONG et al., 1965). Sie sind jedoch sicher nicht die Regel und auf eine spontane Rückbildung darf man keinesfalls hoffen. Man läuft sonst Gefahr, den günstigsten Zeitpunkt für die Operation zu verpassen.

Der unphysiologische Muskelzug mit Neigung des Kopfes auf die erkrankte Seite und Verdrehung des Kinns auf die Gegenseite kann zu sekundären Wachstumsschädigungen des Kopfskelettes mit Verkrümmung der Schädelbasis, Asymmetrie des Gesichts und einer Skoliose der Halswirbelsäule führen. Der operative Eingriff sollte daher zu einem Zeitpunkt erfolgen, wo diese Veränderungen noch nicht sehr ausgeprägt sind und mit dem weiteren Wachstum eine Rückbildung erwartet werden darf. Dies bedeutet, daß die Operation am zweckmäßigsten zwischen dem 6. und 12. Lebensmonat vorgenommen wird. Nach den Erfahrungen von GELEY und HARTL (1971) sind die Ergebnisse um so besser, je früher operiert wird. Die Frühoperation in den ersten Lebenswochen (SPITZY, zit. bei BÖSCH, 1972) halten wir für falsch, da zu diesem Zeitpunkt durch Lagerung und passive Übungen der Schiefhals rückbildungsfähig ist. Allerdings sollte man den Eingriff auch nicht über das erste Lebensjahr (KARTHAUS, 1971) hinauszögern. STAHELI (1971) hält den Zeitpunkt der Operation für irrelevant. Schädelasymmetrien könnten auch durch die Frühoperation nicht verhindert werden.

Vor der chirurgischen Intervention müssen angeborene Skelettveränderungen durch Röntgenaufnahmen des Halses in verschiedenen Ebenen ausgeschlossen werden (Klippel-Feil-Syndrom). Kombinationen des musculären Schiefhalses mit anderen angeborenen Störungen kommen gelegentlich vor (ARMSTRONG et al., 1965).

II. Die subcutane Tenotomie

Diese Methode wurde von STROMEYER (1938) systematisch erarbeitet. Der Eingriff kann in Lokalanaesthesie oder in Allgemeinnarkose erfolgen. Bei rekliniertem und auf die Gegenseite gedrehtem Kopf wird das Tenotom etwa 1 cm oberhalb der Clavicula eingestochen und hinter den unteren Ansatz des Kopfnickers geschoben. Nachdem man die Schneide des Skalpells nach vorne gedreht hat, werden die fibrös veränderten Muskelfasern vorsichtig durchtrennt. Es empfiehlt sich dabei, mit dem Zeigefinger und Daumen der anderen Hand die Haut am deutlich vorspringenden Rand des fibrös veränderten Muskels medial und lateral möglichst weit hinter die Rückfläche des Kopfnickers zu invaginieren. Man erreicht damit eine bessere Fixation des Muskels für die Durchtrennung und eine, wenn auch unvollständige, Protektion der Halsgefäße.

Das Verfahren besticht durch die einfache Technik. Es besteht jedoch die Gefahr, das Gefäß-Nerven-Bündel, insbesondere die V. jugularis interna, zu verletzen. Zudem kann man nie sicher sein, daß man wirklich alle fibrös veränderten Muskelfasern einschließlich der umgebenden Fascie durchtrennt hat. Man muß daher relativ häufig mit Rezidiven rechnen. M. LANGE (1962) empfiehlt die subcutane untere Tenotomie als Ergänzung zur offenen oberen Tenotomie.

III. Die offene untere Tenotomie

Wegen der erwähnten Nachteile der geschlossenen Muskeldurchtrennung sollte man die offene Durchschneidung des unteren Ansatzes des M. sternocleidomastoideus vorziehen. Diese Methode wurde von VOLKMANN (1885) angegeben. Sie wird am häufigsten zur operativen Behandlung des musculären Schiefhalses verwendet.

Wir bevorzugen Vollnarkose. Der Kopf ist leicht überstreckt und zur gesunden Seite gedreht. Etwa 1–2 cm oberhalb des medialen Claviculadrittels wird ein etwa 5 cm langer Querschnitt angelegt. Er sollte nicht zu klein gewählt werden, da bei fehlender Übersicht die Gefahr einer inkompletten Operation oder einer Verletzung der großen Venen besteht. Der mediale Rand des sternalen und der laterale Rand des claviculären Ansatzes des M. sternocleidomastoideus werden dargestellt. Nach Incision der Halsfascie am vorderen und hinteren Muskelrand wird das umgebende Binde- und Fettgewebe vom Hinterrand des Muskels vorsichtig abgeschoben und der Muskel, am besten über einer Kocherrinne, durchtrennt. Erst wenn alle Fasern durchgeschnitten sind, retrahiert sich der unter Spannung stehende Muskel.

Da das umgebende Bindegewebe, vor allem die benachbarten Anteile der Halsfascie, häufig in den Schrumpfungsprozeß mit einbezogen sind, müssen die bindegewebigen Stränge durchtrennt werden.

Da Rezidive auch nach der offenen Tenotomie auftreten können, sollte man zusätzlich die krankhaft veränderten Muskelanteile entfernen (BROWN et al., 1950; ARMSTRONG et al., 1965; BÄTZNER u. BECK, 1969). Man muß dabei

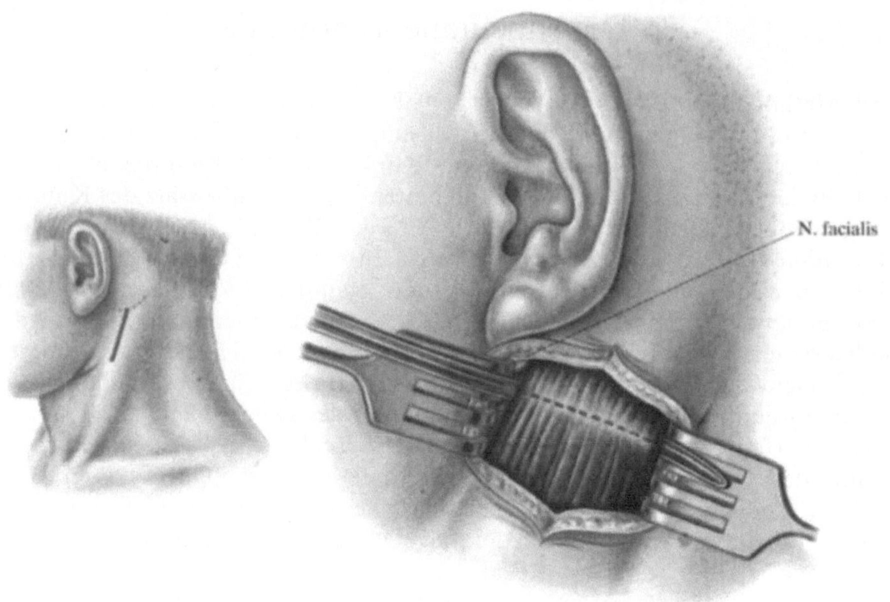

Abb. 50. Obere Tenotomie des Kopfnickers. Zur Freilegung eignet sich auch ein Querschnitt unmittelbar unter dem Warzenfortsatz. (Aus: GULEKE, 1953)

selten mehr als das untere Drittel des Kopfnickers wegnehmen, so daß man nicht mit dem N. accessorius in Konflikt kommt, der etwa in Höhe des Zungenbeines den hinteren Rand des M. sternocleidomastoideus kreuzt und nach hinten zum M. trapezius zieht. Wenn man streng an der Hinterseite des Kopfnickers präpariert, vermeidet man eine Verletzung der V. jugularis interna.

In aller Regel führt die Operation zu einem guten Ergebnis. Es ist nicht notwendig, am sternalen Ansatz des Muskels Fasern stehen zu lassen, wie es LEUSCHNER (1967) aus kosmetischen Gründen empfiehlt. Die Excision des gesamten Muskels (MIKULICZ, 1895) ist verlassen worden.

IV. Die offene obere Tenotomie

Für die Durchtrennung des Kopfnickers am oberen Ansatz unterhalb des Warzenfortsatzes haben sich vor allem F. LANGE (1922) und HOHMANN (1904) eingesetzt. Die Lagerung entspricht der bei der unteren Tenotomie. Der etwa 3 cm lange Schnitt beginnt unmittelbar unter dem Warzenfortsatz und verläuft parallel zum Faserverlauf des Kopfnickers nach unten (Abb. 50). Eine kosmetisch ansprechendere Narbe erreicht man mit einem Querschnitt unmittelbar unterhalb des Proc. mastoideus von der Vorder- zur Hinterseite des Muskels.

Nach Durchtrennung von Haut und Platysma werden die Wundränder auseinandergehalten und die Halsfascie gespalten. Die Muskulatur wird unmittelbar unterhalb des Warzenfortsatzes quer durchtrennt, nachdem man mit einer Ko-

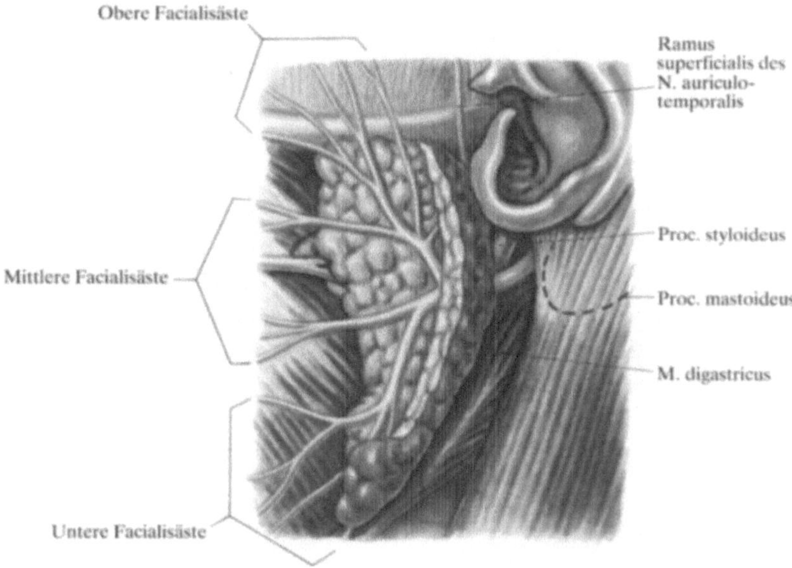

Abb. 51. Verlauf des N. facialis und seine Aufzweigung in der Ohrspeicheldrüse. (Aus: GULEKE, 1953)

cherrille oder einem Elevatorium den Muskel umfahren hat (Abb. 50). Hauptgefahr der oberen offenen Tenotomie ist die Verletzung des N. facialis. HOHMANN hat 1940 über 3 Facialislähmungen berichtet. Dieser Nerv verläuft in der Rinne zwischen der Innenfläche des Warzenfortsatzes und dem Proc. styloideus, zieht nach vorne zur Glandula parotis und teilt sich innerhalb der Drüse auf (Abb. 51). Wenn man sich unmittelbar am Knochen hält und den Muskel nicht in einem Zug, sondern Strang für Strang durchschneidet, vermeidet man am ehesten eine Verletzung. Der N. accessorius ist bei dieser Operation kaum gefährdet, da er den Kopfnicker erst weiter unten kreuzt.

V. Die kombinierte obere und untere Tenotomie

Da mit den bisher genannten Schiefhalsoperationen nicht immer ein günstiges Ergebnis erreicht wird, verbindet M. LANGE (1962) die obere offene Tenotomie mit einer unteren subcutanen Tenotomie. Eine Kombination von oberer und unterer offener Tenotomie verwenden BÄSE (1963), LEUSCHNER (1967) und MATZEN (1959). HAIKE und WESSELS (1968) bezeichnen diesen Eingriff als biterminale Tenotomie.

VI. Die plastische Verlängerung des Kopfnickers

Die bekannteste Methode zur plastischen Verlängerung des M. sternocleidomastoideus beim musculären Schiefhals ist das von FOEDERL (1903) angegebene

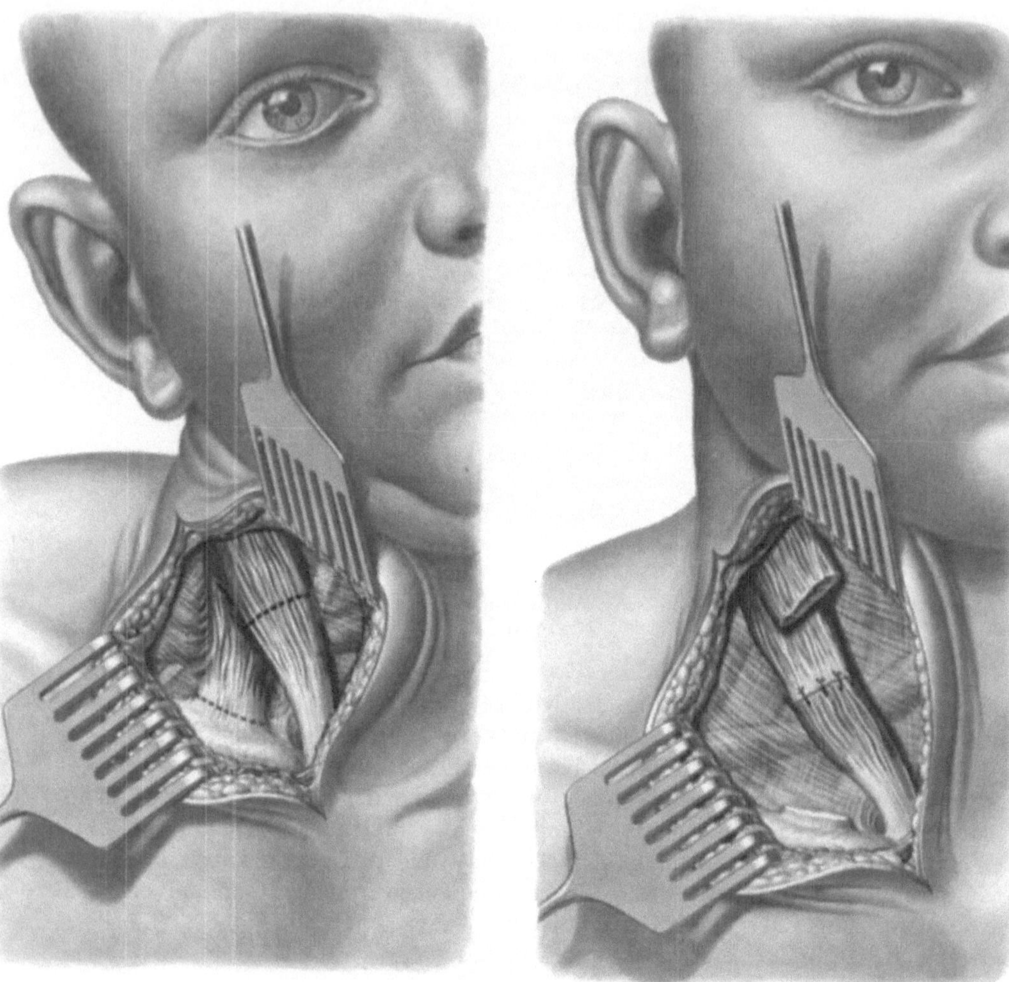

Abb. 52. Plastische Verlängerung des M. sternocleidomastoideus beim musculären Schiefhals. (Nach FOEDERL, 1903.) Der claviculäre Ansatz wird unmittelbar am Knochen, der sternale etwa 5 cm höher durchtrennt (gestrichelte Linien). (Aus: GULEKE, 1953)

Abb. 53. Zustand nach beendeter Verlängerungsplastik. (Aus: GULEKE, 1953)

Verfahren. Da für diese Operation größere Anteile des Kopfnickers freigelegt werden müssen, wird der Schnitt nicht quer über der Clavicula angelegt, sondern vom Jugulum sterni leicht schräg nach lateral oben geführt, so daß der Hinterrand des M. sternocleidomastoideus gekreuzt wird (Abb. 52). Die Durchtrennung des claviculären Ansatzes des M. sternocleidomastoideus erfolgt unmittelbar am Schlüsselbein. Der sternale Muskelansatz wird isoliert und etwa 5 cm oberhalb des Jugulum sterni ebenfalls durchschnitten. Wenn man jetzt den oberen Muskelstumpf des claviculären Anteiles mit dem unteren des sternalen Anteiles durch Nähte vereinigt, resultiert eine Verlängerung des Kopfnickers

(Abb. 53). Ihr Ausmaß richtet sich nach dem Abstand zwischen dem Jugulum sterni und der Durchtrennungsebene des sternalen Ansatzes. Auch bei den plastischen Operationen am Kopfnicker muß das umliegende narbig veränderte Bindegewebe reseziert oder durchtrennt werden, um Rezidive zu verhüten.

SPRINGER (1939) verwendete zur plastischen Verlängerung und für die Überbrückung des Defektes nach Excision der krankhaften Muskelanteile Autotransplantate aus der Fascia lata. BIESIN und ALDERE (1970) haben diese Methode modifiziert und benutzen Sehnenhomotransplantate.

VII. Die Nachbehandlung nach der Schiefhalsoperation

Es besteht in der Literatur weitgehend darüber Einigkeit, daß die chirurgische Therapie des musculären Schiefhalses durch eine über Wochen sich hinziehende Nachbehandlung ergänzt werden muß. Nur wenige Autoren halten sie für überflüssig (BROWN et al., 1950). Vor allem bei älteren Kindern ist die Fehlhaltung des Kopfes so fixiert, daß auch nach Durchtrennung des verkürzten Kopfnickers trotz freier Beweglichkeit unwillkürlich die frühere Kopfhaltung eingenommen wird. Der Schädel muß daher postoperativ in einer überkorrigierten Stellung fixiert werden, d.h. er muß leicht rekliniert und gedreht sein. Bei Säuglingen bis etwa zum 6. Lebensmonat genügt eine Schanzsche Krawatte. Die erwünschte Kopfstellung wird durch eine stärkere Polsterung auf der kranken Seite erreicht. Bei älteren Säuglingen und Kleinkindern bevorzugen wir einen Gipsverband, den wir am Tag nach der Operation anlegen und ebenso wie den Schanzschen Watteverband 4–6 Wochen belassen. Anschließende krankengymnastische Übungen sind nur bei älteren Kindern sinnvoll, die bereits aktiv mitarbeiten können.

G. Eingriffe beim Syndrom der 1. Rippe

(Scalenus-Syndrom, costoclaviculäres Kompressions-Syndrom, »thoracic outlet syndrome«, Naffziger-Syndrom, Hyperabduktions-Syndrom, Subclavia-Kompressions-Syndrom)

I. Allgemeines

In der Gegend der Fossa supra- und infraclavicularis liegen die Gefäße und Nerven für den Arm auf relativ engem Raum beieinander. Aus den Nervenwurzeln der V.–VIII. Cervicalsegmente sowie der beiden oberen thorakalen Segmente wird der Plexus brachialis gebildet, der hinter dem M. scalenus anterior zur Axilla zieht. Die A. subclavia bildet über der 1. Rippe einen nach oben konvexen Bogen und verläuft ebenfalls innerhalb der hinteren Scalenuslücke. Die V. subclavia liegt unmittelbar vor dem M. scalenus anterior, knapp oberhalb seines Ansatzes an der 1. Rippe und senkt sich nach Vereinigung mit der V. jugularis interna in die obere Thoraxapertur.

Auch wenn anatomische Variationen fehlen, kann es wegen der guten Beweglichkeit des Schultergürtels zu einer mechanischen Kompression dieser Nerven und Gefäße kommen. Bei starker Abduktion des Armes nähert sich das Schlüsselbein der 1. Rippe, engt dadurch den supraclaviculären Raum ein und preßt das Gefäß-Nerven-Bündel gegen die knöcherne Unterlage. Die Möglichkeit einer mechanischen Behinderung des Blutstromes ist größer, wenn bei grazilem Körperbau die 1. Rippe relativ hoch steht und Arterie wie Vene in einem spitzeren Winkel über diese Rippe verlaufen. Dementsprechend sind Beschwerden bei schlanken Typen mit hohem Thorax häufiger.

Viele Autoren (OCHSNER et al., 1935; HENSCHEN u. HEUSSER, 1937) haben auf die Bedeutung des M. scalenus anterior hingewiesen. Durch einen Spasmus des Muskels oder auch nur durch einen besonders kräftigen Muskel wird die 1. Rippe hochgezogen und Gefäße wie Nerven angespannt. Nach NELSON und DAVIS (1969) sind bei muskelstarken Männern Beschwerden im Sinne eines Scalenus-Syndroms häufiger.

Wenn eine Beeinträchtigung des Gefäß-Nerven-Bündels durch eine Anomalie des cervicothorakalen Überganges verursacht wird, spricht man von einem Halsrippen-Syndrom. Halsrippen kommen bei 0,6–2% der Bevölkerung vor (SAR-

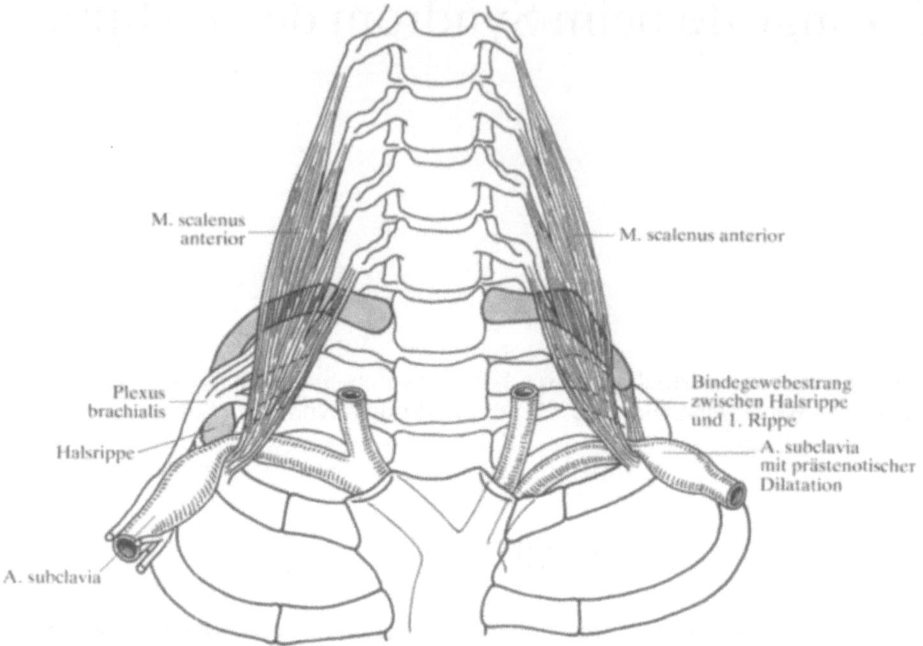

Abb. 54. Anatomische Beziehungen zwischen Halsrippe, M. scalenus anterior, Plexus brachialis und A. subclavia. An der A. subclavia ist die poststenotische Erweiterung angedeutet. Rechts besteht eine gelenkige Verbindung zwischen Halsrippe und 1. Rippe. Links ist die Halsrippe mit einem Ligament mit der 1. Rippe verbunden

GENT, 1913; DAVIS u. KING, 1938; HÖLZL et al., 1971). Am häufigsten gehören sie zum 7. Halswirbel. Nicht alle Halsrippen machen Beschwerden. Nur bei etwa 10% der Menschen mit dieser Anomalie muß man mit einer mechanischen Behinderung rechnen. Halsrippen können mit der 1. Rippe in gelenkiger Verbindung stehen, oder man findet ein Band zwischen dem Ende der Halsrippe und der 1. thorakalen Rippe.

In vielen Fällen ist letztlich nicht zu entscheiden, auf welche Ursachen die Beschwerden eines Patienten zurückgeführt werden müssen, ob sie also durch einen hypertrophierten oder fibrosierten M. scalenus anterior, durch eine Halsrippe, durch eine hochstehende 1. thorakale Rippe oder aus anderen Gründen ausgelöst werden. Es ist daher nicht verwunderlich, daß eine große Zahl von Synonyma für diese Krankheit angegeben worden ist. ROEDER et al. (1973) haben 16 verschiedene Syndrome zusammengestellt. Da allen pathologischen Zuständen eine mechanische Kompression des Plexus brachialis bzw. der A. oder V. subclavia gemein ist, haben PEET et al. (1956) die umfassende Bezeichnung »thoracic outlet syndrome« vorgeschlagen. ROB und STANDEREN (1958) fügten entsprechend der Pathogenese noch die Bezeichnung »compression« hinzu (thoracic outlet compression syndrome). Die Krankheit ist seit langem bekannt. Schon HARVEY (1827) hat sie erwähnt (zit. bei ROEDER et al., 1973). Die erste erfolgreiche Entfernung einer Halsrippe erfolgte im Jahre 1861 durch COOLE.

II. Symptome und diagnostische Maßnahmen

Je nachdem, ob Nerven oder Gefäße beeinträchtigt sind, muß mit neurologischen Ausfallserscheinungen, arteriellen Durchblutungsstörungen oder einer Behinderung des venösen Rückflusses gerechnet werden.

Neurologische Störungen sind am häufigsten. Sie äußern sich in Parästhesien, Kraftlosigkeit, Gefühllosigkeit und Taubheitsgefühl, aber auch in Muskelatrophien. Da die unteren, unmittelbar der 1. Rippe aufliegenden Fasern des Plexus brachialis den N. ulnaris bilden, ist das Ausbreitungsgebiet dieses Nerven bevorzugt betroffen. Nicht selten treten die Beschwerden bei bestimmten Armhaltungen oder Schlafstellungen (Arm unter den Kopf gelegt) auf (HURLBUT et al., 1972).

Bei einer *Kompression der A. subclavia* klagen die Patienten über Kältegefühl, leichte Ermüdbarkeit des Armes oder Gefühllosigkeit. Aber auch die Bildung lokaler Thrombosen sowie Embolien in den Unterarm bis zur Ischämie des Armes sind beschrieben worden (ROSS, 1959; DICK, 1970; HEYMAN u. WELAND, 1970). Bei ausgeprägter Symptomatik fehlt regelmäßig der Radialispuls. Peripher der Einengung der A. subclavia läßt sich nicht selten eine poststenotische Erweiterung der Arterie nachweisen. Auskultatorisch kann man dann, wie bei einem Aneurysma, ein schwirrendes Geräusch hören und objektiv messen (DUNANT et al., 1974).

Venöse Rückflußstörungen verursachen eine Blaufärbung und Schwellung des Armes mit konsekutiver Thrombophlebitis. Manche Autoren rechnen das Paget-von-Schroetter-Syndrom (URSCHEL et al., 1968) sowie die Raynaudsche Krankheit (NELSON u. DAVIS, 1969) zum costoclaviculären Kompressions-Syndrom. Kombinierte vasculär-neurologische Störungen kommen nicht selten vor. Differentialdiagnostisch müssen Discushernien der Halswirbelsäule, Angina pectoris-Anfälle, ein HWS-Syndrom oder auch lokale Störungen wie Bursitis und Carpaltunnel-Syndrom abgegrenzt werden.

Eine dem »thoracic outlet syndrome« ähnliche Symptomatik kann auch durch eine Tumorinfiltration des Kopfnickers oder durch schlecht verheilte Frakturen des Schlüsselbeins, der 1. Rippe oder sehr selten auch einer Halsrippe verursacht werden. Gelegentlich treten gleichartige Beschwerden nach einem Schleudertrauma der Halswirbelsäule auf.

Die *Diagnose* ist einfach, wenn man in der Supraclaviculargrube einen Knochenvorsprung tastet, der entweder einer Halsrippe oder einer hochstehenden 1. Rippe entspricht. Eine Differenzierung ist in der Regel durch entsprechende Röntgenaufnahmen ohne Schwierigkeiten möglich. Je länger Halsrippen sind, um so wahrscheinlicher werden die Beschwerden durch diese Anomalie ausgelöst. Nur selten erreicht eine Halsrippe jedoch das Brustbein unmittelbar oberhalb des Ansatzes der 1. Rippe.

Bevor ein Patient einer Operation zugeführt wird, sollte zweifelsfrei nachgewiesen sein, daß die geklagten Beschwerden wirklich auf ein Kompressions-Syndrom zurückgeführt werden müssen. Dazu gehört vor allem eine fachärztliche *neurologische Untersuchung* zum Nachweis sensibler oder motorischer Ausfälle.

Zur Feststellung von Durchblutungsstörungen eignet sich ein einfacher *Test,* den ADSON 1947 beschrieben hat. Man tastet den Radialispuls am hängenden, etwas nach vorne erhobenen Arm. Anschließend wird der Patient aufgefordert, den Kopf stark auf die erkrankte Seite zu drehen und zu reklinieren. Der jetzt angespannte M. scalenus anterior drückt auf die A. subclavia und der Radialispuls wird schwächer oder er verschwindet ganz. Von SANDERS et al. (1968) wurde der Test modifiziert: der gestreckte Arm wird um 90° gehoben und nach außen rotiert, der Kopf zur Gegenseite gedreht.

Am sichersten lassen sich Durchblutungsstörungen angiographisch klären. *Die Arteriographie* wird bei abduziertem und außenrotiertem Arm nach der Seldinger-Technik durchgeführt (LORD, 1971; HURLBUT et al., 1972).

Nach NELSON und DAVIS (1969) sind folgende Symptome hinweisend für eine Einengung der A. subclavia:

1. Eine sichtbare Kompression der Arterie.
2. Die poststenotische Dilatation und
3. ein ausgeprägter Kollateralkreislauf.

Venöse Durchblutungsstörungen (z.B. thrombotischer Verschluß der V. subclavia) werden mit einer *Venographie* objektiviert (DUNANT et al., 1975). Nützlich ist die simultane Messung des zentralen und peripheren Venendruckes im erkrankten Arm. Eine Druckdifferenz weist auf ein Abflußhindernis hin.

Vor einer Operation sollte bei Patienten mit einem »thoracic outlet syndrome« die *konservative Therapie* versucht werden. Sie führt in über 50% zum Erfolg. Nach URSCHEL (1968, 1972) ist die chirurgische Therapie indiziert, wenn die neurologischen Symptome keine Rückbildungstendenz aufweisen und wenn arterielle Durchblutungsstörungen bestehen, insbesondere dann, wenn eine poststenotische Erweiterung der A. subclavia vorliegt. Auch Patienten mit intermittierenden venösen Thrombosen sollten operiert werden. Als *chirurgische Maßnahmen* kommen die Durchtrennung des M. scalenus anterior und die Resektion der Halsrippe oder der 1. Rippe, auch die Entfernung beider Rippen, in Betracht. Diese Eingriffe werden heute stets in Allgemeinnarkose vorgenommen.

III. Die Durchtrennung des Musculus scalenus anterior

Die Scalenotomie wurde von ADSON und COFFEY 1927 eingeführt. Auch OCHSNER et al. (1935), NAFFZIGER (1938) und andere Autoren haben diesen Eingriff befürwortet. CLAGETT (1962) sah jedoch 60% Rezidive nach alleiniger Scalenotomie. Auch HURLBUT et al. (1972) lehnen sie ab. BRANNON (1963) hält sie vor allem dann für ungenügend, wenn eine Halsrippe nachgewiesen worden ist.

Die Durchtrennung des M. scalenus anterior erfolgt nahe seinem Ansatz an der 1. Rippe. Der Zugang entspricht etwa dem der präscalenen Biopsie (Abb. 46). Bei rekliniertem und leicht zur Gegenseite gedrehtem Kopf wird 1 cm oberhalb des Schlüsselbeines ein zur Clavicula paralleler Schnitt angelegt, der über dem seitlichen Rand des M. sternocleidomastoideus beginnt und etwa 6–8 cm nach lateral reicht. Nach Durchtrennung von Haut und Platysma wird zunächst der claviculäre Ansatz des Kopfnickers isoliert und nach medial verzogen oder eingekerbt. Unmittelbar lateral dieses Muskels dringt man in die Tiefe vor und präpariert das vor dem M. scalenus anterior liegende Fett- und Bindegewebe ab. Ein oder zwei das Operationsgebiet kreuzende Arterien (A. transversa colli, A. subscapularis) müssen ligiert und durchtrennt werden. Bei der Isolierung des M. scalenus anterior muß man den seiner Vorderfläche unmittelbar anliegenden N. phrenicus schonen. Bevor man den Muskel, am besten über einer Rinnensonde, durchschneidet, müssen die durch die hintere Scalenuslücke verlaufenden A. subclavia und Plexus brachialis vorsichtig abgeschoben werden. Finden sich entzündliche Schwielen innerhalb des M. scalenus anterior, empfiehlt es sich, diese Muskelpartien zu resezieren. Mit nachlassender Spannung sinkt die 1. Rippe sichtbar abwärts und der Druck auf Plexus und Gefäße schwindet. Etwa vorhandene Muskelvarianten oder zusätzliche fibröse Bänder werden, wenn notwendig, ebenfalls durchschnitten. Gelegentlich ist die zusätzliche Transsektion des M. scalenus medius erforderlich.

IV. Die Entfernung einer Halsrippe oder der 1. Rippe

Da die alleinige Durchtrennung des M. scalenus anterior nach den Erfahrungen von CLAGETT (1962) und anderen mit über 50% Fehlergebnissen belastet ist, haben viele Autoren (ROOS, 1971 u.a.) die seit langem bekannte Methode der Resektion der 1. Rippe wieder aufgegriffen. Der Zugang für die Entfernung einer Halsrippe entspricht weitgehend dem Vorgehen bei der Exstirpation der 1. Rippe.

1. Der vordere Zugang

Der Patient wird wie bei einer Scalenotomie gelagert. Der Kopf ist also etwas rekliniert und nach der gesunden Seite gedreht. Der besseren Übersicht halber wird der etwa 1 cm oberhalb des Schlüsselbeinköpfchens beginnende Schnitt nicht wie bei der Scalenotomie parallel zum Schlüsselbein, sondern etwas bogenförmig nach oben gezogen. Die Incision muß groß genug gewählt werden, um einen guten Überblick zu erreichen. Nach Durchtrennung von Haut und Platysma wird die V. jugularis externa ligiert und durchtrennt. Den M. omohyoideus hält man mit einem Haken zur Seite oder man durchtrennt ihn. Nach Incision der Halsfascie wird das Fett- und Bindegewebe in der Supraclaviculargrube vorsichtig abpräpariert. Das Operationsfeld kreuzende Arterien und Venen werden unterbunden und durchschnitten. M. scalenus anterior, sowie Plexus brachialis und A. subclavia, die beide aus der hinteren Scalenuslücke in das Operationsgebiet eintreten, werden freipräpariert. Wenn eine Halsrippe besteht, finden sich häufig bindegewebige Züge zur A. subclavia, die unmittelbar an der Rippe abgetrennt werden müssen. Wenn man jetzt Arterie und den Plexus brachialis mit einem Haken vorsichtig zur Seite zieht, erreicht man die Halsbzw. die 1. Rippe (Abb. 55). Je nach der anatomischen Situation ist es manchmal günstiger, zwischen Plexus brachialis und A. subclavia, eventuell zwischen den Bündeln des Plexus brachialis, einzugehen. Die V. subclavia erscheint am unteren Wundrand.

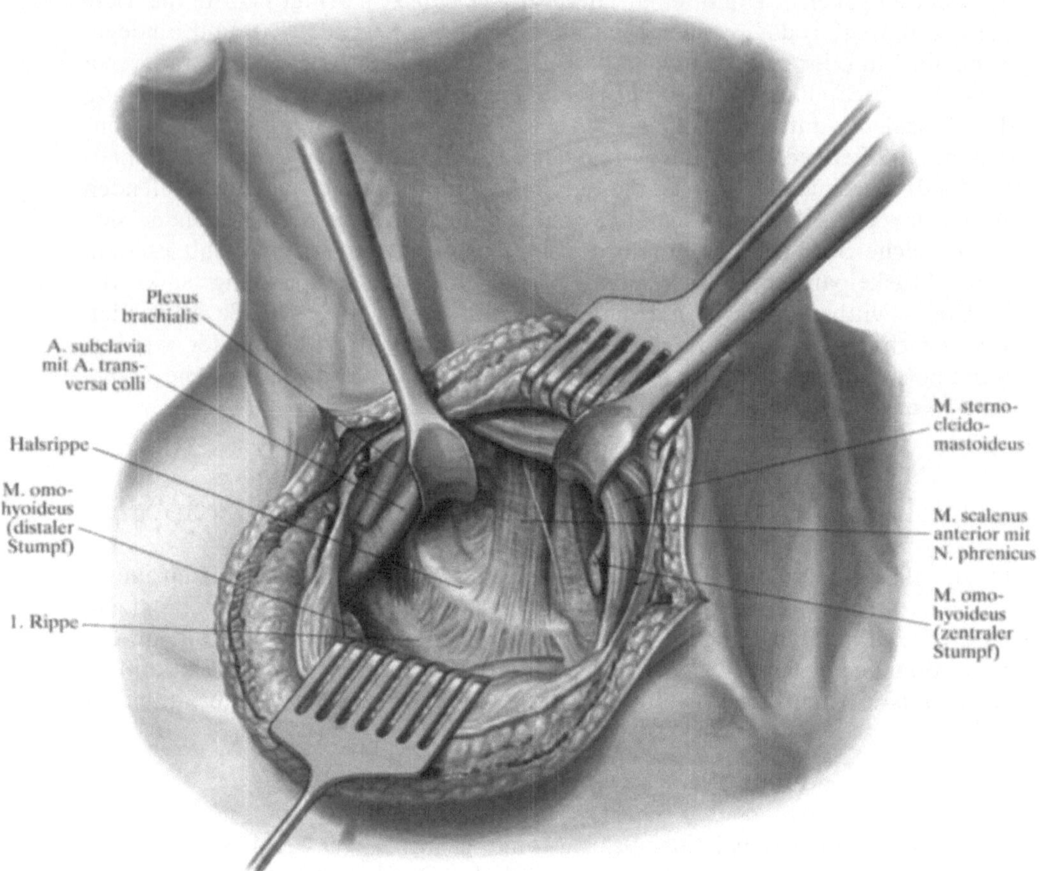

Abb. 55. Der supraclaviculäre Zugang zur Entfernung der Halsrippe. Der M. omohyoideus ist entfernt. A. subclavia und Plexus brachialis wurden vorsichtig isoliert und nach lateral abgehalten. (Aus: GULEKE, 1953)

Zunächst wird der M. scalenus anterior unter Schonung des N. phrenicus unmittelbar an seinem Ansatz durchtrennt, wobei die manchmal hochstehende Pleurakuppe zu beachten ist. Die Halsrippe muß jetzt sukzessive aus ihren fibrösen Verbindungen mit der Umgebung gelöst werden. Wenn eine gelenkartige Verbindung zur 1. Rippe besteht, wird sie mit der Luerschen Knochenzange entfernt. Wichtig ist, daß die Halsrippe möglichst weit nach hinten bis zum Querfortsatz verfolgt wird und daß kein Periost zurückbleibt, damit sich keine unerwünschten Regenerate bilden. An der Hinterfläche hat die Halsrippe unmittelbaren Kontakt mit der Pleura. Sie muß daher vor Entfernung der Rippe abgeschoben werden. Ist die Halsrippe bis zum Querfortsatz des 7. Halswirbels freigelegt, so kann sie jetzt schrittweise mit einer Luerschen Zange von vorne nach hinten abgetragen werden.

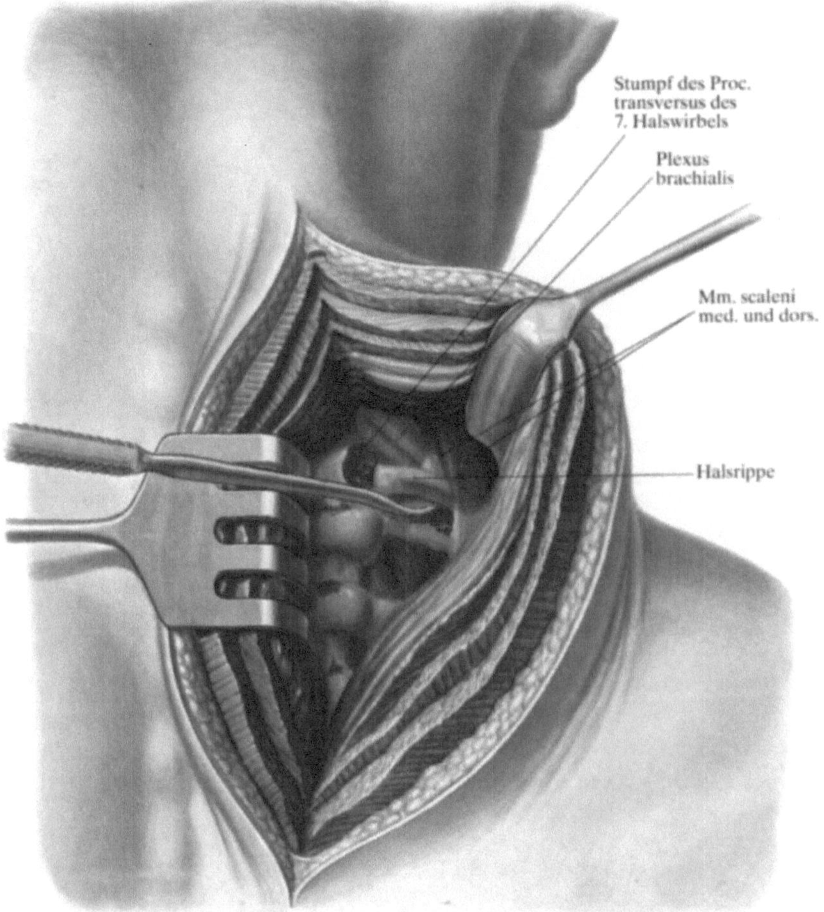

Abb. 56. Entfernung einer Halsrippe von hinten (nach STREISSLER, 1913). Die Nackenmuskulatur wurde vertikal durchtrennt und der Querfortsatz des 7. Halswirbels abgetrennt. (Aus: GULEKE, 1953)

Die Entfernung der 1. thorakalen Rippe entspricht der eben beschriebenen Technik. Außer dem M. scalenus anterior muß jedoch auch der M. scalenus medius durchtrennt werden. Während der Ablösung der Rippe vom Brustbein wird zur Schonung der V. subclavia dieses Gefäß mit einem stumpfen Haken nach medial abgezogen. Nach BRANNON (1963) kann der Zugang zu der 1. Rippe verbessert werden, wenn der Plexus brachialis in der Mitte vorsichtig geteilt und die einzelnen Portionen nach lateral bzw. nach medial verzogen werden.

Die infraclaviculäre Freilegung der 1. Rippe (NELSON u. JENSON, 1970) wird selten durchgeführt. Für diesen Eingriff erfolgt der Hautschnitt am unteren Rand des Schlüsselbeines. Der claviculäre Ansatz des M. pectoralis major wird durchtrennt, die 1. Rippe aus ihren Verbindungen gelöst und möglichst nahe dem 1. Halswirbel entfernt.

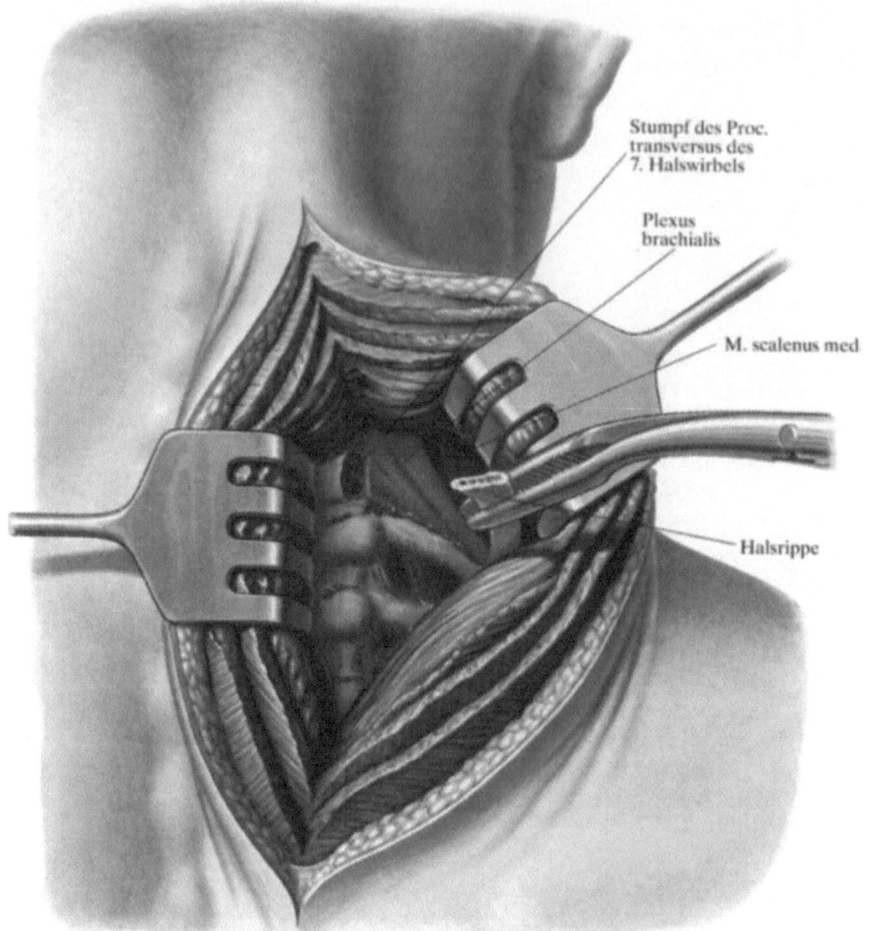

Abb. 57. Die Halsrippe wird mit einer Klemme nach hinten gezogen und aus ihren Verbindungen gelöst. Unmittelbar vor der Halsrippe liegen die Wurzeln des Plexus brachialis. (Aus: GULEKE, 1953)

2. Der hintere Zugang

Da die Exposition der 1. Rippe bzw. einer Halsrippe von vorne wegen der engen Nachbarschaft mit dem Plexus brachialis und der A. subclavia schwierig ist und gelegentlich Schädigungen der Gefäße und des Plexus vorkommen, bevorzugen viele Autoren den hinteren Zugang (CLAGETT, 1962; URSCHEL, 1968). HUBER (1973) sowie ROEDER et al. (1973) verwenden diesen Zugang vor allem bei Rezidivoperationen, da wegen der narbigen Veränderungen der Supraclaviculargegend Blutgefäße und Nerven besonders gefährdet seien. Nach STAYMAN (1973) bietet der hintere Zugang die beste Übersicht.

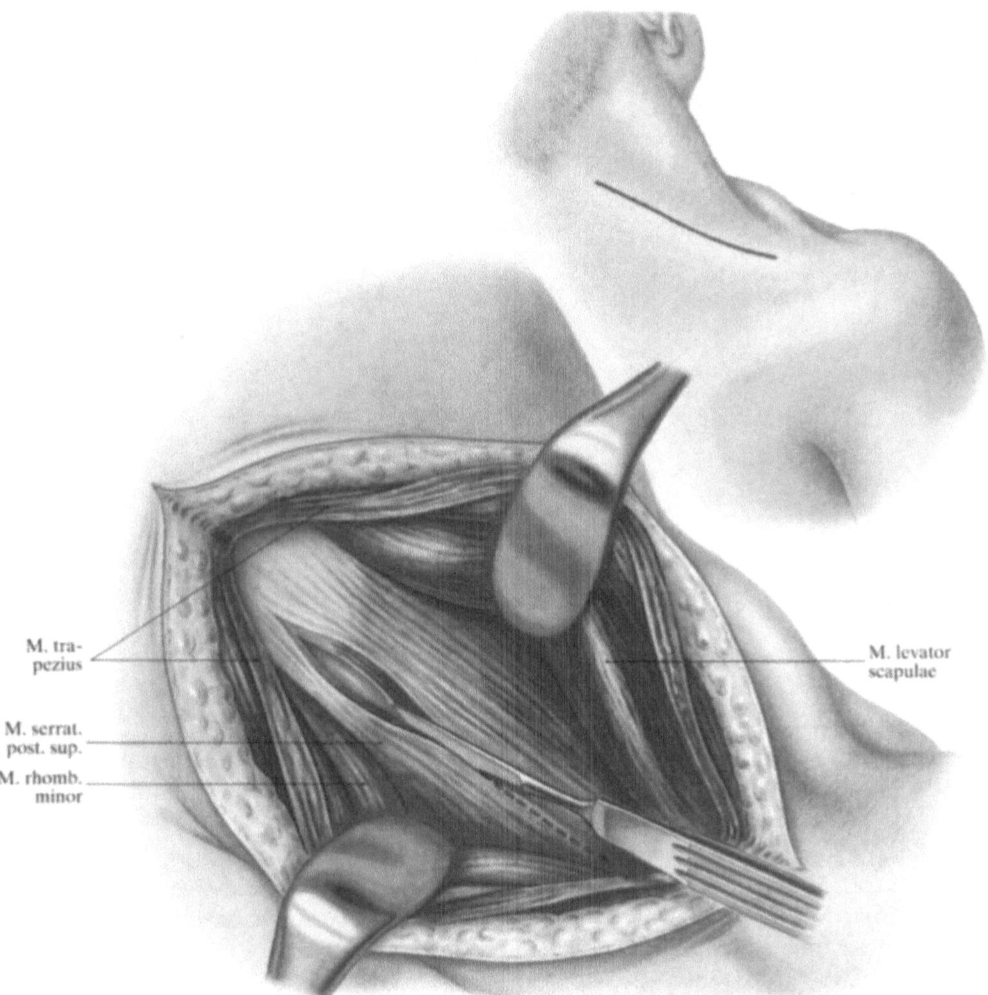

Abb. 58. Resektion der 1. Rippe und einer Halsrippe von hinten (nach BRUNNER, 1943). Der Hautschnitt erfolgt entlang der 1. Rippe, etwa 2 cm unterhalb des oberen Trapeziusrandes. Nach Längsspaltung des M. trapezius dringt man zwischen M. rhomboideus minor und M. levator scapulae in
die Tiefe vor. Der M. serratus posterior superior wird auf der 1. Rippe längs durchtrennt. (Aus:
GULEKE, 1953)

Halsrippe bzw. 1. Rippe werden entweder von einem Längsschnitt parallel
zur Wirbelsäule aus freigelegt (STREISSLER, 1913), oder von einem Schrägschnitt
über dem oberen Schulterblattrand, etwa dem Verlauf der 1. Rippe entsprechend
(BRUNNER, 1943).

Die Operation wird in Bauchlagerung des intubierten und narkotisierten
Patienten durchgeführt. Der Hautschnitt befindet sich 2 cm seitlich und parallel
zu den Dornfortsätzen der Wirbelsäule. Richtpunkt ist die Vertebra prominens.
Von hier aus soll der Schnitt etwa eine Handbreit nach oben und unten geführt

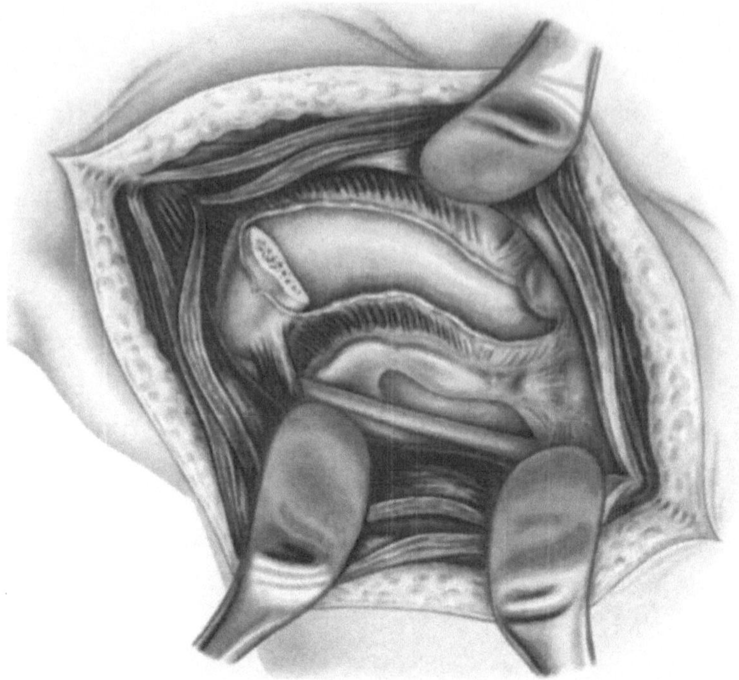

Abb. 59. Nach subperiostaler Teilresektion der 1. Rippe gelangt man auf die Halsrippe. Cave: Plexus brachialis, der über die Halsrippe hinwegzieht. (Aus: GULEKE, 1953)

werden. Die dicke Muskelschicht, bestehend aus den Mm. trapezius, rhomboideus, serratus posterior superior und splenius, wird sukzessive gespalten (Abb. 56). Man kann jetzt die Querfortsätze tasten. Die noch darüberliegenden Fasern der Mm. semispinalis capitis und cervicis werden stumpf in der Faserrichtung auseinandergedrängt. Die beiden untersten Hals- und die beiden oberen Brustwirbel werden in dieser Weise freigelegt. An die Halsrippe gelangt man, wenn man das Ende des Querfortsatzes des 7. Halswirbels abtrennt. Nach Lösen der gelenkigen Verbindung zwischen Querfortsatz und Halsrippe wird letztere mit einem gekrümmten Elevatorium umgangen und durchgemeißelt. Unmittelbar vor der Halsrippe liegt die Wurzel des Plexus brachialis, so daß man sehr vorsichtig vorgehen muß. Die Halsrippe wird jetzt mit einer Faßzange angeklemmt, und unter vorsichtigem Zug nach hinten werden Band- und Muskelverbindungen schrittweise durchtrennt (Abb. 57). Gelingt es bei sehr langer Rippe nicht, das fest verwachsene vordere Ende freizulegen und zu entfernen, kann der Zugang durch zusätzliche Resektion der 1. Rippe erweitert werden. Nach vollständiger Wegnahme der Halsrippe, bzw. der 1. thorakalen Rippe, wird die Wunde schichtweise wieder verschlossen.

Da bei dieser Methode ein Großteil der Schultermuskulatur quer durchtrennt werden muß, hat BRUNNER (1943) einen anderen hinteren Zugang angegeben. Der Patient befindet sich ebenfalls in Bauchlage. Der Kopf ist nach links flektiert.

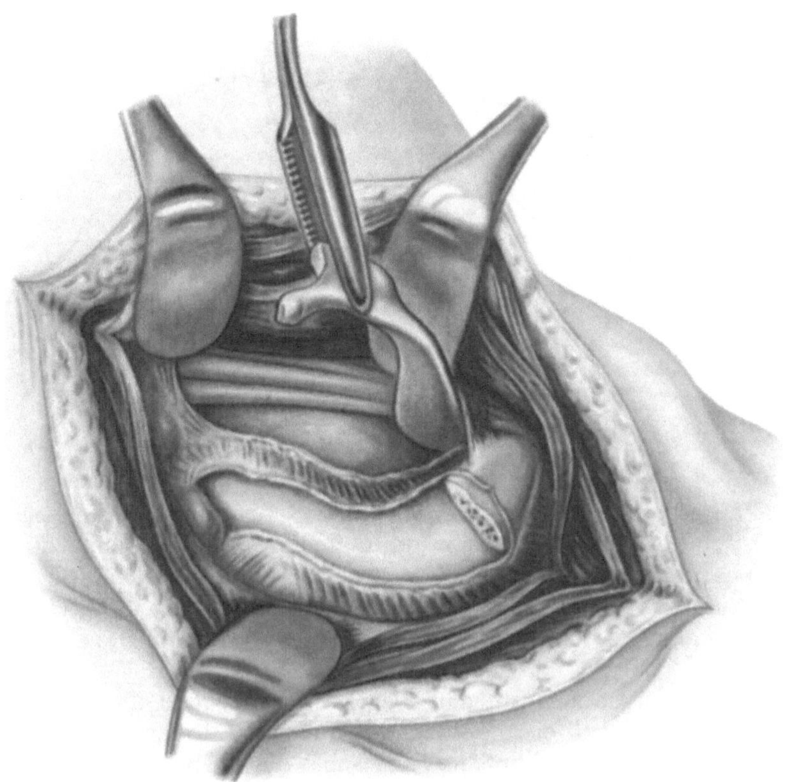

Abb. 60. Nach Abtrennung der Halsrippe vom Querfortsatz des 7. Halswirbels wird die Rippe außerhalb des Periosts isoliert und nach hinten verzogen, um auch die vorderen Anteile freilegen zu können. (Aus: GULEKE, 1953)

Ein etwa 10 cm langer Hautschnitt wird in Höhe der 1. Rippe 2 Querfinger unterhalb der oberen Begrenzung des M. trapezius in Faserrichtung dieses Muskels angelegt. Nach Längsspaltung der Muskelfasern geht man durch die Lücke zwischen M. rhomboideus minor und M. levator scapulae ein, durchtrennt den M. serratus posterior superior ebenfalls in Faserrichtung und gelangt jetzt auf die Rückfläche der 1. Rippe (Abb. 58). Sie wird subperiostal auf einer Länge von 3–4 cm reseziert (Abb. 59). Vor der 1. Rippe trifft man auf die Halsrippe. Sie wird nahe dem Querfortsatz des 7. Halswirbels durchtrennt, zusammen mit ihrem Periost nach hinten verzogen und aus den umgebenden bindegewebigen und musculären Verbindungen gelöst (Abb. 60). Nach Einlegen einer Saugdrainage werden die Muskelschichten adaptiert und die Haut verschlossen.

3. Der transaxilläre Zugang

Die transaxilläre Resektion der 1. Rippe wurde von ROOS (1966) angegeben. Wie bei dem hinteren Zugang läßt sich nach Resektion der 1. Rippe eine Halsrippe ohne Schwierigkeiten entfernen. Als Vorteile des transaxillären Vorgehens

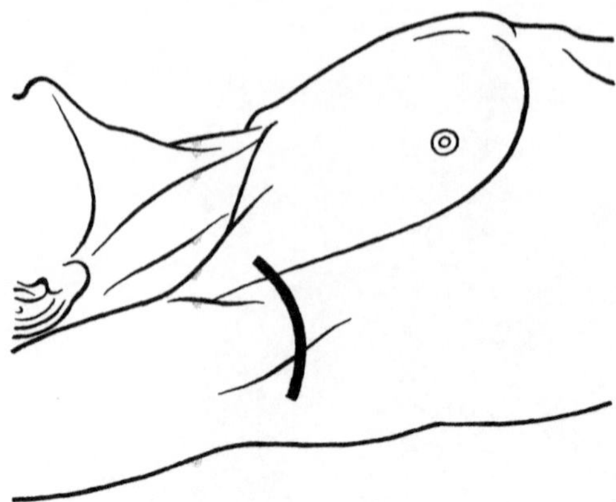

Abb. 61. Schnittführung für die transaxilläre Resektion der 1. Rippe

werden eine ausgezeichnete Exposition und kurze Operationsdauer angegeben.
Außerdem ist eine zusätzliche Excision des Ganglion stellatum möglich. Roos
selbst (1971) hatte bei 400 operierten Patienten in 90% der Fälle Erfolg. Auch
viele andere Autoren verwenden diese Methode (HURLBUT et al., 1972; URSCHEL,
1972; RAINER et al., 1968; SANDERS et al., 1968; DUNANT, 1975; DALE u. LEWIS,
1975).

Roos (1966) weist darauf hin, daß Plexus brachialis und die Gefäße nur
dann ausreichend dekomprimiert werden, wenn man die 1. Rippe nahezu vollständig entfernt. Nur Rippenköpfchen und -hals dürfen belassen werden. Er
sieht den Nachteil des supraclaviculären Zuganges darin, daß die 1. Rippe wesentlich schlechter dargestellt werden kann und daß daher ein zu langer Rippen-
stumpf übrigbleibt, der für die Persistenz der Beschwerden verantwortlich gemacht werden muß.

Der Eingriff wird in Seitenlagerung durchgeführt. Nach dem Vorschlag von
Roos soll jedoch der Thorax etwas zurücksinken, so daß der Rücken mit der
Unterlage einen Winkel von etwa 60° bildet. Der entsprechende Arm wird
in sterile Tücher eingehüllt, damit er während der Operation ohne Schwierigkeiten bewegt werden kann.

Bei abduziertem Arm wird im unteren Drittel der Axilla an der unteren
Grenze der Achselbehaarung ein querer, leicht bogenförmiger Schnitt angelegt
(Abb. 61). Man präpariert in die Tiefe, bis man auf den M. serratus anterior
trifft. Auf den vom II. Intercostalraum zum Arm ziehenden N. intercostobrachialis sollte geachtet werden, da seine Durchtrennung zu sensiblen Störungen
in der Axilla und an der Streckseite des Oberarmes führt. Das Operationsfeld
kreuzende Gefäße werden zwischen Ligaturen durchtrennt. Durch vorwiegend
stumpfe Präparation wird der Achselfett- und Bindegewebskörper nach lateral
abpräpariert, bis man den Rand der 1. Rippe erreicht. Die Subclaviagefäße
werden, soweit erforderlich, freigelegt. Die V. subclavia liegt vorne, unmittelbar
dahinter befindet sich der Ansatz des M. scalenus anterior. Am Hinterrand
dieses Muskels erscheinen die A. subclavia und der Plexus brachialis. Der M. scalenus anterior wird sorgfältig freipräpariert und unmittelbar an seinem Ansatz

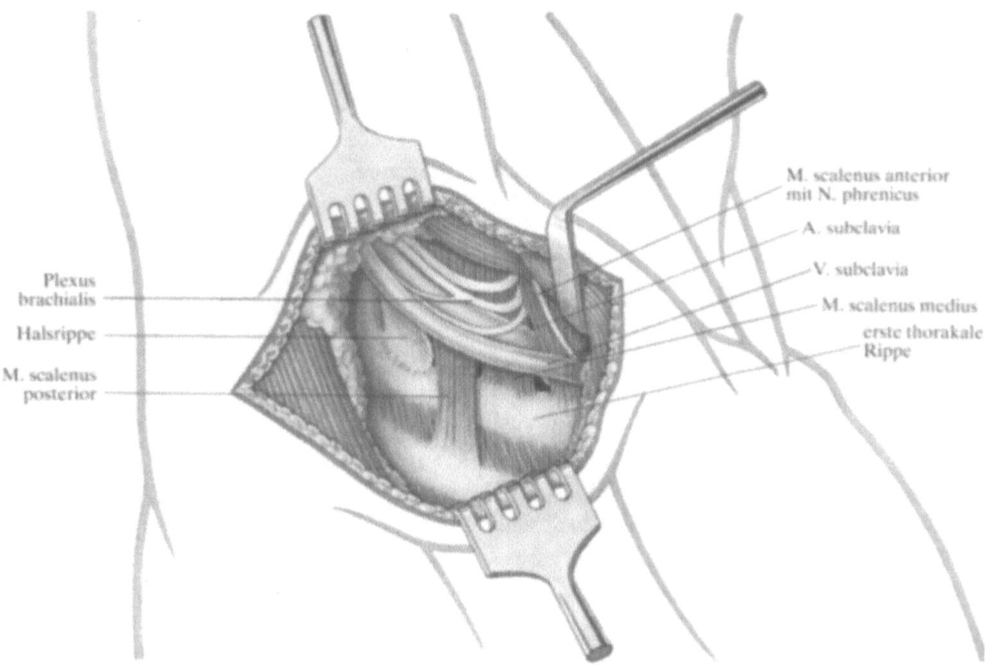

Abb. 62. Transaxilläre Resektion der 1. Rippe und einer Halsrippe. Der Fettkörper der Achselhöhle ist nach lateral abpräpariert

an der 1. Rippe durchtrennt, ohne die Pleurakuppe zu eröffnen und den N. phrenicus zu verletzen. Da letzterer jedoch etwa 2–3 cm oberhalb der Rippe den Kontakt mit dem M. scalenus anterior verliert, bleibt er bei diesem Zugang in der Regel unsichtbar.

Der nächste Schritt ist die Abtrennung des M. scalenus medius von der 1. Rippe, wobei man am besten die Muskelfasern mit einem Elevatorium vom Periost abschiebt. Die 1. Rippe wird jetzt extraperiostal in gesamter Ausdehnung von muskulösen und bindegewebigen Verbindungen gelöst, wobei wiederum auf die darunterliegende Pleura geachtet werden muß. Roos (1966) empfiehlt, während der Operation den abduzierten Arm gelegentlich zu senken, um eine Überdehnung des Plexus brachialis und eine Behinderung des Blutstromes zu vermeiden. Am Brustbein läßt sich die 1. Rippe ohne Schwierigkeiten ablösen. Problematischer ist die Durchtrennung unmittelbar seitlich des Querfortsatzes des 1. Brustwirbels, da dahinter die Nervenwurzeln aus dem 1. Thorakalsegment liegen, die selbstverständlich geschont werden müssen.

Nach Entfernung der 1. Rippe läßt sich eine zusätzlich vorhandene Halsrippe ohne Schwierigkeiten einschließlich ihrer Bandverbindungen wegnehmen. Auch hier sollte der zurückbleibende Stumpf möglichst klein (höchstens 1 cm) sein.

Durch vorsichtiges Abschieben der Pleura von den Wirbelkörpern bis in Höhe des 3. und 4. Brustwirbels kann man das Ganglion stellatum und die anschließenden thorakalen Ganglien isolieren und, wenn notwendig, resezieren.

Um den Erfolg der Rippenresektion zu überprüfen, adduziert man noch vor dem Wundverschluß den Arm des Patienten und zieht ihn nach unten, um mit einem Finger zu prüfen, ob ein ausreichender Abstand zwischen Schlüsselbein und der 2. Rippe besteht (Roos, 1966). Ist dies nicht der Fall, ist eventuell die Teilresektion auch der 2. Rippe indiziert. Da Muskelschichten nicht durchtrennt worden sind, genügt beim transaxillären Zugang nach Einlegen einer Redon-Drainage der Verschluß der Hautwunde.

V. Die Entfernung des Schlüsselbeins

Zur Therapie des »thoracic outlet syndrome« ist auch die Entfernung der Clavicula denkbar, da dadurch die Kompression des Gefäß-Nerven-Bündels bei Bewegungen des Schultergürtels wegfällt. Dieser Eingriff ist aber nur sehr selten, bei streng ausgesuchten Fällen, indiziert. Es kommen nach LORD (1971) in Frage: angeborene Anomalien des Schlüsselbeins und schwere traumatische Veränderungen, die zu Durchblutungsstörungen oder neurologischen Ausfallserscheinungen geführt haben. Die Resektion des Schlüsselbeins kann außerdem in Fällen angezeigt sein, in denen ein gleichzeitig vorhandenes Aneurysma der A. subclavia operativ beseitigt werden soll.

Der Eingriff erfolgt in Allgemeinnarkose. Es empfiehlt sich, die entsprechende Schulter zu unterlegen. Der Kopf wird auf die Gegenseite gedreht. Nach Incision der Haut entlang dem Schlüsselbein werden zunächst die an der Clavicula inserierenden Anteile des M. pectoralis major und des M. sternocleidomastoideus abgetrennt. Will man auch das laterale Drittel wegnehmen, müssen die claviculären Ansätze des M. trapezius und des M. deltoideus abgelöst werden. Die Präparation der Hinterfläche des Schlüsselbeins erfolgt zunächst im mittleren Drittel, etwa in Höhe der Fossa infraclavicularis, da die V. subclavia in diesem Abschnitt nicht mehr unmittelbar dem Knochen anliegt und daher weniger leicht verletzt werden kann. Man erleichtert sich das weitere Vorgehen, wenn man bereits jetzt das Schlüsselbein am Übergang vom lateralen zum mittleren Drittel mit dem Luer oder mit einer Gigli-Säge durchtrennt. Danach läßt sich der mediale Anteil nach vorne ziehen, so daß man die in der vorderen Scalenuslücke verlaufende V. subclavia ohne Schwierigkeit abschieben und die Bandverbindungen zur 1. Rippe durchtrennen kann. Nach Exartikulation im Sternoclaviculargelenk läßt sich das Präparat entfernen. Zur Resektion des lateralen Claviculadrittels muß das zum Rabenschnabelfortsatz ziehende Lig. coracoclaviculare durchschnitten werden.

VI. Anhang: Die Entfernung des Schlüsselbeins bei Knochentumoren und Metastasen

Die Resektion eines Schlüsselbeins, manchmal auch die doppelseitige Entfernung, kann gelegentlich bei claviculären Knochenmetastasen und Knochentumoren angezeigt sein. So können sich Chondrome bzw. Chondrosarkome des oberen

Sternumdrittels über die sternoclaviculare Artikulation hinweg ausbreiten. Tumoren, die primär vom Schlüsselbein ausgehen, gehören zu den Raritäten. Häufiger sind Metastasen, wobei eine Spontanfraktur erstes Symptom einer Beteiligung der Clavicula sein kann. Da dieser Knochen unmittelbar unter der Haut liegt und gut abgetastet werden kann, lassen sich tumoröse Veränderungen relativ leicht feststellen.

Bei Metastasen sollte eine partielle oder totale Resektion des Schlüsselbeins erwogen werden, wenn eine Spontanfraktur nachgewiesen ist oder wenn starke lokale Beschwerden (Schmerzen, Kompressionssyndrom) bestehen, wobei ein noch guter Allgemeinzustand und eine Lebenserwartung von mehreren Monaten vorausgesetzt werden muß.

Eine wesentliche funktionelle Beeinträchtigung braucht man selbst bei doppelseitiger Resektion und Entfernung des oberen Brustbeines nicht zu befürchten. Da jedoch die knöcherne Stütze des Schultergürtels fehlt, droht die Schulter nach vorne und medial abzuweichen. Um dies möglichst zu verhindern, muß sich an die Operation eine intensive Übungstherapie unter krankengymnastischer Aufsicht anschließen, um die Schulter- und Nackenmuskulatur zu stärken und die Schultergelenksbeweglichkeit zu erhalten.

H. Die Freilegung der Nerven am Hals

I. Plexus brachialis

1. Anatomie

Der Plexus brachialis wird von den vorderen Ästen der V.–VIII. Halssegmente und von Teilen des Ramus ventralis des I. thorakalen Segmentes gebildet. Zusätzlich strahlt ein kleiner Ast aus C IV und in der Achselhöhle ein Teil von D II als N. intercostobrachialis ein. Die Nervenwurzeln vereinigen sich konvergierend zum Plexus brachialis und treten zusammen mit der A. subclavia durch die hintere Scalenuslücke. Da in der Fossa supraclavicularis die Nerven relativ eng beieinanderliegen, ist dieser Punkt für die Leitungsanaesthesie des Armes besonders geeignet. Zusammen mit der A. subclavia tritt der Plexus unter das Schlüsselbein und zieht vor der Arterie zur Achselhöhle.

Verletzungen des Armplexus entstehen durch Schlüsselbeinfrakturen, durch Stich- und Schußverletzungen, gelegentlich aber auch durch abrupte Zerrung des Armes und der Schulter nach unten. Dieser Mechanismus spielt vorwiegend bei Verkehrsunfällen eine Rolle. Aber auch ein starker Zug am Arm während einer Reposition kann eine Plexusläsion verursachen, vor allem, wenn Muskelrelaxantien gegeben worden sind, oder der Kopf stark auf die Gegenseite verdreht wird. Diese sog. Narkoselähmung entsteht bei stark erhobenem und nach hinten gezogenem Arm infolge einer Kompression des Plexus brachialis zwischen dem Schlüsselbein und den Querfortsätzen der Halswirbel, oder, falls vorhanden, einer Halsrippe. Plexusschäden kommen auch als Folge eines Geburtstraumas vor.

Wenn die Kontinuität der Nervenfasern nicht durchtrennt wurde, ist eine spontane Heilung möglich. Bei massiver Gewalteinwirkung ist aber die Prognose zweifelhaft, da ein irreversibler Ausriß der Nervenwurzeln aus dem Halsmark erfolgt sein kann. Die richtige Diagnose läßt sich letztlich nur durch die operative Freilegung sichern.

2. Die Freilegung des Plexus

Der Hautschnitt wird parallel zum oberen Rand des Schlüsselbeins angelegt. Nach Durchtrennung des Platysma wird die V. jugularis externa sichtbar, die entweder ligiert und durchtrennt oder zusammen mit dem Kopfnicker nach

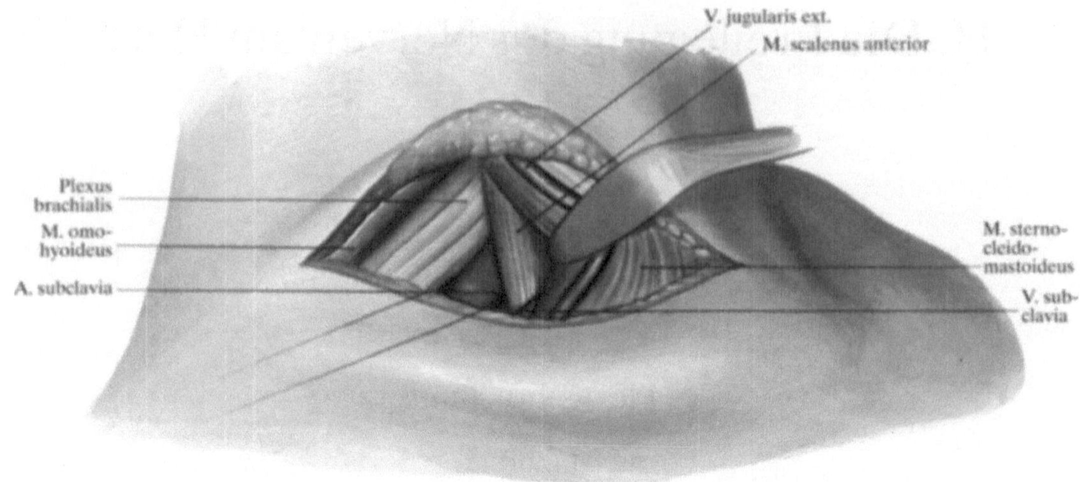

Abb. 63. Freilegung des Plexus brachialis im seitlichen Halsdreieck, unmittelbar nach seinem Austritt aus der hinteren Scalenuslücke. Die Incision verläuft parallel zum Schlüsselbein. (Aus: GULEKE, 1953)

vorne verzogen wird (Abb. 63). Durch stumpfe Präparation und Abschieben des präscalenen Fettes gelangt man auf den M. scalenus anterior. Am seitlichen Rand dieses Muskels tritt der Plexus brachialis aus der hinteren Scalenuslücke hervor. Werden an dieser Stelle bei der Präparation keine Nervenfasern gefunden, so liegt ein Wurzelausriß vor (MILLESI et al., 1973), der nicht operativ beseitigt werden kann. Der Eingriff muß dann abgebrochen werden.

Findet sich jedoch eine Durchtrennung von Teilen des Plexus brachialis, die durch Naht versorgt oder durch eine Nerventransplantation überbrückt werden kann, muß der Schnitt über das laterale Drittel des Schlüsselbeins entlang dem Vorderrand des M. deltoideus bis in den Sulcus bicipitalis verlängert werden (Abb. 64, s. auch Abb. 18). Zur besseren Übersicht kann man die Clavicula an der lateralen Drittelgrenze durchtrennen. Das Operationsfeld läßt sich zusätzlich erweitern, wenn man am vorderen Ende die Incision in einem Winkel von 80–90° entlang dem Hinterrand des M. sternocleidomastoideus verlängert. Arterien aus dem Truncus thyreocervicalis kreuzen das Operationsgebiet und müssen durchtrennt werden.

Zerreißungen des Plexus brachialis durch stumpfe Gewalteinwirkung lassen sich nur selten, unter Umständen mit Interposition eines Nerventransplantats, rekonstruieren (MILLESI, 1972). Besser sind die therapeutischen Aussichten nach glatter Durchtrennung der Nervenfasern, z.B. infolge einer Messerstichverletzung.

II. Nervus vagus

1. Anatomie

Dicht nach dem Verlassen der Schädelbasis nimmt der Umfang des X. Hirnnerven zu. Diese spindelförmige Anschwellung wird als Ganglion nodosum bezeich-

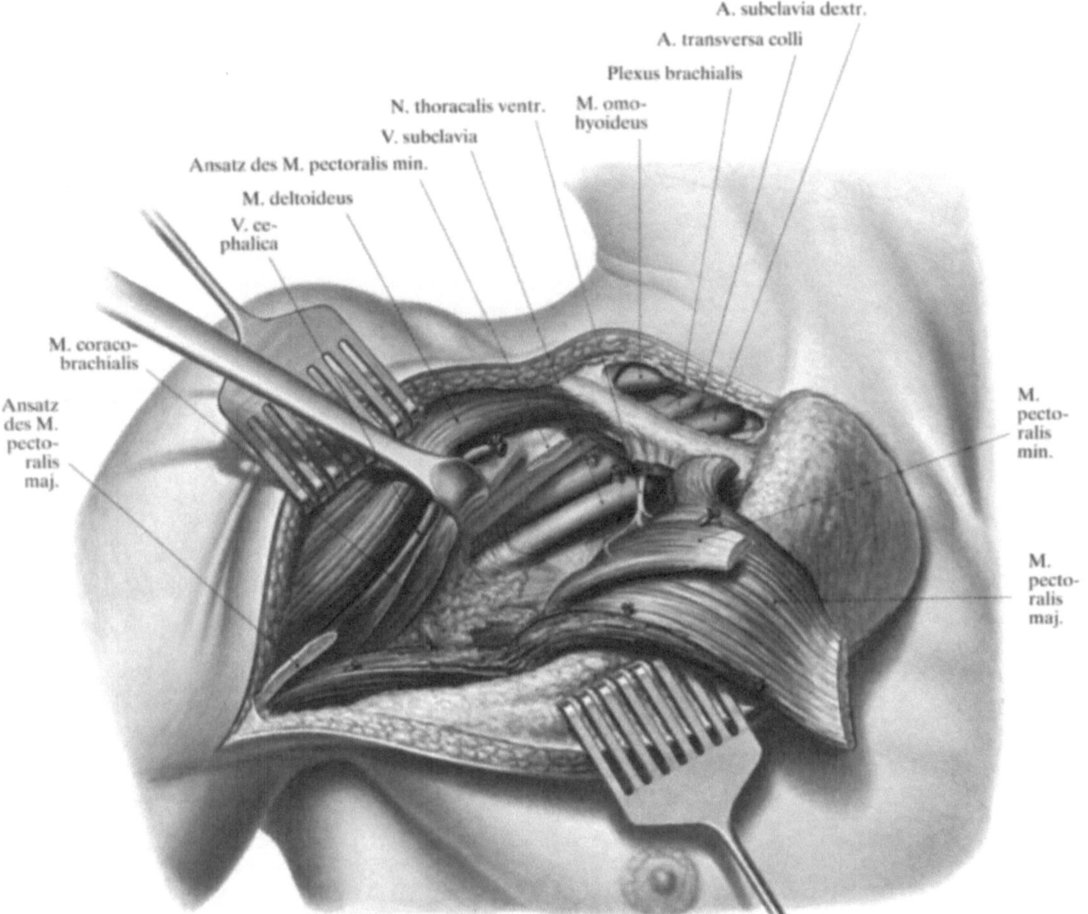

Abb. 64. Freilegung des Plexus brachialis und der Subclaviagefäße durch einen langen, bogenförmigen Schnitt, der zunächst parallel dem Schlüsselbein verläuft, lateral das Schlüsselbein kreuzt und weiter in Richtung Sulcus bicipitalis zieht. Die Ansätze der Mm. pectoralis major und minor sind abgetrennt. (Aus: GULEKE, 1953)

net. Zwischen A. carotis interna bzw. A. carotis communis und V. jugularis interna zieht der N. vagus innerhalb der Gefäß-Nerven-Scheide nach unten und kreuzt beim Eintritt in den Thorax auf der rechten Seite die Vorderfläche der A. subclavia, auf der linken Seite die Aorta. Chirurgisch wichtige Äste des N. vagus sind der N. laryngeus superior und der N. laryngeus inferior (N. recurrens).

Der *N. laryngeus superior* verläßt den N. vagus am unteren Ende des Ganglion nodosum, zieht nach vorne unten und kreuzt dabei die Hinterfläche der Carotisgabel. Etwa in Höhe des Zungenbeines teilt er sich in seine beiden Äste auf, den Ramus internus und Ramus externus. Der stärkere innere Ast zieht durch die Membrana thyreohyoidea und erreicht die Schleimhaut des Kehlkopfes, die er sensibel versorgt. Der Ramus externus hat eine steile, nach unten

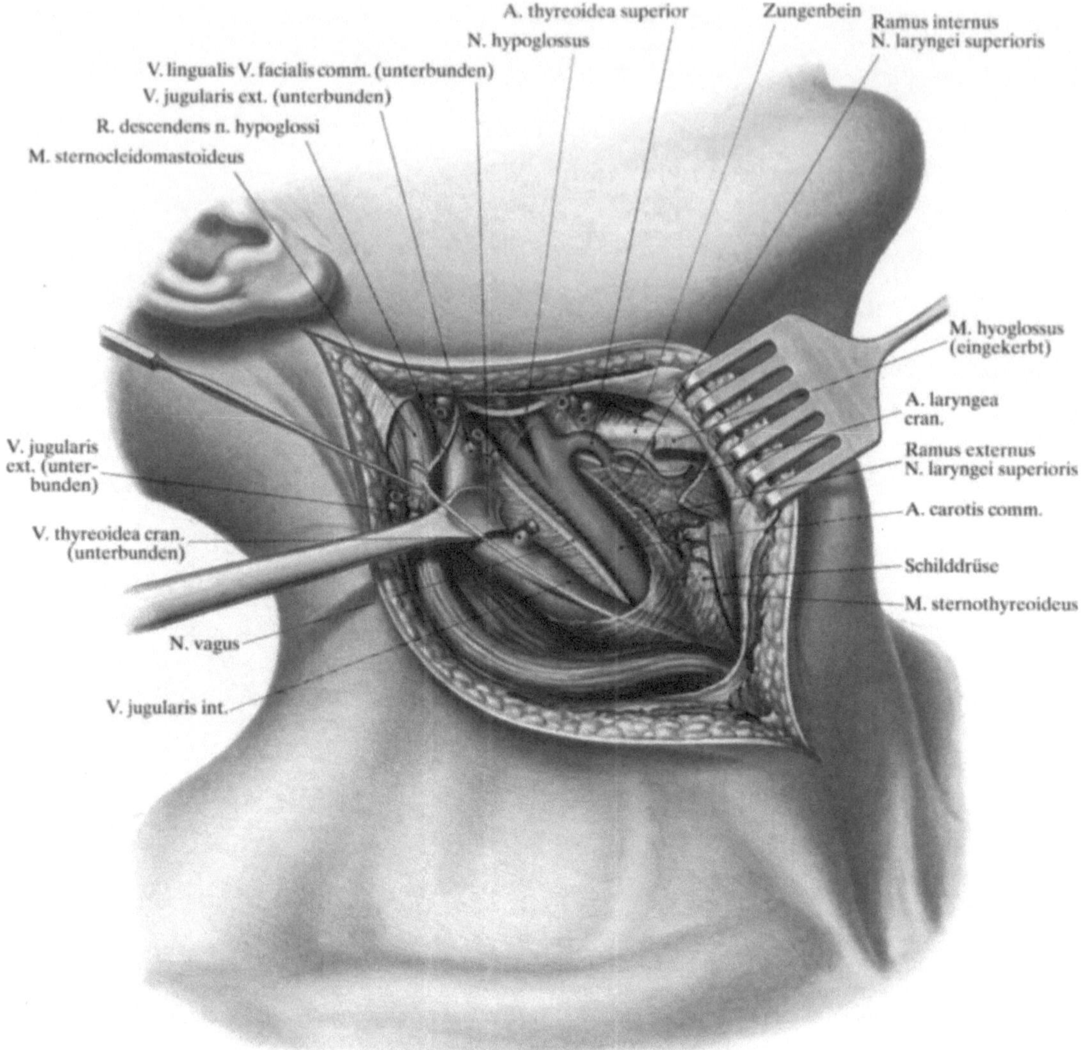

Abb. 65. Die Freilegung des N. vagus und des oberen Kehlkopfnerven. (Aus: Guleke, 1953)

gerichtete Verlaufsrichtung. In der Nähe der oberen Schilddrüsenarterie zieht er nach unten, kreuzt den oberen Schilddrüsenpol an der Rückfläche und strahlt in den Kehlkopf ein. Neben sensiblen enthält dieser Nerv auch motorische Äste für den M. cricothyreoideus (Abb. 65).

Der *N. laryngeus inferior (N. recurrens)* schlingt sich links um den Aortenbogen, rechts um die A. subclavia und zieht in der Rinne zwischen Speiseröhre und Trachea nach oben zum Kehlkopf. Durch seine enge Beziehung zur Rückfläche der Schilddrüse ist er bei Schilddrüsenresektionen besonders gefährdet.

2. Freilegung des N. vagus

Der N. vagus wird innerhalb des Gefäß-Nerven-Bündels freigelegt (Abb. 65).
Der Hautschnitt verläuft am Vorderrand des M. sternocleidomastoideus. Durch
Zug des Kopfnickers nach lateral wird die Gefäßscheide freigelegt und unter
Schonung des Ramus descendens des N. hypoglossus längs incidiert. Wenn man
jetzt die V. jugularis interna seitlich weghält, wird der N. vagus sichtbar.

3. Freilegung des N. laryngeus superior

Wieder von einem Schnitt am Vorderrand des Kopfnickers und nach Längsincision der Gefäßscheide wird die Carotisgabel freipräpariert. Der 1. Ast der
A. carotis externa ist die A. thyreoidea superior. Kurz nach deren Ursprung
zweigt die A. laryngea superior ab. Medial von diesem Gefäß findet man den
N. laryngeus superior.

4. Freilegung des N. recurrens

Die Freilegung bzw. Identifizierung des N. recurrens wird von vielen Chirurgen
bei der Operation des Kropfes und der Entfernung von Nebenschilddrüsenadenomen empfohlen. Als Zugang wird daher ein Kocherscher Kragenschnitt gewählt (Einzelheiten s. unter Kapitel »Schilddrüse«). Nach Durchtrennen der
Venen am seitlichen Rand und am unteren Pol der Schilddrüse läßt sie sich
nach medial luxieren. Durch vorsichtige stumpfe Präparation wird der N. recurrens an der Kreuzung mit der unteren Schilddrüsenarterie oder an der seitlichen
Trachealwand aufgesucht.

III. Der Truncus sympathicus

1. Anatomie

Im Halsbereich liegt der N. sympathicus, eingescheidet in der Fascia praever te-
bralis, vor den Querfortsätzen der Halswirbelsäule. Er liegt dabei teilweise auf
den die Wirbelsäule deckenden Muskeln (M. longus capitis und M. longus colli).
Der Halssympathicus bildet drei Ganglien, die jeweils aus mehreren Segment-
ganglien entstanden sind. Das obere Halsganglion liegt in Höhe des II.–IV. Querfortsatzes. Das nicht konstant vorkommende mittlere Halsganglion entspricht
in seiner Höhe etwa dem Querfortsatz der 6. Rippe. Das Ganglion cervicale
inferius ist in der Regel mit dem 1. thorakalen Ganglion zum Ganglion stellatum
verschmolzen. Es liegt etwa zwischen dem Querfortsatz des VII. Halswirbels
und dem Hals der 1. Rippe.

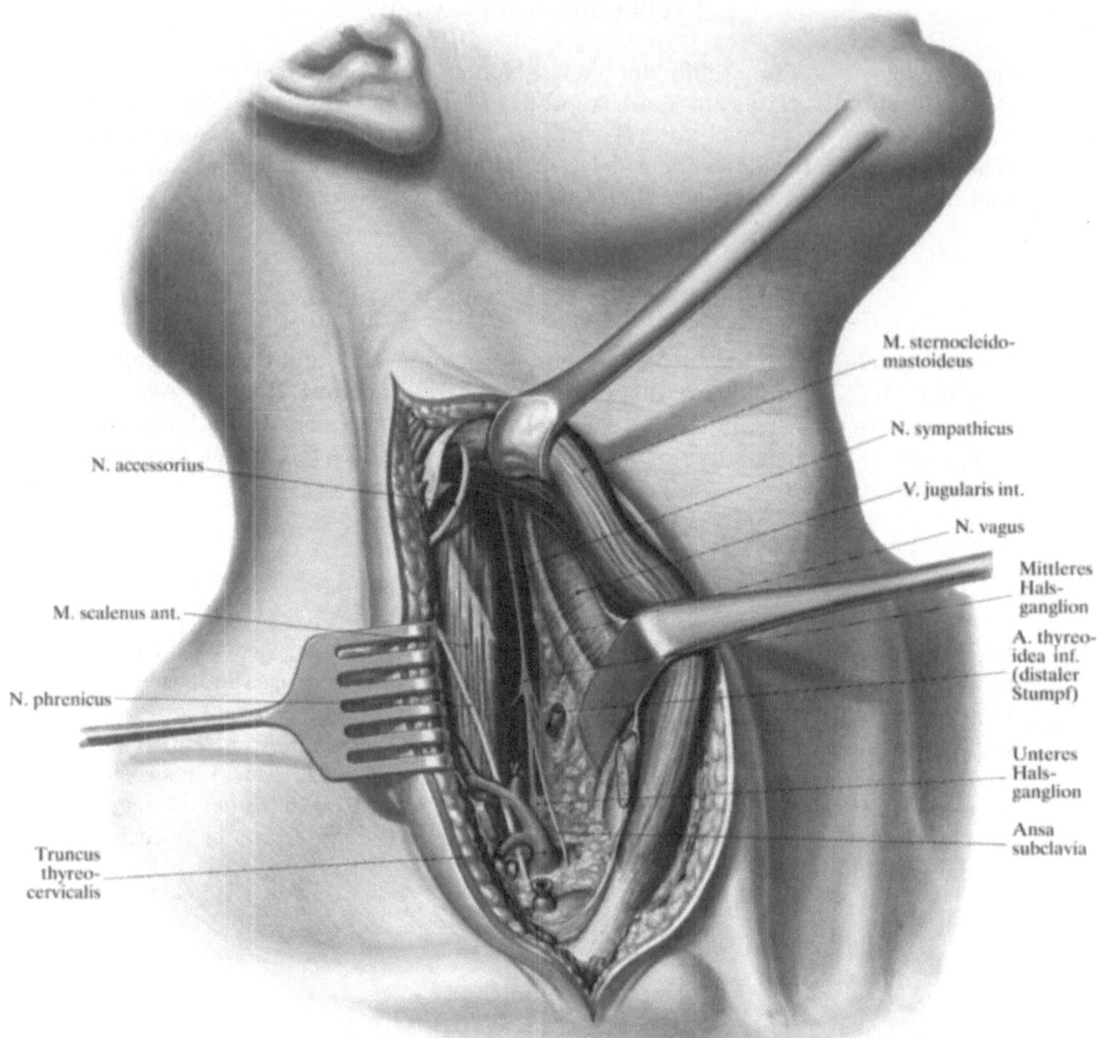

Abb. 66. Der Zugang zum Grenzstrang hinter dem M. sternocleidomastoideus. (Aus: GULEKE, 1953)

2. Freilegung des Halssympathicus

Der Kopf des Patienten ist auf die Gegenseite gedreht und etwas rekliniert.
Als Zugang wählt man einen Schnitt entlang dem Hinterrand des M. sternocleidomastoideus vom Schlüsselbein an aufwärts (Abb. 66). Da im oberen Bereich
der Operationswunde der N. accessorius den Hinterrand des Kopfnickers verläßt
und das Operationsgebiet kreuzt, muß man auf diesen Nerven achten, um ihn
nicht zu verletzen. Der M. omohyoideus wird isoliert und quer durchtrennt.
Wenn man nach Incision der mittleren Halsfascie den M. sternocleidomastoideus

zusammen mit dem Gefäß-Nerven-Strang nach medial abzieht, erreicht man durch stumpfe Präparation in Richtung Wirbelsäule am medialen Rand des M. scalenus anterior vorbei den Sympathicus. Man erkennt ihn an der typischen spindelförmigen Auftreibung der Ganglien. Da A. und V. vertebralis vor dem Truncus sympathicus liegen, müssen sie nach medial weggehalten werden. Die Freilegung der A. vertebralis läßt sich erleichtern, wenn man den Arm nach unten zieht und dadurch das Schlüsselbein etwas nach caudal verlagert. Fehlt das Ganglion cervicale medius, wird der Grenzstrang mit einem Nervenhäkchen angehoben und nach unten verfolgt, bis man das Ganglion stellatum sieht und jetzt sicher sein kann, daß es sich wirklich um den Sympathicus handelt. Das Aufsuchen des Ganglion stellatum wird erleichtert, wenn man die aus dem Truncus thyreocervicalis entspringende untere Schilddrüsenarterie nahe ihrem Ursprung durchtrennt.

3. Resektion des Ganglion stellatum

Von dem eben beschriebenen Zugang aus wird das Ganglion stellatum freigelegt, angeschlungen und unter leichtem Zug nach vorne vorsichtig ausgelöst. Wegen der Querverbindung des Halssympathicus mit dem Plexus brachialis sollten die einstrahlenden Nervenfasern unmittelbar am Ganglion durchtrennt werden, um keine sensiblen und motorischen Fasern durchzuschneiden. Die Pleurakuppe reicht nahe an das Ganglion heran (Abb. 67) und muß abgeschoben werden, um die Brusthöhle nicht zu eröffnen.

Auf der linken Seite ist der D. thoracicus zu beachten. Er steigt hinter der A. subclavia wechselnd weit nach oben, um dann bogenförmig in den Venenwinkel einzumünden. Besonders wichtig ist ein blutarmes Vorgehen mit sehr sorgfältiger Blutstillung auch kleiner punktförmiger Blutungen. Eine gute Übersicht stellt die beste Prophylaxe für versehentliche Nerven- und Gefäßläsionen dar.

Will man zusätzlich zum Ganglion stellatum auch den übrigen Halssympathicus entfernen, wird der Truncus sympathicus nach Abtrennen der unteren Fasern nach vorne gezogen und der weitere Verlauf nach oben verfolgt. Unter Schonung des N. accessorius präpariert man nach oben, bis eine erneute Anschwellung das obere Halsganglion anzeigt. Der M. scalenus anterior wird mit einem stumpfen Haken nach lateral, der Hinterrand des Kopfnickers zusammen mit dem Gefäß-Nerven-Bündel nach medial weggehalten (Abb. 67), immer unter Schonung des N. accessorius. Das Ganglion stellatum kann auch über einen vorderen Zugang erreicht werden (RIEDER, zit. bei GULEKE, 1953). Der Hautschnitt für diesen Eingriff läuft entlang dem Innenrand des M. sternocleidomastoideus. Er beginnt etwa an der oberen Drittelgrenze dieses Muskels und endet 1 bis 2 Querfinger unterhalb des Sternoclaviculargelenkes. Der innere Rand des Kopfnickers wird freipräpariert, sein sternaler Ansatz abgetrennt. Es folgt die Durchtrennung des M. omohyoideus und die Incision der Halsfascie. Durch stumpfe Präparation mit Entfernung des lockeren Bindegewebes sucht man den medialen Rand des M. scalenus anterior auf. Dieser Muskel wird zusammen mit dem N. phrenicus zur Seite abgezogen. Medial liegt die V. jugularis interna. Die Äste des Truncus thyreocervicalis werden, soweit sie das Operationsgebiet kreu-

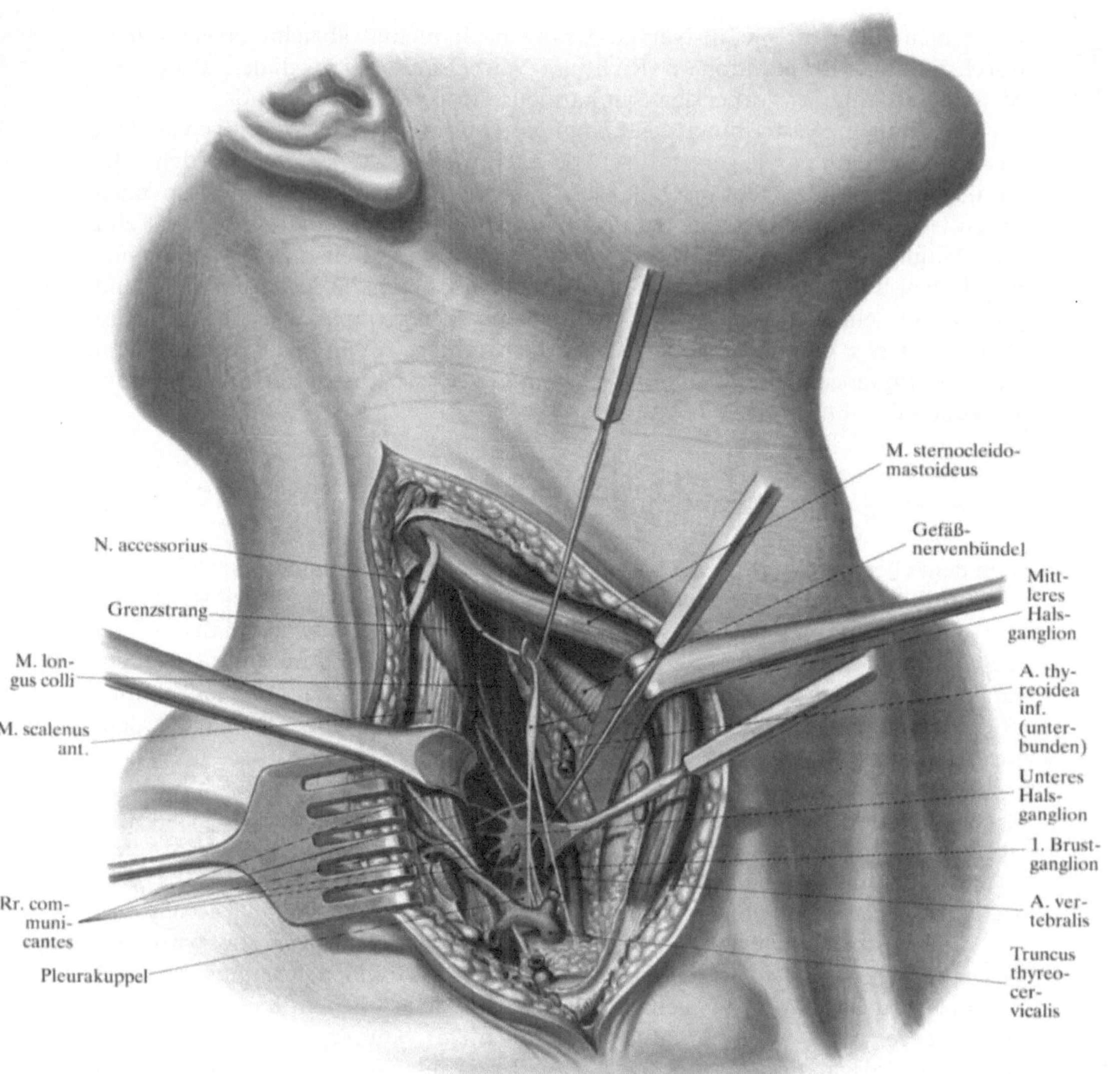

Abb. 67. Freilegung des Halssympathicus. Die A. und V. vertebralis sind nach medial abgeschoben. Die Rami communicantes zum Plexus brachialis müssen unmittelbar am Ganglion stellatum abgetrennt werden. (Aus: GULEKE, 1953)

zen, zwischen Ligaturen durchtrennt. Wenn man jetzt noch weiter in die Tiefe präpariert, gelangt man an die Abgangsstelle der A. vertebralis aus der A. subclavia, begleitet von der V. vertebralis. Wie beim lateralen Zugang werden beide Gefäße vorsichtig nach medial verzogen, und unmittelbar hinter dem Ursprung der Vertebralarterie kommt vor dem Köpfchen der 1. Rippe das Ganglion stellatum zum Vorschein. Mit Pinzette oder Nervenhäkchen wird es vorsichtig nach

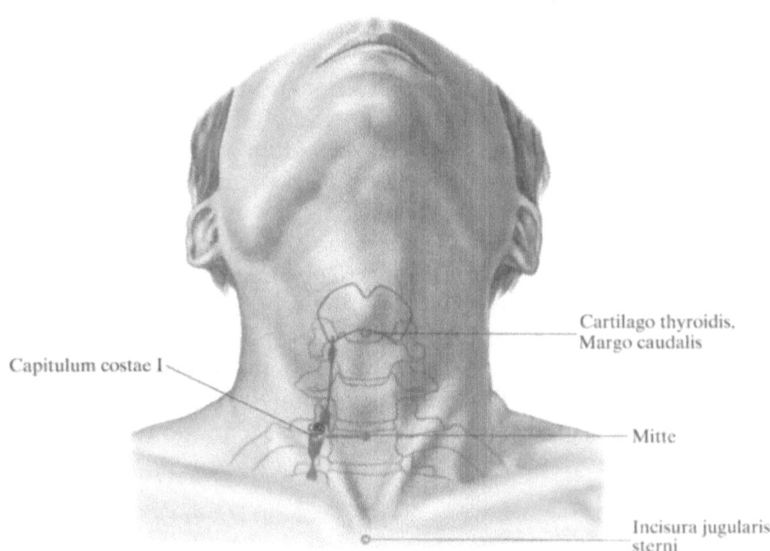

Abb. 68. Die Punktion des Ganglion stellatum an der Innenseite des M. sternocleidomastoideus in Höhe der Mitte zwischen dem Jugulum sterni und dem unteren Rand des Schildknorpels. (Aus: v. Lanz u. Wachsmuth, 1955)

vorne gezogen, wobei man die Pleurakuppe ablösen muß, um das Brustfell nicht zu verletzen.

Die zum Plexus brachialis ziehenden Verbindungsäste verlaufen je nach dem Halssegment, in das sie einstrahlen, nach lateral oder mehr oder weniger steil nach oben. Es empfiehlt sich, diese Äste vor der Durchschneidung exakt freizupräparieren und unmittelbar am Ganglion stellatum zu durchtrennen, um den Plexus brachialis nicht zu verletzen.

Natale und Estenne (1968) bevorzugen diesen Zugang vor dem M. sternocleidomastoideus, da er sich vor allem bei älteren und gebrechlichen Kranken bewähre. Er sei auch bei Patienten angezeigt, die vorher pleuropulmonale Prozesse durchgemacht haben.

Vom Hals aus können auch die ersten drei Thorakalsegmente erreicht werden. Wir würden jedoch für die thorakale Sympathektomie den transaxillären Zugang vorziehen. Nach Kirtley et al. (1967) ist der supraclaviculäre Zugang für die thorakale Sympathektomie weniger geeignet, da er keine ausreichende Übersicht bietet und eine stärkere Blutung nur schwer zu kontrollieren ist. Nach Rosati und Lord (1961) sind Ischämien der Hand wegen Blutungen oder Gefäßspasmen möglich.

4. Die percutane Stellatumblockade

Die vorübergehende Funktionsausschaltung des Ganglion stellatum durch eine Leitungsanaesthesie wird bei cerebrovasculären Durchblutungsstörungen und beim akuten Hörsturz durchgeführt (Naffziger u. Adams, 1950; Shenkin et al.,

1951; LINDEN, 1955; SHENKIN, 1969; LEICHER, 1970). Es sind viele Punktionsmethoden von vorne, seitlich und hinten angegeben worden (Einzelheiten s. bei HERMANN, 1968). Unseres Erachtens ist die Injektion von vorne (Abb. 68) die einfachste und sicherste: Bei Reklination des Kopfes wird die Mitte zwischen dem Unterrand des Schildknorpels und dem Jugulum sterni bestimmt. In dieser Höhe sticht man am Vorderrand des Kopfnickers mit der Punktionskanüle ein und schiebt sie streng sagittal nach hinten vor, bis man auf das Köpfchen der 1. Rippe stößt. Wie bei jeder Injektion muß vor Einspritzen des Lokalanaestheticums durch Aspiration geprüft werden, ob ein Gefäß oder die Dura angestochen worden ist (PAULSEN u. REINHARDT, 1969). Nach erfolgreicher Stellatumblockade tritt der Hornersche Symptomenkomplex mit Miose, Ptose und Enophthalmus auf. Da akute Todesfälle bei der Stellatumanaesthesie beschrieben worden sind, empfiehlt sich eine Praemedikation mit 0,5 mg Atropin, vor allem bei älteren Patienten. Nur selten kommt es nach Punktion von Pleura und Lunge zu einem Pneumothorax.

IV. Nervus phrenicus

1. Anatomie

Als längster Anteil des Plexus cervicalis wird der N. phrenicus vorwiegend aus dem IV. Halssegment gebildet. Einige Wurzeln aus dem III. und V. Halssegment treten hinzu. Der N. phrenicus innerviert das Zwerchfell motorisch. Einige sensible Fasern kommen vom Herzbeutel und der parietalen Pleura. Leitmuskel des N. phrenicus ist der M. scalenus anterior, dessen Vorderfläche von dem Nerven in einem spitzen Winkel gekreuzt wird. Er liegt also über eine längere Strecke innerhalb der den Muskel umhüllenden Fascie. Kurz vor der Kreuzung mit der A. subclavia verliert er den Kontakt mit dem M. scalenus anterior und tritt in den Thoraxraum ein.

In mindestens 10% ist zusätzlich zum Hauptstamm des N. phrenicus ein Nebenphrenicus (N. phrenicus accessorius) vorhanden, dessen Fasern aus den tieferen Hals- und den oberen Thoraxsegmenten entspringen. Die Vereinigungsstelle beider Nerven liegt im Brustkorb (GOETZE, 1921; FELIX, 1922). Diese anatomische Variation war früher, als die Phrenicusexhairese noch häufig zur Behandlung der Lungentuberkulose angewandt wurde, die Ursache für eine inkomplette Zwerchfellähmung nach diesem Eingriff.

2. Freilegung des Nerven

Um den Nerven im unteren Teil des seitlichen Halsdreieckes freizulegen, dreht man den Kopf des Patienten auf die Gegenseite. Man verwendet entweder einen kleinen Querschnitt oberhalb des Schlüsselbeines oder einen Längsschnitt, der von der Mitte des äußeren Kopfnickerrandes bis zur Mitte des Schlüsselbeines zieht (Abb. 69). Nach Durchtrennung von Haut, Platysma und Halsfas-

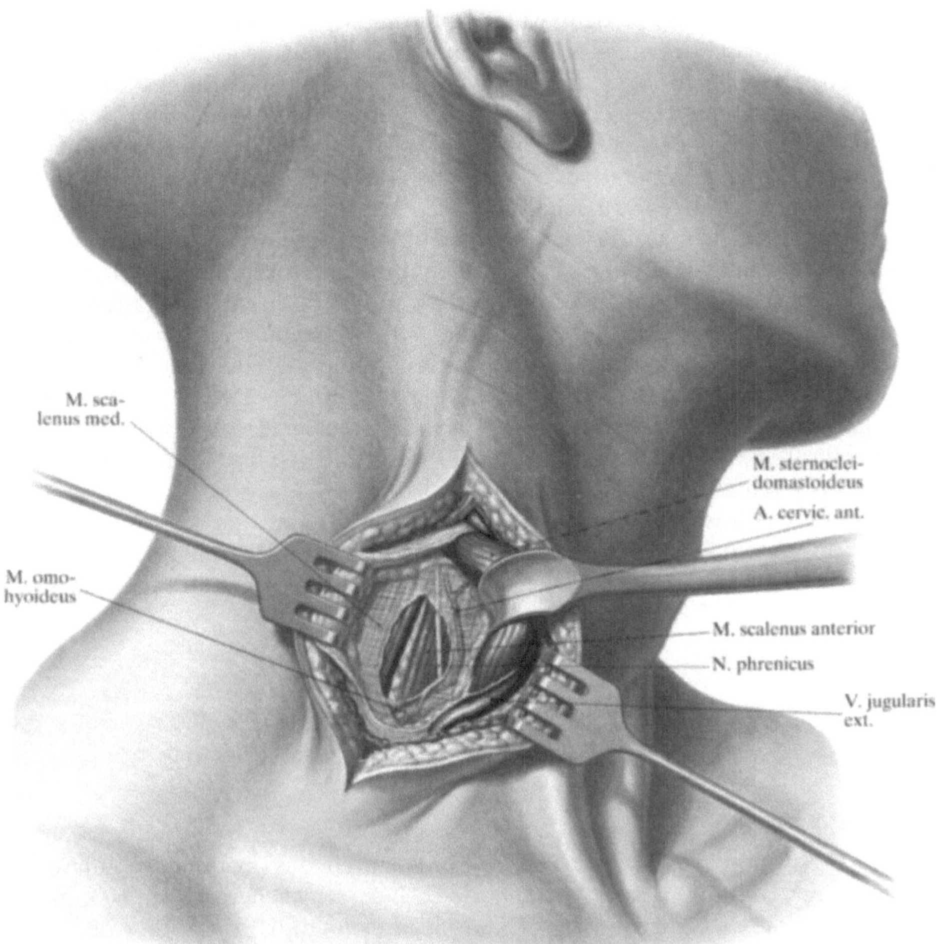

Abb. 69. Die Freilegung von M. scalenus anterior und N. phrenicus. Statt des Längsschnittes kann man auch eine quere Incision oberhalb des Schlüsselbeines verwenden. (Aus: GULEKE, 1953)

cie wird das präscalene Fett-, Binde- und Lymphgewebe zum größten Teil stumpf abpräpariert, bis der M. scalenus anterior freiliegt. Die das Operationsfeld kreuzende V. jugularis externa kann entweder zur Seite gezogen oder unterbunden werden. Die Übersicht wird vergrößert, wenn man den im oberen Bereich kreuzenden M. omohyoideus freilegt und ebenfalls abschiebt. Die Identifizierung des M. scalenus anterior gelingt erstens durch die Faserrichtung, zweitens durch die Abtastung des Tuberculum scaleni an der 1. Rippe, dem Ansatz des M. scalenus anterior, und drittens durch den steil von lateral oben nach medial unten über den Muskel ziehenden N. phrenicus, der von der A. cervicalis ascendens begleitet wird.

Der Nerv ist durch die dünne Muskelfascie sichtbar. Zu seiner Isolierung muß die Fascie eingekerbt werden. Schwierigkeiten bei der Identifizierung des

N. phrenicus können sich ergeben, wenn er vom Plexus brachialis nicht deutlich getrennt ist, oder wenn er dem Außenrand des M. scalenus anterior folgt. Die weitere Verlaufsrichtung in den Thoraxraum hinein klärt jedoch die anatomische Situation. Die sichere Orientierung setzt eine exakte Blutstillung voraus. Nur bei trockenem Operationsgebiet lassen sich Verletzungen, vor allem des Plexus brachialis, einigermaßen sicher vermeiden.

Früher wurde die operative, bewußte Schädigung des N. phrenicus zur temporären oder definitiven Ausschaltung der Zwerchfellfunktion genutzt. Leichte Quetschung, Vereisung oder eine Novocainblockade führten zu einer vorübergehenden Zwerchfellähmung, wie sie nach Lungenresektionen erwünscht war.

Eine bleibende Lähmung erreichte man mit der Phrenicusexhairese. Diese Methode wurde vor allem zur Behandlung der Lungentuberkulose verwendet, um den betroffenen Lungenflügel ruhigzustellen und die Heilung des tuberkulösen Herdes zu begünstigen. Nach Ausfall des N. phrenicus weist das Zwerchfell eine paradoxe Beweglichkeit auf. Bei Inspiration steigt das Diaphragma wegen des Unterdruckes im Thoraxraum nach oben, und bei der Exspiration flacht sich die Zwerchfellkuppe ab.

Zur Phrenicusexhairese wurde der Nerv durchtrennt, der periphere Stumpf unter konstantem Zug über eine Klemme gewickelt und herausgerissen. Durch die Fortschritte der modernen Lungenchirurgie ist dieses Verfahren überholt.

V. Nervus accessorius

1. Anatomie

Der XI. Hirnnerv verläßt die Schädelhöhle durch das Foramen jugulare und zerfällt kurz darauf in seine beiden Äste. Der schwächere, Ramus medialis, strahlt in den N. vagus ein, der stärkere, Ramus lateralis, zieht über den Querfortsatz des Atlas neben der V. jugularis interna zum vorderen Rand des M. sternocleidomastoideus, 1–2 cm unter dessen Ansatz am Mastoid. Ein Teil seiner Fasern innerviert diesen Muskel motorisch, die übrigen Fasern kreuzen den Kopfnicker an seiner Hinterfläche schräg zu seiner Faserrichtung und treten oberhalb der Mitte am Hinterrand in die obere Etage des seitlichen Halsdreieckes ein. Der Nerv verläuft dann schräg nach lateral unten zum M. trapezius und strahlt in diesen Muskel ein, um ihn motorisch zu innervieren.

Der N. accessorius hat Verbindung mit dem II.–IV. Halssegment des Plexus cervicalis. Sie führen aus dem Halsmark zusätzliche motorische Fasern zu. Die Durchtrennung des XI. Hirnnerven verursacht daher nicht obligat eine komplette Trapeziuslähmung. Als Folge eines Funktionsausfalles des M. trapezius wird das Schulterblatt nicht an die Wirbelsäule herangezogen (Schaukelstellung des Schulterblattes, Scapula alata). Es fehlt diesen Patienten auch die Kraft, beim Erheben des Armes über die Horizontale den unteren Schulterblattwinkel nach vorne zu schwenken. Trapeziuslähmungen können teilweise dadurch kompensiert werden, daß man die benachbarten Muskeln trainiert.

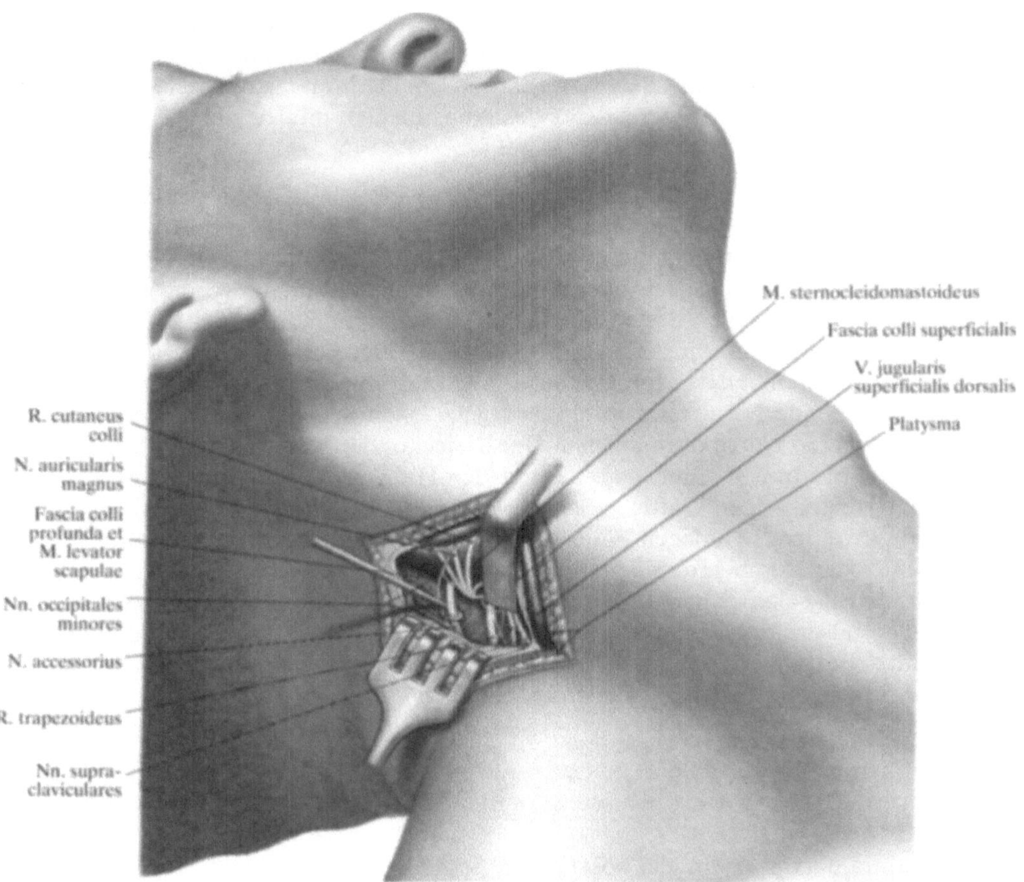

Abb. 70. Freilegung des N. accessorius vom Hinterrand des M. sternocleidomastoideus oberhalb des Plexus cervicalis. (Aus: v. LANZ u. WACHSMUTH, 1955)

2. Freilegung des Nerven

Der N. accessorius läßt sich entweder in seinem oberen Abschnitt vor dem Eintritt in den Kopfnicker oder weiter peripher im oberen seitlichen Halsdreieck freilegen.

Freilegung im oberen Abschnitt: Der Patient wird mit leicht erhöhtem Oberkörper auf den Rücken gelagert, den Kopf nach der gesunden Seite gedreht. Parallel zum Vorderrand des Kopfnickers wird die Incision durchgeführt. Sie beginnt unmittelbar unterhalb des Warzenfortsatzes und reicht etwa bis zur oberen Drittelgrenze. Die V. jugularis externa wird abgeschoben oder durchtrennt. Am Vorderrand des Kopfnickers erscheint zunächst der N. auricularis magnus. Er wird zusammen mit dem Muskel nach lateral weggehalten. Auch die V. facialis anterior und posterior müssen durchtrennt oder beiseitegeschoben werden. Nach Incision der Muskelfascie wird der Vorderrand des Kopfnickers etwas angehoben, und es stellt sich jetzt der schräg nach lateral und unten verlaufende N. accessorius dar. Als anatomische Leitlinie kann der tastbare und manchmal sichtbare Querfortsatz des Atlas dienen, da der Nerv in gleicher Höhe zum Muskel zieht.

Freilegung im unteren Abschnitt (Abb. 70): Der Schnitt wird parallel zum Hinterrand des M. sternocleidomastoideus, etwa in der Mitte dieses Muskels, angelegt. Zunächst trifft man auf die Äste des Plexus cervicalis, dessen Nervenfasern divergierend schräg nach oben und nach unten verlaufen. Wenn man die Halsfascie am Hinterrand des Kopfnickers spaltet, kann man jedoch diese Nerven zusammen mit dem Muskel nach vorne ziehen. Der Fett-Bindegewebskörper wird stumpf auseinandergedrängt, und der schräg von oben vorn nach unten hinten verlaufende N. accessorius läßt sich jetzt ohne Schwierigkeiten freilegen.

Da im oberen Anteil des seitlichen Halsdreieckes der Nerv nicht von Muskulatur, sondern nur von Bindegewebe und der Haut abgedeckt ist, kann er an dieser Stelle durch einen kräftigen Schlag oder durch penetrierende Verletzungen geschädigt werden. In solchen Fällen sollte eine primäre Rekonstruktion durch eine Naht oder durch Interposition eines autologen Nervensegmentes versucht werden. Nicht selten sind iatrogene Läsionen bei Lymphonodulektomien im seitlichen Halsdreieck oder auch bei einer diagnostischen Excision. Diese unerwünschten Folgen eines relativ kleinen Eingriffes sind gelegentlich Anlaß für Haftpflichtprozesse und Kunstfehlergutachten.

3. Durchtrennung des N. accessorius beim spastischen Schiefhals

Beim zentralnervös bedingten spastischen Schiefhals mit abnorm verstärktem Muskeltonus der Muskulatur sind fast alle Muskeln am Hals beteiligt. Da die konservative Behandlung nur wenig nützt, kann man in schweren Fällen versuchen, die Spastik mit Durchtrennung des XI. Hirnnerven zu bessern, vor allem, wenn der M. sternocleidomastoideus und der M. trapezius besonders beteiligt sind.

4. Die Accessoriusplastik

Nach einer bewußten oder versehentlichen Durchtrennung des N. facialis, z. B. bei der Entfernung eines Parotistumors oder während HNO-ärztlichen Eingriffen, ergibt die primäre Naht die besten Resultate. Oft ist jedoch eine direkte Rekonstruktion nicht möglich. In solchen Fällen kann man versuchen, durch Umpflanzung benachbarter Nerven die Funktion des N. facialis wenigstens zum Teil wieder herzustellen. Eine der Möglichkeiten ist die komplette oder partielle Durchtrennung des XI. Hirnnerven und die Vereinigung des zentralen Stumpfes mit dem peripheren N. facialis. Erste diesbezügliche Versuche wurden bereits im Jahre 1898 durchgeführt (GULEKE, 1953). Auch der N. hypoglossus eignet sich für die Verbindung mit dem N. facialis. Am Vorderrand des M. sternocleidomastoideus, unmittelbar unterhalb seines Ansatzes am Mastoid, liegen der

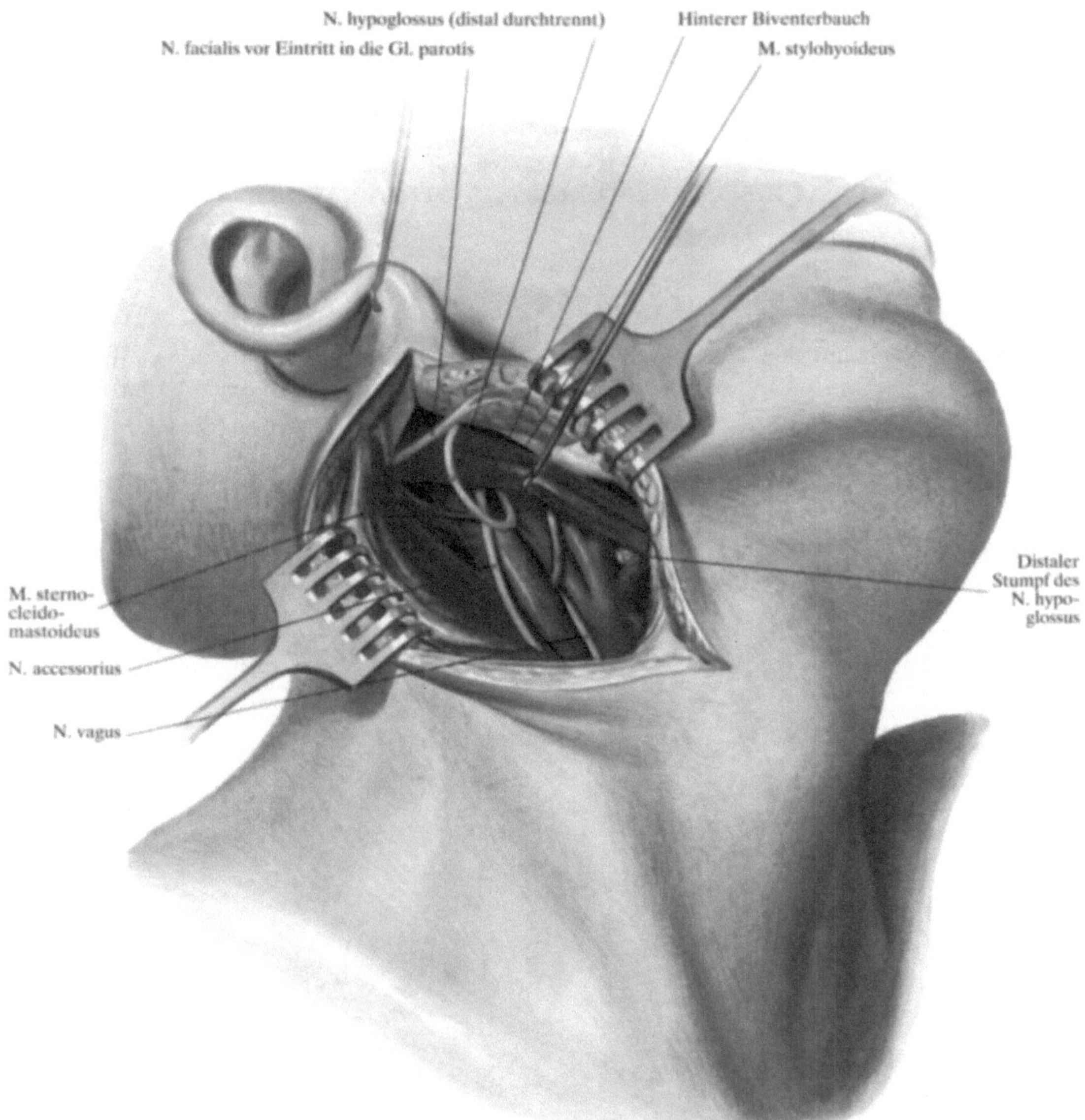

Abb. 71. Nervenplastik bei Facialislähmung. In der Abbildung wird dafür der N. hypoglossus verwendet. Es eignet sich auch der N. accessorius oder der N. glossopharyngeus. (Aus: GULEKE, 1953)

VII., XI. und XII. Hirnnerv relativ nahe beieinander. Die Freilegung erfolgt
über einen Schnitt, der am Ohrläppchen beginnt, dem Vorderrand des Kopfnik-
kers folgt und erst im unteren Anteil etwas nach vorne umbiegt (Abb. 71).
Der N. accessorius wird möglichst peripher durchtrennt, der zentrale Stumpf
bogenförmig umgedreht und mit dem N. facialis verbunden. Die Ergebnisse
dieser Operation sind nicht immer zufriedenstellend. Sie haben außerdem den

Nachteil einer bleibenden Parese des M. sternocleidomastoideus und des M. trapezius. Wenn man den Nerv nur partiell durchtrennt, müssen häßliche Mitbewe-
gungen der Schulter bei Innervation der mimischen Gesichtsmuskulatur in Kauf
genommen werden.

VI. Nervus occipitalis major und minor

1. Anatomie

Der N. occipitalis major entstammt dem dorsalen Ast des II. Spinalnerven. Er
schlingt sich um den Unterrand des M. obliquus atlantis (M. obliquus capitis
inferior) herum und zieht medial cranial zum M. semispinalis capitis, den er

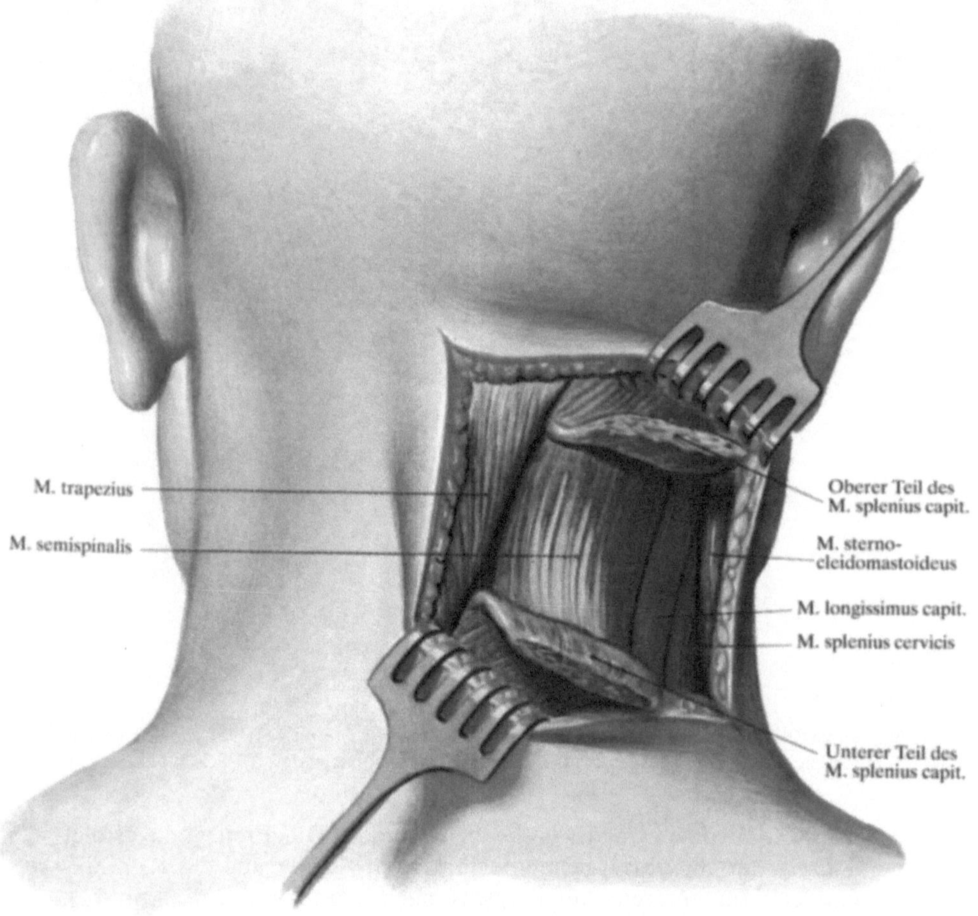

Abb. 72. Die Freilegung des N. occipitalis major über einen Schrägschnitt im Nacken. (Aus: GULEKE,
1953)

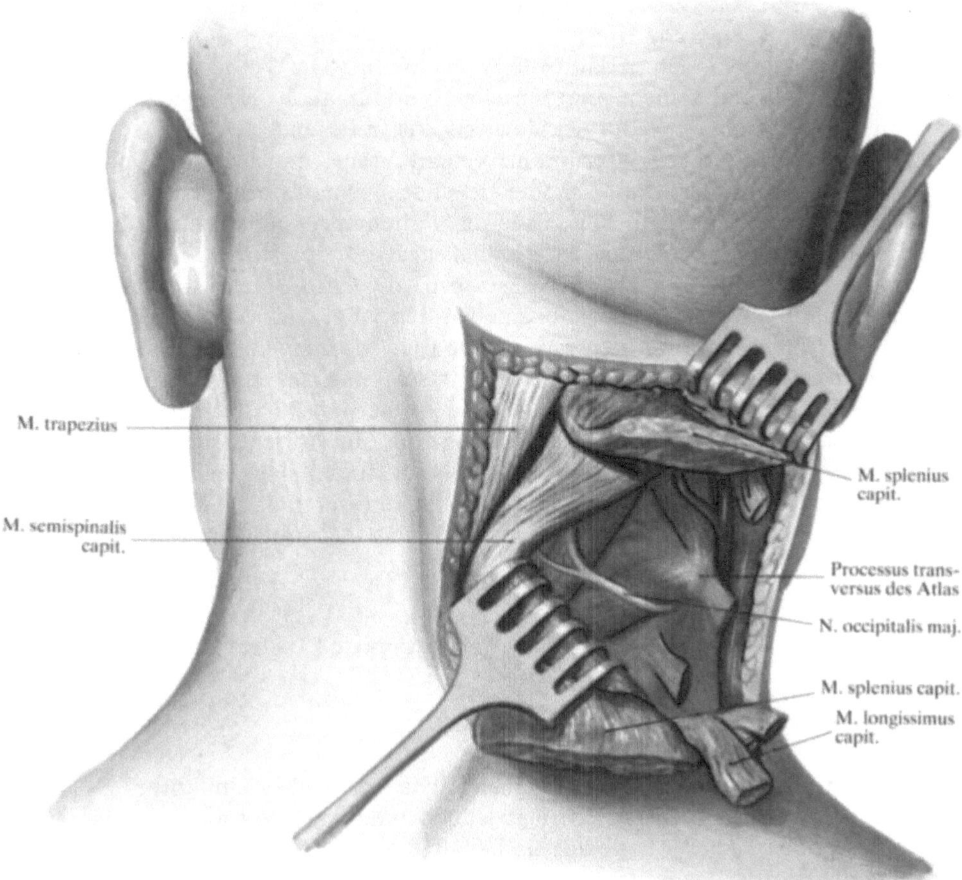

Abb. 73. Nach Durchtrennung der Muskulatur erscheint in der Tiefe der N. occipitalis major. Er schlingt sich um die Unterseite des M. obliquus atlantis (M. obliquus capitis inferior). (Aus: GULEKE, 1953)

neben dem Lig. nuchae durchbohrt. Nachdem auch der M. trapezius in unterschiedlicher Entfernung zur Mittellinie durchlaufen ist, erreicht der N. occipitalis major den Stamm oder, bereits in seine sensiblen Endäste aufgeteilt, die Subcutis.

Der N. occipitalis minor entsteht aus den vorderen Ästen des II. und III. Halssegmentes. Als Teil des Plexus cervicalis tritt er mit diesem etwa in Höhe des Kieferwinkels am Hinterrand des M. sternocleidomastoideus hervor und verläuft parallel zum Hinterrand dieses Muskels nach oben zum Hinterhaupt.

2. Freilegung der Nerven

Die Endäste beider Nerven kann man erreichen, wenn man einen Schnitt vom Proc. mastoideus zu einem Punkt etwa 2 cm unterhalb der Protuberantia occipitalis externa anlegt. Der N. occipitalis minor liegt seitlich auf dem M. splenius.

Der wesentlich stärkere N. occipitalis major wird nahe dem Trapeziusrand sichtbar.

Zwischen beiden Nerven verläuft die A. occipitalis. Der N. occipitalis minor läßt sich entsprechend seinem anatomischen Verlauf auch von einem Schnitt am Hinterrand des oberen Kopfnickerdrittels aus freilegen.

Die Durchschneidung der Okzipitalnerven an ihrem Ursprung kann indiziert sein, wenn sich Neuralgien durch andere Behandlungsmethoden nicht beeinflussen lassen (GULEKE, 1953). In Seitenlage des Patienten incidiert man die Haut von der Protubertantia occipitalis externa bis zur Mitte des Halses. Der M. sternocleidomastoideus wird nach vorne gezogen, die Mm. splenius capitis und longissimus capitis werden unmittelbar neben dem Warzenfortsatz quer durchtrennt (Abb. 72). Wenn man den jetzt sichtbaren M. semispinalis capitis nach medial zieht und die Ansätze des M. levator scapulae an den Querfortsätzen der vier oberen Halswirbel abschneidet, wird der Querfortsatz des II. Halswirbels sichtbar. Vom Dornfortsatz des Epistropheus zum Querfortsatz des Atlas zieht der M. obliquus atlantis. An seinem unteren Rand findet sich der dicke Stamm des N. occipitalis major (Abb. 73). Um den Nerven besser zugänglich zu machen, kann der M. obliquus atlantis am Querfortsatz des Atlas abgelöst werden.

VII. Nervus hypoglossus

1. Anatomie

Der XII. Hirnnerv verläuft von der Schädelbasis zunächst ein kurzes Stück hinter der V. jugularis interna. Er biegt jedoch bald nach vorne um. Nur der Ramus descendens des N. hypoglossus behält die ursprüngliche Richtung bei und folgt der Vorderfläche der A. carotis communis nach unten. Der Hauptstamm des Nerven kreuzt die A. carotis interna und externa und tritt anschließend hinter dem hinteren Biventerbauch in das Trigonum submandibulare über. Alle Fasern des N. hypoglossus liegen innerhalb des Carotisdreieckes ohne Ausnahme vor den Schlagadern. Dadurch unterscheidet sich der XII. Hirnnerv vom N. vagus und seinen Ästen, die ebenso ausnahmslos von den Carotiden überlagert sind. Dieses gegensätzliche Verhalten erleichtert die Unterscheidung der beiden Hirnnerven und ihrer Verbindungen (v. LANZ u. WACHSMUTH, 1955).

2. Freilegung des N. hypoglossus

Der Kopf ist rekliniert und zur anderen Seite gedreht. Der Schnitt beginnt vor dem Warzenfortsatz und verläuft in einem nach unten konvexen Bogen in Richtung Zungenbein und weiter in Richtung Kinnspitze. Nach Durchtrennung von Platysma und Subcutis werden die Wundränder auseinandergezogen und die Fascie oberhalb des Zungenbeines gespalten. Danach quillt die Glandula submandibularis auf Grund ihrer lockeren Struktur vor. Der Fascienschnitt wird nach vorne und hinten soweit erweitert, bis die Drüse aus der Umgebung

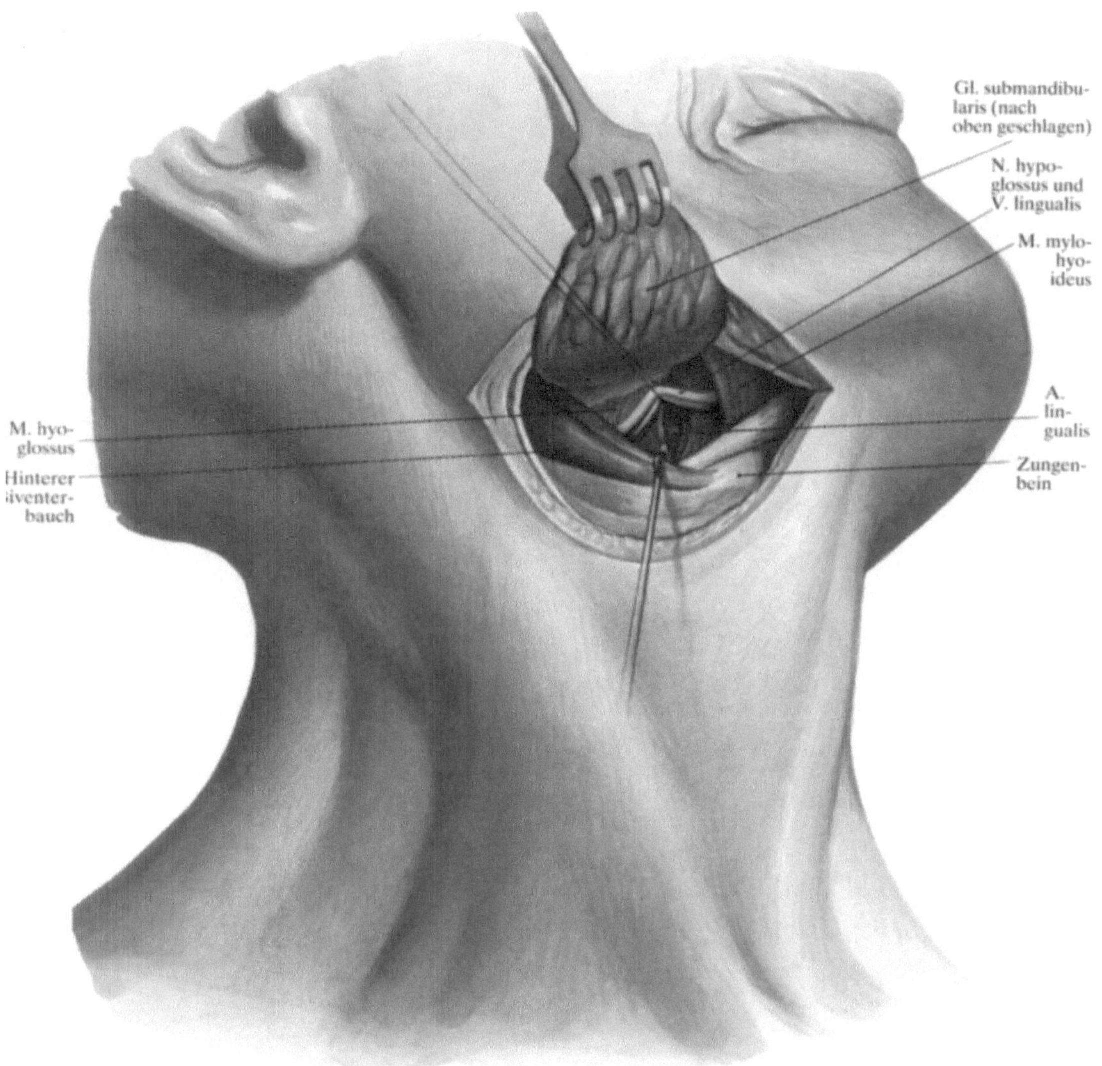

Abb. 74. Freilegung des N. hypoglossus im Trigonum submandibulare nach Luxation der Glandula submandibularis. Die Arterie verläuft hinter dem M. hyoglossus in gleicher Richtung, sie kann daher vom gleichen Zugang aus nach Spaltung dieses Muskels isoliert werden. (Aus: GULEKE, 1953)

gelöst und vorsichtig nach oben über den Unterkieferrand luxiert werden kann. Zusammen mit der V. lingualis verläuft der N. hypoglossus in einem Gebiet, welches nach unten durch den hinteren Bauch des M. biventer und das Zungenbein begrenzt wird, nach vorne durch den freien Rand des M. mylohyoideus und nach oben durch den Unterkiefer (Abb. 74).

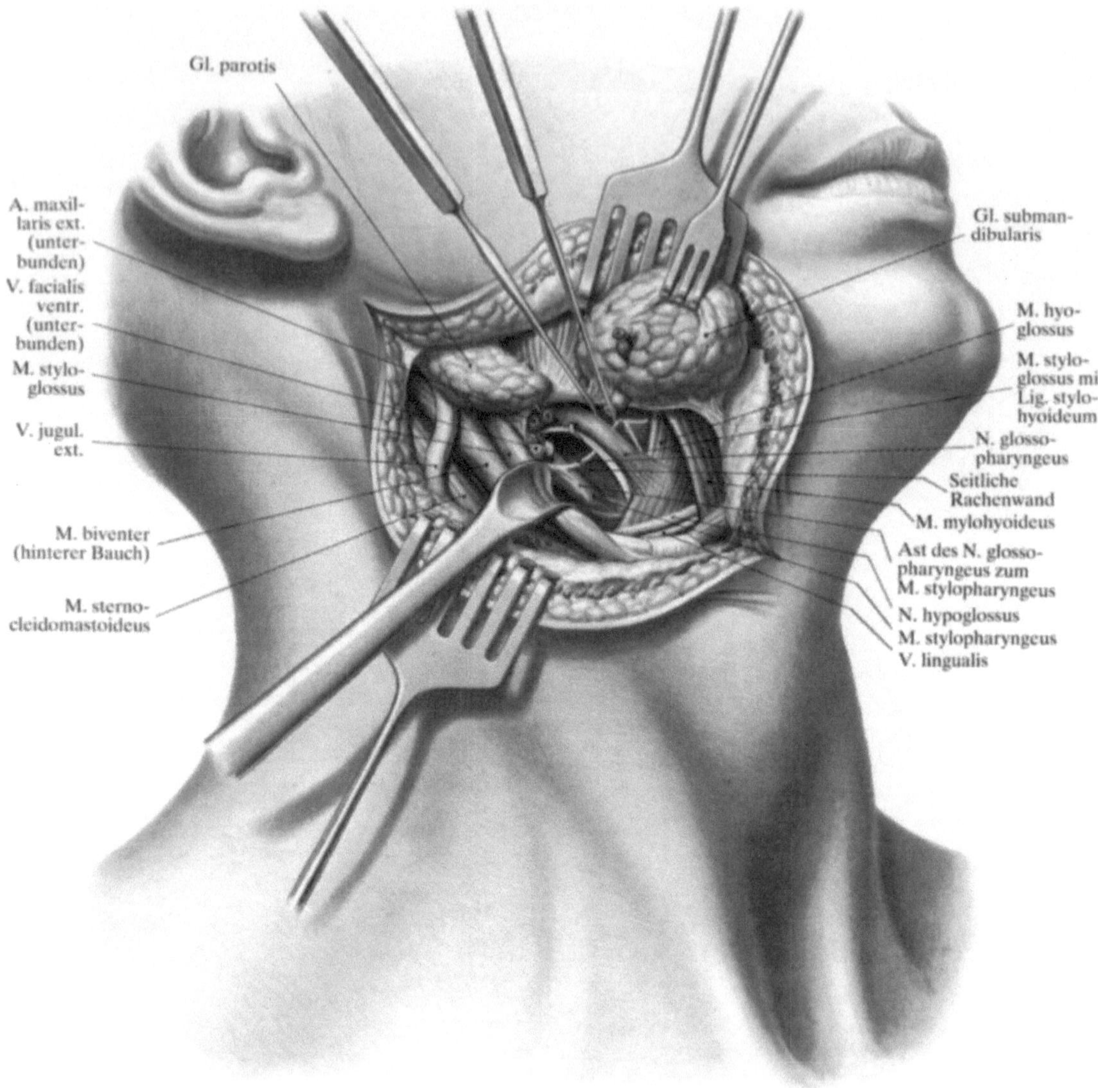

Abb. 75. Freilegen des N. glossopharyngeus. Man trifft auf den Nerven, wenn man den M. styloglossus und den hinteren Biventerbauch zur Seite zieht und den M. stylohyoideus mit einem Häkchen anhebt. (Aus: GULEKE, 1953)

VIII. Nervus glossopharyngeus

1. Indikation zur Freilegung

Hauptindikationen für die Freilegung des N. glossopharyngeus sind Neuralgien oder der Versuch, diesen Nerven mit dem N. facialis zu verbinden.

Neuralgien des N. glossopharyngeus kommen selten vor. Als typisch gelten Schmerzen bei Berührung der Tonsille, des Gaumenbogens und der entsprechenden Pharynxhälfte. Die Abgrenzung gegenüber einer Trigeminusneuralgie, vor allem des III. Trigeminusastes, kann schwierig sein. Oft wird die Diagnose einer Glossopharyngeusneuralgie erst gestellt, wenn auch nach Ausschaltung des III. Trigeminusastes die Beschwerden nicht verschwinden.

Zur Beseitigung einer Facialislähmung nach peripherer Verletzung des VII. Hirnnerven sind Anastomosen des peripheren Stumpfes mit dem N. hypoglossus oder N. accessorius erfolgreich durchgeführt worden. Auch der N. glossopharyngeus soll sich für die Reinnervierung eignen. Zu diesem Zweck wird der Nerv freigelegt und nach möglichst peripherer Durchschneidung mit dem N. facialis verbunden.

2. Freilegung des Nerven

Der Zugang zum N. glossopharyngeus erfolgt zunächst ähnlich wie zur Freilegung des N. hypoglossus angegeben. Durch einen nach unten konvexen Schnitt vom Kieferwinkel bis zum Zungenbein werden Haut, Subcutangewebe und Platysma durchtrennt. Oberflächliche Venen werden doppelt ligiert und durchschnitten. Nach Incision der Halsfascie läßt sich die Submandibulardrüse aus ihrem Bett lösen und nach oben verziehen.

Man präpariert jetzt entlang dem hinteren Biventerbauch und dem M. stylohyoideus nach hinten, bis der untere Pol der Ohrspeicheldrüse zum Vorschein kommt. Um zur seitlichen Pharynxwand zu gelangen, muß die A. maxillaris externa ligiert und durchtrennt werden. Wenn man den hinteren Biventerbauch und den M. stylohyoideus gemeinsam nach unten zieht, wird der Zugang in die Tiefe leichter. Medial vom M. stylohyoideus verläuft der M. styloglossus. Mit einem stumpfen Haken hebt man diesen Muskel hoch, und es erscheint auf der dünnen seitlichen Pharynxwand der N. glossopharyngeus. Ein Seitenast zieht zum M. stylopharyngeus. Seine Durchtrennung bewirkt eine geringe Störung des Sprechens, die sich jedoch nach kurzer Zeit zurückbilden soll (Abb. 75).

I. Eingriffe an den Blutgefäßen des Halses

V. Schlosser

I. Anatomischer Verlauf der A. carotis (Abb. 76)

Aus dem Aortenbogen entspringt in Höhe des sternalen Endes der 1. Rippe rechts hinter dem Sternum der Truncus brachiocephalicus – früher die A. anonyma. Nach kurzem, schräg nach cranial-dorsal und lateral gerichtetem Verlauf teilt sich der Truncus brachiocephalicus hinter dem rechten Sternoclaviculargelenk in die rechte A. subclavia, die über die 1. Rippe und unter dem Schlüsselbein hindurch zur Axilla verläuft, und in die A. carotis communis rechts, die hinter dem rechten Sternoclaviculargelenk unter dem sternalen Ansatz des M. sternocleidomastoideus die obere Thoraxapertur verläßt und nach rechts in dorsolateraler Richtung cranial zieht.

Die linke A. carotis communis entspringt, entsprechend dem schräg ventrodorsalen Verlauf des Aortenbogens, etwas weiter dorsal in Höhe des Ansatzes der 1. Rippe links aus dem Aortenbogen, um hinter dem sternalen Ansatz des M. sternocleidomastoideus links die obere Thoraxapertur in dorso-lateraler und cranialer Richtung zu verlassen. Durch den schräg nach dorsal gerichteten Verlauf der beiden großen Kopf-Hals-Arterien werden Trachea und Oesophagus vom Aortenbogen vorne und den beiden großen Halsarterien seitlich elastisch umschlungen (Abb. 76).

Beiderseits unmittelbar unterhalb des Kieferwinkels und am Oberrand des Schildknorpels teilt sich die A. carotis communis in die A. carotis interna, die, ohne weitere Seitenäste abzugeben, dorso-cranial zur Schädelbasis verläuft und durch den Canalis caroticus in die Schädelhöhle eintritt und die A. carotis externa, die etwas weiter ventral und lateral gelegen nach cranial weiterzieht und die großen Arterien des Gesichtsschädels und des Gesichtes abgibt.

Im gesamten Verlauf am Hals ist die A. carotis communis begleitet von der V. jugularis interna. Außerdem verläuft in der Gefäßscheide der großen Halsarterien an der Vorderseite der Ramus descendens des N. hypoglossus und an der Dorsalseite der N. vagus (Abb. 77).

In diesem collaren Abschnitt verläuft die A. carotis interna ebenso wie weiter proximal die A. carotis communis in unmittelbarer Nähe der Pharynx-Hinterwand und der Tonsillenloge. Das beim Jugendlichen gestreckt verlaufende arterielle Gefäß kann durch altersbedingten Elastizitätsverlust eine erhebliche Schlängelung – »coiling«, Knickbildung – »kinking« oder Schleifenbildung – »cortuosity« – erfahren (in ca. 8% der untersuchten Fälle) (Arnulf, 1957).

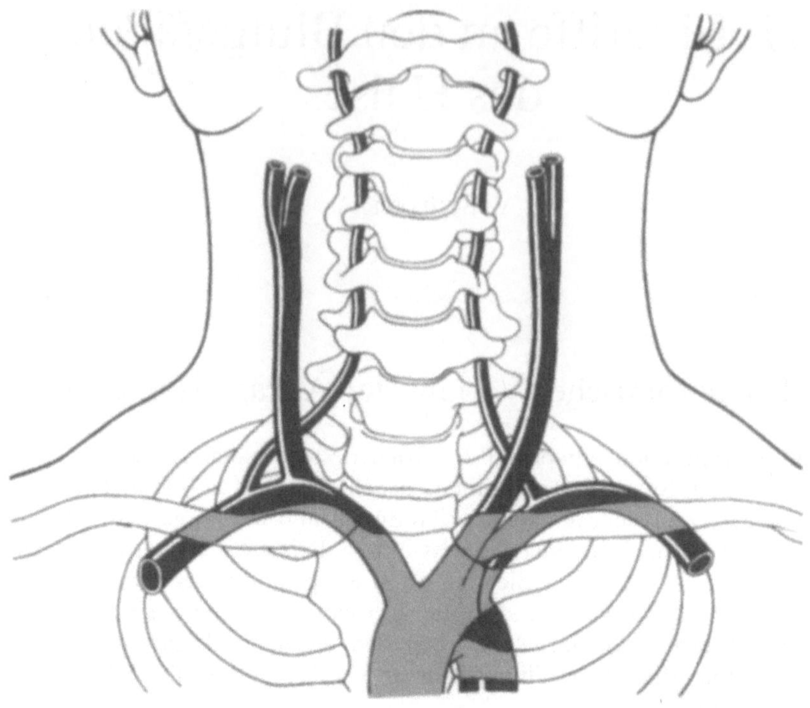

Abb. 76. Schematische Darstellung des anatomischen Verlaufes der vier großen Hals-Kopf-Arterien

Diese Gefäßschlingen und Schleifen der A. carotis interna liegen dem Tonsillenlager von hinten direkt an. Der Arterienpuls der A. carotis interna läßt sich in diesem Bereich tasten. Bei laryngologischen Eingriffen in diesem Areal des Schlundes kann die A. carotis interna durch die Pharynxwand hindurch gelegentlich verletzt werden. Die meist altersbedingten Gefäßelongationen auf dem Boden des Elastizitätsverlustes können gerade in diesem Bereich der A. carotis interna Aneurysmen vortäuschen. Die Knick- und Schleifenbildungen der Strombahn selbst können, allerdings sehr selten, eine Behinderung des Blutflusses in der A. carotis interna verursachen. In diesem Fall ist eine segmentale Resektion der Schlinge mit End-zu-End-Vereinigung des Blutgefäßes sinnvoll.

Der M. sternocleidomastoideus überkreuzt entsprechend seinem schrägen Verlauf vom sternoclavicularen, medial gelegenen Ansatz nach lateral-cranial zum Warzenfortsatz die A. carotis communis in ihrem mittleren Drittel, so daß sich der Vorderrand dieses Muskels für die Gefäßfreilegung und die Punktion der A. carotis als Zugangsmarkierung anbietet.

Kollateralverbindungen, anatomische Varianten. Die Höhe der Carotisgabel, meist in Höhe des 4. HWK gelegen, kann zwischen dem 2. und dem 6. Halswirbelkörper variieren. In $^1/_6$ aller Fälle ist die Gabel cranial in Höhe des 3. HWK oder zwischen 2. und 3. HWK verlagert. In einem weiteren $^1/_6$ der Fälle ist sie um einen Querfortsatz nach caudal, also in Höhe des 5. HWK verändert.

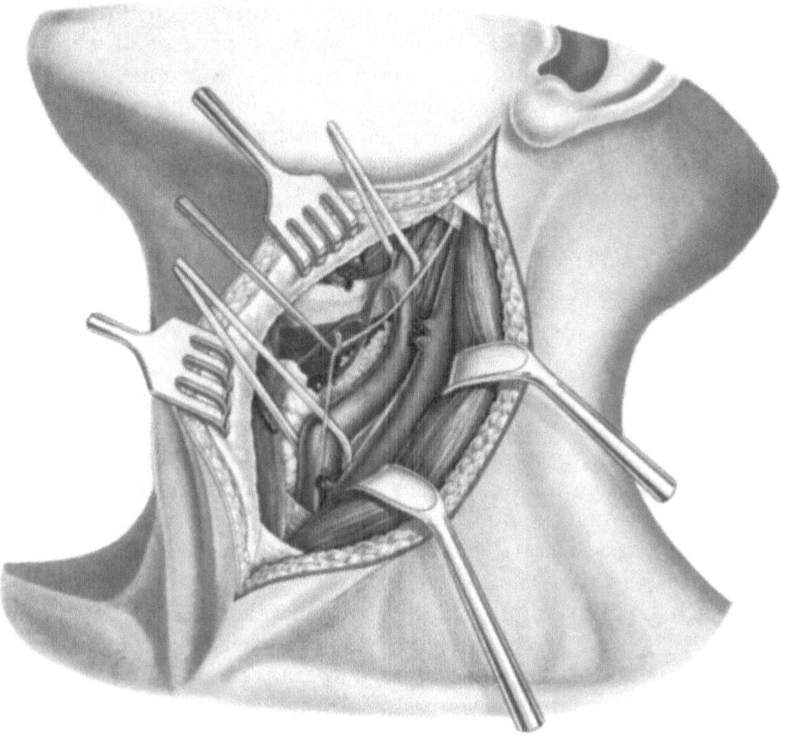

Abb. 77. Freilegung der A. carotis communis und der Carotisgabel mittels einer collaren Schräginci-
sion. A. carotis communis und A. carotis externa sind angeschlungen

Weitere Varianten sind die seltene Aplasie der A. carotis interna einer Seite.
Das Gefäß wird dann ersetzt durch Zweige der A. carotis interna, meist der
Gegenseite, die retropharyngeal kreuzen. Auch Äste der gleichseitigen A. maxil-
laris können sich an der cerebralen Durchblutung in diesen Fällen beteiligen.

In seltenen Fällen weist die A. carotis interna nur ein Lumen von $^1/_3$ dessen
der gleichseitigen A. vertebralis auf.

Gelegentlich verläuft die A. carotis interna medial und unterkreuzt die
A. carotis externa sowie deren Äste, besonders die A. laryngica cranialis und
die A. lingualis.

Glomus caroticum. Unmittelbar im Aufgabelungsgebiet der A. carotis communis liegt meist an der Rückseite der A. carotis interna ein etwa 7 × 4 mm
großes, ca. 2 mm dickes, braun-rotes Körperchen von Reiskorngröße, das von
einem Nervengeflecht aus Ästen des N. glossopharyngeus und des N. vagus
sowie kleinen Ästen des N. facialis umwoben ist. Es handelt sich bei diesem
Glomus caroticum um ein Autoregulationsorgan des Kreislaufs. Ihm kommt
eine pressoreceptorische Wirkung zu; bei Reizung dieses Organs treten Bradykardie, Blutdruckabfall und Vasodilatation sowie Reduktion der Adrenalinaus-
schüttung ein. Daneben wird eine chemosensible Funktion auf die Atemreflex-
steuerung (HEYMANS) angenommen.

Tumoren dieses Glomus caroticum können zu erheblichen Blutdruckveränderungen führen. Solche Glomus-Tumoren werden vorwiegend beobachtet bei Patienten zwischen dem 30. und 60. Lebensjahr. Die Tumoren erreichen Tauben- bis Hühnereigröße; feingeweblich finden sich Paragangliome und Neurofibrome. Nach LINDER sind 75% der Tumoren der Carotisgabel völlig asymptomatisch, und bei den restlichen 25% der Patienten bestehen geringfügige lokale Beschwerden. Druck auf diesen Tumor löst das Carotis-Sinus-Syndrom mit Bradykardie und Hypotonie aus. Je nach Lokalisation des Tumors in der Carotisgabel ist eine Ausschälung des Tumors, in seltenen Fällen auch eine Resektion der Arterien mit End-zu-End-Vereinigung, notwendig (s. auch »Eingriffe am Glomus caroticum«, S. 199).

1. Freilegung der A. carotis communis (Abb. 77)

In Rückenlage des Patienten (Abb. 78) mit starker Drehung des Kopfes zur Gegenseite und leichter Reklination des Schädels empfiehlt sich zur Freilegung der A. carotis ein schräger, dem Vorderrand des M. sternocleidomastoideus folgender Hautschnitt – Incision 2 (Abb. 79) – von der Spitze des Warzenfortsatzes nach caudal bis an den sternalen Ansatz des M. sternocleidomastoideus (Abb. 77). Nach Durchtrennung des Subcutangewebes und des Platysmas wird die äußere Halsfascie am Vorderrand des M. sternocleidomastoideus eingetrennt. Kleine oberflächliche Halsvenen, die diesen operativen Zugang kreuzen, müssen zwischen Ligaturen durchtrennt werden. Falls notwendig, kann auch die subcutan liegende V. jugularis externa ohne Gefahr zwischen Ligaturen durchtrennt werden. Nunmehr läßt sich der M. sternocleidomastoideus stumpf nach lateral abdrängen und mit einem stumpfen Haken seitlich weghalten. Nach Incision der in der Tiefe gelegenen bindegewebigen Gefäßscheide, wobei der Ramus descendens des N. hypoglossus (Abb. 77) sorgsam geschont werden muß, erkennt man die breite, bläulich schimmernde V. jugularis interna, und etwas von ihr überdeckt medial die A. carotis communis.

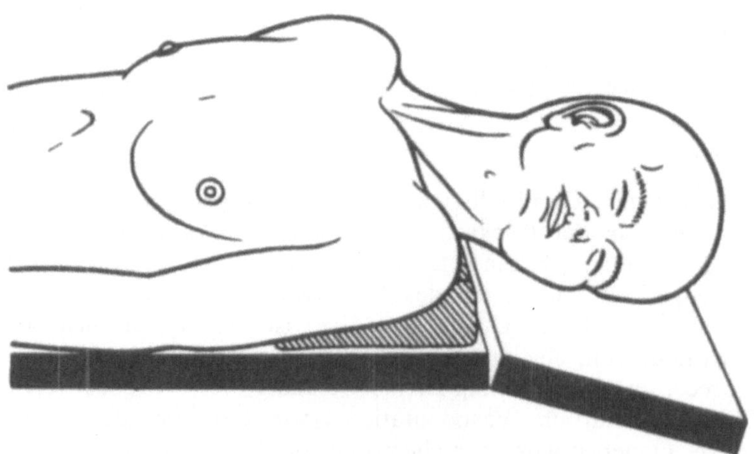

Abb. 78. Lagerung des Patienten für Eingriffe an den Halsarterien

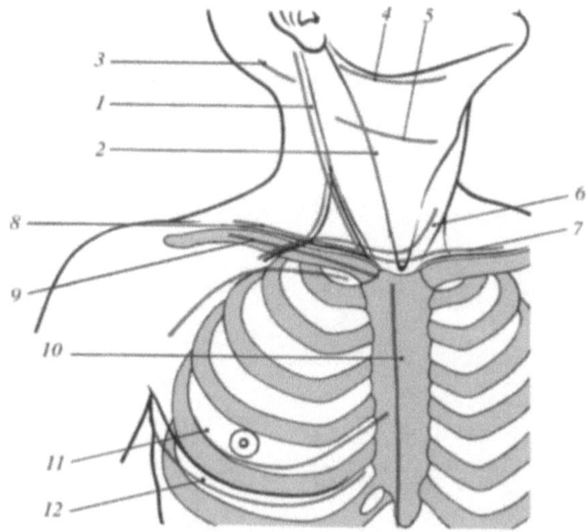

Abb. 79. Typische Incisionen zur Freilegung der großen supraaortischen Arterienäste: *1* collarer Schrägschnitt am Hinterrand des M. sternocleidomastoideus; *2* collarer Schrägschnitt am Vorderrand des M. sternocleidomastoideus; *3* kleiner Querschnitt an der Hinterhauptsbasis; *4* Querschnitt entlang dem Unterkieferwinkel; *5* Querschnitt in Höhe des Kehlkopfes; *6* S-förmige Incision über dem Jugulum und der Schlüsselbeingrube; *7* Quere Incision an der oberen Thoraxapertur; *8* Schrägschnitt entlang dem proximalen Anteil des Schlüsselbeines; *9* Schrägschnitt am unteren Schlüsselbeinrand zur Axilla; *10* Längsschnitt zur medianen Längssternotomie; *11* Zusatzincision im 3. oder 4. ICR mit 8 und 10 zur türflügelartigen Eröffnung der rechten Brustkorbhälfte; *12* Hautschnitt zur antero-lateralen Thorakotomie (5. ICR)

Dieser Halsgefäßstrang wird im unteren Drittel vom M. omohyoideus überkreuzt, so daß bei Freilegung des proximalen Abschnittes der A. carotis communis bzw. der V. jugularis interna dieser Muskel nach ventral-caudal zu verziehen ist. Gelegentlich läßt sich die Durchtrennung des Muskels nicht vermeiden. Häufig müssen auch kleinere Schilddrüsenvenen sorgsam zwischen Ligaturen durchtrennt werden, um stärkere venöse Blutungen zu vermeiden, welche die operative Übersicht erheblich stören können. Schonung erfordert bei dieser Gefäßfreilegung der im hinteren Abschnitt der Gefäßscheide verlaufende N. vagus.

Sind die großen Halsgefäße freigelegt, empfiehlt sich das sorgsame Anschlingen der Gefäße mit Gummizügeln. Uns haben sich als sehr schonend dünne, weiche Thiemann-Katheter bewährt, die mit feinen Dissektionsklemmen nach OVERHOLT um das Gefäß geführt werden. Es lassen sich dann die notwendigen Eingriffe an den großen Halsarterien ausführen.

2. Freilegung der Gabel der A. carotis und Freilegung der A. carotis interna (Abb. 80)

In gleicher Lagerung des Patienten wie zur Freilegung der A. carotis communis wird vom gleichen Schnitt, der nach cranial verlängert wird, – Incision 2 (Abb. 79) – die Carotisgabel und die A. carotis externa sowie der proximale

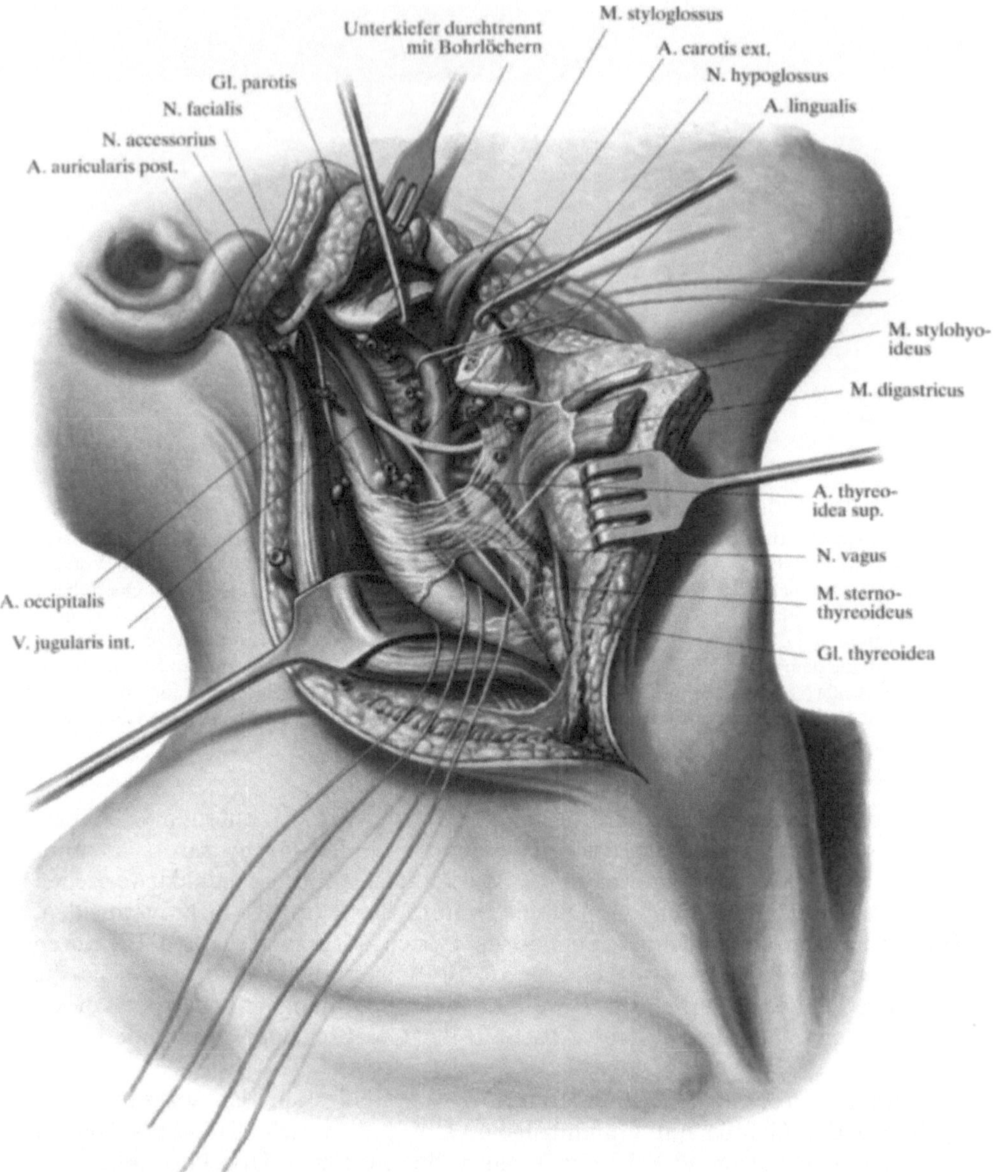

Abb. 80. Freilegung der Carotisgabel und der A. carotis interna in ihrem proximalen collaren Abschnitt mit Aufspaltung des Kieferwinkels nach REHN. Nach collarem Schrägschnitt vor dem M. sternocleidomastoideus muß die Glandula parotis hochpräpariert werden und der Unterkiefer in seinem Übergang vom horizontalen zum aufsteigenden Ast von der Muskulatur des M. masseter befreit werden, dann läßt sich der Unterkieferwinkel mit der Säge durchtrennen. Damit wird die A. carotis interna und der periphere Anteil der A. carotis externa sichtbar und zugänglich. In der Abbildung sind die dorsalen Seitenäste der A. carotis externa unterbunden

Abschnitt der A. carotis interna freigelegt. Nachdem, wie oben dargelegt, die äußere Halsfascie gespalten und der mediale Rand des Halsnickermuskels nach lateral verzogen ist, muß meist die zur V. jugularis interna ziehende V. facialis zwischen Ligaturen durchtrennt werden. Unmittelbar unter der quer verlaufenden V. facialis, die in der Regel zwischen Ligaturen zu durchtrennen ist, findet sich die Gabel der A. carotis communis. Nach Incision der Gefäßscheide wird der descendierende Ast des N. hypoglossus mit der inzidierten Gefäßscheide nach medial und die meist die Arterie etwas überlagernde V. jugularis interna vorsichtig zur Vermeidung von Blutungen nach lateral gezogen (Abb. 80). Dann läßt sich die Carotisgabel unmittelbar unterhalb des Kieferwinkels isolieren. In aller Regel liegt die A. carotis interna an der Gabel etwas außen dorsal, während die A. carotis externa nach ventral und medial gelegen ist. Hier sind jedoch Variationen möglich, so daß man sich bei der Identifizierung der Gefäße mehr an die anatomischen Aufzweigungen halten soll. Die A. carotis interna gibt im Bereich des Halses, also von der Gabel bis zur Schädelbasis, so gut wie nie Seitenäste ab, während die A. carotis externa unmittelbar nach Aufzweigung aus der A. carotis communis bereits die großen Gesichtsarterien abgibt. Eine seltene, aber sehr bedeutsame Variante ist die fast bis zur Schädelbasis verlaufende A. carotis communis, wobei die A. carotis externa erst an der Schädelbasis, also in Höhe des 2. HWK abgeht und eine sehr hypoplastische A. carotis interna in die Schädelhöhle hineinzieht. In ganz seltenen Fällen gibt die A. carotis interna einmal einen Ast der A. pharyngica ascendens oder der A. occipitalis ab. Diese anatomischen Varianten müssen bei der Unterscheidung der Gefäße während der Freilegung Beachtung finden.

Ohne Schwierigkeiten sind an der freigelegten Carotisgabel die etwas nach hinten und cranial verlaufende A. carotis interna mit Gummizügeln, wie oben beschrieben, anzuschlingen, da hier besonders an der Dorsalseite der A. carotis interna nicht mit Seitenästen gerechnet werden muß. Vorsichtiger ist die A. carotis externa anzuschlingen, da bald nach der Gabelung die erste Gesichtsarterie abgeht (Abb. 80). Diese erste, nach ventral abgehende Seitenarterie, die A. thyreoidea superior, zieht zur Schilddrüse. Etwa $1-1^{1}/_{2}$ cm weiter cranial folgt nach medial der Abgang der A. lingualis, die an ihrer Basis vom Hauptstamm des N. hypoglossus von lateral nach ventral überkreuzt wird.

3. Freilegung der A. carotis interna im distalen Abschnitt nach REHN

Die A. carotis interna läßt sich von dem oben beschriebenen Zugang in ihrem proximalen Drittel gut übersehen. Wird die Freilegung in dem schädelbasisnahen Abschnitt wegen einer hier vorhandenen Verletzung notwendig, so muß der Hautschnitt im cranialen Abschnitt durch einen rechtwinklig nach ventral zum Kieferwinkel zu verlaufenden Ergänzungsschnitt – Incision 2+4 (Abb. 79) – erweitert werden. Dann wird der untere Abschnitt der Glandula parotis im oberen Wundwinkel freigelegt und sorgsam, ohne Verletzung der Drüsenkapsel, hochpräpariert. Dabei wird sorgfältig die Verletzung des N. facialis vermieden.

Es folgt dann die Freilegung des Kieferwinkels, wobei gelegentlich das Abschieben des M. masseter erforderlich wird. Nach dem Vorschlag von REHN (1919) wird der Kieferwinkel in diesem Bereich schräg durchsägt; nach Auseinanderhalten der beiden Knochenschnittflächen kann nach sorgsamer Ligatur und Durchtrennung der dorsalen Äste der A. carotis externa – A. occipitalis und A. auricularis posterior – der distale Abschnitt der A. carotis interna fast bis zur Schädelbasis freigelegt und an dieser Stelle mit Gummizügeln angeschlungen werden. Der enge Zugang und die tiefe Lage dieses Gefäßabschnittes macht eine rekonstruktive Maßnahme an diesem Arterienabschnitt außerordentlich schwierig. Nach Beendigung des Gefäßeingriffes erfolgt die Stabilisierung des durchsägten Kieferknochens durch Druckplattenosteosynthese.

II. Zur Frage der Ligatur der Arteria carotis

Da die A. carotis interna funktionell einer Endarterie entspricht, wird in der Regel die Ligatur dieser Arterie, wenn sie bei traumatischer Blutung mit dem Ziel der Blutstillung erfolgen muß, zur bleibenden Störung durch cerebralen Gewebsuntergang führen. Nach HEBERER et al. (1966) ist die Ligatur der A. carotis ohne vorbestehende Erkrankung in 70% der Fälle von Hemiparesen gefolgt. Die Sterblichkeit der Carotis-interna-Ligatur liegt bei 30–40% (ARNULF, 1957; HEBERER et al., 1966; u.a.). Liegt eine chronische Erkrankung – Aneurysma, arteriovenöse Fistel, chronische arterielle Verschlußkrankheit – vor, so beträgt das Risiko einer Hemiparese nach Carotis-interna-Ligatur oft nur 30–40%. Wegen des hohen Risikos einer bleibenden Hirnschädigung und der hohen Sterblichkeitsrate sollte die Ligatur der A. carotis interna heute so gut wie nicht mehr ausgeführt werden. *Die Ligatur der A. carotis communis* führt in deutlich geringerem Prozentsatz zu bleibenden cerebralen Ausfallserscheinungen. Hier liegt der Prozentsatz bleibender neurologischer Störungen bei 30%, wenn gleichzeitig die V. jugularis interna mitligiert wird, nur bei etwa 24% (KRAYENBÜHL, 1957). Offensichtlich kommt es nach Ligatur der A. carotis communis zu einer Stromumkehr, zumindest in den ersten Stunden nach der Ligatur. Zugleich erhöht sich der Durchfluß der gegenseitigen A. carotis, so daß eine Kollateralversorgung über die gegenseitige A. carotis denkbar ist (HARDESTY et al., 1961; DENECKE, 1968). Nach 1–4 Std. wird jedoch der Fluß in der ligierten A. carotis communis distal der Ligatur wieder orthograd und beträgt etwa 38% des Normdurchflusses (YOUMANS et al., 1967), wenn die A. carotis interna intakt war. Neuere Untersuchungen lassen mit Hilfe der Dopplerschallsonde sehr exakte Schlüsse auf die Strömungsrichtung und Flußmenge in der A. carotis interna und ihren Ästen, besonders bei chronischen Stenosen und Verschlüssen, zu. Diese Untersuchungen mit dem wenig belastenden Verfahren bestätigen die primäre Stromumkehr in der A. carotis interna nach Ligatur der A. carotis communis.

    Gegebenenfalls kann man sich, ist man zur Ligatur der A. carotis communis gezwungen, über den retrograden Fluß distal der Ligatur orientieren, indem man die A. carotis externa distal des Abganges der A. thyreoidea superior temporär abklemmt, die A. thyreoidea superior eröffnet und den Ausfluß in der Zeiteinheit nach temporärem Abklemmen der A. carotis communis mißt. Damit

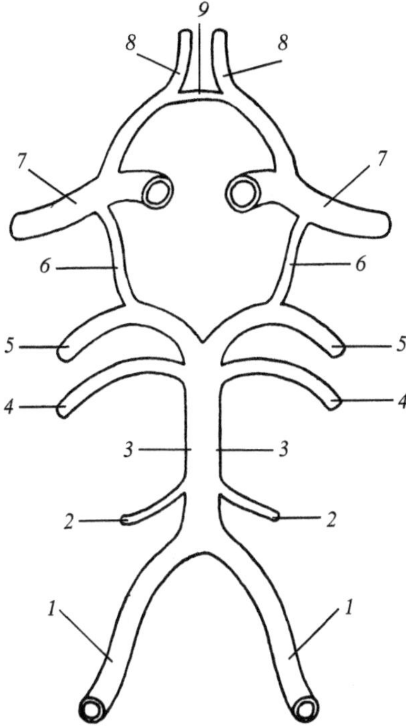

Abb. 81. Schemadarstellung der Arterien der Hirnbasis: *1* A. vertebralis; *2* A. labyrinthi; *3* A. basilaris; *4* A. cerebelli superior; *5* A. cerebri posterior; *6* A. communicans posterior; *7* A. cerebri media; *8* A. cerebri anterior; *9* A. communicans anterior

hat man ein gutes Maß für den retrograden Fluß bei Ligatur der A. carotis communis (Vent-Technik nach COOK u. LIN, 1964).

Kollateralverbindungen: Die Frage nach der Möglichkeit der Arterienligatur an den großen Kopfarterien wirft die Frage nach bestehenden Kollateralen zwischen *einmal* den *Aa. carotis interna und externa* einer Seite, *zweitens zwischen der A. carotis interna der einen und der A. carotis interna der anderen Seite, drittens zwischen der A. carotis interna und dem Vertebralissystem* auf, *viertens zwischen A. carotis externa beiderseits* und *fünftens zwischen Carotis- und Subclaviasystem.*

Zwischen der A. carotis interna und der A. carotis externa einer Seite besteht eine Verbindung über die A. facialis – A. angularis mit der A. ophthalmica, die als erster Ast innerhalb des Schädels die A. carotis interna verläßt. Diese wichtige Kollaterale zwischen A. carotis externa und A. carotis interna ist bei der chronischen arteriellen Verschlußkrankheit zweifellos von großer Bedeutung.

An der Blutstromrichtung in der A. ophthalmica, bestimmt mit der Dopplersonde, lassen sich Stenosen und Verschlüsse der gleichseitigen A. carotis interna bzw. der Carotisgabel sicher erkennen.

Die Verbindungen zwischen der A. carotis interna der rechten und der linken Seite erfolgt über den Hirnbasis-Kreislauf – dem Circulus arteriosus Willisii – im besonderen durch die A. communicans anterior (Abb. 81).

Verbindungen zwischen dem System der A. carotis interna und dem System der A. vertebralis bestehen wiederum über den Circulus arteriosus Willisii, den im vorderen Abschnitt die A. carotis interna und im hinteren Abschnitt die A. vertebralis speisen. Über die A. communicans posterior besteht hier eine Kollateralverbindung. Nach KRAYENBÜHL und RICHTER (1952) ist die Verbindung zwischen dem Vertebralis- und dem Carotissystem in 46% normal, in 29% sehr weit, in 24% sehr eng, in 2,25% fehlt die Verbindung einseitig und in 0,25% fehlt die Verbindung doppelseitig. 25–30% aller Menschen zeigen also eine verminderte Kollateralisation zwischen Vertebralis- und Carotissystem im hinteren Anteil des Circulus arteriosus Willisii.

Diese außerordentlich wichtige Kollateralverbindung führt bei Stenosen und Verschlüssen der A. subclavia zwischen dem Abgang aus der Aorta und dem Abgang der A. vertebralis aus der A. subclavia zu dem sog. Vertebralis-Entzugs-Syndrom. Dabei strömt das Blut in umgekehrter Richtung durch die A. vertebralis von der Schädelbasis zum Arm. Es wird somit Blut aus dem Kollateralsystem der Schädelbasis dem Circulus Willisii zur Versorgung des Armes entzogen. So führen Subclaviastenose und -verschluß zu cerebralen Durchblutungsstörungen vom Vertebralistyp.

Kollateralverbindungen zwischen der A. carotis externa der rechten und der linken Seite bestehen praktisch zwischen allen Ästen und sind so zahlreich, daß eine Ligatur der A. carotis externa zur Beseitigung einer bestehenden traumatischen Blutung in aller Regel nicht zum Ziele führt.

Kollateralverbindungen zwischen dem System der A. carotis und dem System der A. subclavia bestehen über die Schilddrüsenarterien, wobei die A. thyreoidea inferior aus der A. subclavia, die A. thyreoidea superior aus der A. carotis externa kommt. Auch hier sind bei Verletzungen und Strombahnverlegungen Kollateraldurchblutungen möglich.

Während also die Ligatur der A. carotis interna stets vermieden werden sollte, kann in Notfällen die Ligatur der A. carotis communis mit Aussicht auf Überleben ohne bleibende cerebrale Schäden durchgeführt werden. Dabei sollte stets die V. jugularis interna mitligiert werden. Wegen der unsicheren Prognose ist jedoch in allen Fällen, auch unter erschwerten Bedingungen, die Wiederherstellung der arteriellen und der venösen Strombahn anzustreben.

Da die Wiederbelebungszeit des Gehirns 8 min bei normaler Körpertemperatur von 37 Grad beträgt (SCHNEIDER, 1953; HIRSCH et al., 1957), darf bis zur endgültigen Versorgung einer Arterienverletzung und Wiederfreigabe des Blutstroms in der verletzten Endarterie diese Zeit von 8 min bei 37 Grad nicht überschritten werden, sollen bleibende Schäden mit Gewebsuntergang im Gehirn vermieden werden. Intraoperativ läßt sich mit Hilfe der oben beschriebenen Vent-Technik von COOK und LIN (1964) der retrograde Fluß in der Carotis interna nach Abklemmung der A. carotis communis bei zusätzlicher Abklemmung der A. carotis externa durch Ausflußbestimmung aus der eröffneten A. thyreoidea superior nachweisen. Zur rascheren Wiederherstellung des Blutflusses eignet sich die Methode des intraluminalen Shunts (Abb. 82). Hierbei wird in das Arterienlumen nach proximal und distal ein vorher mit Flüssigkeit gefülltes Kunststoffröhrchen, das mit einem kräftigen Faden umschnürt und gesichert ist, eingelegt. Um dieses Röhrchen wird die Arterie proximal und

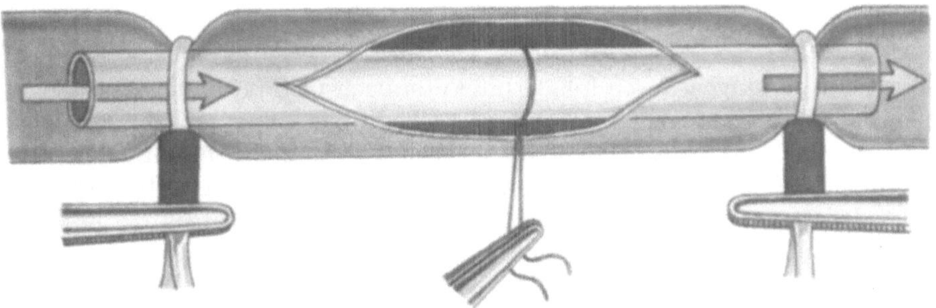

Abb. 82. Intraluminaler Shunt bei Eingriffen an der Carotisgabel und der A. carotis interna zur Aufrechterhaltung eines arteriellen Zuflusses zum Cerebrum

distal der zu versorgenden Verletzungs- bzw. Operationsstelle mit einem Gummizügel gedrosselt, so daß das Blut dann durch das eingelegte Kunststoffröhrchen ungehindert nach peripher passieren kann und die verletzte Arterie mühelos ohne störende Blutung versorgt werden kann. Wenig empfehlenswert ist die Anwendung des extraluminalen Shunts mit Hilfe von zwei kräftigen Punktionskanülen und einem Kunststoffröhrchen als temporären extraluminalen Bypass. Der Selfinflating-Shunt nach MARCOS macht die distale Umschlingung cranialwärts an der A. carotis interna überflüssig und ermöglicht so einen weiteren Überblick über die Arterie. In gleicher Weise wird dieser Shunt auch bei geplanten Operationen zur Beseitigung chronischer Stenosen und Verschlüsse an der Carotisgabel und der A. carotis interna benutzt. Zweifellos ist der intraluminale Shunt das einfachere und sicherere Verfahren.

Die früher gelegentlich empfohlene Drosselung der A. carotis interna oder auch der A. carotis communis mit dem Ziel, nach Entstehen eines Kollateralkreislaufes, also nach 8–10 Tagen, die definitive Ligatur durchzuführen (REHN, 1919; KILIAN, 1943; TÖNNIS, 1947; GULEKE, 1953), findet heute nicht mehr mit Berechtigung Anwendung. Auch die Unterbindung der A. carotis interna 8 Tage nach vorausgegangener präliminarer Ligatur der A. carotis communis (TÖNNIS) sollte nur in verzweifelten Fällen von nicht-stillbarer arterieller Blutung im Versorgungsbereich der A. carotis interna und nach Erschöpfung aller anderen Verfahren durchgeführt werden, zumal bei bedrohlicher Blutung meist die Wartezeit von etwa 8 Tagen zwischen beiden Ligaturen nicht überlebt wird. Sollte es trotz Ligatur von A. carotis communis und evtl. auch der A. carotis interna lebensbedrohlich weiterbluten, so ist eine sehr gute Kollateralisation über den Circulus Willisii anzunehmen. In diesen Fällen ist entweder die intrakranielle Ligatur der A. carotis nach DANDY (1928) oder die intraarterielle Thrombin- oder Blutgerinnselinjektion zu empfehlen.

Maligne Tumoren, die die großen Arterien des Kopf- und Halsgebietes umwachsen haben, müssen als inoperabel betrachtet werden. Eine Ligatur oder die Resektion der A. carotis communis oder der A. carotis interna mit dem Ziel, die fragliche lokale Radikalität zu erreichen, ist nicht gerechtfertigt.

Die früher empfohlene Arterialisierung des peripheren Abschnitts der V. jugularis interna, durch Anastomose der zentralen A. carotis interna, mit der peripheren V. jugularis interna (BECK et al.,

1949) führt in der Regel zu schwerwiegenden kardiovasculären Schäden, Augenkomplikationen und cerebralen Störungen, so daß dieses Verfahren heute nicht mehr angewendet werden sollte.

Arrosionsblutungen durch lokale Infektion nach Gefäßtraumen und Gefäßnähten oder infolge länger bestehender Tracheotomie erfordern zur Unterbrechung der akut lebensbedrohlichen arteriellen Blutung die definitive Ligatur des eröffneten Gefäßes, weil hier ein revascularisierender Eingriff wegen der bestehenden Infektion nicht in Frage kommt. Arrosionsblutungen bei liegender Trachealkanüle werden häufiger bei der unteren Tracheotomie durch nach seitlich abgekippte Lage der Trachealkanüle, besonders der Metallkanülen, beobachtet. Hierbei wird neben der A. carotis communis nicht selten die A. thyreoidea superior arrodiert. Diese Blutungen sind akut lebensbedrohlich und erfordern rasche operative lokale Blutstillung.

III. Versorgung von Verletzungen der Arteria carotis

Verletzungen der großen Halsarterien sollten stets mit dem Ziel der Wiederherstellung der Strombahn angegangen werden. Die Rekonstruktion der extrakraniellen Strombahn der A. carotis erfolgt entweder durch direkte Naht, etwa bei Messerstichverletzungen (Abb. 83), durch Erweiterungsplastik mit Venenstreifen oder Kunststoffstreifen (Teflon, Dacron) oder bei Gewebsdefekten durch Veneninterposition. Besonders betont werden sollte, daß Stichverletzungen der Arterien am Halse häufig nicht durch starke arterielle Blutung nach außen manifest werden. Bald entsteht jedoch ein pulsierender Tumor, über dem ein pulssynchrones Schwirren tastbar und auskultierbar ist. Durch zunehmende Größe führt dieses pulsierende Hämatom zum Druck auf die umliegenden Organe, insbesondere auf die Luftröhre und führt zur lebensbedrohlichen Atemnot.

Für die notwendig werdenden Veneninterpositionen eignet sich besonders die V. saphena magna wegen ihres anatomischen Wandaufbaues und ihrer Lo-

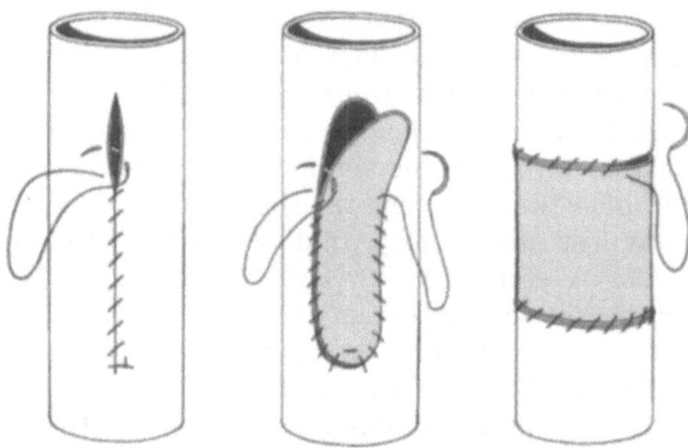

Abb. 83. Möglichkeiten zur operativen Versorgung von Gefäßwunden: *1* direkte Naht; *2* Venen-(oder Kunststoff-) Streifenplastik; *3* Venen- (oder Kunststoff-) Interposition

kalisation abseits der bedingt infizierten Verletzungsstelle. Notfalls kann auch die V. jugularis externa Verwendung finden, obgleich ihre Wand wesentlich weniger muskelkräftig ist. Sie sollte jedoch als Transplantat nur dann entnommen werden, wenn die V. jugularis interna nachweislich unverletzt und durchgängig ist. Nur in Ausnahmefällen sollte zur Wiederherstellung der Strombahn in den Verlauf der A. carotis interna oder der A. carotis communis eine alloplastische Gefäßprothese implantiert werden. Bei der Versorgung von Gefäßverletzungen am Hals, die stets eine bedingt infizierte Wunde darstellen, ist die Implantation von alloplastischen Gefäßersatzmaterialien mit einem hohen Infektrisiko belastet. Diese Infektion führt zur Thrombose des implantierten Gefäßrohres oder häufiger zur Undichtigkeit an den Nahtstellen mit Ausbildung eines mykotischen Aneurysmas und/oder der Gefahr einer schweren arteriellen Blutung.

Mit der Wiederherstellung der arteriellen Strombahn ist bei Verletzungen der Halsgefäße stets auch die Strombahn der V. jugularis interna wiederherzustellen. Beobachtungen an der unteren Extremität lassen die gleichzeitige Wiederherstellung der venösen Strombahn außerordentlich wichtig erscheinen.

Bei Verletzungen der Äste der A. carotis externa, etwa in der Keilbeinhöhle, mit stärkerer arterieller Blutung, ist primär die Ligatur der A. maxillaris und der A. facialis ratsam. Es sollten jedoch nur so viele Äste der A. carotis externa ligiert werden, als unbedingt zur Blutstillung notwendig, da sie zum Teil wichtige Kollateralbahnen mit der A. carotis interna und dem Carotissystem der Gegenseite darstellen.

Bei Blutungen im Bereich der A. carotis interna sollten erst die A. carotis communis und nur bei weiterer arterieller Blutung stufenweise Äste der A. carotis externa ligiert werden (DENECKE, 1968).

Offene Verletzungen der A. carotis communis und der A. carotis interna haben nach BURI (1973) eine Letalität von 20–30%, und 20% der Überlebenden zeigen bleibende Paresen. Vielleicht wird die breitere Anwendung des intraluminalen Shunts, wie heute in der rekonstruktiven Gefäßchirurgie üblich, eine Besserung der Behandlungsergebnisse bringen.

Die gedeckte Gefäßverletzung am Hals im Sinne der Deceleration führt besonders am Truncus brachiocephalicus zur Verletzung der Arterie ohne Kontinuitätsunterbrechung, häufig jedoch mit Verlegung der Strombahn (Abb. 84). Die traumatische Überdehnung einer Arterie führt zur Verletzung der meist weniger elastischen Gefäßintima mit Einrissen und Abrissen dieser Gewebsschichten. Die in dem Blutstrom hängende abgerissene periphere Intimastufe schlägt sich ein und verlegt das periphere Gefäßlumen. Diese so entstehende posttraumatische Arterienthrombose nach gedecktem Gefäßtrauma erfordert sofortige chirurgische Intervention mit Beseitigung des Strombahnhindernisses, sollen bleibende cerebrale Ausfallserscheinungen, die häufig mit einem kürzeren oder etwas längeren freien Intervall entstehen, vermieden werden. Das freie Intervall beträgt 1–2 Tage (FÖDISCH u. KLOSS, 1966). Die Lokalisation dieser gedeckten Gefäßtraumen betrifft in 60% die Carotis-Gabel und in 30% die A. carotis interna; nur 10% der Fälle betrifft die Verletzung der A. carotis communis. Die Therapie muß in jedem Fall eine chirurgische sein. Man sollte sich hier nicht auf die Thrombolyse oder unsicherere Verfahren verlassen. Es muß hier die operative Revascularisation genauso wie im frischen Stadium III

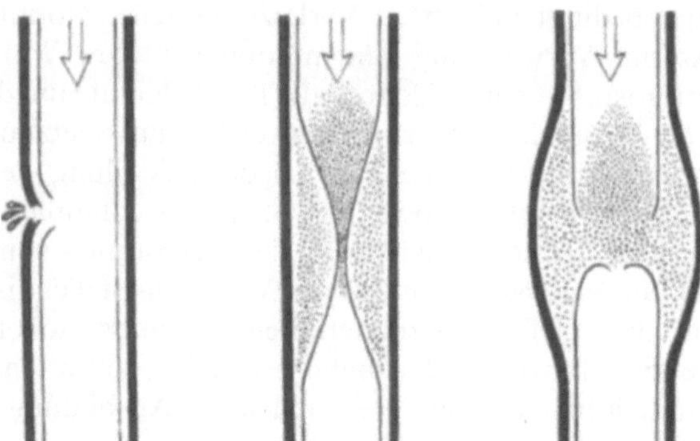

Abb. 84. Verschiedene Verletzungsformen arterieller Gefäße: *1* penetrierende Verletzung; *2* gedeckte Dehnungsverletzung mit subintimalem, stenosierendem Wandhämatom; *3* gedeckte Dehnungsverletzung mit Intimaab- bzw. -einriß

der arteriellen Verschlußkrankheit zur Vermeidung dauerhafter Hirnausfälle erfolgen.

Die Ergebnisse von Yamada et al. (1967) beleuchten diese Notwendigkeit; von 52 Fällen mit traumatischer Carotisthrombose wurden 31 konservativ behandelt, davon verstarben 17, und 14 zeigten schwere cerebrale Ausfälle. Von 21 thrombektomierten Patienten sind 3 gestorben und 12 zeigten schwere cerebrale Ausfälle, 6 hingegen sind wieder voll arbeitsfähig.

Als Spätfolge von Gefäßverletzungen treten am Hals, ebenso wie an anderen Körperabschnitten, Kurzschlußverbindungen zwischen Arterie und Vene als arterio-venöse Fisteln auf. Diese Fisteln bedingen als herznaher Links-Rechts-Kurzschluß eine erhebliche Belastung des linken Herzens mit Steigerung des Herzzeitvolumens, Erhöhung der Pulsfrequenz und Vergrößerung des linken Ventrikels. Die stark erweiterten, zum Herzen zurückführenden arterialisierten Venen können lokal zur Raumforderung führen. Die häufig mitarterialisierten Hautvenen können bei späteren Bagatellverletzungen bedrohlich bluten. Nach Arnulf (1957) finden sich 63% der arterio-venösen Fisteln am Hals zwischen der A. carotis communis und der V. jugularis interna, seltener zwischen der A. carotis interna und der V. jugularis interna und noch seltener zwischen der A. carotis externa und der V. jugularis interna.

Seltene arterio-venöse Fisteln finden sich zwischen der A. vertebralis und der begleitenden Vene. Nach Heberer et al. (1966) sind 8,1% aller arterio-venösen Fisteln am Hals lokalisiert.

Die Operationsindikation ist gegeben durch die oft starke Erhöhung des Herzzeitvolumens mit schwerwiegender Linksbelastung des Herzens. Die Operation besteht in einer Beseitigung der Kurzschlußverbindung und Wiederherstellung der Strombahn von Arterie und Vene. Dabei sollte der direkten Naht vor allen plastischen Verfahren der Vorrang gegeben werden. Empfehlenswert ist die Interposition von Muskellappen zwischen der Arterie und Vene nach Fistelverschluß, um neuerliche arterio-venöse Verbindungen zu vermeiden. Die Fistelligatur alleine sollte nicht mehr durchgeführt werden.

IV. Freilegung der Seitenäste der A. carotis externa
(Abb. 77, 80)

Die A. carotis externa und alle ihre Seitenäste können, falls bei Tumorexstirpation oder bei der Versorgung von entsprechenden Verletzungen notwendig, ohne Gefahr unterbunden werden. Es sollten dabei jedoch möglichst immer der proximale und der distale Gefäßstumpf aufgesucht und ligiert werden, da zahlreiche Arterienverbindungen zwischen den einzelnen Gefäßregionen bestehen. Um schwere Blutungen im Ausbreitungsgebiet der Äste der A. carotis externa zu stillen, wird man die Ligatur des Stammes der A. carotis externa – die Freilegung dieses Arterienstammes ist bei der Freilegung der Carotisgabel dargelegt – meist vorziehen. Dabei sollte die Ligatur entweder direkt an der Carotisgabel oder distal des Abganges der A. thyreoidea cranialis erfolgen, um ein Abschwemmen von Thromben aus dem Ligaturstumpf in die A. carotis interna und ihr Ausbreitungsgebiet zu vermeiden. Gelegentlich wird bei Eingriffen an der Zunge präliminar die A. lingualis zu unterbinden sein.

Die Seitenäste der Carotis externa sind:
1. A. thyreoidea superior
2. A. lingualis
3. A. facialis
4. A. pharyngica ascendens
5. A. sternocleidomastoidea
6. A. occipitalis
7. A. retroauricularis (A. auricularis posterior)
8. A. temporalis superficialis
9. A. maxillaris interna.

1. Freilegung der A. thyreoidea superior

Die A. thyreoidea superior (Abb. 80) zieht am Schildknorpelrand zum oberen Schilddrüsenpol. Die Freilegung dieser Arterie erfolgt in gleicher Lagerung des Patienten, vom gleichen Zugang, wie zur Freilegung der Carotisgabel dargestellt. Auch der von KOCHER empfohlene und von einigen Operateuren zur Freilegung der Carotisgabel verwandte Querschnitt – Incision 5 – ist geeignet (Abb. 79). Uns erscheint jedoch der schräge Längsschnitt – Incision 2 – wegen der Möglichkeit der Schnittverlängerung von Vorteil. Nach Aufspalten der Halsfascie ist die A. carotis externa und ihr erster, nach ventral zum oberen Schilddrüsenpol verlaufender Ast gut zu tasten und anzuschlingen.

2. Freilegung der A. lingualis

Die A. lingualis (Abb. 85) entspringt aus der A. carotis externa, direkt hinter dem Ende des großen Zungenbeinhornes, verläuft horizontal nach ventral und verschwindet unter dem M. hyoglossus. In Rückenlagerung, mit Neigung des

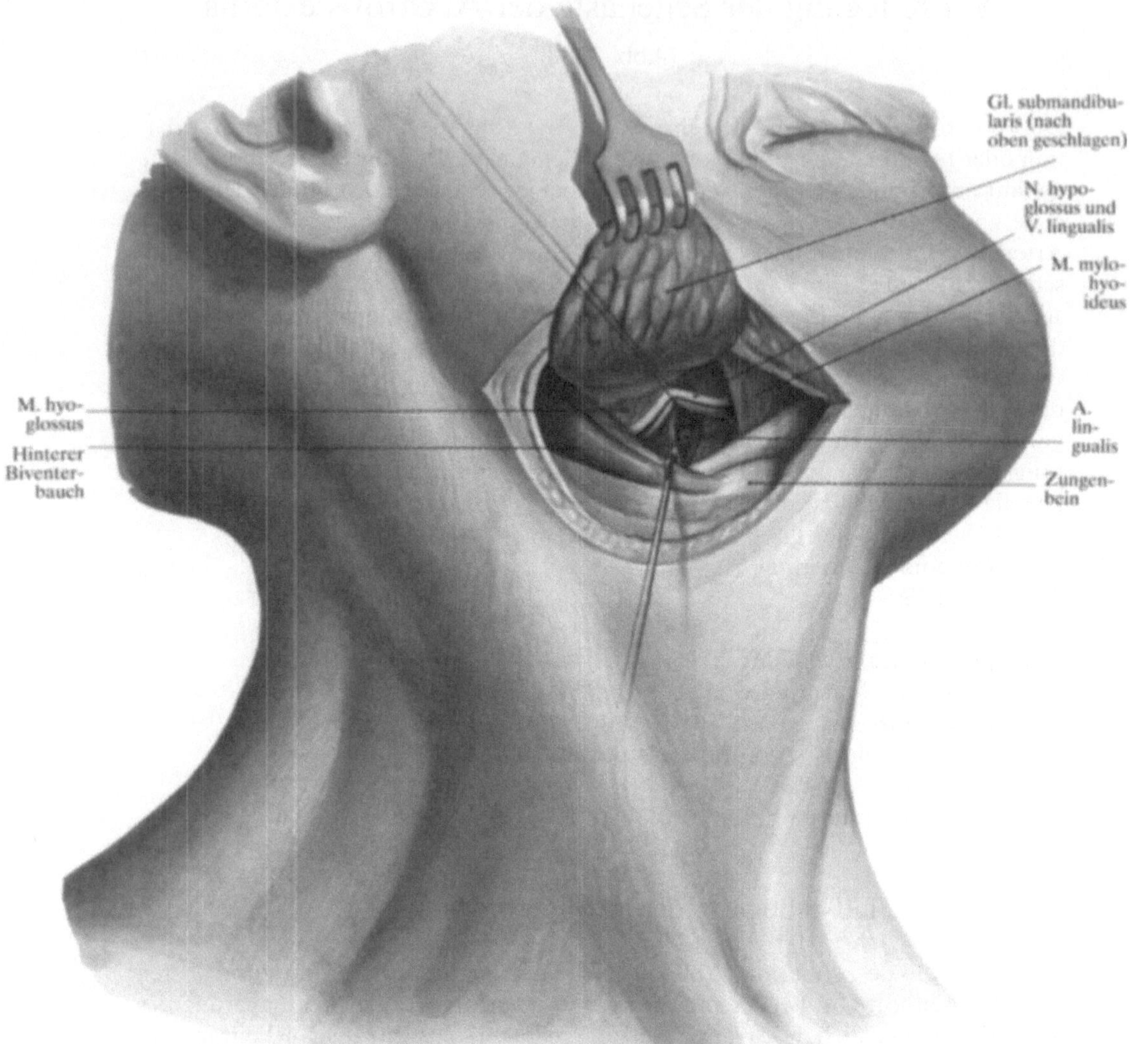

Abb. 85. Freilegung der A. lingualis. Die Unterkieferspeicheldrüse ist aus ihrer Loge herausgezogen und über den Unterkieferrand nach oben gekippt. In der Tiefe des Dreiecks, das vom Unterkieferrand und von den beiden Biventer-Bäuchen gebildet wird, erscheinen der N. hypoglossus und die V. lingualis, die mit einem Faden angeschlungen und kopfwärts gezogen sind. Der M. hyoglossus, der die A. lingualis noch bedeckt, ist durch Spaltung in Muskelfaserrichtung auseinandergezogen, so daß die Arterie sichtbar wird

Kopfes nach dorsal und starker Drehung des Kopfes nach der Gegenseite, erfolgt die Freilegung von einem Querschnitt – Incision 4 – (Abb. 79), beginnend am Warzenfortsatz, bis zum Zungenbein reichend. Nach Durchtrennung des Subcutangewebes und des Platysma wird die äußere Halsfascie am oberen Zungenbeinrand quer gespalten. Dann wird der freigelegte Teil der Glandula submandibularis abgelöst und mit einem Haken nach cranial gehalten (Abb. 85). In der Tiefe erkennt man den N. hypoglossus, zusammen mit der V. lingualis auf dem M. hyoglossus verlaufend, und ventral unter dem M. mylohyoideus verschwindend. Nach Auseinanderdrängen der cranio-caudal verlaufenden Fasern des M. hyoglossus findet man in der Tiefe die A. lingualis, die sich hier anschlingen und unterbinden läßt.

3. Freilegung der A. facialis

Die A. facialis (A. maxillaris externa) dringt medial vom M. stylohyoideus und dem hinteren Bauch des M. biventer in das Trigonum submandibulare und verläuft medial des horizontalen Unterkieferastes unter der Unterkieferspeicheldrüse. Am vorderen Rand des M. masseter überkreuzt die Arterie den Unterkieferast, um zum Gesicht zu gelangen. Für die Operation ist der Patient in Rückenlage mit Drehung des Kopfes zur Gegenseite zu bringen. Die Freilegung erfolgt von einem parallel zum horizontalen Unterkieferast verlaufenden Querschnitt – Incision 4 – (Abb. 79), etwa 1 Querfinger caudal des horizontalen Unterkieferastes. Die Arterie wird nach Durchtrennung der äußeren Halsfascie am Vorderrand des M. masseter, an der Kreuzungsstelle der Arterie mit dem Unterkieferast oder nach Ablösen der Glandula submandibularis in deren Loge freigelegt. Dort läßt die Arterie sich ohne Mühe unterbinden.

Die *A. pharyngica ascendens* und die *A. sternocleidomastoidea* sind Endaufzweigungen der A. carotis externa. Ihnen kommt eine gewisse chirurgische Bedeutung bei den Zugangsoperationen zur Schädelbasis zu (s. DENECKE, Band V, Teil 3 dieser Operationslehre).

4. Freilegung der A. occipitalis

Die A. occipitalis entspringt nach dorsal in gleicher Höhe, in der die A. facialis nach ventral abgeht. Sie verläuft nach dorsal unter dem lateralen Bauch des M. biventer bis zum Atlasquerfortsatz. Unter dem cranialen Ansatz des M. sternocleidomastoideus hindurch gelangt sie am Seitenrand des M. trapezius an die Oberfläche des Nackens und verzweigt sich im Verlauf zum Hinterhaupt. In Rückenlage und mit extremer Drehung des Kopfes zur Gegenseite erfolgt die Freilegung am Austritt der Arterie zwischen M. sternocleidomastoideus und M. trapezius. Durch einen craniocaudalen Schrägschnitt – Incision 1 – (Abb. 79) von der Unterkante des Warzenfortsatzes entlang dem dorsalen Rand des M. sternocleidomastoideus. Nach Eintrennen des sehnigen Ansatzes des M. sternocleidomastoideus läßt sich dieser nach ventral verziehen. Nun liegt der M. splenius capitis frei und wird am Schädelansatz durchtrennt. Wird der abgelöste M. splenius nach caudal gehalten, so liegt in der Tiefe die A. occipitalis frei.

5. Freilegung der A. retroauricularis

Die A. retroauricularis ist ein kleiner, unter der Ohrmuschel cranial verlaufender
Hautast, der meist aus der A. carotis externa oder der A. occipitalis entspringt.
Dieses Gefäß verläuft unter und hinter der Ohrmuschel. Ihm kommt eine gewisse
Bedeutung bei den Zugangsoperationen zu der Schädelbasis zu. Hier ist bei
den dorsalen und dorso-lateralen Zugangsoperationen auf dieses arterielle Gefäß
besonders zu achten.

6. Freilegung der A. temporalis superficialis

Die A. temporalis superficialis ist die cranial verlaufende Verlängerung der A. carotis externa, nachdem nach medial hin die A. maxillaris interna abgegangen
ist. Die A. temporalis superficialis läuft unter der Glandula parotis entlang
und gelangt vor dem äußeren Gehörgang ins subcutane Gewebslager. Hier läßt
sie sich leicht tasten und bei Bedarf von einer kleinen queren Incision aus
freilegen und unterbinden.

7. Freilegung der A. maxillaris interna

Die A. maxillaris interna ist der stärkste Ast der A. carotis externa. Sie verläuft
nach Abzweigung aus der A. carotis externa hinter dem Unterkieferast nach
medial in die tiefe Gesichtsregion. In stärkeren Windungen zieht die Arterie
dann zwischen den Kaumuskeln zur Flügelgaumengrube. Das chirurgische Aufsuchen dieses Astes der A. carotis externa, etwa zur Blutstillung bei ausgedehnten
Gesichtsschädelfrakturen, insbesondere Oberkieferbrüchen, gestaltet sich wegen
der tiefen Lage der Arterie äußerst schwierig, so daß am besten die Ligatur
der A. carotis externa zur Blutstillung ausgeführt wird. Vorteilhafterweise wird
die A. carotis externa distal des Abganges der A. lingualis ligiert. Bei fortbeste-
hender Blutung ist gelegentlich auch die zusätzliche Ligatur der gegenseitigen
A. carotis externa distal des Abganges der A. lingualis notwendig. Soll die A. maxillaris interna selbst angegangen werden, so ist der transmaxillare Weg erfolgver-
sprechend (s. DENECKE, Band V, Teil 3 dieser Operationslehre).

V. Freilegung des Truncus brachiocephalicus
(A. anonyma)

1. Der extrathorakale Zugang (Abb. 86)

Der Truncus brachiocephalicus – A. anonyma – teilt sich hinter der ersten
sternocostalen Verbindung rechts in die A. carotis communis rechts und die
rechte A. subclavia. Die Freilegung dieser Truncusgabel erfolgt nach SAUER-

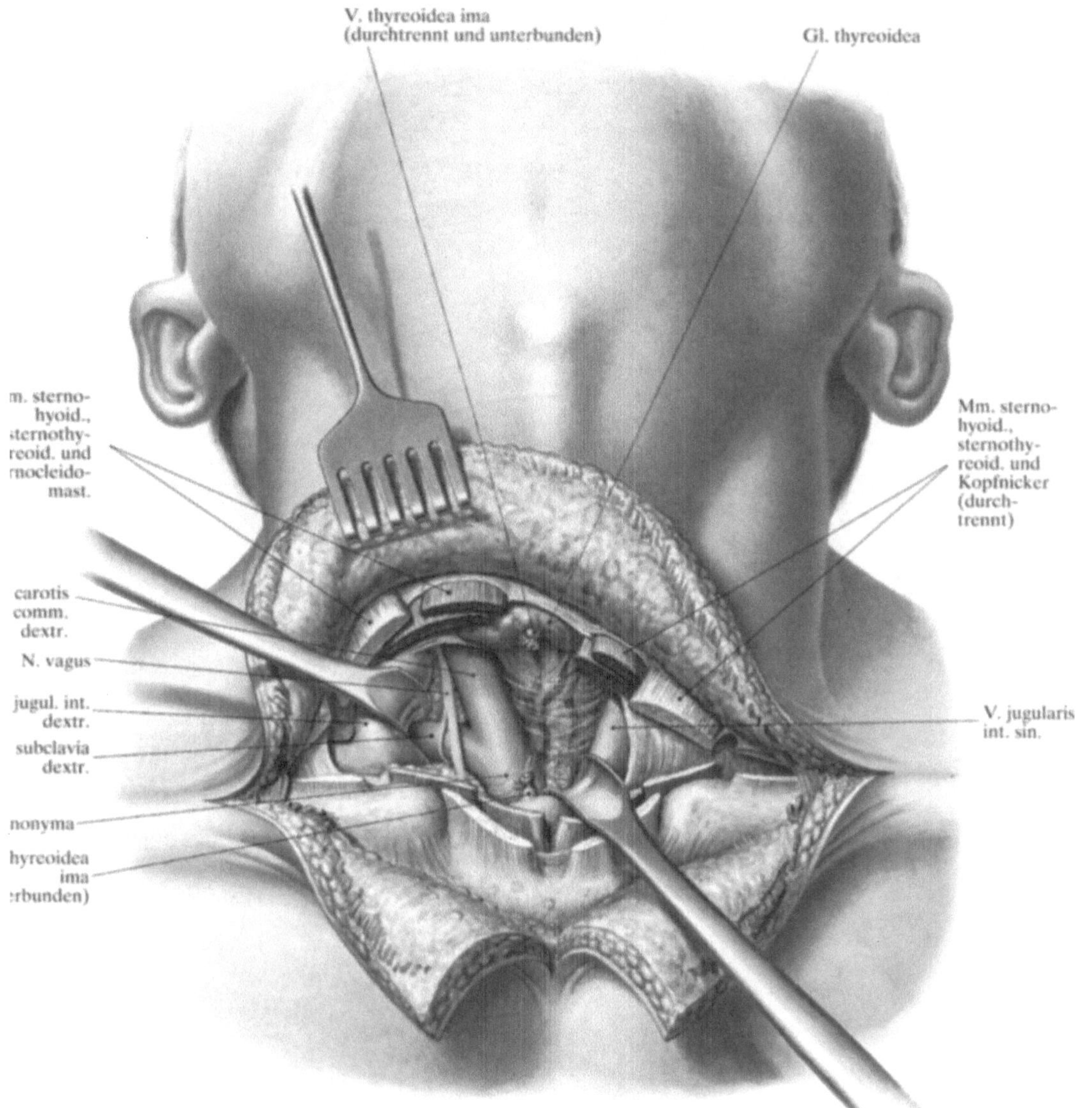

Abb. 86. Die Freilegung des Truncus brachiocephalicus (A. anonyma) nach SAUERBRUCH. Die Mm. sternocleidomastoidei, sternohyoidei, sternothyreoidei sind durchtrennt. Die V. thyreoidea ima ist unterbunden und durchtrennt, die V. anonyma sinistra wird mit Venenhaken seitwärts gezogen. Die Gabel des Truncus brachiocephalicus in die rechte A. carotis communis und die A. subclavia rechts liegen frei

BRUCH von einem cranial-konvexen Bogenschnitt – Incision 7 – (Abb. 79) von der Mitte des Schlüsselbeines über das Jugulum zur gegenseitigen Claviculamitte reichend. Gelegentlich wird eine über dem Brustbein senkrecht nach caudal verlaufende Zusatzincision notwendig, um genügend Übersicht zu erlangen. Von

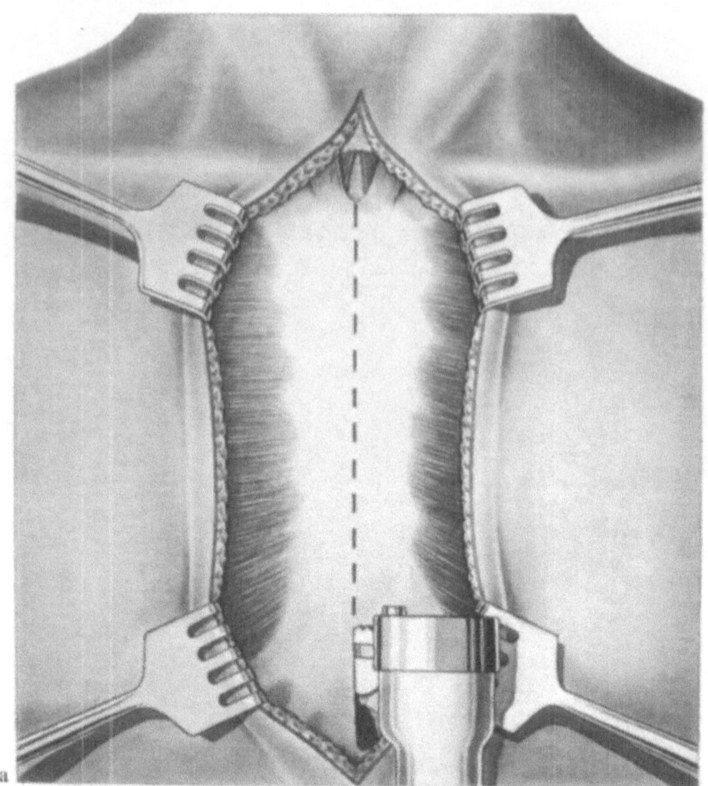

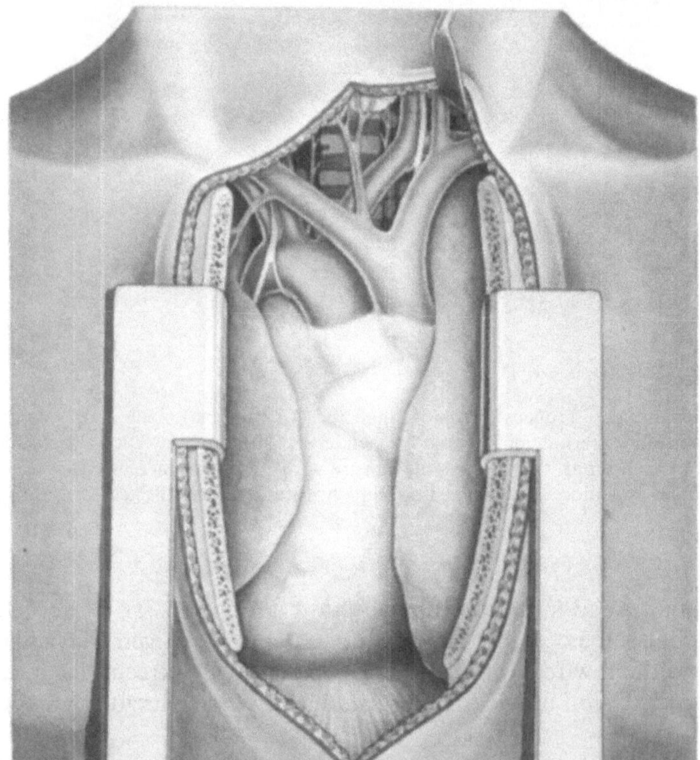

Abb. 87a und b

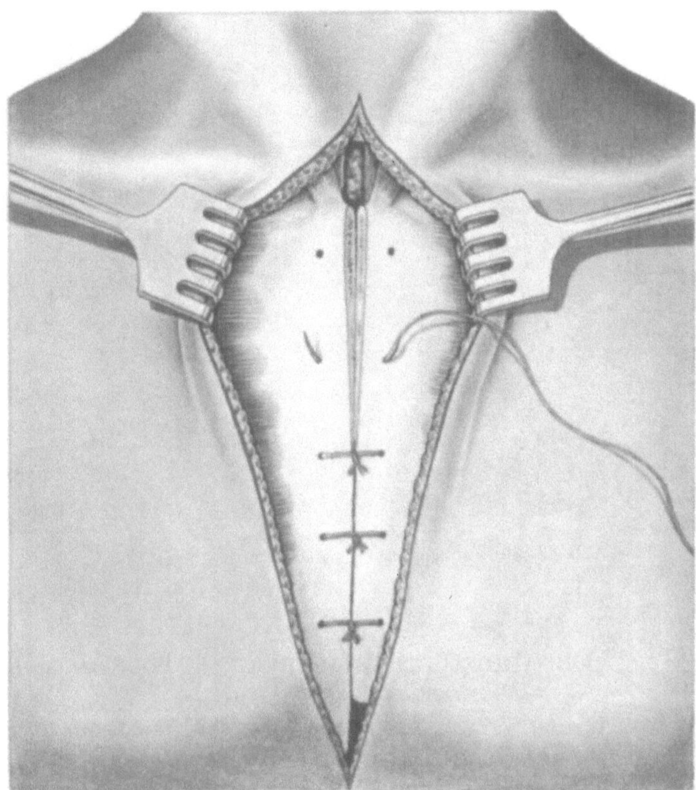

Abb. 87a–c. Technik der medianen Längssternotomie und Verschluß derselben: **a** nach Hautschnitt und Durchtrennung der subcutanen Weichteile und des Periostes Sägeschnitt des Sternums in craniocaudaler oder caudo-cranialer Längsrichtung; **b** nach Abdichten der Sternumschnittflächen mit Knochenwachs und Aufspalten des Sternums liegen die Pleuraumschlagsfalten und der Herzbeutel frei; im oberen Wunddrittel ist der Aortenbogen mit dem Truncus brachiocephalicus und der A. carotis communis links hinter der V. anonyma sichtbar. Die Gefäße lassen sich hier aus dem lockeren mediastinalen Fettgewebe herauslösen; **c** Verschluß der medianen Längssternotomie durch 5–7 Drahtcerclagen oder durch 3 Stahlbänder

großem Vorteil ist es, den Patienten mit stark rekliniertem Kopf in Rückenlage zu bringen (Abb. 78.). Nach Durchtrennung der subcutanen Weichteile müssen beiderseits die Ansätze des M. sternocleidomastoideus nahe ihrer Knochenansatzpunkte abgetragen werden. Auch die gerade Halsmuskulatur wird quer durchtrennt. Ähnlich wie bei der Strumaresektion müssen die cranialen Muskelstümpfe mit Haken kopfwärts gezogen werden. Nun muß der untere Schilddrüsenpol, der besonders bei einer bestehenden Struma bis zum oder gar unter den Sternalansatz reichen kann, hochpräpariert werden. Dabei ist die V. thyreoidea ima, die in die V. anonyma mündet, sorgsam zu ligieren und zu durchtrennen, will man profuse venöse Blutungen vermeiden. Wird nun die V. jugularis interna rechts nach lateral gehalten, so liegt die Gabel des Truncus brachiocephalicus in der Tiefe frei.

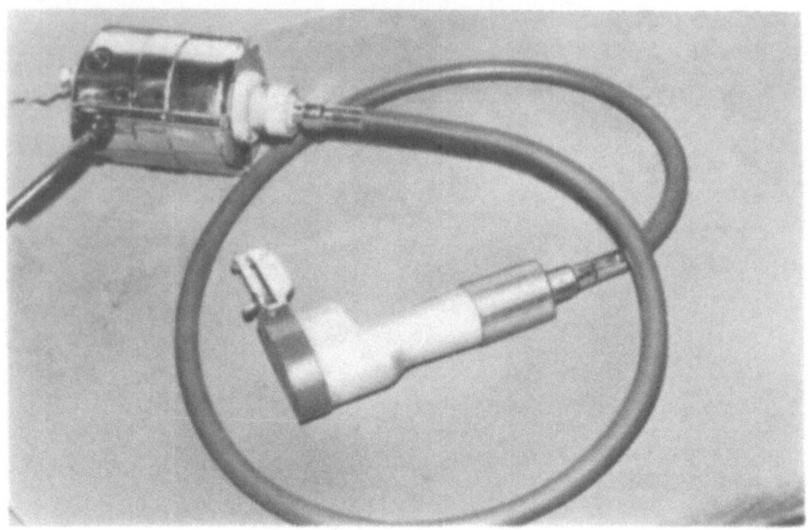

Abb. 88. Sternumsäge mit elektrischem Motorantrieb

2. Der transthorakale Zugang (Abb. 87)

Wird es erforderlich, den Stamm des Truncus brachiocephalicus zwischen Abgang aus der Aorta und der Aufgabelung freizulegen, so empfiehlt sich eine mediane Längssternotomie – Incision 10 – (Abb. 79). Nach Durchtrennung des Subcutangewebes über der Sternummitte wird teils stumpf, teils scharf nach Durchtrennung der äußeren Halsfascie das Jugulum freipräpariert und stumpf mit dem Finger der Retrosternalraum eröffnet. In gleicher Weise wird nach Incision der mittleren Rectusscheide der Processus ensiformis des caudalen Sternums freigelegt und auch hier teils stumpf, teils scharf der Retrosternalraum eröffnet. Nach Incision des Periosts in Sternummitte, wobei vorteilhafterweise zur Blutstillung des gefäßreichen Periosts die Diathermie verwendet wird, läßt sich mit Hilfe einer Sternum-Motorsäge (Abb. 88) das Brustbein längs incidieren. Die Sternumschnittränder werden mit Knochenwachs abgedichtet und dann mit Hilfe eines Rippensperrers auseinandergedrängt (Abb. 87). Unter sorgsamer Schonung der V. anonyma läßt sich der Truncus brachiocephalicus tief im Mediastinum bis zum Aortenbogen verfolgen.

Der Vorteil der medianen Längssternotomie besteht in der guten Übersicht aller Mediastinalorgane, besonders des Abganges des Truncus brachiocephalicus aus der proximalen Aorta. Außerdem wird in der Regel die Pleurahöhle nicht eröffnet, was die postoperative Phase erleichtert.

Im Mediastinum läßt sich der Truncus brachiocephalicus leicht aus dem umgebenden lockeren Fett-Bindegewebe isolieren und mit Gummizügeln anschlingen. Muß der Abgang aus dem Aortenbogen dargestellt und isoliert abgeklemmt werden, empfiehlt sich die Eröffnung des Herzbeutels an der oberen aortalen Umschlagsfalte. Dann läßt sich die Aorta ascendens leicht vor dem

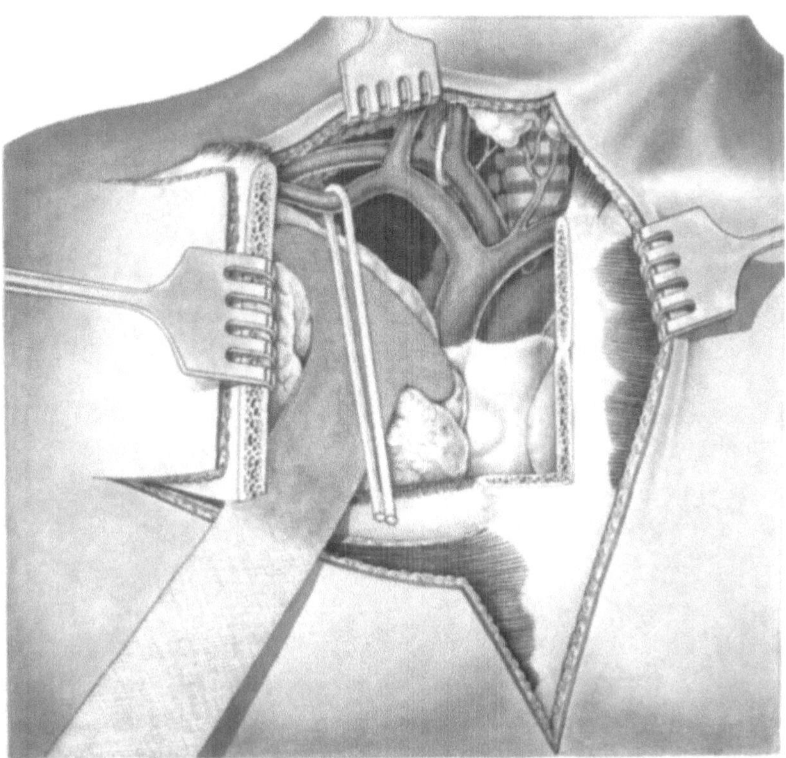

Abb. 89. Eröffnung der Brusthöhle durch Bilden eines Türflügels der rechten vorderen Brustwand.
Nach Ablösen des M. sternocleidomastoideus der rechten Seite und nach medianer Längssternotomie
der oberen zwei Sternumdrittel wird zusätzlich im 3. oder 4. Intercostalraum die Pleurahöhle eröffnet,
dann läßt sich der türflügelartige Abschnitt der vorderen rechten Brustwand, bestehend aus rechter
Clavikel, rechter oberer Brustbeinhälfte und den ersten 3 Rippen, anheben. In der Tiefe ist die
rechte Pleurahöhle eröffnet, die Lunge läßt sich abdrängen. Durch Anheben des oberen Weichteil-
schnittrandes wird die ascendierende Aorta, der Truncus brachiocephalicus und seine beiden großen
Äste am Ursprung, die A. carotis communis und die A. subclavia rechts, ebenso wie die A. vertebralis
zugänglich

Abgang des Truncus brachiocephalicus, möglicherweise sogar noch intraperikar-
dial anschlingen (Abb. 87). Das intraperikardiale Anschlingen der ascendieren-
den Aorta läßt sich leicht bewerkstelligen, wenn die Aortenadventitia seitlich
eingetrennt und dann in dieser Schicht mit der Dissektionsklemme nach OVER-
HOLT ein Gummizügel um die Aorta geführt wird. Das Eintrennen der Adventitia
empfiehlt sich zur Vermeidung von Verletzungen der A. pulmonalis. Die V. anonyma kreuzt vor dem Truncus brachiocephalicus zur V. cava superior nach
rechts und muß sorgsam geschont werden.

Der Verschluß der medianen Längssternotomie erfolgt mit 5 bis 7 Drahtnäh-
ten oder Drahtumschlingungen (Abb. 87) oder mit Stahlbändern. In der postope-·
rativen Phase ist die Atemmechanik bei diesem Zugang weniger gestört als
bei transpleuralen thorakalen Eingriffen. Von Nachteil ist der etwas beschwer-
liche Zugang zu den Organen des hinteren Mediastinums und der distalen Hälfte
des Aortenbogens, der besser durch die linke Pleurahöhle erreichbar ist.

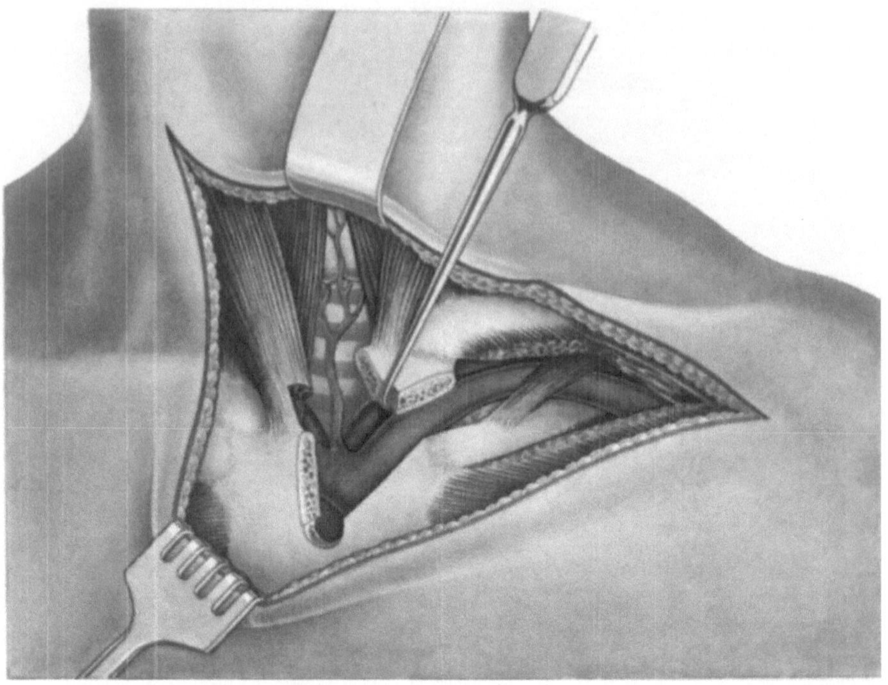

Abb. 90. Freilegung der A. subclavia und der Aufteilung des Truncus brachiocephalicus rechts nach KILLIAN (1943). Von einer S-förmigen Incision über dem Sternoclaviculargelenk wird nach Durchtrennung der subcutanen Weichteile das rechte Sternoclaviculargelenk durch Sägeschnitte aus dem Brustbein ausgesägt und die Clavikel mit dem Sternoclaviculargelenk nach Durchtrennung des clavicularen Ansatzes des M. pectoralis major angehoben. Nach Lösen des subcutanen Fettgewebes der oberen Thoraxapertur liegen die V. jugularis externa, die V. jugularis interna und die V. subclavia sowie dahinter die Aufgabelung des Truncus brachiocephalicus mit der A. carotis communis rechts und der A. subclavia rechts frei. Hinter dem M. scalenus anterior verläuft die A. subclavia und gibt hier nach cranial die A. vertebralis *(in der Abbildung verdeckt)* ab. Durch zusätzliches Aussägen des gegenseitigen Sternoclaviculargelenks läßt sich der Zugang in der oberen Thoraxapertur erweitern

Wird die Freilegung des Stammes des Truncus brachiocephalicus durch intercostale Zusatzincisionen erreicht, sollte der 3. oder 4. Intercostalraum rechts gewählt werden – Incision 10 u. 11 – (Abb. 79). In diesen Fällen ist nur eine obere mediane Sternotomie notwendig. Es ist von Vorteil, jetzt erst eine anteriore intercostale Thorakotomie im 3. oder 4. ICR in typischer Weise anzulegen; nach Eröffnung der rechten Pleura und Abdrängen der Lunge nach dorsal und lateral müssen A. und V. mammaria interna zwischen Ligaturen sorgsam durchtrennt werden. Dann kann die intercostale Incision mit Hilfe der Säge ohne weitere Gefahr bis in die obere mediane Längssternotomie fortgeführt werden (Abb. 89). Nun läßt sich der aus der rechten Clavikel der 1., 2., 3. und 4. Rippe und der rechten oberen Sternumhälfte mit den bedeckenden Weichteilen bestehende Brustkorbflügel aufklappen und so der Zugang zu den Organen des hinteren Mediastinums von rechts her ermöglichen.

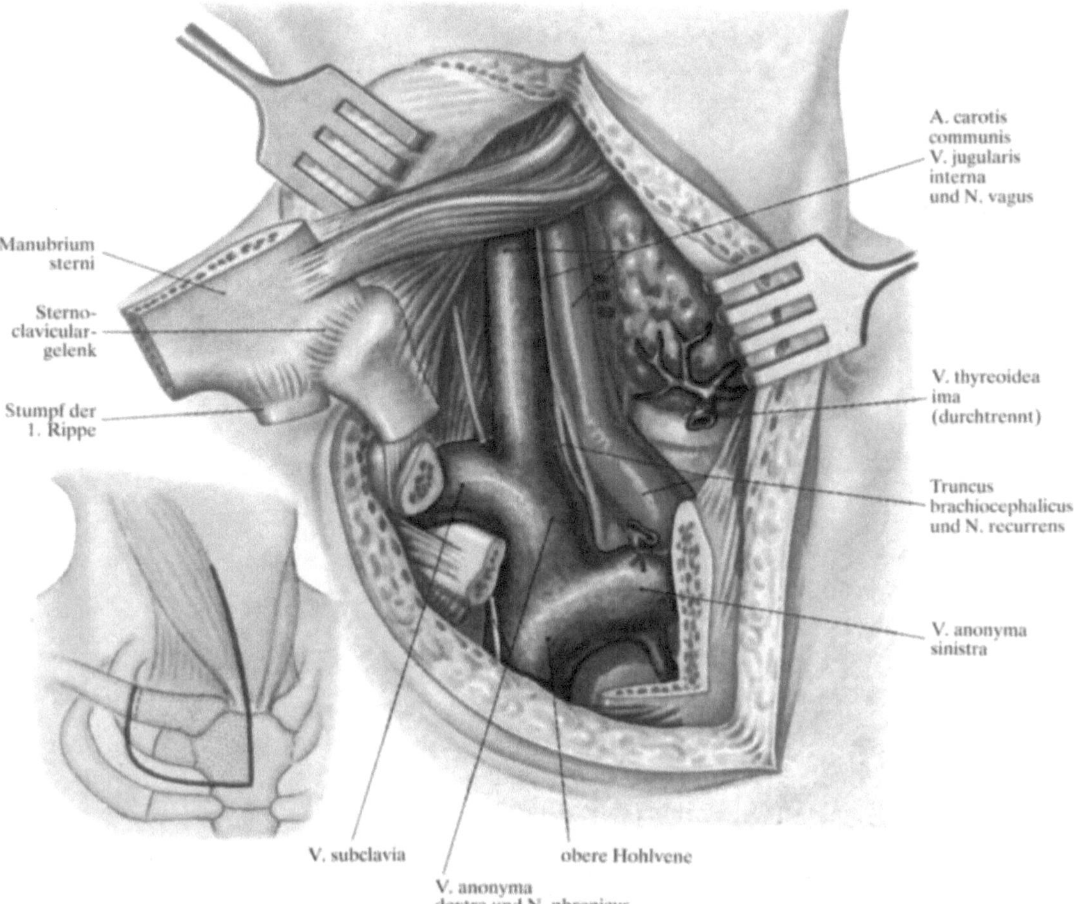

Abb. 91. Freilegung der A. subclavia und rechts der Gabel des Truncus brachiocephalicus nach LEH-
MANN. Ähnlich wie bei der Freilegung nach KILLIAN wird nach Durchtrennung des Subcutangewebes
das Sternoclaviculargelenk mit dem sternalen Teil des Manubriums ausgesägt, jedoch zusätzlich
die Clavikel am Übergang vom sternalen zum medialen Drittel, ebenso wie die 1. Rippe quer
durchsägt. Dann läßt sich das Knochengelenkstück, bestehend aus dem rechten Anteil des Manubrium sterni, dem Sternoclaviculargelenk, dem sternalen Teil der Clavikel und dem ersten Sternocostalgelenk mit den ansetzenden Halsmuskeln anheben. In der Tiefe sind nun im lockeren Fettbindege-
webe der oberen Thoraxapertur die V. cava superior, die V. anonyma sinistra, die V. anonyma
dextra und ihre Aufteilung sowie der Truncus brachiocephalicus und die A. carotis communis
sichtbar

Der Truncus brachiocephalicus ist so gut zu übersehen. Nachteil dieses Zuganges ist bei Eingriffen im hinteren Mediastinum selbst der hochstehend aufge-
klappte Brustwandflügel und die Eröffnung der rechten Pleura. Da das Sternum
jedoch nur in der oberen Hälfte eingetrennt ist, die untere Brustkorbapertur
jedoch in ihrer knöchernen Verbindung verbleibt, ist die Atemmechanik in der
postoperativen Phase noch ausreichend, obgleich die intercostale Incision gelegentlich Störungen der Atmung herbeizuführen vermag.

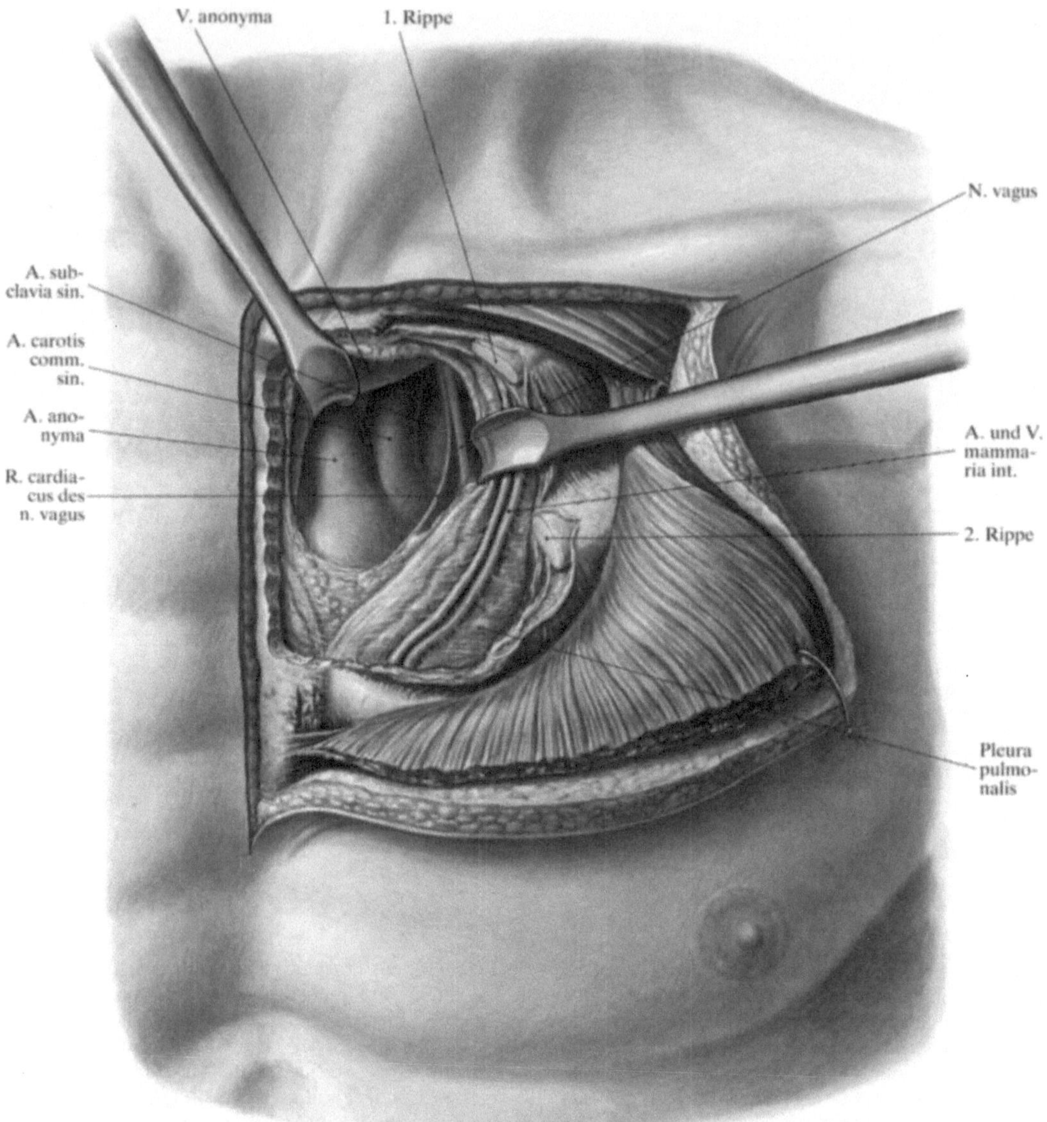

Abb. 92. Freilegung der supraaortischen Äste an ihrem Abgang aus dem Aortenbogen nach KÜTTNER. Durch rechtwinkligen Lappenschnitt wird die Haut und die Muskulatur des M. pectoralis major durchtrennt und nach caudal geschlagen. Das obere linke Drittel des Sternums mit dem linken Sternoclaviculargelenk sowie mit dem ersten und zweiten Sternocostalgelenk werden ausgesägt, Clavikel, 1. u. 2. Rippe quer durchtrennt. Der fensterförmige Zugang zum oberen, vorderen und hinteren Mediastinum gibt den Weg frei zu den in der Tiefe abgehenden Aortenbogenästen

In Einzelfällen wird die Freilegung des Truncus brachiocephalicus nach dem Vorschlag von KILLIAN (1943) ausreichen (Abb. 90). In Rückenlage des Patienten mit rekliniertem Kopf (Abb. 78) wird eine S-förmige Incision vom distalen Teil des Vorderrandes des linken M. sternocleidomastoideus quer über das rechte Sternoclaviculargelenk verlaufend und über den rechten Armansatz etwas cranial gerichtet angelegt – Incision 6 – (Abb. 79). Nach Freilegung des cranialen Sternumendes und stumpfer Präparation des cranialen Retrosternalraumes vom Jugulum her wird nach lochförmiger Trepanation des Manubrium sterni durch Längsincision mit der Säge das Manubrium so incidiert, daß das rechte Sternoclaviculargelenk mit dem entsprechenden Sternumansatz herausgeklappt werden kann (Abb. 90). Werden diese Knochenschnitte beiderseits angelegt, so ergibt der entstandene Knochendefekt in der oberen Thoraxapertur gegebenenfalls einen ausreichenden Zugang zum cranialen Abschnitt des Truncus brachiocephalicus. Auch hier werden die Knochensägeflächen zur Vermeidung von diffusen Blutungen aus der Knochenhöhle mit Wachs abgedichtet. Nachteilig ist bei diesem Zugang, daß eine plötzlich notwendig werdende Erweiterung des Zuganges nur durch erneuten Einsatz der Knochensäge möglich wird.

Erhebliche Nachteile hängen der Freilegung nach LEHMANN (Abb. 91) und nach KÜTTNER (Abb. 92) an. Der von vornherein beengte Zugang schränkt den Wert dieser beiden Verfahren bei Eingriffen an den großen Arterien unseres Erachtens erheblich ein.

Sollte die Freilegung in der oberen Thoraxapertur ohne Knochenincision nach SAUERBRUCH nicht ausreichen, bevorzugen wir stets die mediane Längssternotomie, da so die beste Übersicht mit günstiger postoperativer Atemfunktion erreicht wird. Um in Ausnahmefällen, besonders wenn es notwendig wird, weit peripher an die A. subclavia und zugleich an den Aortenbogen bzw. an den Abgang des Truncus brachiocephalicus heranzukommen, scheuen wir auch nicht vor der türflügelförmigen Eröffnung der rechten oberen Thoraxapertur (Abb. 89) zurück.

Der Truncus brachiocephalicus verläuft in seiner distalen Hälfte in unmittelbarer Nachbarschaft der Trachea. Aus dieser Nachbarschaftslage resultiert die Gefährdung dieser großen Arterie durch Tracheotomie-Kanülen. Bei lange liegenden Tracheotomie-Kanülen, insbesondere bei den früher häufig verwendeten Metallkanülen, kann es durch eine chronische Druckschädigung hier zu einer Arrosion der trachea-zugewandten Wand des Truncus brachiocephalicus kommen. Diese führt dann zur vital bedrohlichen Massenblutung in die Trachea. In dieser verzweifelten Situation kann eine Tubuskompression der Arrosionsöffnung in der Trachea zugleich mit der eilig durchgeführten proximal und distal der Arrosion angelegten Ligatur des Truncus brachiocephalicus die Blutung stillen.

VI. Anatomischer Verlauf der Arteria subclavia und ihrer Äste

Die A. subclavia entspringt rechts aus der Aufteilung des Truncus brachiocephalicus, überkreuzt bogenförmig nach lateral verlaufend die 1. Rippe und läuft unter der Clavikel in die rechte Axilla. Unmittelbar vor Überkreuzen der

1. Rippe gibt die A. subclavia als ersten cranial verlaufenden Ast die A. vertebralis ab. Links entspringt die A. subclavia als letzter Aortenbogenast unmittelbar vor dem Isthmus der Aorta und verläuft nach cranial im hinteren Mediastinum zur oberen Thoraxapertur. Hier gibt sie, wie auf der Gegenseite, in der Kuppel die A. vertebralis links ab, um dann über die 1. Rippe und unter der Clavikel hindurch zur Achselhöhle zu verlaufen.

Der Zugang zur A. subclavia ist rechts supra- oder infraclavicular möglich, links besteht neben dem supra- und infraclavicularen Zugang gelegentlich die Notwendigkeit, den proximalen Abschnitt der A. subclavia zwischen Abgang aus der Aorta und der oberen Thoraxapertur anzugehen. In diesen Fällen ist die linksseitige transthorakale Operation sinnvoll.

1. Transthorakale Freilegung der A. subclavia links

Die Freilegung der A. subclavia links im proximalen Abschnitt erfolgt durch Thorakotomie im 4. oder 5. ICR links. Die Technik der Thorakotomie ist in

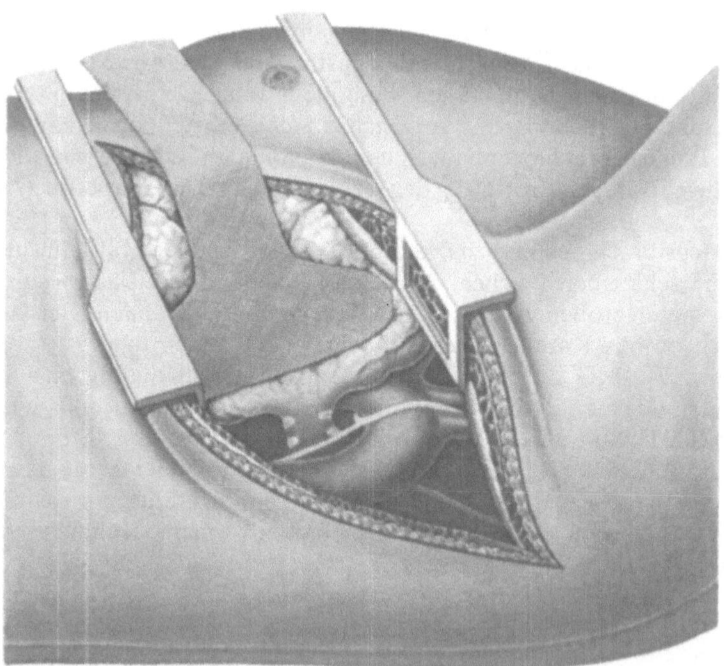

Abb. 93. Antero-laterale intercostale Thorakotomie links im 5. ICR. Nach S-förmigem, caudal den unteren Schulterblattwinkel umfahrenden Hautschnitt wird nach Durchtrennung des Subcutangewebes und Durchtrennung des M. latissimus dorsi und des M. serratus im 5. Intercostalraum der Brustkorb eröffnet und die 5. und 6. Rippe auseinandergedrängt. Nach Abdrängen der Lunge nach ventral und caudal durch einen entsprechend geformten Haken oder Spatel liegen in der Tiefe der Lungenhilus, der distale Aortenbogen mit seinem Isthmus und der Abgang der A. subclavia links frei. Nach Spaltung der mediastinalen Pleura lassen sich Aorta und A. subclavia links in ihrem proximalen Anteil anschlingen

Band VI, 1. Teil (Seite 293 ff, Abb. 203 ff) beschrieben. Wir bevorzugen die intercostale antero-laterale Thorakotomie ohne Rippenresektion.

Nach Eröffnung der Pleura und Abschieben der Lunge nach dorsal-caudal
(Abb. 93) läßt sich der Aortenisthmus sowie das proximale Drittel der A. subclavia links von ihrem Ursprung aus der Aorta bis in die Pleurakuppel und bis
zum Abgang der A. vertebralis links gut verfolgen. Nach Eintrennen der mediastinalen Pleura über der gut sicht- und tastbaren A. subclavia läßt sich diese
mühelos anschlingen.

2. Freilegung der A. subclavia im supraclaviculären Anteil

Nach Abgang aus dem Truncus brachiocephalicus kommt die A. subclavia rechts
unter der Clavikel und über die 1. Rippe verlaufend an die obere Thoraxapertur,
zieht dann zwischen dem M. scalenus anterior und dem M. scalenus medius
durch die hintere Scalenuslücke in die obere Schlüsselbeingrube. Unmittelbar
vor dem Durchtritt durch die hintere Scalenuslücke wird die A. vertebralis und
als zweiter Ast der Truncus thyreocervicalis nach oben und die A. mammaria
interna nach unten abgegeben.

Die Freilegung der A. subclavia oberhalb des Schlüsselbeines im unteren
seitlichen Halsdreieck, das medial durch den lateralen Rand des M. sternocleidomastoideus, basal durch den Oberrand des Schlüsselbeines und dorsal durch
den hinteren Bauch des M. omohyoideus begrenzt ist, erfolgt von einer queren
Incision, parallel zum Schlüsselbein verlaufend, etwa 1 Querfinger nach cranial
– Incision 8 – (Abb. 79).

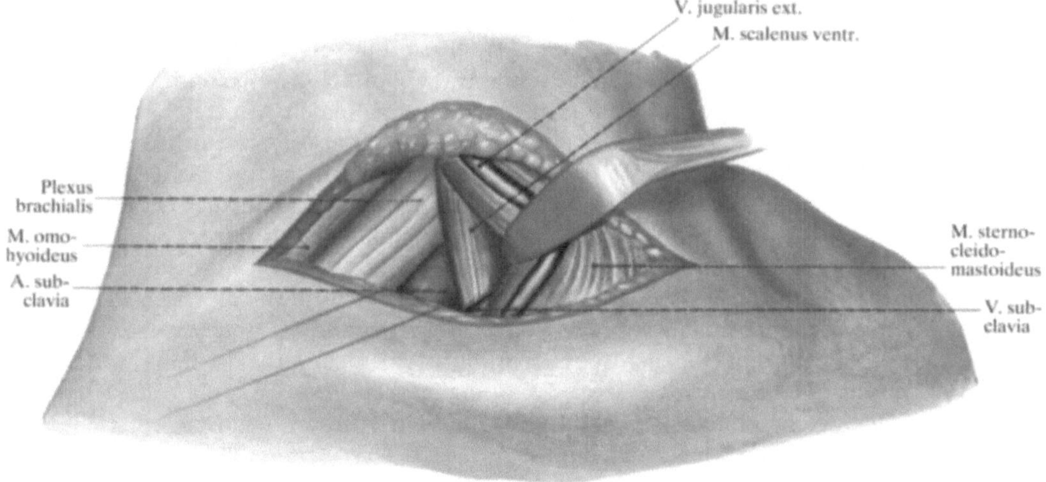

Abb. 94. Freilegung der A. subclavia oberhalb des Schlüsselbeines. Nach Hautincision parallel dem
Schlüsselbein und Durchtrennung des Subcutangewebes läßt sich der M. sternocleidomastoideus
mit der V. jugularis externa nach ventral verziehen, so daß der M. scalenus anterior sichtbar wird.
Zwischen den Mm. sternocleidomastoideus und scalenus anterior tritt die V. subclavia und hinter dem
M. scalenus anterior die A. subclavia aus der oberen Thoraxapertur zur Achselhöhle aus. Hinter
der Arterie und oberhalb sind die Fasern des Plexus brachialis sorgsam zu schonen

Die Lagerung mit stark rekliniertem und nach der Seite gedrehtem Kopf bei unterpolstertem Schultergürtel erleichtert ebenso den Eingriff an der A. subclavia oberhalb des Schlüsselbeins, wie der stark fußwärts gezogene gleichseitige Arm ein Herunterführen des Schultergürtels herbeiführt (Abb. 78). Die Incision beginnt in der Mitte des M. sternocleidomastoideus und reicht bis zum Vorderrand des M. trapezius (Abb. 94). Nach Durchtrennung der subcutanen Weichteile muß in der Regel die V. jugularis externa zwischen Ligaturen durchtrennt werden. Nach Eröffnung der Halsfascie wird der M. omohyoideus nach lateral weggehalten; ebenso werden der M. sternocleidomastoideus und der M. scalenus anterior nach medial abgeschoben (Abb. 94). Nun erscheint hinter dem Rand des M. scalenus anterior die A. subclavia. Lateral oberhalb des arteriellen Gefäßes verläuft parallel zum Gefäßstrang, gelblich-weiß gefärbt, der Armplexus, dessen Fasern sorgsam geschont werden müssen. Nun läßt sich die A. subclavia unter Schonung dieser Nervenfasern und der unter dem Plexus hindurch nach dorsal abgehenden A. transversa colli unterfahren und mit Gummizügeln anschlingen. Die V. subclavia erscheint im unteren seitlichen Halsdreieck vor dem M. scalenus anterior.

3. Freilegung der A. subclavia im infraclaviculären Abschnitt

In Rückenlage des Patienten erfolgt die Freilegung der A. subclavia im distalen, also infraclaviculären Abschnitt; nach dem Vorschlag von GULEKE (1953) von einer schrägen Incision – Incision 9 – (Abb. 79) vor dem jeweiligen M. sternocleidomastoideus quer über das Schlüsselbein, der Grenze zwischen M. deltoideus und M. pectoralis major zum proximalen Oberarm hin folgend. Der claviculäre Teil des M. pectoralis major wird nahe am Ansatz vom Schlüsselbein abgetrennt, ebenso muß der M. pectoralis minor an seinem coracoidalen Ansatz abgetrennt werden. Nun wird der Ansatz des M. deltoideus am Schlüsselbein eingeschnitten (Abb. 95). Nach Anheben des Vorderrandes des M. deltoideus und des M. coracobrachialis nach lateral sowie des abgetrennten lateralen Randes des M. pectoralis major und des M. pectoralis minor nach medial-caudal, liegen unterhalb der im mittleren Abschnitt freigelegten Clavicula die A. und V. subclavia und am Oberrand des Gefäßstranges der Armplexus frei. Unschwer läßt sich dieser Eingriff mit der proximalen supraclaviculären Freilegung (s. oben) verbinden. Gegebenenfalls ist die Übersicht des Operationsfeldes zu verbessern, wenn das Schlüsselbein quer durchtrennt wird. Dazu eignet sich besonders die Knochensäge. Die Clavikel wird nach Abschluß des Gefäßeingriffes mittels Druckplattenosteosynthese der AO wieder vereinigt.

4. Verletzungen der A. subclavia und ihre Versorgung

Das vordringliche Ziel ist die Wiederherstellung der arteriellen Strombahn. Je nach Lokalisation der Verletzung wird die Freilegung der A. subclavia im proxi-

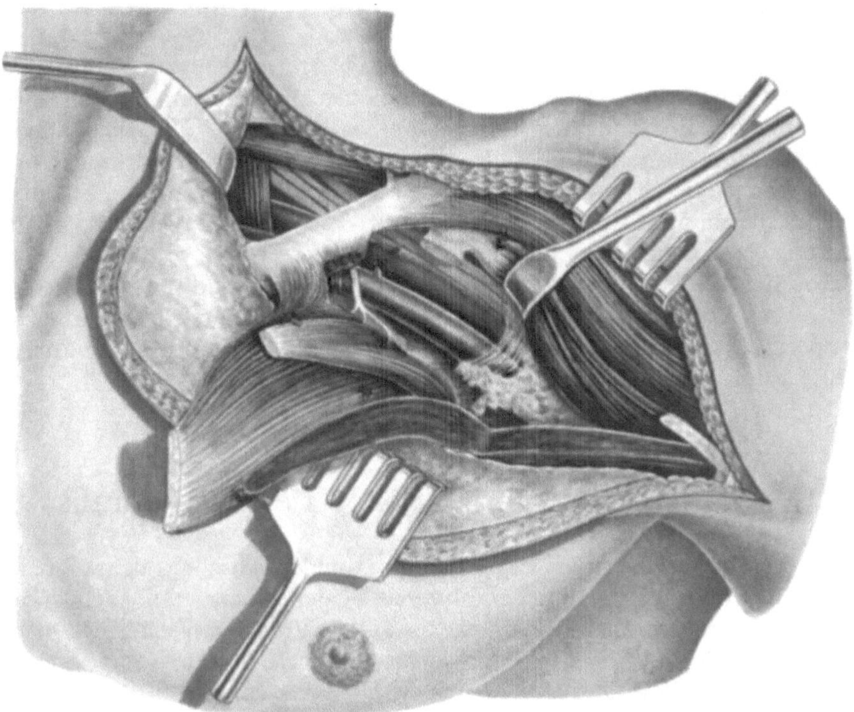

Abb. 95. Infraclaviculäre Freilegung der A. subclavia. Nach S-förmiger Incision vom Hals quer über die Clavikel bis zum Oberarm in Höhe der Axilla und Durchtrennung der subcutanen Weichteile wird oberhalb der Clavikel durch Abdrängen des M. sternocleidomastoideus nach ventral hinter dem M. scalenus anterior die A. subclavia oberhalb des Schlüsselbeines sichtbar; unterhalb des Schlüsselbeines wird die Muskulatur im Sulcus deltoideus zwischen dem M. deltoideus und dem sternalen Ansatz des M. pectoralis auseinandergedrängt. Dabei werden die Mm. pectoralis major und minor an ihren Ansätzen an der Clavikel und am Coracoid abgetrennt. Durch Anheben der Mm. coracobrachialis und deltoideus ist der Zugang zu den in lockerem Bindegewebe und einer lockeren Gefäßnervenscheide verlaufenden Gefäßen der V. und A. subclavia und oberhalb davon der Plexus brachialis erkennbar und zugänglich

malen oder im distalen Abschnitt erforderlich. Es ist jedoch von Vorteil, stets einen übersichtlichen und weiten Zugang zu wählen und möglichst große Abschnitte der Arterie freizulegen. Zur Versorgung der Verletzung eignen sich je nach Verletzungsart die direkte Naht bei Durchtrennung des Gefäßes, die Flickenplastik mit Anheftung der durch Überdehnung abgerissenen Intima oder die Veneninterposition (Abb. 83) bei Fehlen eines entsprechenden Arteriensegmentes durch die Verletzung. Besonders Schlüsselbeinbrüche und subcapitale Humerusfrakturen sind geeignet, das nahe am Knochen gelegene Gefäß zu verletzen. Besondere Vorsicht ist bei Gefäßverletzungen infolge inadäquater Gewalteinwirkung geboten, da hier nicht selten primäre Gefäßschäden – Medianekrosis Erdheim-Gsell, Lues, Marfan-Syndrom – die Versorgung durch weiteres Einreißen der Gefäße nach zentral hin erschweren.

5. Subclaviakompressionssyndrome

Die A. subclavia kann auf ihrem Weg aus der Thoraxapertur zur Achselhöhle
an mehreren Stellen einer Kompression unterliegen. Einmal können Halsrippen
eine Strombahnbehinderung der Armarterie verursachen. Weniger häufig ist
das sog. *Scalenus-Syndrom,* wobei die A. subclavia bei ihrem Überkreuzen der
1. Rippe zwischen den Mm. scalenus anterior und scalenus medius eingeklemmt
wird. Die Einkerbung des vorderen Scalenusmuskels beseitigt diese Strombahnbehinderung. Noch seltener ist das *Costo-Clavicular-Syndrom,* wobei die A. subclavia zwischen Clavikel und 1. Rippe komprimiert wird, und schließlich findet
sich das *Hyperabduktionssyndrom,* wobei die A. subclavia durch die Muskelzüge
des M. pectoralis major an der Clavikel selbst eine Kompression erfährt (s.
»Eingriffe beim Syndrom der 1. Rippe«, S. 113).

VII. Anatomischer Verlauf der Arteria vertebralis

Die A. vertebralis verläßt als erster Ast den proximalen Abschnitt der A. subclavia in der Pleurakuppel medial der hinteren Scalenuslücke, um nach cranial
zum 6. Foramen costotransversarium zu verlaufen. Von dort gelangt sie in den
Knochenkanal der Querfortsatzlöcher der Halswirbel bis zum Atlas. Um das
mehr lateral gelegene Atlasquerfortsatzloch zu erreichen, bildet sie hier eine
Schleife, die die Drehbewegung zwischen Atlas und Epistropheus voll ermöglicht.
Nun schlingt sich die A. vertebralis um die Massa lateralis des Atlas, durchdringt
die Membrana atlanto-occipitalis und die Dura und betritt durch das Foramen
occipitale magnum die Schädelhöhle. Unmittelbar hinter der Brücke vereinigen
sich die Aa. vertebrales beiderseits zu der A. basilaris und bilden damit den
dorsalen Teil des Hirn-Basis-Kreislaufs (Abb. 96).

Die A. vertebralis zeigt nach WACHSMUTH (1955) nur in 29% beidseits ein
gleiches Kaliber, in 45% der Fälle ist die linke stärker als die rechte und in
26% die rechte stärker als die linke.

Der gesamte Verlauf der A. vertebralis läßt sich unschwer in drei anatomische
Abschnitte einteilen:
1. Abschnitt vom Ursprung aus der A. subclavia bis zum Eintritt in den Quer-
   fortsatzkanal am 6. Halswirbelkörper;
2. Abschnitt vom Beginn des 6. Halswirbelkörpers zum 1. Halswirbelkörper;
3. Abschnitt vom Querfortsatz des Halswirbelkörpers bis zum Foramen occipitale magnum.

Der 1. Abschnitt der A. vertebralis (Abb. 96) und der operative Zugang haben ihre Bedeutung in der operativen Behandlung der chronischen cerebralen
Mangeldurchblutung durch Abgangsstenosen der A. vertebralis sowie im Rahmen des Vertebralis-Entzugssyndroms bei Subclavia-Verschluß zwischen dem
Ursprung der Arterie aus der Aorta und dem Abgang der A. vertebralis
(Abb. 97). Die beiden distalen Abschnitte der A. vertebralis werden häufiger
in Kriegszeiten bei Halsschußverletzungen getroffen und erfordern dann entsprechende Versorgung. Die sog. spontane Blutstillung nach Kompressionsbehand-

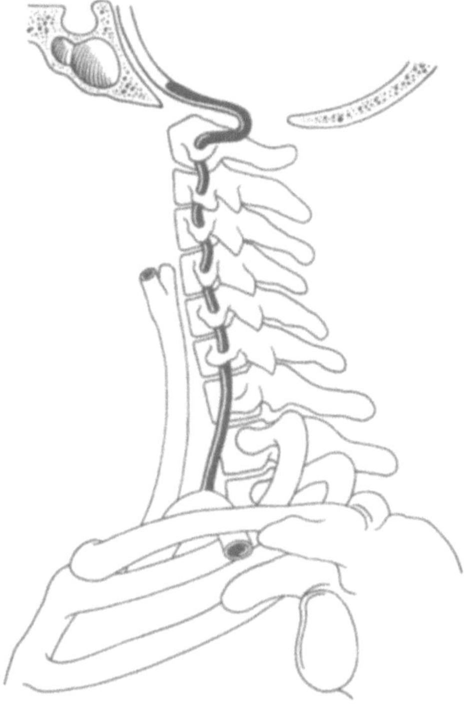

Abb. 96. Schematische Darstellung des Verlaufes der A. vertebralis von ihrem Abgang aus der proximalen A. subclavia in der oberen Thoraxapertur. Erster Abschnitt der A. vertebralis zwischen Abgang aus der Subclavia und Eintritt in die Öffnung des 6. oder 5. Halswirbelquerfortsatzes. Zweiter Abschnitt: Verlauf zwischen den Halswirbelquerfortsatzlöchern bis zum Epistropheus; dritter Abschnitt zwischen Epistropheus und Schädelbasis

lung entsprechender Verletzungen der Arterie und Vene im 2. und 3. Abschnitt führen häufig zu typischen posttraumatischen arterio-venösen Fisteln mit entsprechenden Symptomen, z.B. hämodynamische Belastung des Herzens durch einen herznahen arterio-venösen Kurzschluß.

1. Anatomische Varianten der A. vertebralis

Wenn bei der Dysphagia lusoria die A. subclavia rechts als letzter Ast im Bereich des Isthmus aus der Aorta abgeht, entspringt die A. vertebralis der rechten Seite meist aus der A. carotis communis rechts, seltener aus dem Aortenbogen selbst und ganz selten aus der Aorta descendens. Häufiger entspringt die A. vertebralis sinistra direkt aus dem Aortenisthmus.

Schon häufiger ist zu beobachten, daß die A. vertebralis einerseits oder beiderseits nicht in die Costotransversallöcher des 6. HWK, sondern erst im 5. oder schon im 7. HWK eintritt.

Sehr selten, und dann ohne die begleitende Vene, tritt die A. vertebralis erst in das costotransversale Loch des 4. HWK ein.

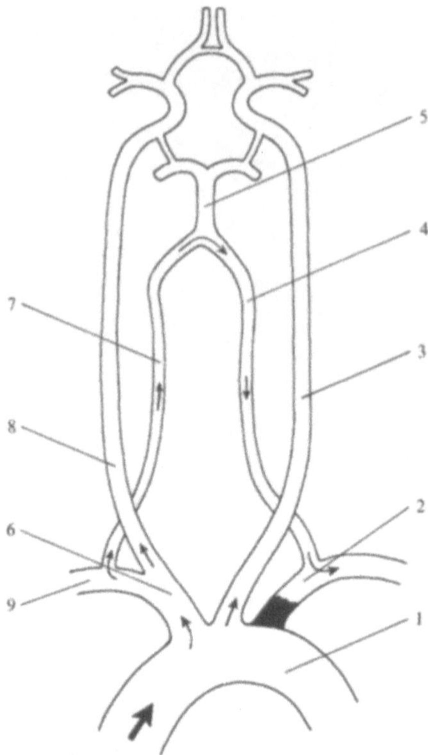

Abb. 97. Entstehungsmechanismus des Subclavia-Entzugssyndroms – Subclavian-Steal-Syndrom –.
Bei Verschluß der A. subclavia zwischen Abgang aus der Aorta und Abgang der A. vertebralis
kommt es zur Stromumkehr in der A. vertebralis der betroffenen Seite. Die Blutversorgung des
Armes erfolgt über die in Stromumkehr durchflossene A. vertebralis, die ihr Blut aus dem Circulus
Willisii der Schädelbasis der Hirnblutmenge entnimmt. *1* Aortenbogen, *2* A. subclavia sinistra post
occlusionem, *3* A. carotis sinistra, *4* A. vertebralis sinistra, *5* A. basilaris, *6* Truncus brachiocephalicus, *7* A. vertebralis dextra, *8* A. carotis dextra, *9* A. subclavia dextra

An der Umbiegungsstelle vom sagittalen zum frontalen Verlauf zeigt die
A. vertebralis nicht selten erhebliche Schwankungen des Lumens. Hier verläuft
die Arterie auch oft in einer Knochenspange, häufig sogar in einem knöchernen
Kanal.

Sehr selten ist die einseitige Verdoppelung der A. vertebralis beim Fehlen
der A. thyreoidea inferior.

2. Freilegung der A. vertebralis im 1. Abschnitt
nach DRÜNER

Sie erfolgt in gleicher Weise wie der supraclaviculäre Zugang zur A. subclavia
(Abb. 94). Dazu eignet sich die quere Incision vom Hinterrand des M. sternocleidomastoideus bis zum Vorderrand des M. trapezius – Incision 8 – (Abb. 79).

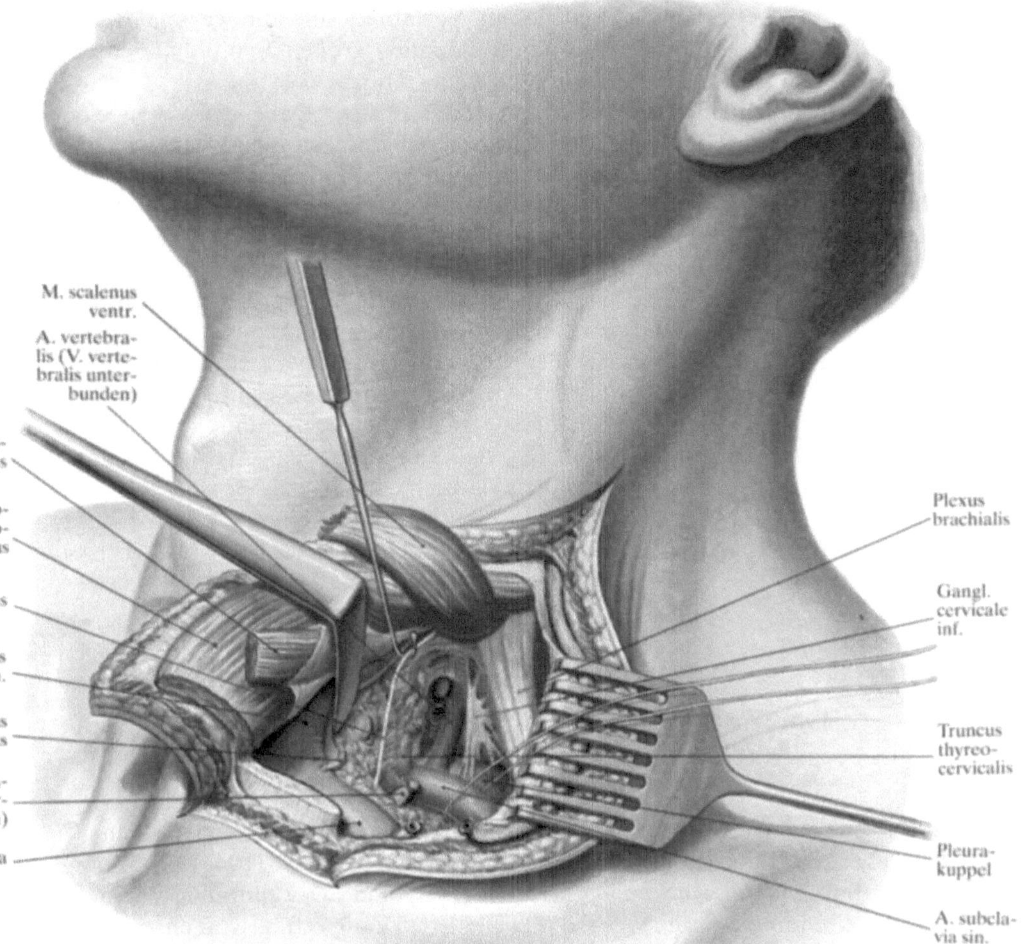

Abb. 98. Freilegung der A. vertebralis im 1. Abschnitt nach DRÜNER. Der M. sternocleidomastoideus, der M. omohyoideus und der M. scalenus anterior sind peripher durchtrennt und nach vorne cranial angehoben; in der Tiefe findet sich die proximale A. subclavia und aus ihr nach cranial abgehend die A. vertebralis

Jedoch führt auch eine schräge Längsincision, dem Hinterrand des M. sternoclei-domastoideus folgend – Incision 1 –, zum Ziel. Nach Durchtrennung der V. jugu-laris externa und Incision der Halsfascie müssen nun die caudalen Ansätze des M. sternocleidomastoideus und des M. scalenus anterior durchtrennt wer-den. Dann wird in der hinteren Scalenuslücke die A. subclavia und der Abgang der A. vertebralis sichtbar. Die V. subclavia verläuft vor dem M. scalenus ante-rior und muß sorgsam geschont werden. Der auf diesem Muskel verlaufende N. phrenicus sollte ebenfalls geschont werden.

DRÜNER verwendet etwa den gleichen Zugang zum *1. Abschnitt* der A. verte-bralis, ergänzt durch eine untere quere Zusatzincision der Haut; so lassen sich

die caudalen Muskelansätze leichter abtragen und eine bessere Übersicht im
unteren Wundwinkel erlangen. Bei diesem Verfahren sind die V. jugularis interna, der Venenwinkel und die hier einmündenden großen Lymphbahnen, besonders auf der linken Seite, besser zu schonen (Abb. 98).

Weniger übersichtlich ist der Zugang von KOCHER. Dabei wird von einer
schrägen Incision am Hinterrand des M. sternocleidomastoideus – Incision 1 –
(Abb. 79) in die Tiefe präpariert und das gesamte Gefäß-Nerven-Bündel des
Halses nach lateral gezogen. Die geraden Halsmuskeln mit der Schilddrüse
und dem M. sternocleidomastoideus werden nach medial gehalten. Nach Incision
der tiefen Halsfascie erkennt man die A. thyreoidea inferior, die bogenförmig
das Operationsfeld kreuzt und nach caudal abgeschoben werden muß. Gelingt
dies nicht, muß dieses Gefäß zwischen Ligaturen durchtrennt werden. Nun
gelangt man auf den Querfortsatz des 6. Halswirbelkörpers, das Tuberculum
caroticum oder Tuberculum vertebrale. Am Unterrand dieses Tuberculum caroticum lassen sich nach Incision der tiefen Halsfascie die A. und V. vertebralis
anschlingen und versorgen. Nachteilig ist, daß von diesem Zugang die Abgangsstelle der A. vertebralis aus der A. subclavia nicht gut erreichbar ist.

Noch weniger empfehlenswert ist der von CHASSIAGNAC empfohlene Zugang, der auf jeden
Einschnitt der geraden Halsmuskeln verzichtet und so den tiefen Zugang noch enger und unüber-
sichtlicher werden läßt.

3. Der Zugang zur A. vertebralis im 2. Abschnitt
nach HERLYN und KÜTTNER (Abb. 99)

wird besonders zur operativen Versorgung posttraumatischer arterio-venöser
Fisteln oder zur Blutstillung bei Verletzungen nach HERLYN (1943) notwendig.
Die Operation wird in Rückenlage des Patienten und Seitwendung des Kopfes
zur Gegenseite hin ausgeführt (Abb. 78). Die Freilegung erfolgt von einer ausgedehnten schrägen Halsincision – Incision 1 – (Abb. 79), etwa dem Verlauf des
M. sternocleidomastoideus folgend. Dieser Muskel wird mit den großen Halsgefäßen nach außen, die Schilddrüse mit den geraden Halsmuskeln nach innen
verzogen. Nun müssen die in der Tiefe freiliegenden vorderen Teile der entsprechenden Halswirbelquerfortsätze mit der Knochenzange vorsichtig abgetragen
werden, um den Gefäßkanal der Vertebralgefäße zu eröffnen.

KÜTTNERS Vorschlag läßt eine etwas bessere Übersicht zu (Abb. 100). Er
empfiehlt, den M. sternocleidomastoideus 1 cm vor dem claviculären Ansatz
abzutragen und den N. accessorius, der das Operationsfeld etwa in der Mitte
durchquert, anzuschlingen. Der M. omohyoideus muß durchtrennt werden. Die
großen Halsgefäße werden nun im Gegensatz zum Vorgehen von HERLYN nach
medial gehalten und so das Tuberculum vertebrale am 6. Halswirbelkörper erreicht. Bei diesem Vorgehen erfordern die V. jugularis und der N. vagus, auf
dem M. scalenus medius verlaufend, sorgsame Schonung. Nun läßt sich in gleicher Weise wie beim Vorgehen von HERLYN der knöcherne Vertebraliskanal
eröffnen.

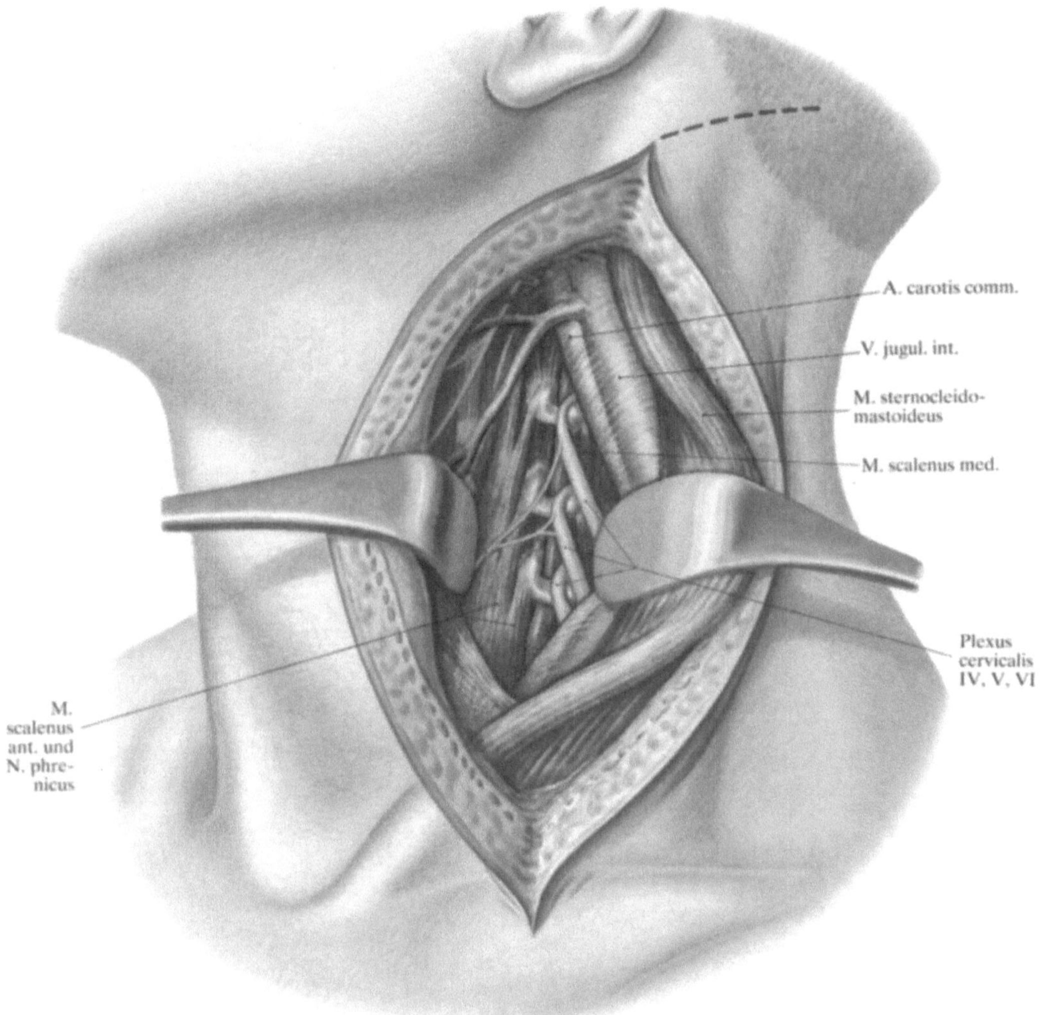

Abb. 99. Freilegung der A. vertebralis im 2. Abschnitt nach Herlyn (1943): Der M. sternocleidomastoideus mit den großen Halsgefäßen wird mit einem stumpfen Haken nach außen, die Schilddrüse
nach innen gezogen. Die Querfortsätze der Halswirbel sind in der Tiefe erkennbar. Durch die
Querfortsatzlöcher 5–2 verläuft die A. vertebralis

4. Freilegung der A. vertebralis im 3. Abschnitt
nach Küttner und Drüner (Abb. 101)

Sie erfolgt nach dem Vorschlag von Küttner oberhalb des Atlas. Der Patient
liegt in Rückenlage, der Kopf ist stark zur Gegenseite gedreht (Abb. 78). Der
Hautschnitt verläuft schräg von der Basis des Warzenfortsatzes bis zur Halsmitte
– Incision 1 – (Abb. 79). Der proximale Ansatz des M. sternocleidomastoideus
wird eingekerbt oder nur nach ventral verzogen. Der in der Tiefe freiliegende

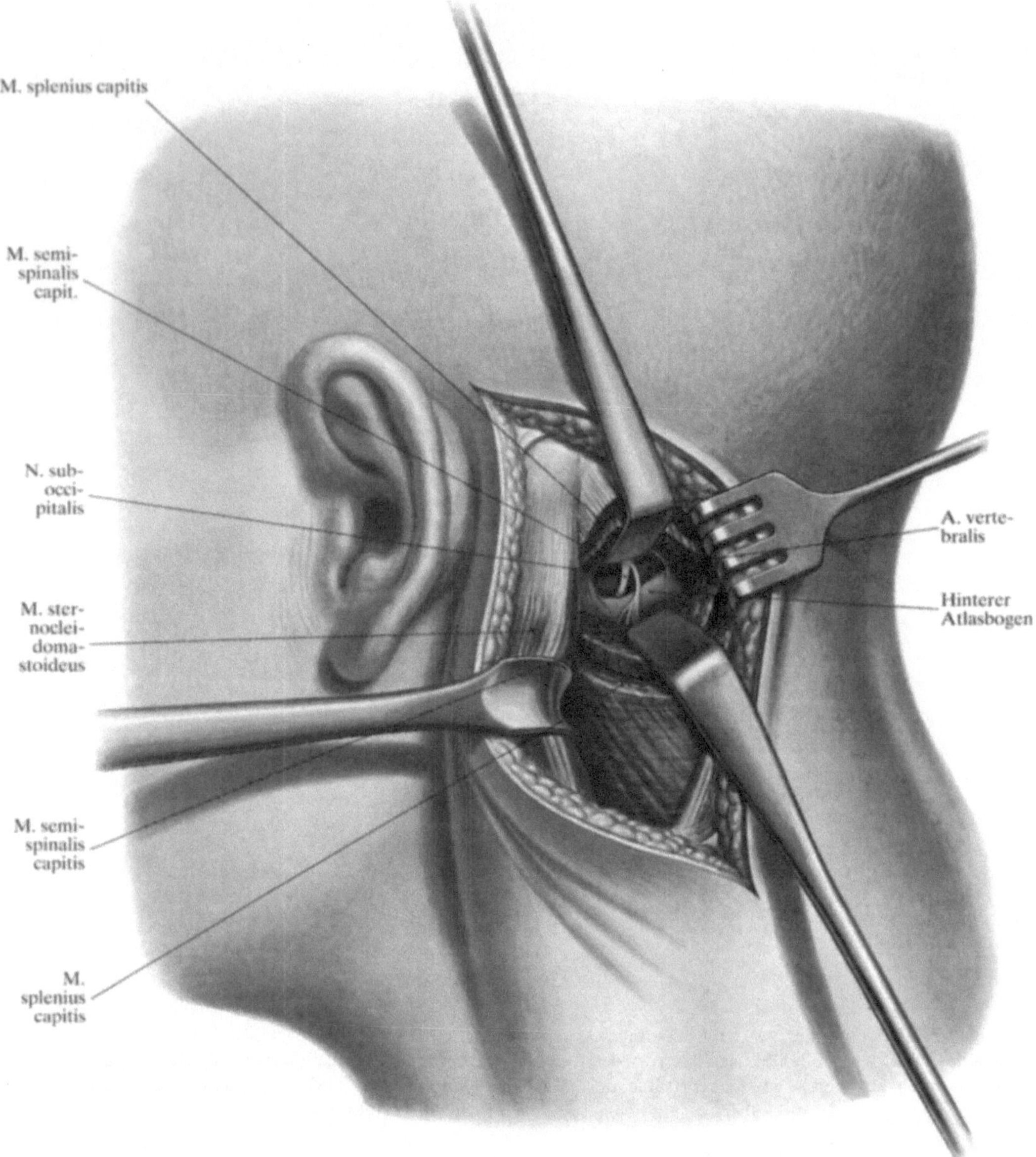

Abb. 100. Die Freilegung der A. vertebralis im 3. Abschnitt nach KÜTTNER. Der M. sternocleidomastoideus wird nach vorne verzogen, der M. splenius und der M. semispinalis capitis werden durchtrennt. In der Tiefe liegt der hintere Atlasbogen und unmittelbar darüber die A. vertebralis im
3. Abschnitt frei

M. splenius capitis wird durchtrennt. Wenn die Schnittränder dieses Muskels
auseinandergehalten werden, liegt der M. semispinalis frei, dessen längsver-
laufende Fasern ebenfalls quer durchtrennt werden müssen. In der Tiefe tastet

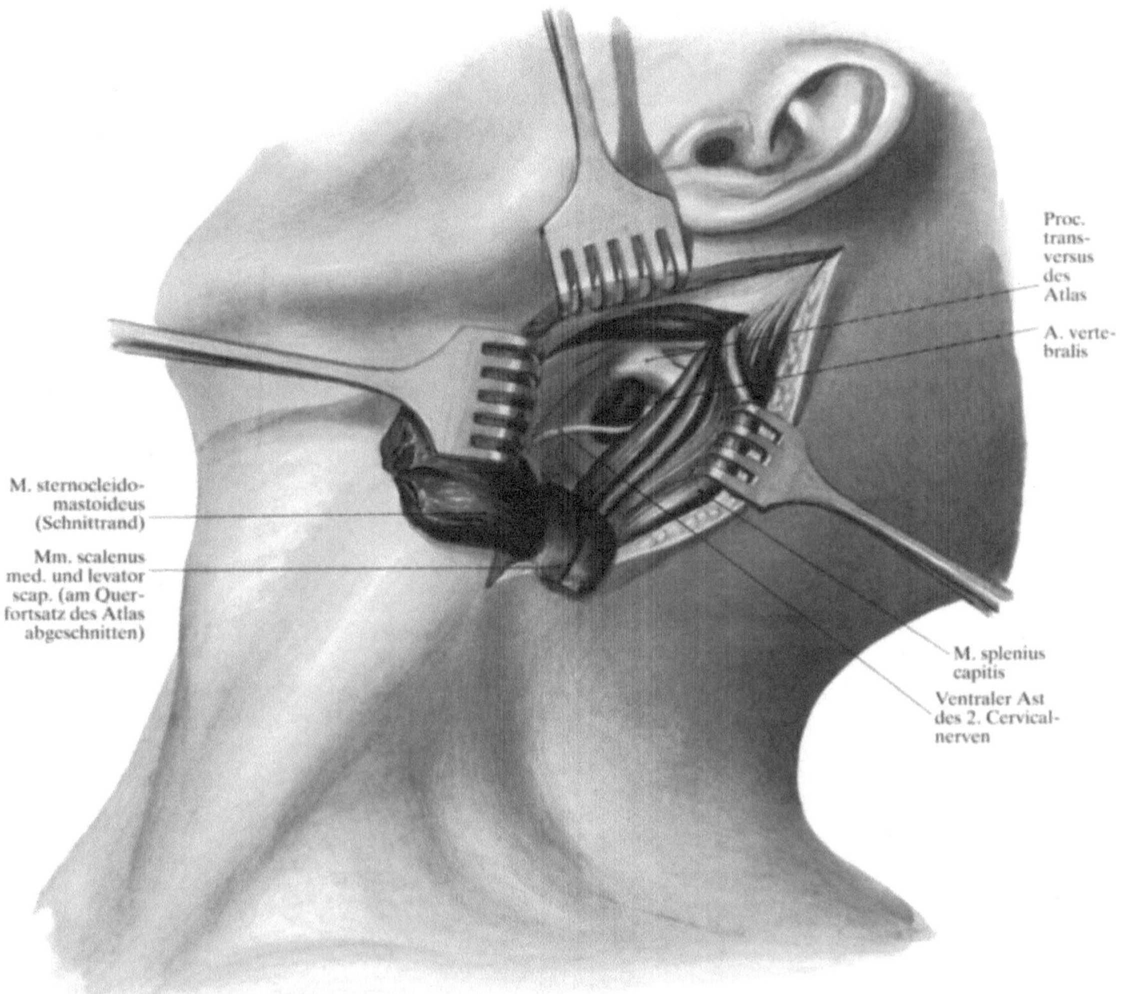

Abb. 101. Die Freilegung der A. vertebralis zwischen Atlas und Epistropheus nach Drüner. Der M. sternocleidomastoideus wird am cranialen Ansatz abgetrennt, ebenso der M. scalenus medius und der M. levator scapulae. Wird der M. splenius capitis nach lateral verzogen, wird in der Tiefe der Atlasbogen und unmittelbar darunter nach cranial verlaufend die A. vertebralis sichtbar. Sie wird im unteren Abschnitt überkreuzt vom ventralen Ast des 2. Cervicalnerven

man nun den oberen scharfen Rand des Atlasbogens. Dieser Knochenabschnitt wird nun mit dem Elevatorium freigelegt. In der Tiefe überkreuzt der N. occipitalis die A. und V. vertebralis an dem zur Unterbindung geeigneten Abschnitt. Der Nerv läßt sich leicht abschieben und die Arterie hier unterbinden (Abb. 101).

Die zahlreichen Venen des Plexus vertebralis an der Schädelbasis können diesen Zugang sehr erschweren, so daß Herlyn (1943) vorschlägt, den proximalen Anteil des M. sternocleidomastoideus, den M. splenius und den M. semispi-

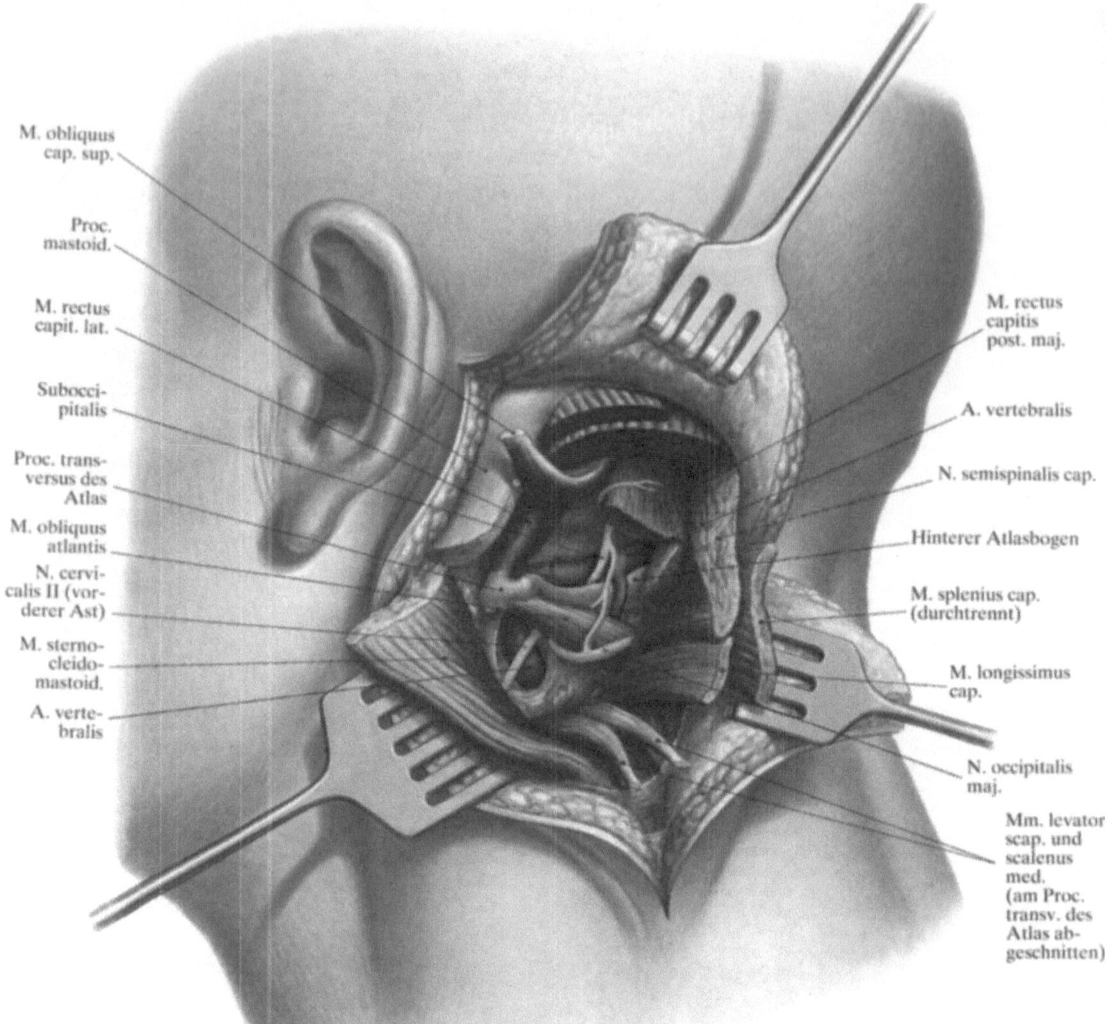

Abb. 102. Freilegung der A. vertebralis im 3. Abschnitt nach DRÜNER: Hierbei wird die Arterie
oberhalb des Atlasbogens freigelegt, der M. sternocleidomastoideus wird am Ansatz abgetrennt,
ebenso werden die Mm. splenius, semispinalis und longissimus capitis durchtrennt. Die Ansätze
der Mm. obliquus capitis superior, levator scapulae, scalenus medius sind am Querfortsatz des
Atlas abgetrennt, der M. rectus capitis posterior major ist eingekerbt. In der Tiefe wird der Atlasbogen, der Proc. transversus des Atlas und unter dem Atlasbogen nach cranial verlaufend, oberhalb
des Atlasbogens horizontal nach dorsal verlaufend die A. vertebralis erkennbar. Sie wird unterhalb
des Atlasbogens vom ventralen Ast des 2. Cervicalnerven, oberhalb des Atlasbogens vom N. subocci-
pitalis überkreuzt

nalis einzutrennen. So läßt sich der Processus transversalis des Atlas freilegen
und die A. vertebralis mit dem sie querenden N. occipitalis darstellen.

L. DRÜNER bevorzugt die Freilegung der A. vertebralis im 3. Abschnitt etwas
tiefer zwischen Atlas und Epistropheus (Abb. 102). Hier werden der proximale

Ansatz des M. sternocleidomastoideus und des M. scalenus medius abgetragen. Werden der M. splenius capitis und der M. longissimus capitis nach lateral gehalten, so gelangt man auf den Querfortsatz des Atlas. In der Tiefe, unter den nach lateral abgezogenen Ansätzen des M. levator scapulae und des M. scalenus medius werden die Vertebralgefäße sichtbar und zugänglich (Abb. 102).

5. Die Verletzungen der A. vertebralis und ihre Versorgung

Die A. vertebralis wird bei scharfen, offenen Verletzungen, seltener bei gedeckten Traumen (Schleudertrauma), selten bei chiropraktischen Eingriffen, betroffen. Zur Blutstillung aus offenen Verletzungen der A. vertebralis genügt häufig die proximale Ligatur. Ist der Rückfluß zu stark, muß auch der periphere Stumpf in Höhe des 1. und 2. HWK ligiert werden.

Vertebralisverletzungen oder Vertebralisaneurysmen im dritten, also distalen Abschnitt, gehören zu den schwierigsten operativen Aufgaben an den Arterien am Halse (Zugang nach DRÜNER, s.d.) (Abb. 102).

Blutungen aus der A. vertebralis finden häufig den Weg in den Epipharynx, seltener nach außen durch eine bestehende Hautverletzung. Da die Verletzungsstelle der A. vertebralis häufig tief zwischen Gewebsschichten eingebettet ist, kommt es meist zur Selbsttamponade mit späterer Ausbildung eines falschen Aneurysmas – Aneurysma spurium.

Die Ligatur der A. vertebralis ist einseitig ohne Schaden möglich. Die beidseitige simultane Ligatur der A. vertebralis soll mit dem Leben nicht vereinbar sein; es muß jedoch hierbei die gesamte Durchblutungssituation des Cerebrum berücksichtigt werden, da – wie oben ausgeführt – doch sehr tragfähige Kollateralen zwischen dem Carotissystem und dem Vertebralissystem bestehen. Die Notwendigkeit der doppelseitigen Vertebralisligatur wird sicher sehr selten gegeben sein.

VIII. Zur Technik der Carotis- und Vertebralis-Angiographie

Zur *Angiographie der Carotis* wird heute einhellig die percutane Punktion der A. carotis communis oder der A. carotis interna bevorzugt. Am Vorderrand des M. sternocleidomastoideus läßt sich in Lokalanaesthesie die Arterie gut punktieren, und nach Erreichen des Gefäßvolumens sollte die Nadel noch nach Abkippen weiter im Gefäß nach peripher-cranial vorgeschoben werden. Die Freilegung sollte heute zur Darstellung nicht mehr Anwendung finden.

Vertebralisangiographie. Schwieriger, aber auch percutan möglich, ist die Vertebralisangiographie; hierbei wird die Arterie vor dem 7. oder 6. Halswirbelquerfortsatz aufgesucht und, indem die Nadel etwas cranial oder caudal verschoben wird, die Arterie punktiert. Während beider Angiographien befindet sich der Patient in Rückenlage, der Kopf dorsal und seitlich flektiert. Die Kanüle soll 1,2 mm Außendurchmesser aufweisen und kurz angeschliffen sein. Zur Carotisangiographie werden 5–10 ml 60%iges Urografin, das vorher angewärmt ist, verwendet. Die Vertebralisangiographie läßt sich mit 5–8 ml 60%igem angewärmten Urografin durchführen (KRAYENBÜHL u. RICHTER, 1952). Die Angiographie mit Freilegung der Carotis sollte nur noch durchgeführt werden, wenn unmittelbar im Anschluß die Carotisligatur als präliminaler Eingriff zur Beseitigung eines Aneurysmas oder eines Tumors geplant ist.

IX. Freilegung der Halsvenen

1. Freilegung der V. jugularis externa

Diese Vene läßt sich meist durch die Haut am Hals erkennen. Ihr Verlauf kreuzt steil den M. sternocleidomastoideus, um in Höhe der Clavicula, am Übergang vom medialen zum distalen Drittel in der Tiefe in die V. jugularis interna einzumünden. Das Gefäß läßt sich von einer kleinen queren Incision im Subcutangewebe unmittelbar oberhalb des Schlüsselbeins in Rückenlagerung des Patienten mit seitlich gedrehtem Kopf freilegen und anschlingen. Zur Einführung von Venenkathetern, intrakardialen Schrittmacherelektroden oder eines Vena cava-Schirms zur Blockade der V. cava inferior bei rezidivierenden Lungenembolien ist diese oberflächliche Vene geeignet.

2. Freilegung der V. jugularis interna

Die V. jugularis interna verläuft lateral der A. carotis, so daß ihre Freilegung vom gleichen Zugang aus erfolgen kann (Abb. 77).

In der V. jugularis interna herrscht, mit der Atmung rhythmisch wechselnd, ein Unterdruck bei Inspiration, so daß der Eingriff mit Eröffnung der großen tiefen Halsvene unmittelbar vor der oberen Thoraxapertur mit Vorteil in Überdrucknarkose vorgenommen wird. Bei Eingriffen in Lokalanaesthesie ist für ein aktives Pressen des Patienten bei Veneneröffnung zu sorgen, um eine zentral gerichtete Luftverschleppung – Luftembolie – zu vermeiden.

Bei Stich-, Schuß- und Pfählungsverletzungen am Hals ist stets eine exakte Freilegung der verletzten Gefäße – Arterie und Vene – notwendig, um die Entstehung von arteriovenösen Kurzschlußverbindungen – arterio-venösen Fisteln – zu vermeiden.

Venenverletzungen lassen sich, falls größere Wanddefekte vorliegen, auch durch Ligatur versorgen. Die Naht des Gefäßes unter Erhalt des Blutdurchflusses sollte jedoch angestrebt werden.

Nach sorgsamer Freilegung der Verletzungsstelle beider Gefäße und Versorgung der Arterie und Vene ist immer ein Muskellappen zwischen die Gefäßnähte zu lagern, so daß eine Kurzschlußverbindung an den Nähten mit Ausbildung einer arterio-venösen Fistel vermieden wird. Die große Bedeutung, die der operativen Wiederherstellung auch der verletzten venösen Strombahn bei Gefäßverletzungen am Hals zukommt, wurde bereits aufgezeigt (s. oben).

3. Subclavia-Katheter

Zum Zweck einer intravenösen Dauerinfusion eignet sich der durch Venenpunktion eingelegte Kunststoffkatheter in der V. subclavia (Abb. 103). Die V. subclavia und die V. jugularis interna vereinigen sich hinter dem Sternoclaviculargelenk. Die Punktion der V. subclavia erfolgt im medialen Abschnitt der oberen Schlüsselbeingrube – Mohrenheimsche Grube.

Hat die Kanüle die V. subclavia erreicht, wird durch ihr Lumen ein Kunststoffkatheter in die Vene und durch diese bis in die obere Hohlvene eingeschoben. Vorteilhaft ist die röntgenologische Kontrolle der Katheterlage, eventuell mit Einbringen einer geringen Menge Kontrastmittel.

Der Venenkatheter kann auch über eine Punktion der V. jugularis interna, lateral der gut tastbaren A. carotis communis gelegen, eingeführt werden (Abb. 103).

Durch operative Freilegung – Venae sectio – wird bevorzugt die V. cephalica im Sulcus zwischen M. deltoideus und M. pectoralis major von einer kleinen Längsincision in örtlicher Betäubung aufgesucht und ein Kunststoffkatheter durch die V. cephalica bis in die obere Hohlvene vorgeführt. Sorgsame Asepsis ist hierbei, obgleich als Noteingriff durchzuführen, notwendig, da Katheterinfekte einmal die frühzeitige Aufgabe des intravenösen Zugangs erzwingen und andererseits Ursache einer schweren Sepsis werden können.

Beide Verfahren, der operativ eingelegte Katheter in der Vena cephalica wie auch der durch Punktion durch die V. subclavia oder V. jugularis interna eingelegte Hohlvenenkatheter, eignen sich außerdem für die heute vielerorts erforderliche und geübte Messung des zentralvenösen Druckes.

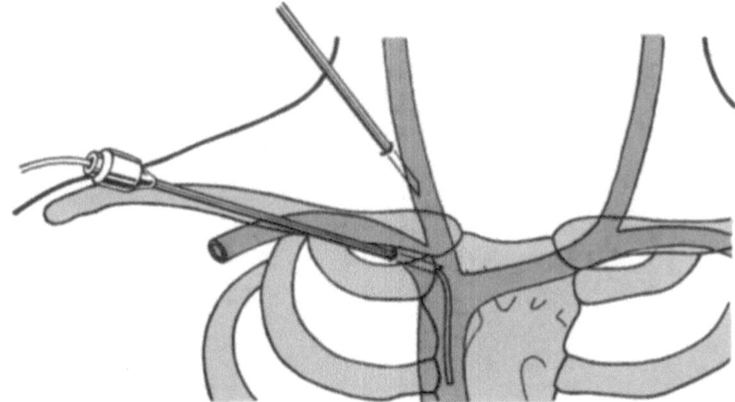

Abb. 103. Punktion der V. subclavia, evtl. der V. jugularis interna zum Einlegen eines Cava-Katheters. Zur Bestimmung des zentralvenösen Druckes und zur Langzeit-Infusionsbehandlung eignet sich der Cava-Katheter, eingebracht durch eine proximale große Vene, sehr. Punktion der V. subclavia in ihrem proximalen Abschnitt unmittelbar unter dem sternalen Drittel der Clavikel rechts – bzw. links –. Sobald die Vene, durch Aspiration venösen Blutes erkennbar, punktiert ist, wird nach Anheben des äußeren Abschnittes der Punktionsnadel diese in der Vene vorgeführt und dann durch die Punktionsnadel ein dünner PVC-Katheter in die obere Hohlvene eingeschoben. Nach Rückzug der Punktionskanüle Fixation des Cava-Katheters durch eine Hautnaht. Supraclaviculärer Zugang mit Punktion der V. jugularis interna in gleicher Weise. Einbringen des Katheters und Vorschieben des Katheters in die obere Hohlvene und Entfernen der Punktionskanüle

K. Die Eingriffe am Glomus caroticum

I. Anatomie und Physiologie des Glomus caroticum

Das etwa glasstecknadelkopfgroße Carotiskörperchen mit einem größten Durchmesser von 2–5 mm liegt an der medialen Seite der Bifurkation zwischen A. carotis interna und externa. Es ist in die Adventitia der Gefäßwand eingebettet, daher mit der Carotisgabel oder dem Ursprung der A. carotis externa fest verwachsen und nur unter Mitnahme der Tunica adventitia zu entfernen. Neben dem Glomus caroticum, welches wichtige Chemoreceptoren enthält, besteht im Carotissinus mehr im lateralen Bereich eine drucksensible Zone, deren Impulse mit dem Carotissinus-Nerven zum N. glossopharyngeus übertragen werden. In diesen Carotissinus-Nerven strahlt auch der Glomusnerv ein, der die Reize vom Carotiskörperchen überträgt.

Der Carotissinus-Nerv verläuft in unmittelbarer Nachbarschaft der A. carotis interna, während sich der Glomusnerv vor seiner Vereinigung mit dem Carotissinus-Nerven mehr der A. carotis externa nähert. Bei der Entfernung des Glomus caroticum sollten die drucksensiblen Zonen einschließlich des Carotissinus-Nerven geschont werden.

Die Bedeutung des Glomus caroticum als Chemoreceptor wurde vor allem von HEYMANS (HEYMANS u. BOUCKAERT, 1939) erkannt und beschrieben. Die Receptoren sprechen auf eine Erniedrigung der Sauerstoffspannung und eine Erhöhung des CO_2-Druckes an. Erhöhte Kohlensäurespannung und Sauerstoffmangel steigern sofort die Impulsfrequenz aus dem Glomus und stimulieren die Atmung, um die Sauerstoffkonzentration wieder zu erhöhen. Diese Gegenregulation verhindert also, daß ein Absinken der O_2-Spannung im Blut einen Sauerstoffmangel im Gehirn verursacht. »Die Chemoreceptoren erweisen sich damit als Vorposten, die Alarm schlagen, wenn ein Sauerstoffmangel des Gehirngewebes droht, aber noch gar nicht eingetreten ist« (REIN u. SCHNEIDER, 1955).

Die einseitige Glomektomie soll durch Senkung der afferenten Impulse den zentralen Tonus und damit die zur Atemmuskulatur ziehenden efferenten Impulse herabsetzen, ohne daß die normale Atemaktivität beeinflußt wird (BENCINI, 1970). Nach PLANGGER (1964) kommt es durch die Entfernung des Steuerorgans Carotiskörperchen zu einer Erschlaffung der Bronchialmuskulatur. Bei Asthmatikern soll sich nach einseitiger Beseitigung des Glomus die Dyspnoe bessern und auch die Überempfindlichkeit gegenüber anderen Reizen, z. B. Allergenen, gesenkt werden. Nach FUCHS (1965, 1966) wird jedoch ein exogen-allergisches

Asthma durch die Glomektomie überhaupt nicht beeinflußt. LYNNE-DAVIES et al. (1970) halten den Effekt der Glomektomie beim Asthma bronchiale für nicht bewiesen.

II. Die Entfernung des Glomus caroticum zur Behandlung des Asthma bronchiale

1. Vorbemerkungen

Versuche, das Asthma bronchiale durch Eingriffe am vegetativen Nervensystem zu behandeln, liegen schon lange Zeit zurück. Die Entfernung des Ganglion cervicale superius im Jahre 1923 durch KÜMMELL, die cervicale Vagotomie 1924 durch KAPPIS, die doppelseitige Resektion des Ganglion cervicale superius 1928 durch GÖBELL sowie die transthorakale endoskopische Vagus- und Sympathicus-durchtrennung durch KUX (KUX u. KURREK, 1958) ließen jedoch den erhofften Erfolg vermissen. Zudem waren die Eingriffe mit einer nicht unerheblichen Komplikationsquote, einschließlich postoperativen Todesfällen belastet.

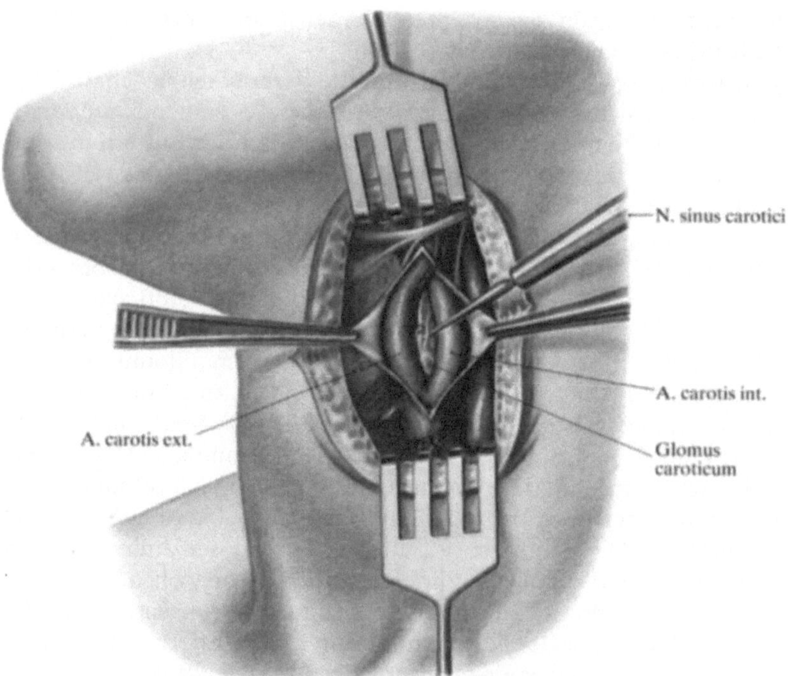

Abb. 104. Freilegung des Glomus caroticum von einem Querschnitt aus. Der Carotissinus-Nerv, der nahe der A. carotis interna liegt (nicht wie auf der Abbildung der A. carotis externa), sollte erhalten werden. (Aus: GULEKE, 1953)

Erst die durch NAKAYAMA im Jahre 1942 angegebene Entfernung des Glomus caroticum schien ein wirksamer Weg der chirurgischen Behandlung des Asthma bronchiale zu sein, und die Operation wurde in der ganzen Welt zunächst mit großem Enthusiasmus aufgenommen. Positive Berichte stammen von NAKAYAMA selbst (1961a, 1961b, 1963) sowie von OVERHOLT (1963), SEDWITZ et al. (1972), PLANGGER (1964), STINTZ et al. (1971), GANZ (1965), BERNETT (1966), BOGOSLAWSKI und BELIK (1967), TAKINO und TAKINO (1965), ECKMANN (1965) u.a. Sie alle geben eine Erfolgsquote von 50% und mehr an. KIRSCH und SCHMIDT (1966) empfehlen die Operation sogar beim akuten schweren Asthmaanfall.

Eine ebenso große Anzahl von Autoren (PFARSCHNER u. STRESEMANN, 1965; READ, 1965; SEGAL u. DULFANO, 1965; WOOD et al., 1965; MACGOWAN, 1967; BRESAU u. KEMNITZ, 1968; PHILLIPS u. KINTNER, 1970) setzt sich jedoch sehr kritisch mit der Methode auseinander, und sie vermissen Langzeiterfolge. Zudem sollte der psychologische Effekt der Operation nicht unterschätzt werden (COMROE, 1963).

2. Indikation

Nach OVERHOLT (1963) sind für die Operation geeignet:
1. Patienten ohne Strukturveränderungen der Lunge,
2. Asthmakranke mit intrathorakalen Veränderungen und schließlich
3. Patienten mit Lungenemphysem, wenn eine bronchospastische Komponente nachgewiesen werden kann.

SEDWITZ et al. (1972) operieren nur junge Asthmatiker ohne röntgenologisch nachweisbare Lungenveränderungen und schließen die Operation auch dann aus, wenn vorher Steroide über längere Zeit gegeben worden sind.

Von der Mehrheit der Autoren wird die einseitige Operation, überwiegend rechts, bevorzugt (NAKAYAMA, 1963; STINTZ et al., 1971).

Als Kontraindikationen gelten Lungentuberkulose und Bronchialtumoren sowie Cor pulmonale, hochgradiges Emphysem, kardiales und psychogenes Asthma.

3. Technisches Vorgehen

Der Patient wird in liegender Stellung mit etwas angehobenem Oberkörper und rekliniertem Kopf gelagert. Dieser wird außerdem, ähnlich wie zur radikalen Halsdissektion, zur Gegenseite gedreht. WINTER (1972) legt einen Querschnitt in der obersten Halsfalte an, der unter dem Mastoid am Vorderrand des Kopfnickers beginnt und etwa 3–4 cm nach vorne reicht. Von den meisten Autoren wird jedoch eine Incision bevorzugt, die dem Vorderrand des M. sternocleidomastoideus folgt. Die Incision beginnt etwa in Höhe des Kieferwinkels, 2 cm unterhalb des Warzenfortsatzes, und reicht 5–8 cm nach unten. Man kann den Hautschnitt auch schräg in Richtung Kehlkopf anlegen (entsprechend Abb. 105).

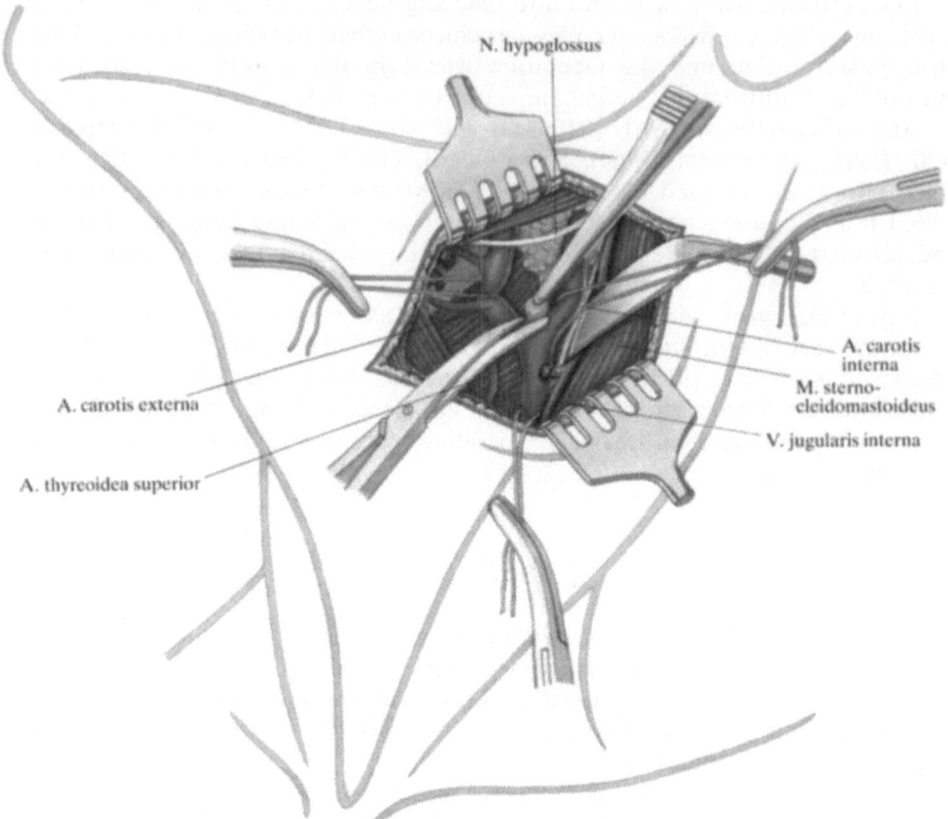

Abb. 105. Subadventitielle Auslösung des Carotiskörperchens. Die A. carotis communis und ihre Äste sind angeschlungen

Nach Durchtrennung der Halsfascie wird der Kopfnickerrand zur Seite gezogen und die jetzt freiliegende Carotisscheide incidiert. Die V. jugularis interna wird nach oben und unten ausgelöst, bis sie zusammen mit dem Kopfnicker nach lateral abgezogen werden kann. Entlang der A. carotis communis präpariert man nach oben, bis man an die Carotisgabel gelangt. »Sie liegt immer höher als man denkt« (WINTER, 1972). Wenn die Teilung sehr hoch erfolgt, empfiehlt es sich, den hinteren Anteil des M. digastricus und die Submandibulardrüse nach oben abzuschieben. Man muß dann auf den N. hypoglossus, der im Bogen durch das Operationsgebiet verläuft, achten, um ihn nicht zu verletzen. A. carotis communis, A. carotis externa und A. carotis interna werden freipräpariert und jeweils mit einem Bändchen angeschlungen. Nach vorsichtiger Spreizung der Carotisgabel durch Anspannen der Zügel sucht man das Glomus caroticum auf (Abb. 104). Seine Identifizierung in der Adventitia bereitet gelegentlich erhebliche Schwierigkeiten. Da es mehr auf der medialen Seite der Bifurkation liegt, erleichtert man sich das weitere Vorgehen, wenn man den ersten Ast der A. carotis externa, die obere Schilddrüsenarterie, ligiert und durchtrennt.

Durch seitlichen Zug am zentralen Stumpf dieses Gefäßes und dem um die A. carotis externa geschlungenen Bändchen kann die Bifurkation nach lateral so weit gekippt werden, daß man von medial an das Glomus caroticum herankommt. Dieses Vorgehen wird von WINTER (1972) besonders empfohlen, da nur mit dieser Methode mit ausreichender Sicherheit der laterale Sinusnerv mit den Fasern von den Druckreceptoren des Carotissinus erhalten werden können.

Manipulationen an der Carotisgabel sollten sehr vorsichtig durchgeführt werden. Reizungen des Carotissinus-Nerven können einen Blutdruckabfall bewirken. Gefährdet sind vor allem Patienten mit einem hypersensitiven Carotissinus-Syndrom. Bei ihnen droht über den Carotissinus-Reflex eine Bradykardie bis zum Herzstillstand.

Da das Glomus caroticum in die Adventitia eingebettet ist, gelangt man am besten in die richtige Schicht, wenn man von der A. carotis externa aus die Tunica adventitia vorsichtig einkerbt und zusammen mit dem Carotiskörperchen abhebt. Bei der Präparation muß auf eine exakte Blutstillung besonderer Wert gelegt werden, da das Glomus caroticum durch viele feine Gefäße mit Blut versorgt wird. Nur wenn sie mit dünnem Nahtmaterial schrittweise ligiert werden, lassen sich stärkere Blutungen vermeiden, welche die Identifizierung der feinen Strukturen in der Bifurkation erschweren. Um sicher zu sein, daß das Glomus wirklich entfernt worden ist, empfiehlt sich grundsätzlich die histologische Untersuchung des entnommenen Gewebes.

BERNETT (1966) beschränkt sich nicht nur auf die Glomektomie, sondern ergänzt sie durch eine periarterielle Sympathektomie. PHILLIPS (1965) geht noch einen Schritt weiter. Er mobilisiert beide Carotiden möglichst weit, um alle vegetativen Fasern zu durchtrennen und löst zusätzlich die Adventitia von den Gefäßen ab.

Häufigste Komplikation ist die Läsion des N. hypoglossus mit entsprechenden motorischen Ausfallserscheinungen an der Zunge. Gefäßeinrisse werden durch feine Gefäßnähte, notfalls unter kurzfristiger Unterbrechung des Blutflusses, nach den Regeln der vasculären Chirurgie gestillt. In den Fällen, in denen ein Glomus caroticum nicht gefunden wird, empfiehlt PLANGGER (1964) die Devitalisierung des Gewebes in der Carotisbifurkation durch Quetschung mit kleiner Klemme und Ligatur aller zuführenden Gefäße.

III. Die Entfernung des Carotiskörperchentumors
(Carotisstruma, Carotisglomustumor, Chemodektom)

1. Vorbemerkungen

Carotistumoren entstehen aus dem Glomus caroticum in der Gabel zwischen A. carotis interna und externa. Das Carotiskörperchen stellt die größte Ansammlung von Chemoreceptoren im menschlichen Organismus dar. Es gehört zu den nicht-chromaffinen Paraganglien, die vor allem im Ausbreitungsgebiet des N. vagus und des N. glossopharyngeus vorkommen (GASTPAR, 1961). Je nach ihrer Lage werden sie als Glomus tympanicum, jugulare, vagale oder aorticum bezeichnet. Die Lokalisation der aus ihnen entstandenen Wucherungen schwankt dementsprechend in weiten Grenzen. Die Tumoren können im Mediastinum liegen, neben der Aorta, im Bereich der A. pulmonalis, in der Gegend von Kehlkopf und Luftröhre. Am häufigsten finden sie sich jedoch in der Carotisbifurkation.

Da es sich bei den nicht-chromaffinen Gangliomen um Neoplasien der Chemoreceptoren handelt, hat MULLIGAN (1950) den Ausdruck Chemodektom geprägt.

Als Phäochromocytom werden die aus den chromaffinen Paraganglien entstehenden Tumoren bezeichnet. Die Chromaffinität muß aber nicht unbedingt auf eine Katecholaminbildung im Tumor hinweisen (SCHWINGSHACKL, 1973), wie umgekehrt auch in nicht-chromaffinen Paraganglien Katecholamine produziert werden können (BERDAL et al., 1962). Chromaffine Tumoren aus dem Glomus caroticum gehören zu den extremen Raritäten (KIPKIE, 1947).

Für die Tumoren der Carotiskörperchen gibt es viele Synonyme: Carotisglomustumor, Carotisstruma, Carotiskörperchentumor, Chemodektom. Kombinationen von Carotiskörpertumoren mit Chemodektomen anderer Lokalisation sind wiederholt beschrieben worden (CONLEY, 1963; HELPAP u. HELPAP, 1966; SCHECHTER u. CHAUSID, 1966; PALACIOS, 1970).

Nicht selten treten Carotistumoren doppelseitig auf (RUSH, 1962; CONLEY, 1965; HIGGINS, 1965; WYCHULIS u. BEAHRS, 1965; SCHECHTER u. CHAUSID, 1966; WESTBURY, 1967; ROMIEU et al., 1971). Man muß in 5% der Fälle mit einem bilateralen Befall rechnen. Wenn eine Seite erkrankt ist, besteht offenbar eine gewisse Disposition für die Entwicklung eines Carotistumors auch auf der anderen Seite (SHAMBLIN et al., 1971). Die Disposition zur Entstehung von Chemodektomen könnte genetisch fixiert sein. Jedenfalls wurde ein gehäuftes Auftreten innerhalb einer Familie mehrfach angegeben (LAHEY u. WARREN, 1951; KATZ, 1964). In solchen Sippen kommt ein doppelseitiges Auftreten mit 25–30% wesentlich häufiger vor als sonst bei den Carotistumoren zu erwarten wäre (RUSH, 1963; SUGARBAKER et al., 1971).

Die Weltliteratur umfaßt bisher etwa 600 Fälle von Carotistumoren, wobei Männer und Frauen etwa gleich häufig betroffen sind (GRAGE u. CUETO, 1967). Die Altersverteilung schwankt in weiten Grenzen mit einem Altersgipfel von etwa 40 Jahren (SZENTHE u. KNEISZL, 1964).

Die Chemodektome der Carotis zeichnen sich durch ein langsames Wachstum aus (MORFIN, 1965; MORFIT, 1967; SHAMBLIN et al., 1971). Zwischen erster Diagnose und Operation vergehen etwa 4–7 Jahre. Es wurden aber auch Zeiträume von 20 und mehr Jahren angegeben (CONLEY, 1965).

Gelegentlich streuen Carotistumoren in die regionären Lymphknoten, in Gehirn, Lunge, Leber, Niere, Pankreas und in das Skelett (REESE et al., 1963; ISFORT u. KNOCHE, 1966; BROWN et al., 1967; STANULLA u. STANULLA, 1968). Aus dem histologischen Bild des Primärtumors lassen sich offenbar nicht immer prognostische Schlüsse ziehen (STANULLA u. WÖCKEL, 1969). Auch ein histologisch gutartiger Tumor soll manchmal metastasieren (ROMANSKI, 1954). Wahrscheinlich wegen der schwierigen histologischen Klassifizierung schwanken die Angaben über die Häufigkeit einer malignen Entartung zwischen 1,5% und 10% (STANULLA u. WÖCKEL, 1969).

2. Pathologische Anatomie

Makroskopisch weisen die Carotistumoren eine rötlichbraune bis rötlichgraue Farbe auf. Die Konsistenz ist unterschiedlich, manchmal mehr fest, manchmal eher weich.

Histologisch sieht man Nester aus Epitheloidzellen, die sog. Zellballen. Entsprechend ihrem Ursprungsgewebe besitzen Chemodektome eine bemerkenswerte Tendenz, den Bau normaler Carotiskörperchen nachzuahmen. Le Compte (1951) bezeichnet die Tumoren, deren Struktur von einem normalen Glomus caroticum histologisch nicht zu differenzieren ist, als Typ I und grenzt davon einen adenomähnlichen Typ und eine weitere Gruppe mit mehr angiomähnlicher Struktur ab.

Nach ihrer Ausbreitung unterscheiden Som et al. (1966) Tumoren, deren Wachstum sich auf die Carotisbifurkation beschränkt und die bei zunehmender Größe die Carotisgabel spreizen, und Chemodektome, die frühzeitig die A. carotis externa und interna oder beide Gefäße umwachsen und daher wesentlich schwieriger zu entfernen sind. Erstmals hat Gordon-Taylor (1940) erkannt, daß sich Carotistumoren innerhalb der Adventitia entwickeln und daher von dieser Gefäßschicht nicht zu trennen sind, daß sie aber niemals in die Tunica media und Intima vorwachsen. Diese Tatsache hat die operative Technik in Richtung einer subadventitiellen Ausschälung wesentlich beeinflußt.

Funktionell ist ein Glomustumor als eine arteriovenöse Kurzschlußverbindung auf präcapillarer Ebene aufzufassen. Die oberflächliche Kapsel kann in den Tumor einwachsen, so daß eine angedeutete Lappung resultiert. Die Gefäßversorgung erfolgt überwiegend durch kleine Äste aus der A. carotis externa (Shamblin et al., 1971). Das reiche Capillarnetz nimmt aber nicht selten auch mit anderen Gefäßen Verbindungen auf.

Etwa die Hälfte der Chemodektome umwächst die Carotiden. Auch N. vagus oder N. hypoglossus können dann mit einbezogen sein (Conley, 1965).

Die Carotistumoren sind meist etwa 3×3 bis 4×5 cm groß (McIlrath et al., 1963). Sie erreichen jedoch gelegentlich ein erhebliches Ausmaß. Das größte bisher beschriebene Chemodektom wog 330 g (Cocke u. De Camp, 1964). In etwa einem Viertel der Fälle muß man mit einem so ausgedehnten Wachstum rechnen, daß sich eine totale Entfernung verbietet oder sie nur mit einem sehr hohen operativen Risiko ausgeführt werden kann (Shamblin et al., 1971).

3. Diagnose

Da es sich bei den Chemodektomen um langsam wachsende, zunächst symptomlose Tumoren handelt, wird die Diagnose oft sehr spät gestellt. Die Patienten bemerken mehr zufällig die Resistenz am Hals. Manchmal klagen sie über ein Fremdkörpergefühl (» Klumpen«) im Hals. Erst wenn der Tumor eine erhebliche Größe erreicht hat oder aggressiv die umgebenden Strukturen umwächst, treten neurologische Symptome wie Heiserkeit, Schluckstörungen, Schmerzen, Schwindelzustände, Kreislaufsynkopen, gelegentlich auch ein Carotissinus-Syndrom auf (Rush, 1962; Isfort u. Knoche, 1966; Möllmann et al., 1971; Shamblin et al., 1971).

Im Gegensatz zu einem Strumaknoten verschiebt sich ein Carotiskörperchen-tumor beim Schlucken nicht. Bei der Palpation läßt sich der Tumor zwar zur Seite, nicht aber nach oben oder unten verschieben. Wegen der ausgeprägten Vascularisation tastet man häufig eine Pulsation. Manchmal läßt sich der Tumor wie ein Schwamm ausdrücken und dehnt sich nach Nachlassen der Kompression rasch wieder aus. Die Untersuchung des Rachens ergibt gelegentlich eine Impression des Hypopharynx.

Differentialdiagnostisch sind alle anderen am Nals vorkommenden Tumoren abzugrenzen, vor allem Carotisaneurysmen, branchiogene Cysten, Speicheldrü-sentumoren, benigne und maligne Lymphome (Halslymphknotenmetastasen). In der überwiegenden Anzahl der Fälle wird die richtige Diagnose letztlich erst bei der Operation gestellt (von LEDEN, 1965; GRAGE u. CUETO, 1967). Eine diagnostische Biopsie wird im allgemeinen abgelehnt, da sie zu wenig aussagekräftig sei (ANDRE u. HUSSON, 1967; WESTBURY, 1967). Zudem kann eine Punktion eine schwere Blutung provozieren, die das Leben des Patienten akut gefährdet.

4. Röntgendiagnose

Wichtigste diagnostische Maßnahme bei Verdacht auf einen Carotistumor ist die Carotisangiographie (LICHTENAUER, 1938; IDBOHRN, 1951; BERRETT, 1965). Sie sollte möglichst doppelseitig durchgeführt werden, um bilaterale Tumoren nicht zu übersehen (ROMIEU et al., 1971). Die diagnostische Sicherheit wird durch Anwendung der Subtraktionstechnik wesentlich verbessert (PALACIOS, 1970). Die Gewebestruktur stellt sich aufgelockert und nicht so dicht wie bei Aneurysmen dar. Dennoch kann die Differentialdiagnose zu einem thrombosier-ten Aneurysma recht schwierig sein. Bei den großen Geschwülsten läßt sich die Qualität der Bilder verbessern, wenn man über eine Katheterangiographie die selektive Darstellung versucht. Die Röntgenuntersuchung trägt nicht nur zur Differentialdiagnose einer Schwellung bei, sondern sie informiert auch über die anatomische Situation und gibt Auskunft darüber, ob die A. carotis interna offen oder infolge Kompression durch den Tumor partiell oder total verschlossen ist. Die Angiographie beeinflußt daher die Indikation zur Operation, aber auch die intraoperative Taktik (GRAGE u. CUETO, 1967; WILSON, 1970).

5. Operationsindikation

Der erste Carotistumor wurde bereits im Jahre 1880 durch REGNER entfernt (SCHOPP, 1969). Da es sich bei den Chemodektomen in der Regel um gutartige, sehr langsam wachsende Tumoren handelt, die erst spät und wenig ausgeprägte subjektive Beschwerden verursachen, ist die Indikation zur Operation durchaus umstritten (LAHEY u. WARREN, 1951; MARTIN, 1957; LINDER, 1963). Auf der anderen Seite bietet gerade die frühzeitige Operation die Möglichkeit einer Ent-fernung ohne größeres Risiko. Nach GRAGE und CUETO (1967) überschreiten jedoch die Gefahren der Operation das Risiko eines unterlassenen Eingriffes.

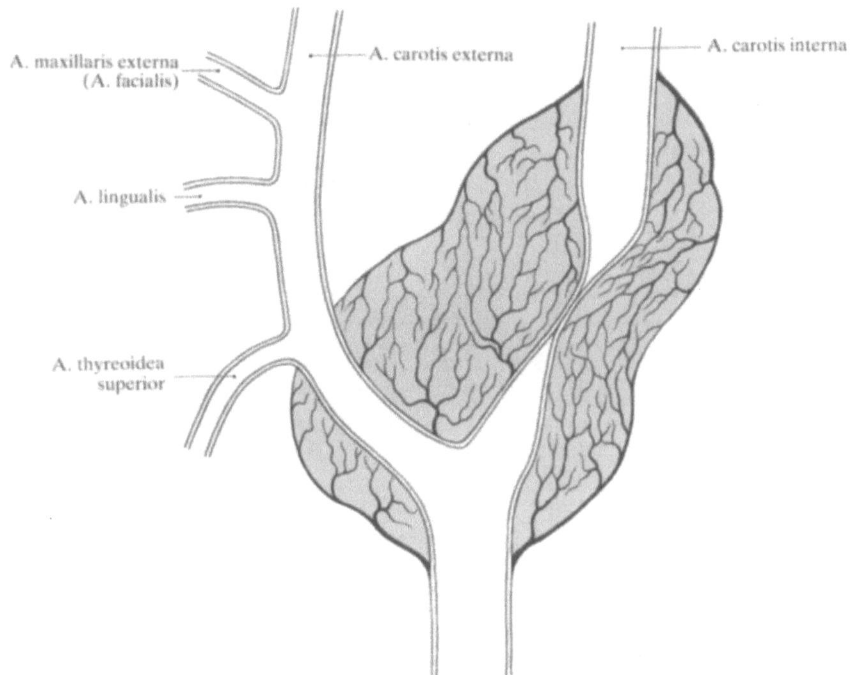

Abb. 106. Schematischer Längsschnitt durch ein Chemodektom, das die A. carotis interna komplett komprimiert hat. Über dem gut vascularisierten Tumor besteht jedoch ein ausgiebiger Kollateralkreislauf. Trotz der Stenose der A. carotis interna darf sie daher nicht ohne weiteres durchtrennt werden!

Nach SHAMBLIN et al. (1971) muß man mit einer Operationsletalität von etwa 7% rechnen. Außerdem treten in etwa 6% Hemiplegien und in 4,5% Aphasien auf. Die Prognose nach der operativen Entfernung der Carotistumoren hängt wesentlich davon ab, ob die A. carotis interna reseziert werden muß oder nicht. Nach CONLEY (1965) ist in etwa 30% der Fälle eine Gefäßrekonstruktion in irgendeiner Form notwendig. Wenn die Carotisgabel weggenommen werden muß, gibt RUSH (1962) eine Letalität von 25% und die Häufigkeit postoperativer neurologischer Ausfälle mit 30% an. Die von CONLEY (1965) mitgeteilten Zahlen bewegen sich in ähnlicher Größenordnung. Nach MORFIT (1967) ist es unerheblich, ob man die A. carotis communis oder die A. carotis interna ligiert. Er hält es für einen Mythos, daß die Ligatur der A. carotis communis ungefährlicher sei. Die Resektion der Carotisgabel ist auch dann gefährlich, wenn die Angiographie einen kompletten Stopp der A. carotis interna infolge Tumorkompression zeigt. In dem sehr gut vascularisierten Gewebe eines Chemodektoms wird der Blutfluß durch Tumorkollateralen aufrecht erhalten, deren Unterbrechung trotz des röntgenologischen Befundes fatale Folgen haben kann (Abb. 106).

Wegen der Gefahren der Carotisligatur oder -resektion hat man versucht, durch präoperative intermittierende oder allmählich zunehmende Kompression die Collateralisation anzuregen (HANFORD, 1965).

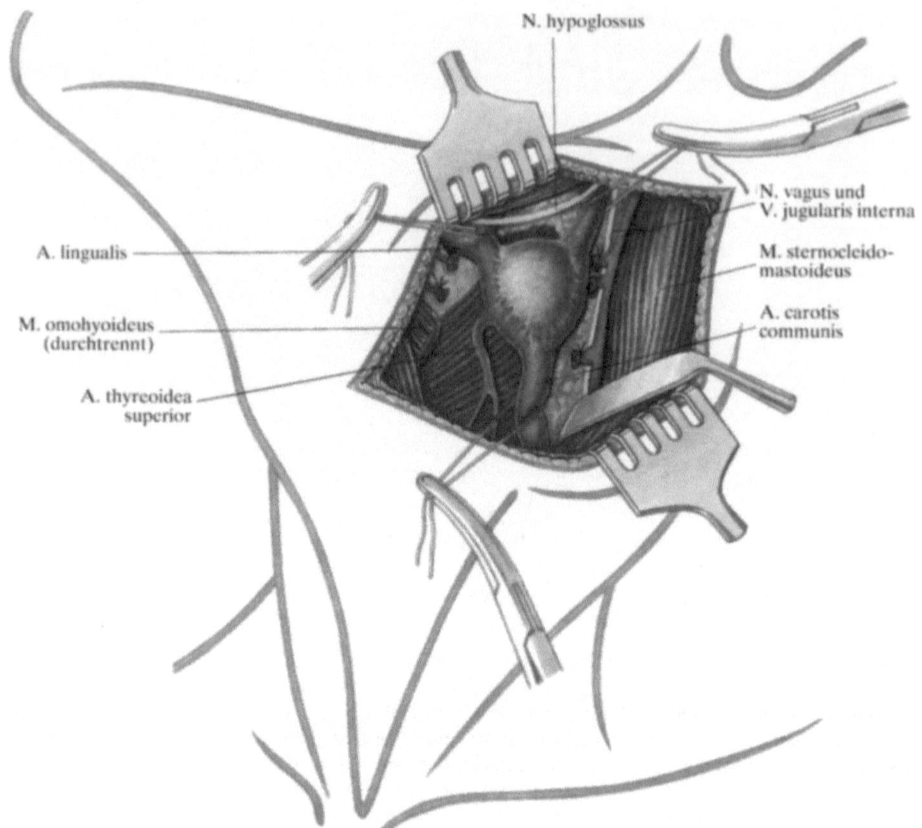

Abb. 107. Freilegung des Carotiskörperchentumors über einen Schrägschnitt vom Warzenfortsatz zum Kehlkopf. V. jugularis interna und M. sternocleidomastoideus sind durch Hakenzug zur Seite geschoben, die Gefäße mit Zügeln angeschlungen. Der Ramus descendens Nervi hypoglossi wurde der Übersicht halber weggelassen

Durch die Fortschritte der Gefäßchirurgie und die Möglichkeit, einen Gefäß-defekt mit einem heterologen Transplantat zu überbrücken, haben sich die Ge-fahren der chirurgischen Intervention heute wesentlich gemindert, so daß wieder vermehrt die Operation empfohlen wird (CHAMBERS u. MAHONEY, 1968). Zudem gibt es keine vernünftige therapeutische Alternative. Die Strahlentherapie hat sich nicht bewährt (FARR, 1967). Sie ist allenfalls angezeigt, wenn sich ein operati-ver Eingriff verbietet.

Allgemein gültige Regeln für die Operationsindikation gibt es nicht. Man wird im Einzelfall entscheiden müssen, ob man sich zu einem aktiven Vorgehen entschließt oder den Eingriff wegen des gutartigen Krankheitsverlaufes unter-läßt. CONLEY (1965) hält die chirurgische Therapie für indiziert, wenn ein rasches und aggressives Wachstum festgestellt wird, wenn es sich um kleine und typisch in der Carotisgabel liegende Tumoren handelt, wenn das Alter der Patienten unter 50 Jahre liegt, wenn man eine maligne Degeneration annehmen muß

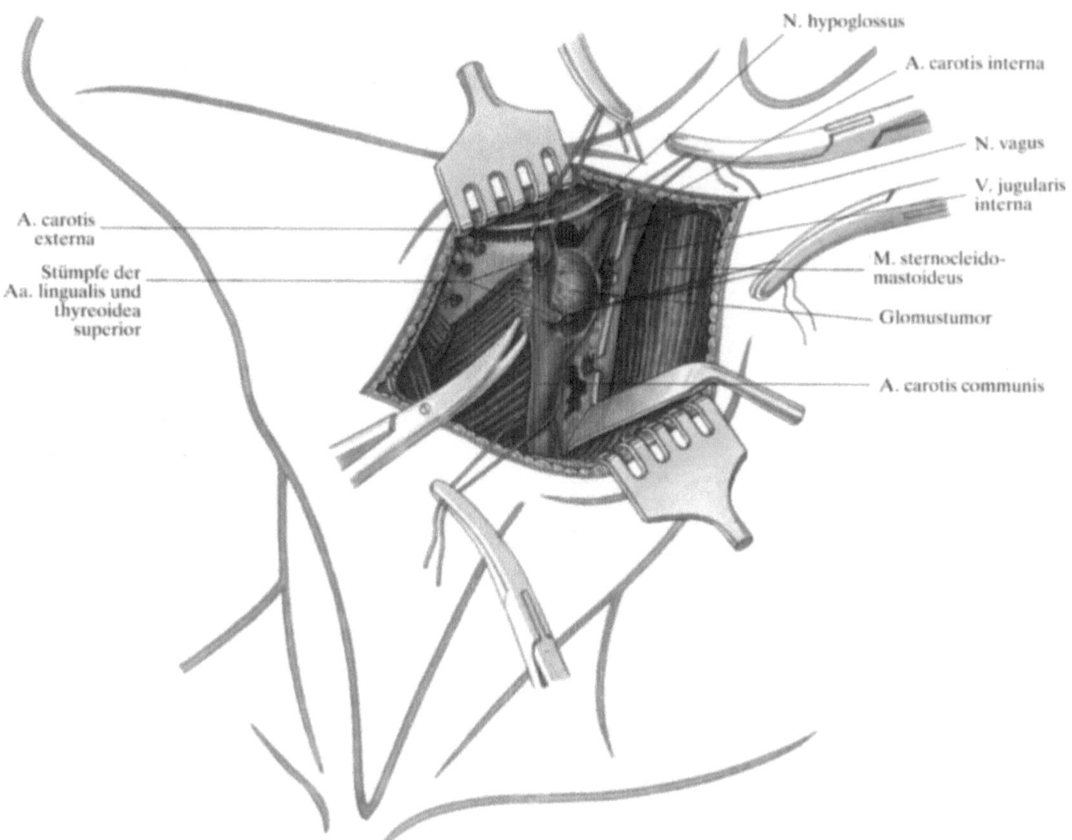

Abb. 108. Die Auslösung des Glomustumors erfolgt zunächst von der A. carotis externa her. Zu diesem Zweck wurden die Zungenarterie und die obere Schilddrüsenarterie durchtrennt. Durch Zug am Ligaturfaden der A. thyreoidea superior und dem Zügel um die A. carotis externa dreht man die Carotisgabel nach außen

oder wenn Komplikationen bestehen wie Sprach- und Schluckstörungen, Kompression des Larynx, starke Schmerzen, Carotissinus-Syndrom usw.

6. Operationstechnik

Wie bei einer radikalen Halsdissektion wird der Kopf des Patienten überstreckt und zur gesunden Seite gedreht. Ein langer Schnitt am Vorderrand des M. sternocleidomastoideus vom Warzenfortsatz bis zum Jugulum sterni ermöglicht eine übersichtliche Freilegung des Tumors. Bei kleineren Chemodektomen genügt eine schräge Incision vom Warzenfortsatz zum Kehlkopf (Abb. 107 u. 108). Die Operation sollte nur von Chirurgen mit spezieller gefäßchirurgischer Erfahrung durchgeführt werden, da sich auch bei kleinen Tumoren eine Verletzung der Carotiden nicht immer vermeiden läßt. Nach Eröffnung der Carotisscheide wird die V. jugularis interna isoliert und zusammen mit dem M. sterno-

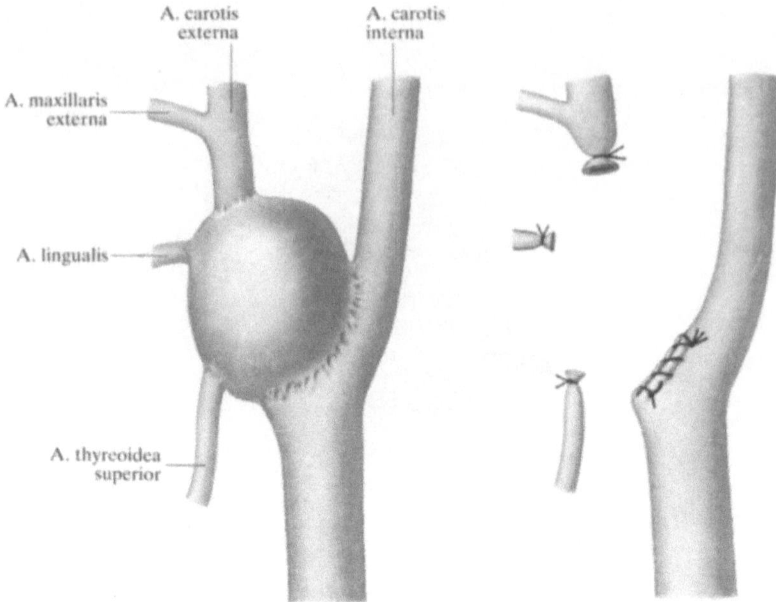

Abb. 109. Entfernung eines mehr in Richtung A. carotis externa vorwachsenden Glomus caroticum-Tumors mit Resektion der Arterie

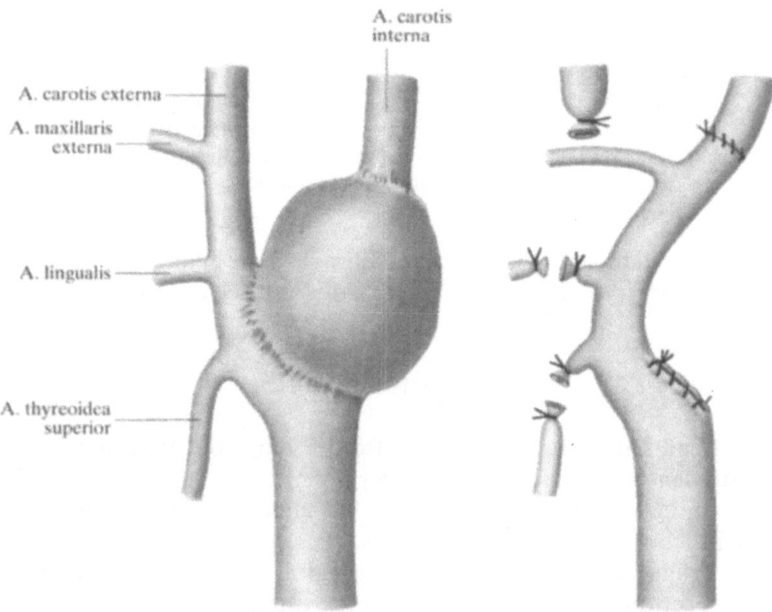

Abb. 110. Wenn der Tumor die A. carotis interna umwachsen hat und sich nicht subadventitiell abpräparieren läßt, kann man nach Resektion der A. carotis interna den Defekt mit der A. carotis externa überbrücken

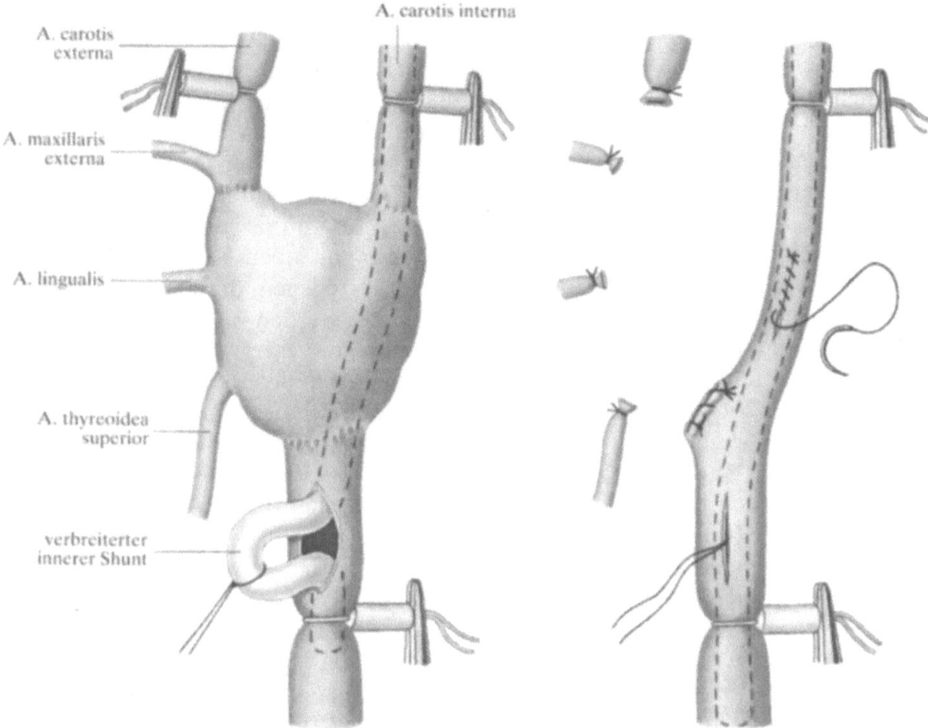

Abb. 111. Bei großen Chemodektomen muß man mit einer Verletzung der A. carotis interna rechnen. Es empfiehlt sich daher, den gefährdeten Abschnitt mit einem sog. inneren Shunt zu überbrücken (s. auch Abb. 82). Die Äste der A. carotis externa werden ligiert und durchtrennt

cleidomastoideus lateral verzogen (Abb. 107). Alle im Operationsgebiet verlaufenden Nerven müssen freipräpariert werden, um festzustellen, ob sie in den Tumor einbezogen sind. Dies gilt neben dem N. vagus insbesondere für den N. hypoglossus. Vor allem größere Chemodektome überschreiten die Ebene dieser Nerven (WELTI, 1964). Man schiebt ihn in solchen Fällen nach oben ab.

Um die für das weitere Vorgehen notwendige Beweglichkeit der Carotisgabel und der in ihr liegenden Geschwulst zu erreichen, empfiehlt es sich, regelmäßig die obere Schilddrüsenarterie, bei größeren Tumoren auch die A. lingualis und die A. maxillaris externa (A. facialis), also die ersten Äste der A. carotis externa, zu durchtrennen.

Die Ablösung der Glomustumoren von den Gefäßen gelingt nur, wenn man die Präparation zwischen Tunica adventitia und Tunica media vornimmt (PALVA et al., 1971). Seit GORDON-TAYLOR (1940) wissen wir, daß sich Carotistumoren innerhalb der äußeren Gefäßhaut entwickeln und daher von der Adventitia nicht abzutrennen sind. MORFIT (1967) injiziert Procain in die Adventitia, weil dadurch die Präparation erleichtert und gleichzeitig nervöse Stimuli ausgeschaltet würden.

Um in die richtige Schicht zu gelangen, empfiehlt es sich, die Adventitia abseits vom Tumor zu incidieren. Entsprechend der anatomischen Lage des Glomus caroticum, nahe der A. carotis externa, entwickeln sich die Chemodektome nicht selten in Richtung dieses Gefäßes. Die Freilegung des Tumors beginnt dann an der A. carotis externa. Die Präparation wird erleichtert, wenn man die Carotisgabel durch Zug an dem um die A. carotis externa geschlungenen Bändchen nach außen dreht (Abb. 108). Bei großen Tumoren ist es günstiger, sie zunächst von unten, also von der A. carotis communis aus, bis zur Gabel zu entwickeln und anschließend die Präparation von oben fortzusetzen. Man sollte jedenfalls die Bifurkation immer zum Schluß freilegen, da in dieser Gegend am häufigsten mit einer Gefäßverletzung gerechnet werden muß. Die Übersicht wird verbessert, wenn man die A. carotis externa und interna an ihren Zügeln auseinanderzieht und dadurch die Gabel spreizt. Wegen der multiplen Gefäßverbindungen zu den Carotiden lassen sich zumindest kleinere Blutungen nie ganz vermeiden. Sie stehen aber in der Regel nach kurzer Kompression.

Bei stärkeren Blutungen kann man die A. carotis communis kurzfristig abklemmen, um das Leck mit einer feinen atraumatischen Naht (5×0 monofiler Kunststoffaden) zu verschließen. Eine sichere Gefäßnaht gelingt in der Regel nach Entfernung des Tumors. Erst dann ist die nötige Übersicht vorhanden. Kommt es zu einer massiven Blutung, bevor das Chemodektom ausreichend freigelegt wurde, empfiehlt es sich, frühzeitig einen inneren Shunt zu legen (HOWELL et al., 1973). Nach Injektion von Heparin wird die A. carotis communis etwa 2 cm unter dem Tumor quer incidiert, ein ausreichend weiter, mit einem Faden gesicherter Gummi- oder Plastikschlauch eingeführt und unter Kontrolle des palpierenden Fingers in die A. carotis interna hochgeschoben. Wenn man jetzt die A. carotis externa abklemmt und die A. carotis communis sowie die A. carotis interna über dem inneren Shunt mit einem Zügel verschließt, ist die Carotisgabel, einschließlich des Tumors, von der Zirkulation ausgeschlossen und die weitere Präparation kann ohne Zeitnot erfolgen (Abb. 111).

Umwächst ein Carotiskörperchentumor überwiegend die A. carotis externa, kann dieses Gefäß ohne Schaden reseziert werden (Abb. 109). Läßt sich dagegen absehen, daß eine Resektion der Carotisgabel oder der A. carotis interna erforderlich ist, sollte man einen äußeren Shunt anlegen. Hierzu wird nach Injektion von Heparin unterhalb des Tumors die A. carotis communis und oberhalb die A. carotis interna incidiert und ein silikonisierter Schlauch eingelegt. Seine Länge muß so bemessen sein, daß er den Carotistumor in ausreichendem Abstand umgibt, um die Präparation nicht zu stören.

Wenn nur ein kurzes Segment der A. carotis interna entfernt wird, die A. carotis externa jedoch erhalten werden kann, bietet sich dieses Gefäß als Internaersatz an (BOATMAN u. BRADFORD, 1958; WILSON u. JORDON, 1961). Es wird peripher durchtrennt und mit dem Stumpf der A. carotis interna vernäht (Abb. 110).

Ein langstreckiger Defekt der inneren Carotisarterie, insbesondere nach einer »en bloc«-Resektion aller drei Carotiden, wird am besten mit einer Kunststoffprothese zwischen den Stümpfen der A. carotis communis und der A. carotis interna überbrückt.

L. Eingriffe an den Epithelkörperchen

I. Vorbemerkungen

Die Epithelkörperchen wurden beim Menschen 1880 von SANDSTRÖM entdeckt. Von ihm stammt auch die Bezeichnung »Nebenschilddrüse« (SHIEBER u. BALLINGER, 1972). Als VON RECKLINGHAUSEN 1891 die Ostitis fibrosa cystica beschrieb, wußte er noch nichts von der Ätiologie dieser Krankheit. Erst der Pathologe ASKANAZY (1903) vermutete einen Zusammenhang zwischen Epithelkörperchen und den Knochenveränderungen. Wenige Jahre später erkannte ERDHEIM (1907), daß bei der von Recklinghausenschen Erkrankung die Nebenschilddrüsen vergrößert sind. Er faßte dies jedoch als Folge, nicht als Ursache der Knochenveränderungen auf. Die richtige pathogenetische Verknüpfung stellten 1915 SCHLAGENHAUFER und 1916 MARESCH her (SHIEBER u. BALLINGER, 1972; KEMINGER, 1976).

10 Jahre später, 1925, leitete MANDL (1926) mit der operativen Entfernung eines Nebenschilddrüsenadenoms die Chirurgie der Epithelkörperchen ein.

Nachdem man in den folgenden Jahrzehnten die Zusammenhänge zwischen Überfunktion der Nebenschilddrüsen infolge eines Adenoms oder einer Hyperplasie und einer Erhöhung der Parathormonbildung mit den Veränderungen des Calciumstoffwechsels aufgedeckt hatte, wurde der Hyperparathyreoidismus zunehmend eine Indikation für die operative Entfernung der Epithelkörperchen. Durch die heute übliche routinemäßige Calciumbestimmung durch Laborautomaten werden Funktionsstörungen der Epithelkörperchen viel häufiger erkannt als früher (BOONSTRA u. JACKSON, 1965). Man schätzt die Frequenz des Hyperparathyreoidismus auf 0,5–1 Promille (HAFF et al., 1970). Der Nachweis einer erhöhten Calciumkonzentration im Serum ermöglicht eine frühzeitige Diagnose, bevor röntgenologisch nachweisbare Knochenveränderungen oder sekundäre Schäden an den Nieren entstanden sind. Nicht bei jedem Patienten muß allerdings der Hyperparathyreoidismus einen schicksalsmäßigen Verlauf mit Zunahme der Krankheitssymptome nehmen (KEATING, 1970). In einer prospektiven Studie (PURNELL et al., 1971) wurde festgestellt, daß die fehlende Progredienz des Leidens keine Ausnahme, sondern eher die Regel darstellt.

Adenome der Epithelkörperchen werden bei Frauen häufiger beobachtet als bei Männern. Das Geschlechtsverhältnis beträgt 3 : 1 (ALVERYD et al., 1975). Die Krankheit beginnt bei Männern jedoch früher. Bei den Carcinomen ist das Geschlechtsverhältnis umgekehrt. Das Erkrankungsalter schwankt in weiten

Grenzen mit einem Häufigkeitsgipfel um das 50. Lebensjahr (RIDDICK, 1967; ROMANUS et al., 1967; CHIGOT et al., 1972).

Eine erfolgreiche Therapie der Störungen der Nebenschilddrüsenfunktion setzt eine besonders enge Kooperation zwischen Endokrinologen, Urologen, Pathologen und Chirurgen voraus. Dem Operateur sollten Physiologie und Anatomie der Epithelkörperchen einschließlich der Lagevariationen bekannt sein.

II. Primärer, sekundärer und tertiärer Hyperparathyreoidismus

Man unterscheidet einen autonomen und regulativen Hyperparathyreoidismus. Zum letzteren zählt die sekundäre Form, die man als Reaktion auf einen chronisch erniedrigten Serum-Calciumspiegel infolge einer Niereninsuffizienz deuten kann.

Beim autonomen primären Hyperparathyreoidismus ist der normale Rückkopplungsmechanismus zwischen Parathormonsekretion und Calciumspiegel gestört. Als Folge der überschießenden Parathormonbildung besteht eine Hypercalcämie und Hypercalcurie. Phosphat ist im Serum erniedrigt, wird aber ebenfalls vermehrt ausgeschieden (Hyperphosphaturie). Die auslösende Ursache für die Überfunktion der Epithelkörperchen kennt man noch nicht. Vielleicht stellt sie die Reaktion auf eine lang anhaltende Erniedrigung des Plasma-Calciumspiegels dar (RASMUSSEN, 1968).

Der *sekundäre Hyperparathyreoidismus* kommt überwiegend bei Patienten mit einer chronischen Niereninsuffizienz vor. Er kann sich aber auch als Reaktion auf gastrointestinale Erkrankungen entwickeln. Die erhöhte Parathormonproduktion stellt die Kompensation eines erhöhten Verbrauchs dar (ALBRIGHT u. REIFENSTEIN, 1948).

Bei urämischen Patienten läßt sich ein 100- bis 1000fach höherer Parathormonspiegel im Serum messen. Neben überschießender Hormonbildung und -ausscheidung nimmt man auch eine fehlende Inaktivierung in der Niere an. Durch die Parathormonwirkung wird der bei chronischer Niereninsuffizienz erniedrigte Calciumspiegel im Blut auf Normalwerte angehoben. Im Gegensatz zum primären Hyperparathyreoidismus läßt sich auch eine Hyperphosphatämie nachweisen, da die Niere weitgehend ihre Ausscheidungsfunktion verloren hat. Dadurch steigt das Calciumphosphatprodukt an, und bei etwa 75 mg% wird die Löslichkeit überschritten, so daß Calciumsalze ausfallen. Sie lagern sich unter der Haut, in der Muskulatur, in den Gefäßwänden, in der Niere usw. an und verursachen Schmerzen, Pruritus, manchmal Ulcerationen der Haut, Muskelnekrosen, Arteriosklerose. Wegen der ständigen Mobilisierung von Calcium aus den Knochen resultieren Knochenveränderungen im Sinne der cystischen Osteopathie.

Der sekundäre Hyperparathyreoidismus kann in der Regel durch chronische Dialysen nicht verhindert werden. Dagegen kommt es manchmal nach einer erfolgreichen Nierentransplantation zur Besserung. ARNAUD et al. (1970) wiesen einen Abfall des Parathormons nach der Nierenübertragung nach. Die Meinungen über eine operative Entfernung der Nebenschilddrüsen beim sekundären Hyperparathyreoidismus sind uneinheitlich. Als Indikation werden fortgeschrittene Urämie (BUCK u. ROBERTSON, 1971) und schwere Osteodystrophie sowie eine metastasierende Calcifizierung und eine konstante Hyperphosphatämie angegeben (STANBURY et al., 1960; GILL, 1969; EILERT et al., 1971). Nach WILSON et al. (1971) sollte die Parathyreoidektomie auch durchgeführt werden, wenn bei einem Patienten mit vorgesehener Nierentransplantation eine persistierende Hypercalcämie besteht.

Tertiärer Hyperparathyreoidismus. Während der sekundäre Hyperparathyreoidismus auch extrarenal ausgelöst werden kann, entsteht der tertiäre Hyperparathyreoidismus immer aus der sekundären Form. Die Überfunktion der Epithelkörperchen wird autonom, und es bildet sich ein Adenom oder eine Hyperplasie der Epithelkörperchen. Die Grenzen zwischen sekundärem und tertiärem Hyperparathyreoidismus sind dabei fließend.

Wie beim primären Hyperparathyreoidismus ist beim tertiären der Calciumspiegel im Plasma erhöht. Im Gegensatz zur primären Form lassen sich aber auch erhöhte Phosphatwerte nachweisen (Phosphatstau). Wenn es der Allgemeinzustand der Patienten erlaubt, ist beim tertiären Hyperparathyreoidismus die chirurgische Therapie anzuraten, insbesondere, wenn Knochenveränderungen bestehen (DAVIS et al., 1968; LATIMER et al., 1970). Nicht in allen Fällen ist jedoch die subtotale Hyperparathyreoidektomie erfolgreich (EILERT et al., 1971).

Wenn nach Operation eines primären Hyperparathyreoidismus wegen der fortbestehenden Niereninsuffizienz der erhöhte Calciumspiegel in eine Hypocalcämie umschlägt, kann es erneut zu einer adaptativen Hyperplasie des belassenen Nebenschilddrüsengewebes kommen. Man bezeichnet dies dann als quarternären Hyperparathyreoidismus, der seinerseits wieder autonom werden und in die quintäre Form übergehen kann (LOZANO-TONKIN, 1969; KEMINGER, 1976).

III. Embryologie

Die Epithelkörperchen entstehen aus Wucherungen des dorsalen Epithels des 3. und 4. Kiemenbogens, wobei sich das obere Paar aus dem 4., das untere aus dem 3. Kiemenbogen bildet.

Die enge anatomische Beziehung der sich aus dem 3. Kiemenbogen ableitenden Epithelkörperchen mit der Thymusanlage erklärt die unterschiedliche Wanderungsgeschwindigkeit der Nebenschilddrüsen. Das aus der 4. Schlundtasche entstandene Paar beendet die Descension frühzeitig und legt sich der Hinterfläche des oberen Schilddrüsenpols an, während die Epithelkörperchen aus dem 3. Kiemenbogen mit dem Thymus nach unten wandern. Etwa am unteren Ende der Schilddrüse verlieren sie normalerweise den Kontakt mit dem Thymus (GILMOUR, 1937).

Diese entwicklungsgeschichtlichen Beziehungen der unteren Epithelkörperchen machen ihre Lagevariationen verständlich. Sie können mit dem Thymus in das Mediastinum einwandern, nehmen jedoch ihre Gefäßversorgung mit. Sie erleichtern dadurch dem Operateur gelegentlich die Suche, wenn er am unteren Schilddrüsenpol einen nach distal ziehenden Strang mit einem Ästchen der unteren Schilddrüsenarterie findet.

In unmittelbarer Nachbarschaft mit Epithelkörperchen und Thymus entsteht aus den Kiemenbögen auch das ultimobranchiale Organ. Es stellt bei den niederen Tieren einen selbständigen Drüsenkörper dar. Beim Menschen bleiben nur kleine Zellverbände erhalten, die als parafolliculäre Zellen innerhalb der Schilddrüse liegen, auch als C-Zellen bezeichnet werden und das Calcitonin produzieren.

IV. Anatomie und Lagevariationen

Normalerweise finden sich 4 Epithelkörperchen, die sich paarweise der Hinterfläche des oberen bzw. unteren Schilddrüsenpols anlagern (Abb. 112). Die oberen Nebenschilddrüsen liegen etwas oberhalb und dorsal des Eintritts des N. recurrens in den Kehlkopf, während die unteren bei nach medial verzogener Schilddrüse ventral des N. laryngeus inferior zu finden sind.

Gesunde Nebenschilddrüsen wiegen etwa 40–50 mg und weisen eine braune, ins Rötliche gehende Farbe auf. Je mehr Fett eingelagert ist, desto uncharakteristischer wird die Färbung und um so schwieriger sind die Nebenschilddrüsen von dem umgebenden Fettgewebe und den Lymphknoten zu differenzieren. Alle Epithelkörperchen, auch das obere Paar, werden von feinen Ästen der unteren Schilddrüsenarterie versorgt. Von einem kleinen Hilus aus verzweigen sich die Gefäße in der Kapsel. Dieses feine Gefäßnetz erleichtert nicht selten die Unterscheidung von anderen Strukturen.

Histologisch unterscheidet man 3 Zelltypen: Hauptzellen, oxyphile Zellen und wasserhelle Zellen. Oxyphile und wasserhelle Zellen entstehen aus den Hauptzellen.

Zahlenmäßige Variationen der Epithelkörperchen kommen vor. In je 6% muß man mit 3 oder 5 Drüsen rechnen (GILMOUR, 1938). Das Vorhandensein von weniger als 3 oder mehr als 5 Epithelkörperchen ist extrem selten.

In etwa 20% der Fälle findet man eine von der normalen Anatomie abweichende Lokalisation eines oder mehrerer Epithelkörperchen, wobei die unteren Nebenschilddrüsen häufiger, die oberen selten betroffen sind. Das obere Paar liegt nie unterhalb des mittleren Schilddrüsendrittels, während man andererseits die unteren Epithelkörperchen nur sehr selten oberhalb des unteren Schilddrüsendrittels nachweisen kann. Im Gegensatz zum cranialen Paar haben sie häufig den Kontakt mit der Schilddrüsenkapsel verloren und sind in das umgebende Fett- und Bindegewebe eingebettet.

Wenn sich die unteren Nebenschilddrüsen bei der entwicklungsgeschichtlichen Wanderung mit dem Thymus nicht von diesem trennen, werden sie in das vordere Mediastinum mitgenommen. Sie descendieren jedoch in der Regel nicht unter das Niveau des Thymus.

Man findet in der Literatur sehr unterschiedliche Angaben über die Häufigkeit mediastinaler Nebenschilddrüsenadenome (5–20%, HAMELMANN et al.,

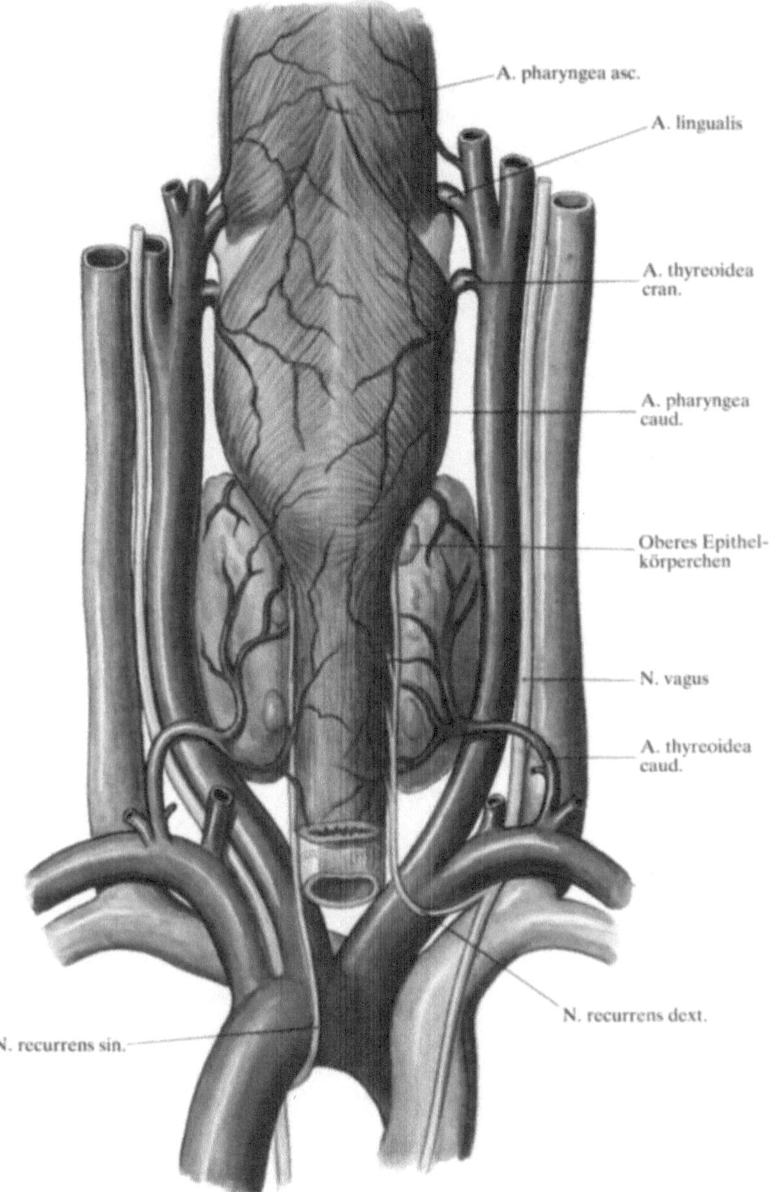

Abb. 112. Die Lagebeziehungen der Halseingeweide *(von hinten gesehen)*. (Aus: GULEKE, 1953)

1967; MAYOR, 1967; KURTAY u. CRILE, 1969; KREMENTZ et al., 1971; KÜMMERLE et al., 1974). Vielfach lassen sie sich durch Präparationen vom Hals her aus dem vorderen Mediastinum entfernen. Nach dem Vorschlag von KÜMMERLE et al. (1974) sollte man nur dann von einer mediastinalen Verlagerung sprechen, wenn eine Thorakotomie oder eine mediane Sternotomie notwendig wird.

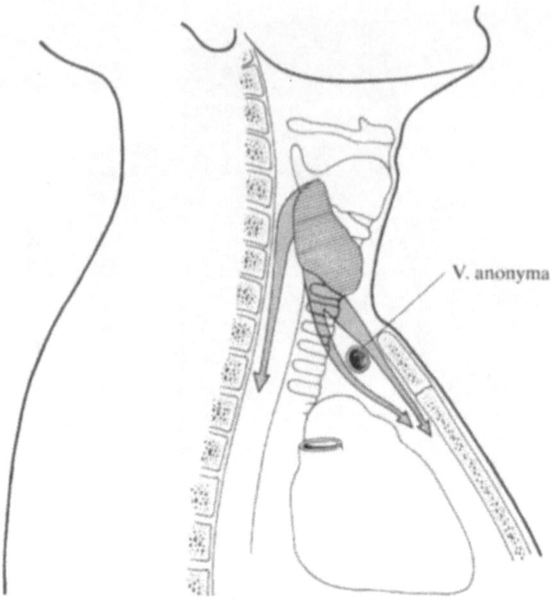

Abb. 113. Lagevariationen der Epithelkörperchen. Die unteren Epithelkörperchen können vor oder hinter der V. anonyma in das vordere Mediastinum descendieren. Im hinteren Mediastinum gelegene Nebenschilddrüsen gehören zu den oberen Epithelkörperchen

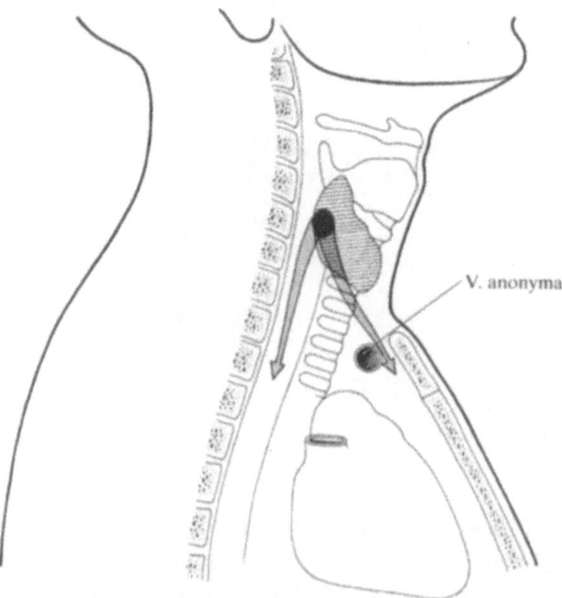

Abb. 114. Auch die oberen Nebenschilddrüsen wandern gelegentlich in das vordere Mediastinum

Wenn die unteren Epithelkörperchen in das Mediastinum wandern, liegen sie vor den großen Arterien, sind in ihrer Beziehung zur Vena anonyma jedoch variabel (COPE, 1941) (Abb. 113). Nur sehr selten descendieren untere Epithelkörperchen in das hintere Mediastinum. Dort liegende Adenome entsprechen in der Regel oberen Epithelkörperchen (Abb. 114). Als Ursache für deren Wanderung diskutiert man die Schwerkraft und den intermittierenden Sog in der Brusthöhle.

Recht häufig findet man Epithelkörperchen innerhalb der Schilddrüse. Sie sind jedoch nicht unmittelbar von deren Parenchym umgeben, sondern liegen innerhalb bindegewebiger Septen der Schilddrüsenkapsel. Eine echte intrathyreoidale Verlagerung kommt nicht vor (COPE, 1941).

V. Pathologische Anatomie

Ein Hyperparathyreoidismus kann durch ein Adenom, eine Hyperplasie und durch ein endokrin-aktives Nebenschilddrüsencarcinom ausgelöst werden. Isolierte und multiple Adenome sind in 85 und mehr % Ursache der Nebenschilddrüsenüberfunktion (WOOLNER et al., 1952; KREMENTZ et al., 1971; MURIE, 1973; ALVERYD et al., 1975). Größe und Gewicht der Adenome sind sehr unterschiedlich.

Adenome bestehen überwiegend aus Hauptzellen, seltener aus wasserhellen oder oxyphilen Zellen. Da es sich um einen umschriebenen Proliferationsprozeß in einem sonst normalen Epithelkörperchen handelt, ist eine sichere Abgrenzung gegenüber einer Hyperplasie nur möglich, wenn außerhalb der Adenomkapsel ein Saum normalen Epithelkörperchengewebes nachgewiesen wird. Vor allem bei den großen Adenomen gelingt dies jedoch nur selten. Nach der operativen Entfernung eines vermuteten Adenoms sollte daher immer mindestens eine weitere Nebenschilddrüse aufgesucht und für die histologische Untersuchung entfernt oder biopsiert werden. Findet sich dabei normales Gewebe, darf man annehmen, daß es sich tatsächlich um ein Adenom handelt (BLACK u. HAFF, 1970).

Hyperplastische Epithelkörperchen bestehen überwiegend aus Hauptzellen oder aus wasserhellen Zellen. Meist sind alle Nebenschilddrüsen betroffen, so daß sie bei Verdacht auf eine Hyperplasie auch alle freigelegt werden müssen. Zwischen Hyperplasie und Adenom gibt es fließende Übergänge, die nicht immer eine eindeutige histologische Zuordnung zulassen.

Besonders schwierig ist die histologische Diagnose eines Nebenschilddrüsencarcinoms, da der Gewebsaufbau keine sichere Differenzierung zwischen benignem Adenom und Carcinom erlaubt (GEISBE, 1966). Die üblichen Malignitätszeichen, wie Gefäßeinbrüche und Entwicklung von Riesenzellformen, dürfen, wie bei anderen endokrinen Drüsen, nur mit Vorsicht gewertet werden. Nach den Untersuchungen von SCHANTZ und CASTLEMAN (1973) sind trabeculärer Aufbau, Invasion der Kapsel, Erhöhung der Mitosenanzahl und vor allem die Entwicklung dicker fibröser Bänder auf ein Carcinom hinweisend.

VI. Physiologie

1. Calcium- und Phosphatstoffwechsel

Das *Serumcalcium* setzt sich aus drei verschiedenen Fraktionen zusammen: etwa 45% sind an Eiweiß gebunden, etwa 50% liegen in ionisierter Form vor, und beim Rest handelt es sich um Komplexe mit organischen Anionen. Die Calciumkonzentration im Serum beträgt normalerweise 5,0 mval/l bzw. 10,0 mg%, und sie schwankt nur in geringen Grenzen. Eine Erhöhung über 5,2 mval/l bzw. 10,5 mg% ist immer hochverdächtig auf eine Überfunktion der Nebenschilddrüsen.

Die gemessenen Werte müssen aber im Zusammenhang mit der Nierenfunktion und dem Gesamteiweiß gesehen werden. So muß man bei einem Kreatininwert von über 1,3 mg% oder bei Eiweißwerten unter 7 g% an eine Beteiligung der Nebenschilddrüsen auch dann denken, wenn keine deutlich erhöhten Calciumwerte nachweisbar sind. Bei solchen Patienten liegt der Anteil des ionisierten Calciums prozentual höher.

Das über die Nieren ausgeschiedene Calcium wird in den Tubuli weitgehend rückresorbiert, so daß nur etwa 100 mg pro Tag verloren gehen.

Der Blutcalciumspiegel wird durch Parathormon und Calcitonin sehr empfindlich einreguliert. Wahrscheinlich greift auch Vitamin D in diesen Mechanismus ein.

Die Epithelkörperchen reagieren auf einen erhöhten Calciumspiegel mit einer Senkung, auf einen erniedrigten Calciumgehalt mit einer Steigerung der Parathormonausschüttung.

Im Gegensatz zum konstanten Calciumspiegel schwankt der *Phosphatgehalt* in Abhängigkeit von Alter und Nahrung recht stark. Die Normalwerte liegen beim Erwachsenen zwischen 2,5 und 4,3 mg%, bei Kindern zwischen 5 und 6 mg%. Der menschliche Organismus enthält etwa 1000 g Calcium und 600 g Phosphat, davon befinden sich 85% im Knochen.

2. Wirkung des Parathormons

Parathormon wurde von RASMUSSEN und CRAIG (1959) rein dargestellt. Es setzt sich aus 84 Aminosäuren zusammen und besitzt ein Molekulargewicht von 9500. Das Hormon erhöht den Serumcalciumspiegel und fördert zusammen mit Vitamin D die Calciumaufnahme in der Dünndarmschleimhaut. An der Niere steigert es die Ausscheidung von Phosphat mit konsekutiver Senkung des Serumphosphors, während die Ausscheidung von Calcium und Magnesium durch Zunahme der tubulären Rückresorption reduziert wird. Beim primären Hyperparathyreoidismus wird dennoch vermehrt Calcium mit dem Urin ausgeschieden, weil das erhöhte Calciumangebot aus den Knochen die Transportkapazität des Tubulus übersteigt (DAMBACHER et al., 1972).

Wie andere Polypeptidhormone dringt Parathormon nicht selbst in die Nierentubuluszelle ein, sondern seine Wirkung wird durch einen »second messenger«, das cyclische 3,5-Adenosin-Monophosphat, vermittelt. Parathormon aktiviert die Adenylcyclase, unter deren Einfluß das cyclische AMP gebildet wird (RITZ et al., 1973).

Beim Abbau der Knochengrundsubstanz durch Parathormon wird neben Calcium und Phosphat auch Hydroxyprolin freigesetzt. Die Messung von Hydroxyprolin im Urin kann daher für die Diagnose verwendet werden. Eine Ausscheidung von mehr als 50 mg in 24 Std weist auf eine Nebenschilddrüsenüberfunktion hin.

3. Wirkung des Calcitonins

Während die Wirkung des Parathormons verzögert eintritt und über Stunden anhält, wirkt Calcitonin bedeutend rascher. Es gehört ebenfalls zu den Polypeptiden und ist aus 32 Aminosäuren zusammengesetzt mit einem Molekulargewicht von 3500. Calcitonin wird in den parafolliculären Zellen der Schilddrüse gebildet (C-Zellen). Die Entdeckung erfolgte 1961 durch COPP et al. (1962). Das Hormon wirkt am Knochen antagonistisch zum Parathormon und senkt den Serumcalciumspiegel durch Hemmung der Knochenresorption. An der Niere wird die Ausscheidung von Calcium gesteigert. Ein erhöhter Serumcalciumspiegel sinkt normalerweise unter der Wirkung des Calcitonins rasch, innerhalb von höchstens 20 min.

4. Hypercalcämie ohne Überfunktion der Epithelkörperchen

Eine Erhöhung des Serumcalciumspiegels muß nicht immer auf eine Nebenschilddrüsenüberfunktion zurückgehen. Tumorbedingte Hypercalcämien mit Hypophosphatämie im Sinne eines *paraneoplastischen Syndroms* wurden 1923 erstmals beschrieben (NAGEL, 1971). Die Calciummobilisierung erfolgt entweder durch Skeletmetastasen oder es wird in dem Tumor eine Substanz mit parathormonähnlicher Wirkung produziert (SHERWOOD et al., 1967; POWELL et al., 1973b). In solchen Fällen kann sich der erhöhte Calciumspiegel zurückbilden, wenn die radikale Entfernung des Tumors gelingt. Hypercalcämien als paraneoplastisches Syndrom finden sich am häufigsten beim Bronchialcarcinom und beim Hypernephrom. Seltener sind Carcinome der Mamma, des Uterus und des Pankreas sowie Malignome des lymphatischen Systems und des Magens (WAHL u. RÖHER, 1973).

Hypercalcämien wurden auch beim *multiplen Myelom,* beim *Boeckschen Sarkoid* und bei der *akuten Osteoporose* beschrieben. Sie kommen bei *Hyperthyreose, Vitamin D-Vergiftung* und beim *Milch-Alkali-Syndrom* (BURNETT et al., 1949) vor. Durch Überdosierung von Dihydrotachysterin (AT 10) kann eine iatrogene Erhöhung des Serumcalciums mit Kalkausfällung in der Niere bis zur Nephrocalcinose verursacht werden. SCHWILLE (1974) beobachtete innerhalb eines Jahres drei derartige Fälle.

Eine Senkung des Blutcalciums findet sich bei Einnahme von Ovulationshemmern, wahrscheinlich infolge einer vermehrten Eiweißbindung (GOEBEL et al., 1971).

VII. Klinik des primären Hyperparathyreoidismus

Beim primären Hyperparathyreoidismus ist die negative Rückkopplung des Calciumspiegels mit den Epithelkörperchen unterbrochen. Eine Hypercalcämie führt nicht mehr zu einer Erniedrigung der Parathormonausscheidung.

1. Symptomatik

Wegen der wenig typischen und häufig verwirrenden Symptomatik wird die Diagnose des primären Hyperparathyreoidismus nicht selten spät gestellt. Das Spektrum der Symptome reicht von leichten arthritischen Beschwerden bis zu schweren psychiatrischen Krankheitsbildern. Auf der anderen Seite werden mit der heute üblichen routinemäßigen Calciumbestimmung Überfunktionen der Epithelkörperchen zufällig entdeckt, ohne daß sich die Patienten subjektiv beeinträchtigt oder krank fühlen.

Ein über längere Zeit bestehender primärer Hyperparathyreoidismus führt zu unterschiedlichen Schädigungen verschiedener Organsysteme. Am häufigsten sind die Nieren betroffen (50–90%, RASMUSSEN, 1968; GONDER et al., 1970; KREMENTZ et al., 1971; PURNELL, 1971; RÖHER u. SCHMIDT-GAYK, 1976.) In 20–30% treten Knochenveränderungen auf. Gegenüber der Beteiligung von Nieren und Skelet treten die gastrointestinalen Symptome (Pankreatitis, peptisches Ulcus) zurück.

a) Das psycho-neurologische Syndrom

Durch die Erhöhung des Calciumspiegels im Blut wird eine Reihe von uncharakteristischen Symptomen ausgelöst, die jedoch den Verdacht auf einen Hyperparathyreoidismus lenken sollten, wenn sie in Kombination auftreten. Es gehören dazu Appetitlosigkeit, Übelkeit, Gewichtsverlust, Müdigkeit und Schwächegefühl mit Leistungsabfall. Neurologische Symptome äußern sich in Kopfschmerzen, verminderter Erregbarkeit der Muskulatur, Reflexabschwächung und cerebellarer Ataxie. Eine ausgeprägte Polyurie und Polydypsie läßt Verwechslungen mit einem Diabetes mellitus oder insipidus zu. In fortgeschrittenen Stadien können ausgeprägte psychische Störungen auftreten, wie Stimmungsänderung, Konzentrationsschwäche, Angst, Einschränkungen des Bewußtseins bis zur Verwirrtheit und Halluzinationen sowie stuporöse und somnolente Zustandsbilder, so daß Verwechslungen mit endogenen Psychosen oder einem Alkoholdelir ohne weiteres vorkommen. Die psychische Symptomatik kann so im Vordergrund stehen, daß manche Patienten zum Psychiater geschickt werden.

b) Das renale Syndrom

Der gesteigerte Phosphatverlust über die Nieren unter der Wirkung des Parathormons sowie die gleichzeitig bestehende Hypercalcurie infolge erhöhten Calciumangebots führen, insbesondere bei einem alkalischen Urin-pH, zur Ausfällung von Calcium-Phosphat- und Oxalatsteinen mit den entsprechenden Symptomen: Koliken, Abgang von Konkrementen und Nierengries, Hämaturie, Harninfektion. Bei Nierensteinen, insbesondere bei Rezidivsteinen, sollte man daher immer einen Hyperparathyreoidismus als auslösende Ursache in Erwägung ziehen. Er ist bei etwa 5% aller Nierensteinträger und bei 10–15% der Patienten mit Rezidivsteinen ursächlich verantwortlich (ZENKER u. GRABIGER, 1967; SCHWAIGER u. RODECK, 1969). Die Ablagerung von Kalk im Parenchym der Niere (etwa in 10% der Fälle nachweisbar) bedroht die Kranken zusätzlich. Nephrocalcinose und sekundäre Pyelonephritis verursachen schließlich eine Niereninsuffizienz, manchmal mit renaler Hypertonie (RASMUSSEN, 1968; KREMENTZ et al., 1971; ROMANUS et al., 1973). Die Hypertension kann gelegentlich erstes Symptom eines Hyperparathyreoidismus sein. In fortgeschrittenen Stadien bilden sich die Nierenstörungen nicht zurück, auch wenn nach erfolgreicher chirurgischer Therapie der Calciumspiegel im Blut wieder auf Normwerte absinkt: die Niereninsuffizienz ist autark geworden.

c) Das Skelet-Syndrom

Die Beschwerden der ossalen Form äußern sich zunächst als uncharakteristische Knochenschmerzen. Sie werden als Arthritis, Rheumatismus oder Neuritis verkannt. Röntgenbilder helfen selten weiter, da 30–40% der Knochenmasse verschwunden sein müssen, bevor röntgenologische Symptome nachgewiesen werden können (SHIEBER u. BALLINGER, 1972). Die Frequenz der Skeletbeteiligung beim HPT wird daher wahrscheinlich unterschätzt. Mit der Mikroradiographie lassen sich in über 60% der Fälle Knochenläsionen nachweisen (RASMUSSEN, 1968).

Die Mobilisierung des Calciums aus dem Knochen beim primären Hyperparathyreoidismus bewirkt entweder eine diffuse Entkalkung, oder es entwickeln sich, vor allem bei älteren Menschen, Knochencysten und die braunen Tumoren. Die generalisierte Osteopathia fibrosa cystica als klassische VON RECKLINGHAUSENsche Erkrankung stellt ein Spätstadium dar, das heute nur noch selten vorkommt (JUDD et al., 1966). Es sollte auch der Vergangenheit angehören, daß erst durch eine Spontanfraktur gezielte Untersuchungen veranlaßt werden.

2. Kombination mit Erkrankungen anderer Organe

a) Gastroduodenalulcus

ROGERS et al. beschrieben 1947 erstmals die Kombination eines peptischen Magenulcus mit einer Überfunktion der Epithelkörperchen. Die Geschwüre sollen in bis zu 40% vorkommen (ROMANUS et al., 1967; RASMUSSEN, 1968; KREMENTZ et al., 1971). Möglicherweise stimuliert die Hypercalcämie die Magensekretion, wobei neben der Sekretmenge auch Säure- und Pepsinproduktion ansteigen (OTTENJANN, 1963). Auch eine Wirkung des Parathormons selbst wird diskutiert (PALOYAN et al., 1973).

Der Zusammenhang zwischen Hyperparathyreoidismus und Gastroduodenalulcus blieb jedoch nicht unwidersprochen (DAMBACHER et al., 1972; CHRISTIANSEN u. AAGAARD, 1972).

b) Pankreatitis

COPE et al. beschrieben 1957 erstmals einen möglichen Zusammenhang zwischen primärem Hyperparathyreoidismus und Pankreatitis. Eine Koincidenz findet sich bei etwa 4–8% der Patienten (MIXTER et al., 1962), wobei es sich um akute oder chronische Entzündungen handeln kann (CREUTZFELD, 1963). Die Frequenz liegt bei Patienten mit einer hypercalcämischen Krise erheblich höher (ALTENÄHR et al., 1969; DAUM et al., 1973). Auch in Kombination mit einem Nebenschilddrüsencarcinom wurden Pankreatitiden beschrieben (SCHARF et al., 1969).

Die Ursachen der Pankreatitis sind unbekannt. Als kausale Faktoren werden diskutiert: direkte Einwirkung des Parathormons auf das Parenchym der Bauchspeicheldrüse, Aktivierung von Trypsinogen durch den erhöhten Calciumspiegel oder die Ausfällung von Kalksteinen in den Pankreasgängen mit konsekutivem Sekretstau, der seinerseits die Entzündung auslöst.

Vielleicht wird der primäre Hyperparathyreoidismus seinerseits durch die Pankreatitis verursacht. Letztere wäre also die primäre, die Überfunktion der Epithelkörperchen die sekundäre Erkrankung. Dieser Mechanismus ist über eine Verminderung der Calciumresorption infolge pankreatitisbedingter Malabsorption denkbar. Auch eine direkte Wirkung des Glucagons kommt in Betracht (PALOYAN et al., 1973). Glucagon soll bei einer Pankreatitis vermehrt sein und seinerseits den Calciumspiegel im Blut senken, möglicherweise infolge Anregung der Calcitoninbildung. Die Hypocalcämie wäre dann der Stimulus für die Entstehung eines (regulativen) Hyperparathyreoidismus.

Meist verursacht eine akute Pankreatitis eine Senkung des Serum-Calciums. Bleibt es im Normbereich, sollte man einen Hyperparathyreoidismus in die differentialdiagnostischen Erwägungen einbeziehen (BALLON et al., 1972).

c) Gallensteine

Es ist denkbar, daß infolge eines primären Hyperparathyreoidismus auch vermehrt Gallensteine gebildet werden (SELLE et al., 1972; BRÜNNER u. ROTHMUND, 1973). Während man normalerweise im Durchschnitt mit 8–12% Gallensteinträgern rechnen muß, entwickeln Patienten mit einer Überfunktion der Epithelkörperchen in 40% eine Cholelithiasis. Damit bietet sich auch eine weitere Erklärungsmöglichkeit für die Genese der Pankreatitis an, die dann als biliär zu deuten wäre.

d) Schilddrüsenerkrankungen

Die Häufigkeit von Erkrankungen der Schilddrüse bei Patienten mit einem primären Hyperparathyreoidismus wird mit 20–50% angegeben (ROMANUS et al., 1967; LAING et al., 1969; KREMENTZ et al., 1971). In etwa 3% muß man mit einer Hyperthyreose rechnen. Es ergeben sich dann besondere diagnostische Schwierigkeiten (GONDER et al., 1970; RAO, 1970; RAYMOND u. KLOTZ, 1971; FROMANTIN et al., 1972), da die Hyperthyreose ihrerseits für einen erhöhten Blutcalciumspiegel verantwortlich sein kann.

e) Sipple-Syndrom, Wermer-Syndrom

Das familiär gehäufte, gemeinsame Auftreten eines primären Hyperparathyreoidismus mit einem C-Zellencarcinom der Schilddrüse und oft doppelseitigen Phäochromocytomen wird als Sipple-Syndrom oder als multiple endokrine Adenopathie (MEA), Typ II, bezeichnet (SIPPLE, 1961; URBANSKI, 1967; STEINER et al., 1968; CATALONA et al., 1971). Es ist denkbar, daß die Entstehung eines Nebenschilddrüsenadenoms durch die ständig erhöhte Calcitoninproduktion beim C-Zellencarcinom provoziert wird. Calcitonin senkt den Blutcalciumspiegel, und als Reaktion auf die Hypocalcämie kommt es zur Hyperplasie oder zur Bildung eines Adenoms der Epithelkörperchen.

Das Wermer-Syndrom (pluriglanduläres Syndrom, multiple endokrine Adenopathie, Typ I) besteht in einer ebenfalls familiär gehäuft auftretenden Kombination von Adenomen oder Hyperplasien mehrerer endokriner Organe, z.B. der Hypophyse, der Nebenschilddrüse und der Pankreasinseln. Auch die mehrfach beschriebene Kombination eines Zollinger-Ellison-Syndroms mit einem primären Hyperparathyreoidismus gehört in diese Gruppe (CONDON, 1968; GONDER et al., 1970; KREMENTZ et al., 1971). Etwa 5% aller Patienten, die wegen einer Nebenschilddrüsenüberfunktion operiert werden müssen, leiden an einer multiplen endokrinen Adenopathie.

3. Diagnose

Im Frühstadium des primären Hyperparathyreoidismus wird die Krankheit wegen der uncharakteristischen Symptomatik und des wechselnden Erscheinungsbildes nicht selten verkannt und verspätet diagnostiziert. Wichtigste Untersuchung bleibt die *Messung des Serumcalciums*. Werte über 5,2 mval/l, bzw. über 10,5 mg% im Serum, müssen den Verdacht auf eine Überfunktion der Epithelkörperchen lenken. Normales Calcium schließt die Krankheit nicht unbedingt aus (JUNGINGER et al., 1973). Es empfiehlt sich daher, bei Grenzwerten die Untersuchung mehrfach zu wiederholen. Die Bestimmung des Calciums im Urin (Hypercalcurie), des Serumphosphats (Hypophosphatämie) sowie der alkalischen und sauren Phosphatase sind weniger sichere Methoden. Dies gilt auch für eine Reihe von Funktionsprüfungen (Übersicht bei RASMUSSEN, 1968), die sich nicht allgemein durchgesetzt haben.

Die Messung des *Hydroxyprolins* und des *cyclischen 3,5-Adenosin-Monophosphats* im Urin kann zur Diagnose herangezogen werden. *Hydroxyprolin* wird bei der Osteolyse des Knochens freigesetzt. Als unspezifischer Indikator zeigt es einen gesteigerten Umsatz der organischen Knochenmatrix an.

Der Anstieg des cyclischen Adenosin-Monophosphats geht auf die Aktivierung der Adenylcyclase durch Parathormon zurück.

Nach Einführung radioimmunologischer Nachweismethoden gelang der Arbeitsgruppe um YALOW die Bestimmung des *Parathormons* (BERSON et al., 1963; BERSON u. YALOW, 1971). Die Diagnose des primären Hyperparathyreoidismus, und vor allem die Lokalisationsdiagnostik der Adenome, erhielt dadurch neue Impulse. Beim primären Hyperparathyreoidismus finden sich deutlich erhöhte Parathormonspiegel (EGDAHL et al., 1968; ARNAUD et al., 1971), wobei offenbar eine Korrelation zwischen der Menge des immunoreaktiven Parathormons und der Größe eines Epithelkörperchenadenoms besteht. Je größer der Tumor, um so höher sind auch die Calciumspiegel.

Gegenüber den teilweise sehr empfindlichen Laboruntersuchungen tritt die Bedeutung der *Röntgendiagnostik* zurück, da sich mit ihr nur in den Spätstadien der Krankheit positive Befunde nachweisen lassen: subperiostale Resorptionszonen, vor allem an den Phalangen, Osteoporose, Demineralisation des Schädels, cystische Knochenveränderungen, an den Nieren Nephrocalcinose und Steinnachweis.

Zur Diagnose und Differentialdiagnose des Hyperparathyreoidismus kann die *histologische Untersuchung des Knochens* beitragen. Die Biopsien werden aus dem Beckenkamm entnommen (Myelotomie). Als Kriterien für die Überfunktion der Epithelkörperchen gelten (VITALLI u. DAMBACHER, 1967): Markfibrose, Faserknochenbildung (Fibroosteoklasie) und ein Osteoblastenbelag von mehr als 25% der Spongiosaoberfläche. Die Trefferquote dieser Untersuchung wird allerdings sehr unterschiedlich eingeschätzt (BURKHARDT u. BELL, 1971).

Die *probatorische Freilegung der Epithelkörperchen* (HELLSTRÖM, 1962) ist heute ebenso überholt wie die *Nadelbiopsie* (BECKER et al., 1973).

4. Hypercalcämische Krise (akute Parathormonvergiftung, akuter Hyperparathyreoidismus)

In der Regel besteht die hypercalcämische Krise bei Patienten mit bekanntem Hyperparathyreoidismus. Sie kann aber auch erste Manifestation einer Nebenschilddrüsenüberfunktion sein. Welche Ursache letztlich einen Umschlag in den akuten Hyperparathyreoidismus bewirkt, weiß man noch nicht. Neben Stoffwechselstörungen werden Narkosen und Operationen ebenso angeschuldigt wie eine medikamentöse Therapie mit Antacida, Vitamin D, Thiazid und Milch-Alkali-Diät. Bei den meisten Patienten bestehen Adenome, während Hyperplasien und Carcinome nur selten nachgewiesen worden sind (MÜHLETHALER et al., 1967). Obligat finden sich sehr hohe Calciumwerte (HEIMANN u. NILSSON, 1970; BRÜNNER u. PROSS, 1972; STARKE u. WEDELL, 1972).

Die Letalität liegt sehr hoch. Ohne Operation sterben nahezu alle Patienten (KUTNER u. MORTON, 1965; PAYNE u. FITCHETT, 1965; HÄNZE et al., 1970; KAMINSKI u. WILLMAN, 1972).

Im Vordergrund der Symptomatik steht eine hypokaliämische Alkalose mit extremer Hypercalcämie und schwerer Exsikkose. Das hohe Calciumangebot an die Nieren führt zu einer salidiuretischen Wirkung auf das Tubulusepithel mit Polyurie und Verlust von Natrium, Kalium, Chlor und Wasser (HÄNZE et al., 1970). Durch verstärkte Diurese und Erbrechen kommt es zu einer Hypovolämie mit konsekutivem sekundärem Hyperaldosteronismus. Die zunächst vermehrte Urinausscheidung kann in eine Oligo-Anurie umschlagen, wenn sich eine zunehmende Niereninsuffizienz einstellt. Weitere Symptome sind diffuse abdominelle Schmerzen, Übelkeit sowie Diarrhöen und Obstipation im Wechsel, bis zum paralytischen Ileus. Die extreme Hypercalcämie äußert sich in einer Verkürzung der QT-Zeit im EKG sowie in einer Tachykardie, Adynamie, Hyporeflexie und Myopathie. Schließlich entwickelt sich als Ausdruck der vitalen Gefährdung des Patienten ein Psycho-Syndrom mit Verwirrtheit, Halluzination, Stupor und Somnolenz bis zum tiefen Koma.

Die konservative Therapie des akuten Hyperparathyreoidismus darf nur als Vorbereitung auf die unumgängliche Operation verstanden werden (ANGLEM, 1966). In erster Linie muß der Volumenmangel ausgeglichen und eine Polyurie (12 l in 24 Std) mit physiologischer Kochsalzlösung und Furosemid (Lasix 100 mg in 2 Std) provoziert werden. Durch intravenöse Infusion von anorganischem Phosphat, Natrium- und Kaliumsulfat sowie Natrium-EDTA kann man versuchen, den hohen Calciumspiegel zu senken. Der Wert dieser Behandlung wird allerdings dadurch eingeschränkt, daß das Skelet eines Erwachsenen etwa 35 000 mval Calcium enthält und das Parathormon ständig für neuen Calciumnachschub sorgt. Zudem ist EDTA nephrotoxisch. Auch hochdosierte Corticoidbehandlung, Hämodialysen und neuerdings Calcitonininfusionen (HESCH et al., 1971; SEIM u. MUELLER, 1975; SJÖBERG u. HJERN, 1975) ersetzen nicht die notfallmäßige chirurgische Intervention mit Entfernung des Adenoms. Nach der Operation überleben 80% der Kranken, während sie nach ausschließlich konservativer Therapie nahezu ausnahmslos den cerebralen Schäden oder einem akuten Nierenversagen erliegen.

5. Besonderheiten bei Kindern

Die Erstbeschreibung des kindlichen Hyperparathyreoidismus erfolgte durch PEMBERTON und GEDDIE im Jahre 1930. Bis 1972 wurden durch HEY und SEIM 65 Fälle aus der Literatur zusammengestellt.

Die Symptomatik ist wie bei den Erwachsenen vielseitig und sehr wechselnd (FLEMMING, 1975), wobei jedoch Erkrankungen des Skelets im Vordergrund stehen, während die renale Beteiligung seltener ist (BJERNULF et al., 1970). Relativ häufig treten cerebrale Symptome (RÖHER et al., 1975) und eine Hypertonie auf. Ein Hochdruck unklarer Ursache bei normaler Nierenfunktion sollte im Kindesalter immer den Verdacht auf einen Hyperparathyreoidismus lenken.

6. Nebenschilddrüsencarcinom

Carcinome der Epithelkörperchen gehören zu den seltenen Malignomen. Unter den Fällen mit einem primären Hyperparathyreoidismus muß man in 1–2% mit einem Nebenschilddrüsencarcinom rechnen (FARR et al., 1973). Allerdings sind ein Zehntel bis ein Drittel dieser Tumoren hormonell nicht aktiv (NEHER et al., 1975). Die Hälfte hat zum Zeitpunkt der Diagnose bereits metastasiert. Es sind zunächst vorwiegend die regionären Lymphknoten am Hals betroffen, aber auch Lungenmetastasen sind recht häufig, während eine Streuung in andere Organe wie Leber, Niere und Knochen selten erfolgt (POLLACK et al., 1961).

Die Symptomatik der Carcinome unterscheidet sich zunächst nicht von den anderen Formen des primären Hyperparathyreoidismus. Die Diagnose wird in der Regel spät und gelegentlich erst aus den Metastasen gestellt (KUHLEN-CORDT et al., 1974). Die Kombination von Hypercalcämie und spontan auftretender Recurrensparese ist hochverdächtig auf ein Carcinom. In dieser Richtung spricht auch ein palpabler Tumor, da 60% der Epithelkörperchenmalignome palpabel sein sollen, während sich umgekehrt gutartige Adenome fast immer der Betastung entziehen.

Die Operation bleibt auch beim Carcinom die einzige erfolgversprechende Therapie. Der Tumor ist nicht strahlensensibel, er spricht auf Cytostatica nicht an. Die in der Literatur veröffentlichten Fünfjahresüberlebenszeiten schwanken zwischen 20% und über 50% (SCHANTZ u. CASTLEMAN, 1973).

VIII. Lokalisationsdiagnose

Jeder Chirurg, der Nebenschilddrüsenchirurgie betreibt, weiß, wie leicht ein größeres Adenom an typischer Stelle entfernt werden kann. Er kennt aber auch die Schwierigkeiten bei der oft mühsamen Suche nach kleinen Adenomen oder kaum vergrößerten hyperplastischen Epithelkörperchen. Jede noch so sorgfältige Präparation am Hals muß von vorneherein zum Scheitern verurteilt sein, wenn eine ektope Lage im Mediastinum vorliegt. Man suchte daher nach Möglichkeiten, vor der Operation die Lokalisation der krankhaft veränderten Nebenschilddrüsen festzustellen. Den besonderen Vorteil einer präoperativen Lokalisation sehen wir vor allem dann, wenn die Halsgegend bereits früher erfolglos exploriert worden ist oder wenn eine ektope Lage vermutet werden muß.

Die einfachste Untersuchung zur Seitendiagnostik ist die Palpation des Halses. Sie versagt jedoch fast ausnahmslos bei Adenomen und erst recht bei der Hyperplasie. Ein tastbarer Tumor weist am ehesten auf ein Nebenschilddrüsencarcinom hin.

Röntgenuntersuchungen der Speiseröhre halten wir für entbehrlich, da nur sehr große Adenome zur Impression oder Verdrängung des Oesophagus führen.

1. Parathormonbestimmung im selektiv entnommenen Venenblut

Die vergleichende Bestimmung von Parathormon im Blut, das gezielt aus den der Schilddrüse benachbarten Venen entnommen wurde, stellt die derzeit sicherste Methode zur präoperativen Lokalisation der krankhaft veränderten Epithelkörperchen dar (REITZ et al., 1969; REITZ u. CANTERBURY, 1969). In den letzten Jahren wurde zunehmend über gute Ergebnisse mit dieser Methode berichtet (MONCHIK et al., 1973; SHIMKIN et al., 1973; WELLS et al., 1973; ROTHMUND et al., 1976).

Technik (HJERN et al., 1975; ROTHMUND et al., 1975): In der Leiste wird die V. femoralis in Lokalanaesthesie mit der Seldinger-Technik punktiert oder operativ freigelegt und unter Röntgenkontrolle ein dünner Katheter über die untere Hohlvene durch den rechten Vorhof in die obere Hohlvene vorgeschoben. Um sich über Verlauf und Anatomie der Vene zu orientieren, empfiehlt sich die Injektion von Kontrastmittel. Gelegentlich gelingt bereits damit ein positiver Adenomnachweis (SHIMKIN, 1972). Die Erfolgsquote der Parathormonbestimmung ist bei selektiver Intubation der V. thyreoidea inferior größer als bei Blutentnahme aus der V. jugularis interna oder der V. anonyma. Unter Röntgenkontrolle entnimmt man in verschiedenen Etagen Blut. Anschließend wird die Gegenseite untersucht.

Wenn die Messung einen deutlichen Seitenunterschied aufzeigt, darf ein Adenom auf der Seite mit höherem Hormonspiegel angenommen werden. Bei doppelseitigen Adenomen oder bei Hyperplasie der Epithelkörperchen ist zwar kein Seitenunterschied, aber doch eine Differenz gegenüber den Normalwerten festzustellen. Besteht auf einer Seite in verschiedener Höhe ein deutlicher Konzentrationsunterschied des Parathormons, kann dies als Hinweis für ein Adenom des oberen bzw. unteren Epithelkörperchens angesehen werden (BILEZIKIAN et al., 1973).

Mit gezielter Parathormonbestimmung lassen sich etwa 80% der erkrankten Epithelkörperchen richtig lokalisieren (WELLS et al., 1973; HJERN et al., 1975; ROTHMUND et al., 1975). Alle anderen präoperativen Lokalisationsmethoden sind wesentlich unsicherer.

2. Angiographie

Die Arteriographie der Schilddrüsenarterien wurde von SELDINGER im Jahre 1954 erstmals zur Lokalisation von Adenomen der Nebenschilddrüsen verwendet. Diese Methode soll bei entsprechender Erfahrung in etwa der Hälfte der Fälle erfolgreich sein (KUNTZ u. GOLDSMITH, 1972; BRADLEY u. MC GARITY, 1973). Demgegenüber sind viele andere Autoren nicht vom Wert der Angiographie überzeugt (ZENKER u. GRABIGER, 1967; KEMINGER, 1967; HEIMANN et al., 1971). Gerade die kleinen Adenome und hyperplastischen Drüsen unter 1 g zeichnen sich nicht ab. Falsch-negative Ergebnisse sind häufig. Todesfälle wurden beschrieben (ZUCKSCHWERDT u. BAY, 1966).

Ihre Berechtigung hat die Angiographie vor Rezidiveingriffen (DOPPMAN et al., 1969). Wahrscheinlich bestehen hier günstigere Voraussetzungen, da wegen der Voroperation größere Schilddrüsenarterien verschlossen sind und auch kleinere Arterien sichtbar werden, die das Rezidiv oder das bei der Voroperation nicht gefundene Adenom versorgen. Auch zur Lokalisation mediastinaler Adenome kann die Gefäßdarstellung beitragen. Die selektive Parathormonbestimmung bleibt in solchen Fällen offenbar unsicher, da direkte venöse Verbindungen des thyreoidalen Plexus mit der Vene des Thymus bestehen.

Technik: Auf beiden Seiten werden in Lokalanaesthesie Seldinger-Katheter über die A. axillaris oder A. brachialis vorgeschoben und unter Kontrolle des Röntgenbildverstärkers in den Truncus thyreocervicalis und weiter in die untere Schilddrüsenarterie dirigiert. Nach Injektion von Kontrastmittel werden Serienaufnahmen in verschiedenen Ebenen angefertigt. Bildkontrast und diagnostische Aussagekraft lassen sich durch Anwendung der Subtraktionstechnik verbessern.

3. Szintigraphie

Versuche, Nebenschilddrüsenadenome mit strahlenden Isotopen zu diagnostizieren, gehen bis ins Jahr 1962 zurück (Di Giulio u. Beierwaltes, 1964). Zunächst verwendete man Cyanocobalamin. Da jedoch ziemlich hohe Dosen verabreicht werden mußten und sich nur ein geringer Konzentrationsunterschied zwischen Nebenschilddrüsen und Schilddrüse erzielen ließ, setzte sich diese Methode nicht durch. Heute wird überwiegend Se^{75}-Methionin verwendet.

Methionin wird in Bezirken mit gesteigerter Eiweißsynthese eingebaut. Vor der Untersuchung muß man die Schilddrüse supprimieren, damit sie kein Methionin aufnimmt. Der Patient erhält zu diesem Zweck 10 Tage lang jeweils 100 µg Trijodthyronin (T 3) täglich.

Die Meinungen über den Wert der Szintigraphie sind geteilt. Positiven Berichten (Askar et al., 1971) stehen Mißerfolge gegenüber (Kümmerle et al., 1974). Nach Schwaiger und Rodeck (1969) ist eine exakte Lokalisation nie gelungen. Unseres Erachtens bleibt die Szintigraphie Fällen vorbehalten, in denen bereits eine vergebliche chirurgische Exploration erfolgt war (Zukschwerdt u. Bay, 1966).

4. Intraoperative Anfärbung mit Farbstoff

Diese Methode wurde von Klopper und Moe (1966) eingeführt. Der Phenothiazin-Farbstoff Toluidinblau wird als 1%ige Lösung in physiologischer Kochsalzlösung verwendet. Wenn man 3–4 mg pro kg Körpergewicht intravenös injiziert, färben sich Schilddrüse, Epithelkörperchen und Lymphknoten an. Nach etwa 45–60 min verschwindet die Blaufärbung der Schilddrüse, aber nicht der Epithelkörperchen. Die Injektion erfolgt entweder unmittelbar vor dem Eingriff (Röher u. Trede, 1972) oder eine Stunde vorher (Krementz et al., 1971), weil dann zum Zeitpunkt der Operation die Schilddrüse wieder entfärbt sei.

Toluidinblau kann auch intraoperativ in die A. thyreoidea inferior in einer Dosierung von 1–5 mg gegeben werden (0,5–1 ml der 1%igen Lösung in 5 ccm physiologischer Kochsalzlösung). Die zunächst bestehende Blaufärbung der Schilddrüse blaßt innerhalb von Minuten ab.

Die Toluidinblau-Anfärbung hat Gegner und Befürworter gefunden. Kümmerle et al. (1974) messen ihr keinerlei klinische Bedeutung zu. Andere Autoren meinen, daß die Suche nach den Epithelkörperchen erleichtert wird (Röher

u. TREDE, 1972). HURVITZ et al. (1968) sehen den besonderen Vorteil darin, daß sich der N. recurrens nicht anfärbt und besser sichtbar wird. Unseres Erachtens ist bei nicht oder nur wenig vergrößerten Epithelkörperchen der Kontrast zur Umgebung so gering, daß die Methode keine Vorteile bietet. Größere Adenome findet man auch ohne Blaufärbung. Zudem besitzt Toluidinblau nicht unerhebliche kardiotoxische Nebenwirkungen, die eine fortlaufende EKG-Schreibung während der Operation erfordern.

5. Thermographie

Die Thermographie (SAMUELS et al., 1972) geht von der Vorstellung aus, daß ein Epithelkörperchen mit Überfunktion verstärkt durchblutet wird und Wärme abstrahlt. Wir haben die Folienthermographie in einigen Fällen ohne positives Ergebnis versucht. Offenbar ist die Temperaturdifferenz zur Umgebung zu gering.

6. Ultrasonographie

Die Ultraschalluntersuchung erlangte in den letzten Jahren vor allem in der Neurochirurgie und der Gastroenterologie zunehmende Bedeutung. Von ARIMA et al. (1975) wurde diese Methode zur Epithelkörperchensuche verwendet. Bei 7 von 10 Patienten war sie erfolgreich. Größere Erfahrungen liegen bisher nicht vor.

7. Lymphographie der Schilddrüse

Bei 4 Frauen gelang KATO et al. (1974) der Nachweis von Epithelkörperchenadenomen mit der Schilddrüsenlymphographie. Es werden 1–1,5 ml fettlösliches Kontrastmittel percutan in die Schilddrüse injiziert. 2 Std später stellen sich die Nebenschilddrüsen als Impression oder als Kontrastmittelaussparung dar. Naturgemäß kann dieses Verfahren nur erfolgreich sein, wenn die Epithelkörperchen der Schilddrüse unmittelbar anliegen, was zumindest bei den unteren Epithelkörperchen häufig nicht zutrifft. Zudem werden falsch-positive Ergebnisse durch knotige Veränderungen der Schilddrüse vorgetäuscht.

8. Cine-Röntgenographie

STEVENS und JACKSON (1967) verwendeten Filmaufnahmen der Speiseröhre (35 mm Filmkamera mit 15 Bildern pro sec) zur Lokalisationsdiagnostik der Epithelkörperchen. Bei 5 von 11 Patienten sei das Adenom exakt diagnostiziert und in 2 weiteren Fällen wenigstens die richtige Seite erkannt worden.

9. Pneumomediastinum

Die Kombination eines Pneumomediastinums mit Röntgenschichtaufnahmen in verschiedenen Ebenen stammt von Silinkova-Malkova (Silinkova-Malkova u. Balcar, 1971). Von 11 mediastinalen Adenomen konnten mit dieser Methode 9 erkannt werden. Man sticht mit einer gebogenen Nadel oberhalb des Jugulum sterni in Richtung Mediastinum ein und insuffliert etwa 800–1200 ml Kohlensäure. Luft sollte man wegen der größeren Gefahr einer Gasembolie nicht verwenden. Nur wenn durch eine sehr große Struma oder varicös erweiterte Venen die Injektion oberhalb des Sternums zu gefährlich ist, wird das Gas von unten her unterhalb des Xyphoids insuffliert. Kümmerle et al. (1974) ziehen eine transtracheale Punktion vor. Auf den Schichtaufnahmen stellen sich die Adenome als rundliche oder ovale Schatten dar, die deutlich gegen das umgebende Gas abgesetzt sind. Die Differenzierung von Adenomen der Schilddrüse, des Thymus und der großen Blutgefäße sowie vergrößerter Lymphknoten kann schwierig sein.

IX. Indikation zur Operation

1. Allgemeine Gesichtspunkte

Therapeutische Alternativen zur Operation gibt es beim primären Hyperparathyreoidismus nicht. Vereinzelte Versuche mit Röntgenbestrahlung blieben erfolglos. Medikamente, welche die Parathormonwirkung blockieren, sind nicht bekannt. Auch eine Behandlung mit Calcitonin über einen längeren Zeitraum ist nicht möglich. Die Senkung des erhöhten Blutcalciums mit intravenöser Zufuhr von Phosphat und Sulfat kann allenfalls beim paraneoplastischen Syndrom und beim Epithelkörperchencarcinom mit Metastasen empfohlen werden.

Bei nachgewiesenem autonomem Hyperparathyreoidismus kommt also nur die chirurgische Intervention in Frage. Nur wenn keinerlei klinische Symptomatik besteht und die Calciumwerte 10,5 mg% nicht überschreiten, darf mit dem Eingriff zugewartet werden, da sich nicht obligat eine Verschlimmerung der Überfunktion einstellen muß (Purnell et al., 1971). Eine abwartende Haltung ist jedoch gefährlich, wenn Serumcalciumwerte über 10,5 mg festgestellt wurden. Zwingende Operationsindikationen sind auch alle Sekundärerkrankungen, also eine röntgenologisch nachgewiesene Knochenbeteiligung, rezidivierende Nierensteine mit und ohne Superinfektion, verminderte Nierenfunktion und gastrointestinale Komplikationen. Besonders dringlich müssen Patienten mit einer hypercalcämischen Krise chirurgisch behandelt werden.

Es empfiehlt sich, bei Patienten mit Nierensteinen zunächst die Überfunktion der Epithelkörperchen zu beseitigen und erst anschließend die Nierenoperation durchzuführen.

2. Operationsindikation bei Niereninsuffizienz

Bei urämischen Patienten ist zunächst zu klären, ob die Überfunktion der Nebenschilddrüsen die Ursache der Niereninsuffizienz ist (primärer autonomer Hyperparathyreoidismus) oder ob umgekehrt die chronische Niereninsuffizienz den Hyperparathyreoidismus ausgelöst hat (sekundärer regulativer Hyperparathyreoidismus). Im ersten Falle ist die Operation auf jeden Fall angezeigt.

Beim sekundären Hyperparathyreoidismus wird die Operation nicht generell empfohlen. Eine subtotale Parathyreoidektomie kann jedoch indiziert sein, wenn sich im Rahmen einer renalen Osteodystrophie ausgeprägte Skeletveränderungen bis zu Spontanfrakturen bei deutlich erhöhtem Calciumspiegel entwickeln (ZÜHLKE et al., 1977). Hämodialysen bessern den sekundären Hyperparathyreoidismus in der Regel nicht. Dagegen normalisiert sich manchmal die Epithelkörperchenfunktion nach einer Nierentransplantation (BUCK u. ROBERTSON, 1971). Als Routinemaßnahme wird jedoch die subtotale Entfernung der Epithelkörperchen bei Nierentransplantationen abgelehnt (RITZ et al., 1973; CADY, 1973). Eine persistierende Hypercalcämie kann allerdings den Ausschlag für die Operation geben (LATIMER et al., 1970; EILERT et al., 1971; WILSON et al., 1971; RITZ et al., 1973).

X. Operationstechnik

1. Vorbemerkungen

Die Nebenschilddrüsenchirurgie stellt an Geduld und präparatorisches Geschick des Operateurs besonders hohe Anforderungen. Eingriffe an den Epithelkörperchen dürfen daher niemals unter Zeitdruck durchgeführt werden. Verlauf des N. recurrens, Anatomie der Epithelkörperchen und ihre Lagevariationen sollten dem Operateur vertraut sein. Voraussetzungen für ein übersichtliches Operationsgebiet sind ausreichend große Incisionen und insbesondere eine sorgfältige Hämostase. Da der primäre Hyperparathyreoidismus heute allgemein früher diagnostiziert wird, geht die Frequenz der großen Adenome, die leicht zu finden sind, zurück. Kleine, kaum vergrößerte Nebenschilddrüsen heben sich jedoch von der Umgebung kaum ab. Ihre Identifizierung hängt nicht zuletzt von Aussehen und Farbe ab. Beides läßt sich nur beurteilen, wenn das Operationsgebiet absolut bluttrocken ist. Nicht immer läßt es sich vermeiden, daß kleine Venen der Schilddrüsenkapsel bei der Präparation einreißen. Wir halten uns in solchen Fällen nicht mit einer Blutstillung auf, sondern tamponieren das Operationsgebiet und setzen die Operation auf der anderen Seite fort, da ohnehin grundsätzlich alle Epithelkörperchen aufgesucht werden sollten.

Als Voraussetzung für eine erfolgreiche Nebenschilddrüsenchirurgie sehen wir auch die partnerschaftliche Zusammenarbeit mit einem in der Schnellschnittdiagnostik erfahrenen Pathologen an. Er kann im Gefrierschnitt zumindest feststellen, ob es sich überhaupt um Nebenschilddrüsengewebe handelt, und er kann in der Regel auch zwischen normalen und pathologischen Epithelkörperchen unterscheiden, während die Differenzierung zwischen Hyperplasie und Adenom nicht immer gelingt.

2. Technisches Vorgehen

Die Operation sollte grundsätzlich in Intubationsnarkose vorgenommen werden. Die Lagerung erfolgt wie bei einer Strumaresektion, der Kopf ist stark überstreckt. Am narkotisierten und relaxierten Patienten wird die Halsgegend zunächst noch einmal sorgfältig abgetastet. Wenn ein von der Schilddrüse unabhängiger Tumor zu tasten ist, handelt es sich eher um ein Epithelkörperchencarcinom. In bis zu 60% kann man die Malignome tasten, dagegen entziehen sich auch große Adenome der Palpation.

Die vordere Halsregion wird durch einen genügend langen Kocherschen Kragenschnitt, 2 Querfinger vom Jugulum sterni entfernt, freigelegt. Nach lateral führen wir die Incision etwa 2–3 cm über den Vorderrand des M. sternocleidomastoideus hinweg. Man kann den Hautschnitt mit einem um die Vorderseite des Halses gelegten Zwirnsfaden markieren (ESSELSTYN u. LEVIN, 1975).

Zusammen mit der Haut wird das Platysma durchtrennt. Kleine, blutende, subcutane Venen werden koaguliert oder mit dünnen Fäden ligiert, wobei wir überwiegend Vicryl oder Dexon verwenden. Nachdem auch die vorderen Halsvenen (V. jugularis anterior, V. jugularis externa) ligiert und durchtrennt sind, wird die oberflächliche Schicht der tiefen Halsfascie quer incidiert und in Kontinuität mit Haut und Platysma nach oben abpräpariert, bis der untere Rand des Ringknorpels sichtbar wird. Nach stumpfer Mobilisierung des Kopfnickervorderrandes wird dieser Muskel zur Seite abgeschoben. Die vordere Halsmuskulatur, einschließlich des M. omohyoideus, liegt jetzt frei. Sie wird zunächst in der Mittellinie getrennt und anschließend vorsichtig von der Vorderfläche der Schilddrüse abpräpariert. Wie bei Strumaresektionen ist es wichtig, daß man in die »richtige Schicht«, also in die Verschiebeschicht zwischen Schilddrüse und Halsfascie gelangt. Wir durchtrennen meist die Mm. detractores laryngis. Da diese Muskeln überwiegend von unten her innerviert werden, erfolgt die Durchtrennung etwa 2 cm vom Kehlkopf entfernt. Wurde ein Epithelkörperchenadenom bereits präoperativ lokalisiert, erfolgt die weitere Präparation auf der entsprechenden Seite. In den anderen Fällen setzen wir die Operation zunächst rechts, später links fort.

Durch Abziehen der Muskulatur nach lateral und vorsichtigen Zug der Schilddrüse nach medial stellt man sich die nicht konstant vorhandene seitliche Schilddrüsenvene ein, ligiert und durchtrennt sie. Zu warnen ist vor einer brüsken digitalen Luxation des Schilddrüsenlappens, da dadurch Blutungen provoziert werden, die das weitere Vorgehen ganz erheblich erschweren. Es folgt die Ablösung der Halsmuskulatur vom oberen und unteren Schilddrüsenpol. Der M. sternocleidomastoideus wird mit einem Haken nach lateral weggehalten. Gleichzeitig zieht man die Schilddrüse mit einer Mullkompresse oder zwei atraumatischen Haltefäden auf die Gegenseite. Durch vorsichtige, überwiegend stumpfe Präparation wird die hintere Schilddrüsenkapsel freigelegt, bis die A. thyreoidea inferior sichtbar wird. Im Gegensatz zu Strumaresektionen suchen wir uns grundsätzlich den N. recurrens auf, einmal, um ihn nicht zu verletzen, und zum anderen, weil er als wichtige Leitlinie für die Auffindung der Epithelkörperchen dient. Die Kreuzung des N. laryngeus inferior mit der unteren Schilddrüsenarterie trennt die Etagen, in denen die oberen bzw. unteren Epithelkörperchen zu finden sind. Trotz der großen Lagevariationen der Nebenschilddrüsen von der Carotisgabel bis zum Zwerchfell bleiben Zahl und Lage recht konstant. Selten liegt ein unteres Epithelkörperchen mehr als 1 cm unter dem unteren Schilddrüsenpol. Ebenso selten überschreitet es das untere Schilddrüsendrittel. Dagegen finden sich die oberen Epithelkörperchen überwiegend oberhalb des mittleren Schilddrüsendrittels (CADY, 1973).

Wenn eine übersichtliche Freilegung der Schilddrüsenhinterfläche nicht gelingt, sollte man nicht zögern, die oberen Polgefäße der Schilddrüse zu durchtrennen. Sie läßt sich danach noch weiter auf die andere Seite verdrehen (HEIMANN et al., 1971) (Abb. 115).

Findet sich kein Adenom, oder muß nach den präoperativen Untersuchungen mehr an eine Hyperplasie gedacht werden, suchen wir zunächst nach den oberen Epithelkörperchen, da deren Position konstanter ist als die des unteren Paares. Die oberen Nebenschilddrüsen liegen in der Regel in Höhe und hinter der Eintrittsstelle des N. recurrens in den Kehlkopf. Da sie meist unmittelbar der Schilddrüsenkapsel aufliegen, folgen sie jedoch der Schilddrüse bei deren Luxation. Die rundlichen oder ovalen Epithelkörperchen heben sich von der Umgebung durch ihre bräunliche, manchmal mehr rötliche Farbe ab. Bei Fetteinlagerungen, vor allem im höheren Lebensalter, sind sie mehr gelblich und dann besonders schwer vom umgebenden Fettgewebe und den Lymphknoten abzugrenzen. Im Gegensatz zu Lymphknoten und Fett besitzen Epithelkörperchen an der Oberfläche ein feines Gefäßnetz. Es ermöglicht die Identifizierung oft sicherer als der Farbunterschied. Es ist außerdem anzuraten, die Aufzweigungen der unteren Schilddrüsenarterie zu verfolgen, da auch die oberen Epithelkörperchen von der A. thyreoidea inferior oder von einer Anastomose zwischen unterer und oberer Schilddrüsenarterie versorgt werden.

Wenn man ein oberes Nebenschilddrüschen gefunden hat, empfiehlt es sich, auf der anderen Seite in gleicher Höhe zu präparieren, da häufig eine symmetrische Lokalisation besteht (ROMANUS et al., 1973).

Die Präparation der unteren Epithelkörperchen ist schwieriger. Sie haben oft den Kontakt zur Schilddrüsenhinterfläche verloren. Wenn man an der hinteren Kapsel unterhalb der A. thyreoidea inferior nichts findet, muß man in dem Fett- und Bindegewebe im Anschluß an den unteren Schilddrüsenpol und im Winkel zwischen Speiseröhre und Luftröhre weitersuchen. Bleibt die Suche erfolglos, wird die Carotisscheide eröffnet und revidiert. Gelegentlich liegen die unteren Nebenschilddrüsen hinter der Trachea. Als nächster Schritt wird das vordere obere Mediastinum revidiert. Über die Hälfte bis drei Viertel der mediastinal liegenden Adenome lassen sich vom Hals aus entfernen. Leitlinie ist der Fett-Bindegewebsstrang, der auf beiden Seiten vom unteren Schilddrüsenpol in das obere Mediastinum zum Thymus zieht. Der Verdacht auf ein intramediastinal liegendes Adenom wird verstärkt, wenn in diesem Gewebsstrang ein Ästchen der unteren Schilddrüsenarterie verläuft (Abb. 116). Er wird mit Klemmen gefaßt, vorsichtig nach oben gezogen und aus der Umgebung gelöst. In vielen

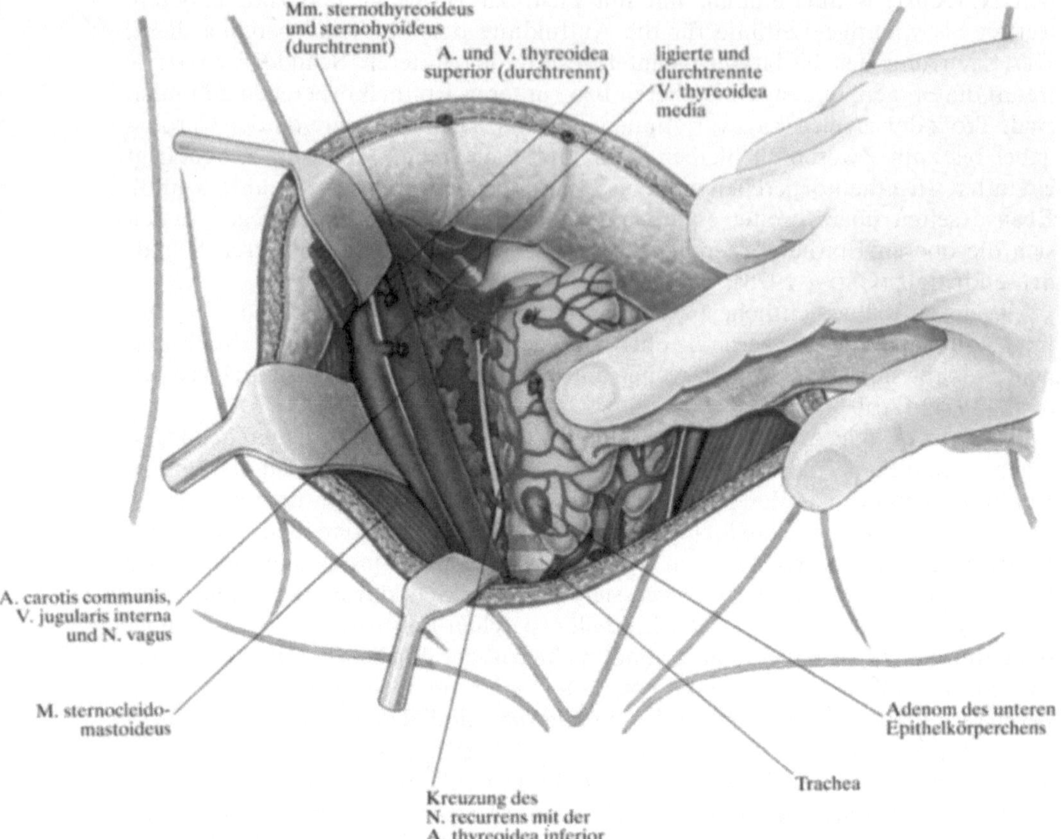

Abb. 115. Aufsuchen der Epithelkörperchen auf der rechten Seite. Die oberen Polgefäße der Schilddrüse und die V. thyreoidea media sind ligiert und durchtrennt, der rechte Schilddrüsenlappen auf die Gegenseite verzogen. Der N. recurrens wird im Winkel zwischen Luftröhre und hinterer Schilddrüsenkapsel sichtbar

Fällen folgt der Thymus nach, so daß die ein- oder doppelseitige Thymektomie vom Hals aus ohne weiteres durchgeführt werden kann. Es ist sicherer, den Thymus zu entfernen, als blind im Mediastinum herumzufingern, wenn man die unteren Epithelkörperchen nicht an typischer Stelle findet (KURTAY u. CRILE, 1969).

3. Operationstaktik beim Adenom

Findet man einen Epithelkörperchentumor, der nach Größe und Aussehen einem Adenom entsprechen dürfte, wird er entfernt. In vielen Fällen kann der Pathologe im Gefrierschnitt zwischen Hyperplasie und Adenom differenzieren. Es muß jedoch grundsätzlich mindestens ein weiteres Epithelkörperchen entfernt

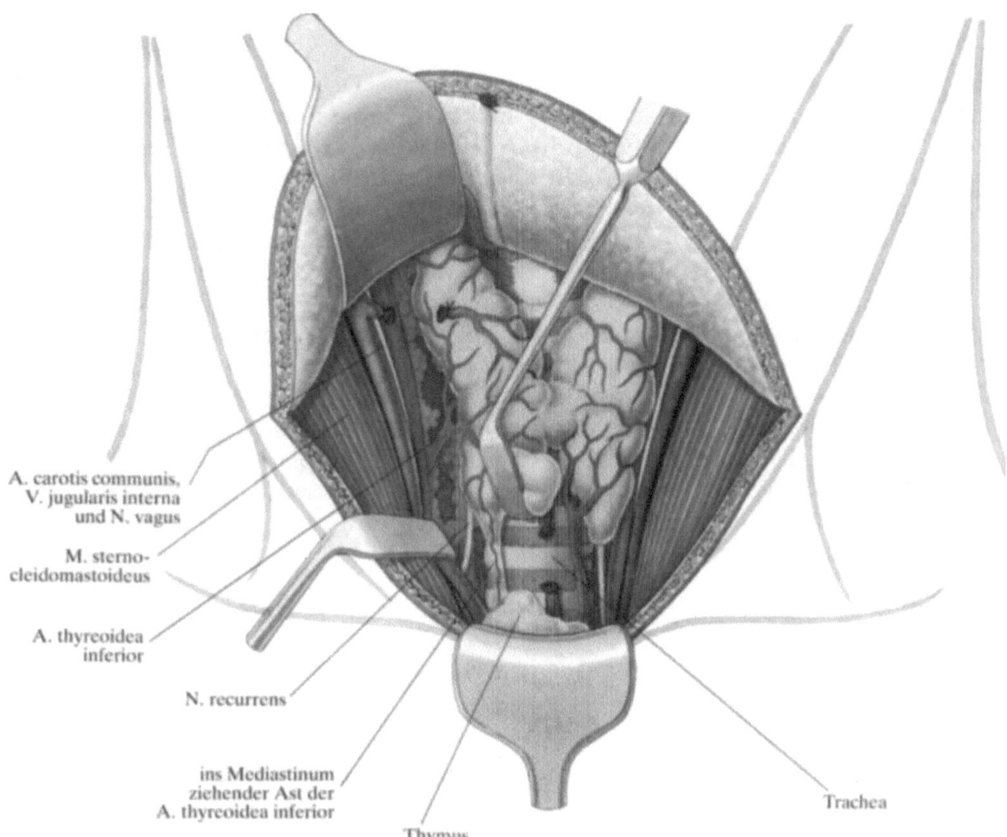

Abb. 116. Revision des oberen Mediastinums vom Hals aus. Vom unteren Schilddrüsenpol zieht ein Gewebsstrang nach unten in Richtung Thymus. Gefäß-Nervenbündel einschließlich M. sterno-cleidomastoideus wurden nach lateral, der rechte Schilddrüsenlappen nach oben verzogen

werden, da man sich der Diagnose Adenom erst sicher sein kann, wenn Nebenschilddrüsengewebe mit normaler Struktur ohne histologischen Hinweis auf eine Überfunktion gefunden und untersucht wurde. Unabhängig von dem Ergebnis der Schnellschnittuntersuchung und der präoperativen Lokalisationsdiagnostik sollten auch die beiden restlichen Epithelkörperchen identifiziert werden, damit keine weiteren pathologischen Veränderungen übersehen werden.

Bei 20% der Patienten mit einem primären Hyperparathyreoidismus muß man damit rechnen, daß mehr als ein Epithelkörperchen betroffen ist (GONDER et al., 1970).

4. Operationstaktik bei der Hyperplasie

Wenn der Pathologe im Gefrierschnitt die Diagnose einer Hyperplasie stellt, müssen obligat alle weiteren Epithelkörperchen aufgesucht und $3^{1}/_{2}$ entfernt werden: subtotale Parathyreoidektomie (PALOYAN et al., 1969; HAFF u. BAL-LINGER, 1971). Bei der Teilresektion des letzten Nebenschilddrüschens sollte man die Blutgefäßversorgung beachten und das Gewebe gegenüber dem kleinen Hilus entfernen, um keine ischämischen Nekrosen des verbliebenen Restes mit der Gefahr der parathyreopriven Tetanie zu provozieren. Es empfiehlt sich, das belassene Epithelkörperchen mit einem Metallclip zu markieren, um es später sicher röntgenologisch lokalisieren zu können. Eine etwa notwendige Reoperation wird dadurch wesentlich erleichtert. Rezidive kommen bei Epithelkörperchenhyperplasien relativ häufig vor (HAFF u. BALLINGER, 1971). ALVERYD et al. (1975), ROTHMUND et al. (1976) und andere Autoren haben daher vorgeschlagen, alle Nebenschilddrüsen zu entfernen und ein histologisch normales oder die Hälfte eines hyperplastischen Epithelkörperchens in den M. sternocleidomastoideus zu transplantieren. Wir halten es für noch günstiger, die in kleine Einzelstücke aufgeteilte Nebenschilddrüse in die Muskulatur des Unterarmes (M. brachioradialis) einzusetzen. Die Funktion der Transplantate läßt sich auf diese Weise durch Parathormonbestimmung im Blut aus der V. cubiti überprüfen. Zudem können bei einem Hyperparathyreoidismusrezidiv die weiteren Eingriffe in Lokalanaesthesie erfolgen.

5. Vorgehen, wenn kein oder nur normale Epithelkörperchen gefunden werden

Bei einiger Erfahrung in der Nebenschilddrüsenchirurgie wird es kaum vorkommen, daß kein Epithelkörperchen identifiziert werden kann. In diesen Fällen muß das operative Konzept überprüft, die Halsgegend erneut exploriert und der Thymus vom Hals aus möglichst vollständig entfernt werden.

Dagegen kommt es gelegentlich vor, daß man zwar normale Epithelkörperchen, aber kein Adenom findet. In diesen Fällen erscheint es gerechtfertigt, eine subtotale Resektion der Schilddrüse durchzuführen (HAMELMANN et al., 1967; GOODMAN et al., 1969; KREMENTZ et al., 1971; KÜMMERLE et al., 1974). Der Entschluß zur Lobektomie wird erleichtert, wenn gleichzeitig eine Struma besteht. Das Präparat wird vom Pathologen sofort bearbeitet. Findet er ein intrathyreoidal liegendes Adenom, ist die Operation beendet. Findet er nichts, schließen manche Autoren (JUNGINGER et al., 1973; KÜMMERLE et al., 1974) die Sternotomie in gleicher Sitzung an. Wir meinen, daß zunächst die exakte mikroskopische Auswertung abgewartet werden muß und setzen daher die Operation nur bei einer hypercalcämischen Krise fort. Sonst erfolgt die Mediastinotomie frühestens 2 Wochen nach dem Ersteingriff. Als Argumente führt CADY (1973) an, daß das Operationsteam nach 2–3stündiger nutzloser Präparation ermüdet sei und die Sorgfalt nachläßt. Außerdem sei möglicherweise die Durchblutung eines mediastinal liegenden Adenoms durch die Halsoperation unterbrochen, so daß es zu einer Infarzierung des Epithelkörperchens kommt. Aus dem gleichen Grund empfiehlt er, die Diagnostik vor der zweiten Operation zu wiederholen. Ein Absinken des Calciumspiegels und ein Abfall des vorher erhöhten Parathormons weisen auf eine Nekrose des Adenoms hin.

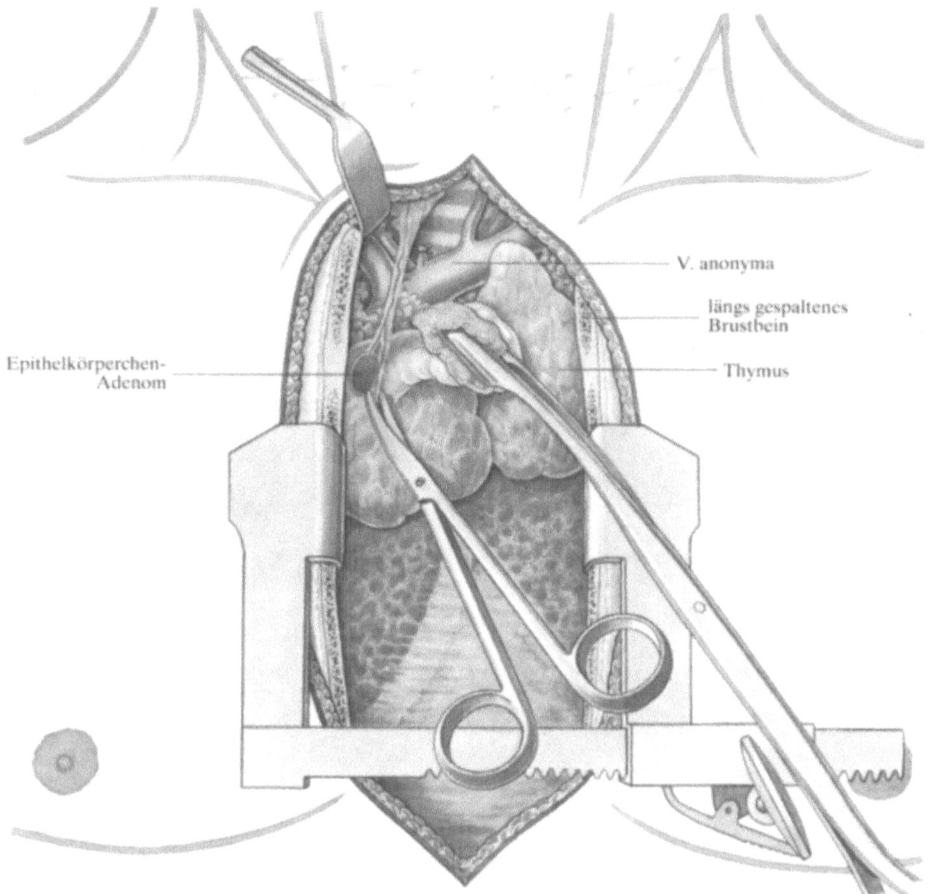

Abb. 117. Sternotomie zur Revision des vorderen Mediastinums

DOPPMAN et al. (1975) haben bei 2 Patienten auf sehr elegante Weise im Mediastinum liegende Adenome beseitigt. Sie machten sich die Tatsache zunutze, daß Epithelkörperchen und deren Adenome durch einen Ast der A. thyreoidea inferior versorgt werden. Es gelang ihnen, das versorgende Gefäß in beiden Fällen nach vorheriger Angiographie zu embolisieren.

Die Längsspaltung des Brustbeines ist nur selten notwendig. Unter 1000 Patienten der Mayo-Klinik mußte das Mediastinum nach einer Halsexploration nur in 12 Fällen eröffnet werden (SCHOLZ et al., 1973). Der partiellen Längsspaltung des oberen Brustbeindrittels, z.B. mit dem Lebsche-Meißel (KÜMMERLE et al., 1974) ziehen wir die mediane Sternotomie vor, da der Eingriff nicht wesentlich erweitert, die Übersichtlichkeit aber erheblich verbessert wird. Außerdem lassen sich Querfrakturen des Brustbeins nahezu immer vermeiden.

Vom Jugulum sterni bis zum Xyphoid werden Haut, Fascie und Periost streng in der Mittellinie durchtrennt. Anschließend schiebt man das Mittelfell,

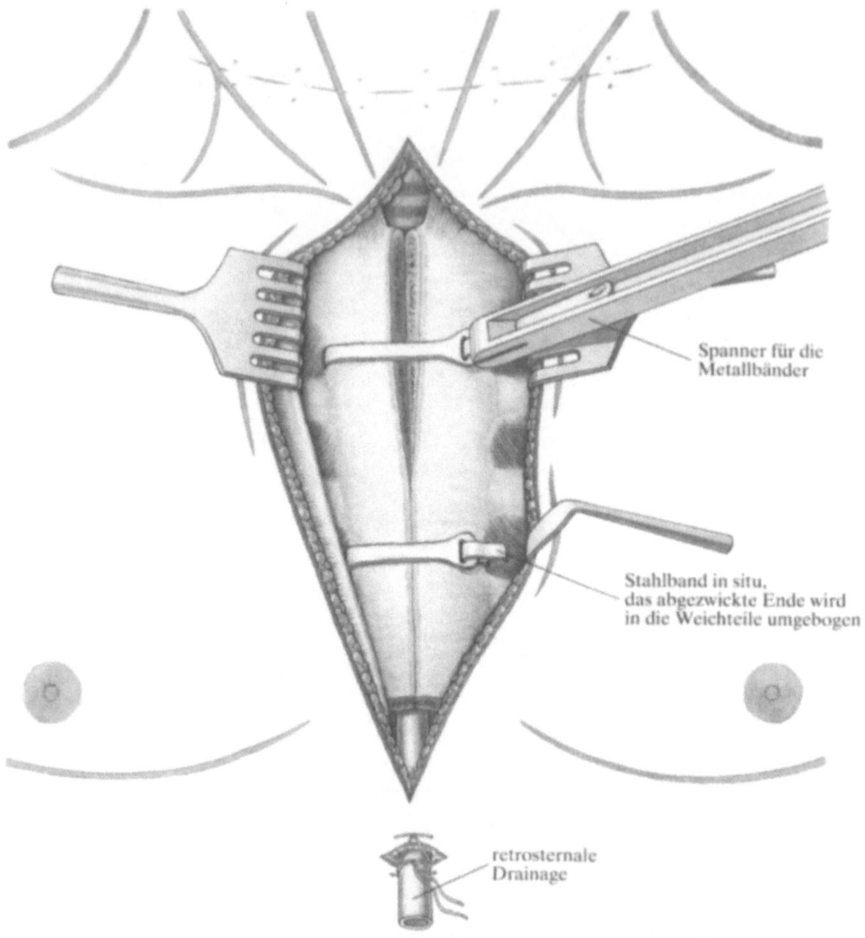

Abb. 118. Osteosynthese des Sternums mit zwei Stahlbändern

soweit möglich, stumpf digital von der Hinterfläche des Brustbeins ab. Für die Spaltung des Knochens verwenden wir eine Oscillationssäge. Blutungen aus dem Periost werden koaguliert und aus der Spongiosa mit Knochenwachs versorgt. Nach Einsetzen eines Spreizers sucht man wie bei der cervicalen Thymektomie nach einem Bindegewebsstrang, der von den unteren Schilddrüsenpolen nach unten zieht und gelegentlich ein Gefäß enthält, das zum Adenom hinführt (Abb. 117). Wenn kein Epithelkörperchen dargestellt werden kann, präpariert man den Thymus von unten her frei, wobei auf die parallel zum oberen Thymusrand quer verlaufende V. anonyma geachtet werden muß. Nur sehr selten liegen dystope Epithelkörperchen unterhalb des Thymus im vorderen unteren Mediastinum.

Läßt sich trotz sorgfältiger Präparation das Adenom nicht finden, eröffnet man die rechte und die linke Pleura und tastet das hintere Mediastinum ab.

Wenn man bereits vor dem Eingriff durch angiographische Untersuchungen oder mit einem Pneumomediastinum feststellen konnte, daß das Adenom im hinteren Mediastinum liegt, ergibt die rechtsseitige laterale Thorakotomie den besseren Zugang.

Für die Osteosynthese des Sternums verwenden wir zwei Metallbänder, die um das Brustbein gelegt und mit einem Spanner fest angezogen werden (Abb. 118). Beim Durchziehen der Bänder kann es zur Läsion der Intercostalarterien, gelegentlich auch der A. mammaria interna kommen. Diese Blutungen werden mit einer Durchstichnaht versorgt.

6. Die Operation beim Nebenschilddrüsencarcinom

Die Differenzierung zwischen Malignomen und anderen Veränderungen der Epithelkörperchen kann sehr schwierig sein. Während das Adenom eine eher weiche Konsistenz aufweist, ist das Carcinom fest und von einer derben, fibrösen Kapsel umgeben (NEHER et al., 1975), die sich kaum aus der Umgebung lösen läßt. Die Operation besteht in einer en bloc-Resektion des Tumors zusammen mit dem gleichseitigen Schilddrüsenlappen sowie einer Halsdissektion (HOEHN et al., 1969; HOLMES et al., 1969; NEHER et al., 1975).

XI. Postoperative Störungen

Die Häufigkeit der Recurrensschädigungen nach operativer Entfernung der Epithelkörperchen liegt bei etwa 3% (SCHWAIGER u. RODECK, 1969; KREMENTZ et al., 1971). Wie bei den Strumaresektionen sollten die Patienten grundsätzlich vor und nach der Operation HNO-fachärztlich untersucht werden, um Stimmbandschäden objektivieren zu können. Störungen im postoperativen Verlauf sind vor allem durch den Abfall des erhöhten Calciumspiegels zu erwarten. Die Parathormonkonzentration im Blut steigt zunächst während des chirurgischen Eingriffes an, wahrscheinlich infolge der Manipulationen an den Nebenschilddrüsen, und fällt nach der Operation langsam ab. Normale Parathormonwerte werden erst nach etwa 10 Std erreicht (EGDAHL et al., 1968). Bei Patienten ohne sichtbare Knochenbeteiligung braucht man nicht mit einem klinisch manifesten Hypoparathyreoidismus zu rechnen. In Fällen mit Knochenbeteiligung wird jedoch das Calcium sehr rasch in den Knochen eingelagert, so daß vor allem das ionisierte Calcium auf niedrige Werte absinken und eine Tetanie ausgelöst werden kann. Der Serumcalciumspiegel muß daher regelmäßig überprüft werden (FANKHAUSER, 1975). Die kritische Grenze liegt bei 8 mg%. Die Entwicklung tetanischer Anfälle ist jedoch nicht nur von der Konzentration des ionisierten Calciums im Blut abhängig, sondern auch von der Geschwindigkeit des Calciumabfalls. Die Anfälle treten niemals innerhalb der ersten 24 Std nach der Operation auf, sondern erst nach 1 bis 2 Tagen.

Zur Therapie der hypoparathyreoten Tetanie werden Calciumionen oral oder intravenös zugeführt: Man läßt die Kranken reichlich Milch trinken, verordnet mehrere Gramm Calciumlactat-Tabletten pro Tag oder injiziert alle 8 Std 400–600 mg Calcium-Gluconat intravenös. Nur wenn die Calciumsubstitution die Symptome nicht beseitigt, gibt man zusätzlich AT 10.

Die Behandlung mit Vitamin D ist umstritten. Das Wirkungsmaximum ist erst nach 1–2 Monaten erreicht, so daß sich die Therapie schlecht steuern läßt. Zudem muß man sich vor einer Vitamin D-Überdosierung mit entsprechenden Symptomen hüten.

Postoperative Störungen nach Eingriffen an den Epithelkörperchen können auch durch die Veränderungen des Magnesiumspiegels bedingt sein. Er sinkt gleichsinnig mit dem Calcium ab. Es können sich insbesondere neurologische Symptome, wie Wesensveränderungen und Verwirrtheit entwickeln. Eine Substitution ist angezeigt, wenn der Normalwert von 1,6–1,8 mval/l deutlich unterschritten wird (MC INTYRE, 1962). (Injektion von 2–4 ml einer 50%igen Magnesiumlösung, alle 4 Std intravenös.)

Das Schicksal der Patienten, die wegen einer Nebenschilddrüsenüberfunktion operiert worden sind, hängt nicht zuletzt wesentlich von dem Ausmaß der Niereninsuffizienz ab. Sie bildet sich in der Regel nicht zurück (NICHOLSON, 1969).

M. Eingriffe bei gutartigen Erkrankungen der Schilddrüse

I. Vorbemerkungen

1. Historischer Überblick

Operationen an der Schilddrüse gehören zu den ältesten chirurgischen Eingriffen. Die erste Strumaresektion soll gegen 1752 durch HEISTER vorgenommen worden sein. Die erste erfolgreiche Totalexstirpation erfolgte im Jahre 1800 durch HEDENUS (MEADE, 1968). Zum Ende des 19. Jahrhunderts beschäftigten sich vor allem MICULICZ, BILLROTH und VON EISELSBERG mit der Kropfchirurgie. Die größten Verdienste um die chirurgische Therapie der Struma erwarb sich jedoch KOCHER, der mit 31 Jahren nach Bern berufen worden war. Er standardisierte die Technik der Strumaresektion. Sie hat sich bis heute kaum verändert. KOCHER erkannte schon vor der Jahrhundertwende, daß die totale Entfernung der Schilddrüse eine Kachexie auslöst, die dem Myxödem ähnelt. Bis zu seinem Tode im Jahre 1917 verfügte KOCHER über Erfahrungen bei 5000 Schilddrüsenoperationen, eine für die damalige Zeit erstaunliche Anzahl.

In den Vereinigten Staaten sind vor allem die Namen C.H. MAYO und HALSTED mit der Schilddrüsenchirurgie verknüpft. LAHEY (1938) betonte mehrfach die Notwendigkeit, bei jeder Kropfoperation den N. recurrens freizulegen.

Sehr früh erkannte man, daß durch die Behandlung mit Schilddrüsenextrakten das Kropfwachstum gehemmt und sogar eine Verkleinerung der Struma erreicht werden kann. So legte BRUNS bereits 1890 einen Bericht über 12 erfolgreich behandelte Patienten vor. HERTZ et al. (1938) sowie HAMILTON und SOLEY (1940) führten die radioaktiven Radioisotope, ASTWOOD (1943, 1944) die Thyreostatica ein.

2. Häufigkeit des Kropfes

Unter den Erkrankungen endokriner Organe ist die Struma am häufigsten. Es sollen auf der Welt mehr als 200 Millionen, in der Bundesrepublik Deutschland etwa 10 Millionen Menschen an einer Vergrößerung der Schilddrüse leiden (PFANNENSTIEL, 1975). In Deutschland sind vor allem das Voralpengebiet und die Mittelgebirge lange bekannte Kropfgegenden. Über die Pathogenese wissen wir heute recht genau Bescheid. Unter den Kropfnoxen (STIEL, 1973) spielt der alimentäre Jodmangel die dominierende Rolle. Mit einer generellen Jodsalz-prophylaxe im Trinkwasser könnte daher die Kropfhäufigkeit wesentlich verringert werden (BAUER et al., 1971). In der Bundesrepublik Deutschland beträgt die durchschnittliche Kropfhäufigkeit 15%, wobei sie in Bayern mit 32% am höchsten und in Schleswig-Holstein und Hamburg mit 4% am niedrigsten liegt. Diese Zahlen stammen aus Nachuntersuchungen Wehrpflichtiger, die 1975 von HORSTER et al. veröffentlicht wurden. Aus diesen und anderen Untersuchungen (SCRIBA, 1973a, b, c; HABERMANN et al., 1975; SCRIBA et al., 1975) geht eindeutig hervor, daß die Jodsalzprophylaxe auch hierzulande eingeführt werden müßte.

In letzter Zeit kann man in manchen Ländern einen Rückgang der Jodman-gelstrumen und der Adenome feststellen, wahrscheinlich infolge der hier und dort eingeführten Jodprophylaxe. Andererseits nehmen Entzündungen zu, ohne daß man die Ursachen dafür kennt (BATSAKIS u. NISHIYAMA, 1963). Dies gilt vor allem für die lymphomatöse Struma (McCONAHEY, 1962, 1972; FURSZYVER et al., 1970). Auch bei Kindern ist ein Ansteigen von Schilddrüsenerkrankungen mit Häufung von Carcinomen, Schilddrüsenentzündungen und diffus-toxischen Strumen festzustellen (BATSAKIS u. NISHIYAMA, 1963).

3. Einteilung der Schilddrüsenerkrankungen

Eine einfache und für klinische Belange praktische Einteilung bezüglich der Strumagröße hat die Weltgesundheitsorganisation vorgeschlagen (SCHMIDT et al., 1976):

Größe 0: Die Schilddrüse ist weder sicht- noch tastbar, szintigraphisch jedoch vergrößert, wobei als Normwert (planimetrisch gemessen) 10–25 cm^2 angenommen werden.

Größe I: Es ist eine deutliche Schilddrüsenvergrößerung tastbar. Sichtbar wird die Struma jedoch erst bei Dorsalflexion des Halses.

Größe II: Auch ohne Dorsalflexion kann man die Struma sehen und erst recht tasten.

Größe III: Sehr große, mit Komplikationen einhergehende Struma, auch mit retrosternalem Anteil.

Die von der Sektion Schilddrüse der Deutschen Gesellschaft für Endokrinologie erarbeitete Klassifikation der Schilddrüsenerkrankungen stellt die Funktion der Schilddrüse in den Vordergrund (KLEIN et al., 1971, 1973a). Dementsprechend werden unterschieden:

1. die Hypothyreosen
2. die Hyperthyreosen
3. die blanden Strumen
4. die Schilddrüsenentzündungen und seltene Schilddrüsenerkrankungen
5. die Schilddrüsenmalignome
6. die endokrine Ophthalmopathie.

Diese Hauptgruppen werden weiter unterteilt, je nachdem, ob eine Struma vorhanden ist oder nicht. Die Untergliederung der Malignome erfolgt nach dem histologischen Typ. Insgesamt werden über 60 verschiedene Krankheitsbilder unterschieden.

II. Chirurgische Anatomie

1. Schilddrüse

Die Glandula thyreoidea entwickelt sich sehr frühzeitig. Bereits in der 3. Embryonalwoche bildet sich in der Mitte des Mundhöhlenbodens eine Epithelverdickung, aus der sich durch rasches Wachstum ein Höckerchen bildet, das Tuberculum thyreoideum (v. LANZ u. WACHSMUTH, 1955). Diese Gewebsinsel sitzt dem Truncus arteriosus unmittelbar auf und wird von diesem während des weiteren Längenwachstums mit nach unten gezogen. Bei der Wanderung der Schilddrüsenanlage nach caudal bleibt sie mit ihrer Ursprungsstelle über den Ductus thyreoglossus in Verbindung. Das Foramen caecum am Mundboden markiert die Stelle, an der während der embryonalen Entwicklung die Schilddrüsenanlage entstand. Normalerweise bildet sich der Ductus thyreoglossus vollständig zurück. In seinem Verlauf bleiben jedoch gelegentlich Epithelinseln zurück, die später als mediane Halscysten oder Halsfisteln imponieren. Anteile des Ductus thyreoglossus sind auch für ektopes Schilddrüsengewebe verantwortlich zu machen. Dazu gehören der Lobus pyramidalis und akzessorische Schilddrüsenanlagen ober- und unterhalb des Zungenbeins. Bei der Zungenstruma blieb die Verlagerung der Schilddrüsenanlage durch Wachstum und Streckung des Embryos aus. Daher fehlt in diesen Fällen fast immer die eigentliche Schilddrüse.

Wenn die Wanderung der Schilddrüsenanlage nicht rechtzeitig aufhört, kann Schilddrüsengewebe bis hinunter zum Zwerchfell verschleppt werden; es bleibt jedoch immer in der Mittellinie.

Bei der Geburt wiegt die Schilddrüse 1,5–2 g. Im ersten halben Jahr verliert sie etwa 10% ihres Gewichts und nimmt dann wieder an Größe zu, bis sie im Erwachsenenalter ein durchschnittliches Gewicht von 20–25 g erreicht hat (HEDINGER u. EGLOFF, 1967).

Die normale Schilddrüse besteht aus 2 etwa $5 \times 3 \times 1,5$ cm großen Seitenlappen, die untereinander in Höhe des 2. und 3. Trachealringes über einen Isthmus verbunden sind, dessen Ausprägung in großen Grenzen schwankt. Im Extremfall fehlt er völlig, so daß der Eindruck von zwei getrennten Schilddrüsen entsteht. Gelegentlich findet sich aber auch eine 2–3 cm dicke Parenchymschicht, die ohne Übergang in die Seitenlappen übergeht. An der Kropfbildung beteiligt sich nicht selten auch der Isthmus, so daß man von einem regelrechten Mittellappen sprechen kann (GULEKE, 1953).

Wenn ein Lobus pyramidalis vorhanden ist, liegt er in der Medianlinie oder etwas lateral davon. Nur sehr selten überschreitet er die Incisur des Schildknorpels.

Die Schilddrüse ist von einer Kapsel überzogen, die aus zwei Schichten besteht. Während die äußere Schicht vorwiegend aus kollagenen Fasern gebildet wird und nur spärlich elastische Fasern enthält, finden sich in der inneren Schicht reichlich elastische Fasern. Sie erlauben eine Anpassung an Volumenänderungen der Schilddrüse, entsprechend einer unterschiedlichen Durchblutung und Follikelfüllung. Mit dem Bindegewebe im Inneren der Drüse ist die Kapsel über Septen verbunden. Sie trennen die einzelnen Drüsenläppchen. Innerhalb der Kapsel, die dem Drüsengewebe fest anhaftet und sich daher ohne Substanzverlust nicht abziehen läßt (v. LANZ u. WACHSMUTH, 1955), verzweigen sich die Gefäße der Schilddrüse. Wenn während einer Operation die Kapsel einreißt, resultiert ein Substanzdefekt oder eine Verletzung von Venen mit oft erheblicher Blutung. Der Operateur muß sich deshalb bemühen, in der »richtigen Schicht« zu präparieren, d.h., er muß die Schilddrüsenfascie spalten, ohne die Schilddrüsenkapsel zu verletzen. In der lockeren Verschiebeschicht zwischen diesen beiden Bindegewebsflächen gelingt es in der Regel, die Schilddrüse bzw. die Struma ohne Schwierigkeiten freizulegen.

Die Schilddrüse ist aus Läppchen zusammengesetzt, die durch die erwähnten Septen der Kapsel voneinander getrennt werden (MORTENSEN et al., 1955). Jedes dieser Läppchen besteht aus 20–30 Schilddrüsenfollikeln. Deren Durchmesser beträgt 0,25–0,5 mm. Jeder Follikel enthält eine rundliche Masse von Kolloid, umgeben von einer einreihigen Zellschicht, den Thyreocyten.

Hauptbestandteil des Kolloids ist das von den Thyreocyten produzierte Thyreoglobulin, ein Protein, an das die Schilddrüsenhormone und jodierte Aminosäuren (Mono- und Dijodtyrosin) gebunden sind. Das Verhältnis zwischen Zellmasse und Kolloid kann schon in einer normalen Schilddrüse, erst recht bei Strumen, variieren. Danach läßt sich im mikroskopischen Bild der Funktionszustand des Organs ablesen. Bei gesteigertem Stoffwechsel und erhöhtem Jodumsatz (Hyperthyreose) finden sich kleine Follikel mit wenig Kolloid und cylindrischen, säulenartigen Zellen. Kubische oder flache Thyreocyten und hoher Kolloidgehalt der Follikel weisen auf eine geringe endokrine Aktivität hin.

Die Thyreocyten sind nicht die einzigen endokrinen aktiven Zellen in der Schilddrüse. Gruppen solider Zellhaufen werden als parafolliculäre Zellen bezeichnet. Sie entsprechen dem ultimobranchialen Organ niederer Tiere und produzieren das Calcitonin.

Die Schilddrüse ist ein besonders gut durchblutetes Organ. Man schätzt den normalen Blutfluß auf etwa 5 ml pro Minute und Gramm. Bei einem Gewicht von durchschnittlich 25 g fließen also 125 ml pro Minute durch die Drüse.

Die arterielle Versorgung erfolgt über paarige Arterien, die Aa. thyreoideae superior und inferior. Nur selten besteht zusätzlich eine median gelegene A. thyreoidea ima, die unpaar entweder aus dem Truncus brachiocephalicus oder direkt aus dem Aortenbogen, gelegentlich auch aus der rechten A. carotis communis oder der A. thyreoidea inferior entspringt. Die A. thyreoidea ima versorgt den Isthmus. Sie ersetzt manchmal eine der unteren Schilddrüsenarterien.

Die oberen Arterien kommen als erster Ast aus der A. carotis externa, unmittelbar nach der Teilung der A. carotis communis. Die Arterie verläuft bogenförmig nach caudal und erreicht mit großen Begleitvenen den oberen Pol der Schilddrüsenlappen. Oft zweigt sie sich bereits vor der Schilddrüse in zwei oder mehrere Einzeläste auf. Mit der oberen Schilddrüsenarterie verläuft der Ramus externus des N. laryngeus superior, der erst kurz oberhalb des Schilddrüsenpoles seinen Verlauf ändert und nach medial zum M. cricothyreoideus zieht. Um diesen Nerven nicht zu verletzen, empfiehlt es sich also, die obere Schilddrüsenarterie bzw. ihre Äste möglichst isoliert zu ligieren, Massenunterbindungen zu vermeiden und vor der Unterbindung das Gefäß von der seitlichen Kehlkopfwand abzulösen (POLLOCK, 1964; HUNT et al., 1968).

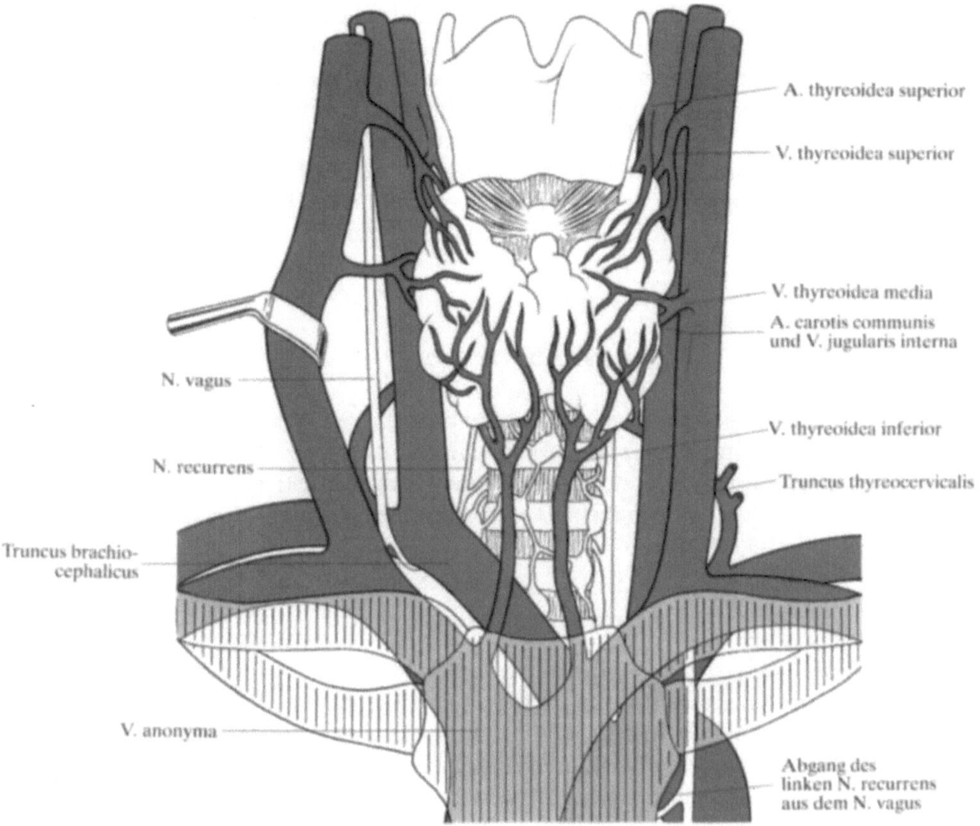

Abb. 119. Schemazeichnung der topographischen Beziehungen der Schilddrüse zu den Nerven und Gefäßen. Ansicht von vorne

Die untere Schilddrüsenarterie entsteht als stärkster Ast aus dem Truncus thyreocervicalis. Sie zieht zunächst nach oben, kreuzt in einem nach oben konvexen Bogen die A. carotis communis an deren Hinterfläche und teilt sich unmittelbar vor dem Eintritt in die dorsale Schilddrüsenkapsel in drei Äste, die sich weiter aufzweigen (HAFFERL, 1969).

Die oberen Schilddrüsenvenen verlassen die Schilddrüsenlappen am oberen Pol, verlaufen zunächst parallel der A. thyreoidea superior und münden dann in die V. jugularis interna ein.

Die unteren Schilddrüsenvenen haben keine direkte Beziehung zur Arterie. Sie verlassen die Schilddrüse an den unteren Polen und erreichen die V. anonyma oder die V. jugularis interna nahe dem Venenwinkel (Abb. 119). Die *V. thyreoidea media* kommt nicht konstant vor. Sie zieht von der seitlichen Schilddrüse ebenfalls zur V. jugularis interna. Das Gefäß reißt bei unvorsichtiger Entwicklung der Schilddrüsenlappen leicht ein und verursacht dann unangenehme Blutungen.

Das Lymphsystem wird durch ein feines Capillarnetz repräsentiert, welches das ganze Organ durchzieht und mit den prä- und paratrachealen sowie den jugularen Lymphknotengruppen in Beziehung steht. Entsprechend der Blutversorgung wird die Lymphe nach oben bzw. nach unten abgeleitet. Für die Ausbreitung von Entzündungen und die Aussaat beim Schilddrüsenmalignom haben die multiplen Querverbindungen des Lymphsystems beider Schilddrüsenhälften eine wichtige Bedeutung. Diese Kurzschlußverbindungen lassen sich in der Schilddrüsenkapsel, aber auch innerhalb des Parenchyms des Isthmus nachweisen.

2. Kehlkopfnerven

Die den Kehlkopf innervierenden Nerven haben für die Kropfchirurgie eine große praktische Bedeutung, da sie eine enge anatomische Beziehung zur Schilddrüse aufweisen und ihre Verletzung bei Strumaoperationen trotz größter Sorgfalt nicht mit Sicherheit verhindert werden kann. Beide Nerven entstammen dem N. vagus.

a) Nervus laryngeus superior

Er entspringt als Nerv des 4. Kiemenbogens am unteren Ende des Ganglion nodosum. Im Carotisdreieck kreuzt er die Hinterfläche der Carotisgabel, um sich in Höhe des Zungenbeines in seine beiden Endäste aufzuteilen: Ramus internus und Ramus externus. Der innere Ast tritt durch die Membrana hyothyreoidea in den Kehlkopf ein, begleitet von der A. laryngea. Als sensibler Nerv verzweigt er sich in die Schleimhaut des Zungengrundes und des Kehlkopfes. Bei Strumaoperationen wird der Ramus internus nur selten gefährdet, da er in größerem Abstand vom oberen Schilddrüsenpol zum Kehlkopf zieht. Der Ramus externus zieht hinter und medial der A. thyreoidea superior nach unten, weicht knapp oberhalb des oberen Schilddrüsenpoles nach innen ab und verläuft längs der Linea obliqua des Schildknorpels zum M. cricothyreoideus (Abb. 120). Neben seinen motorischen Fasern enthält der äußere Ast auch parasympathische Zweige, die zur Schilddrüse ziehen, sowie sensible Fasern, die an der Innervation der Kehlkopfschleimhaut beteiligt sind. Wahrscheinlich ist auch der Ramus internus nicht nur aus sensiblen Fasern zusammengesetzt, da präparatorisch Nervenfasern gefunden werden können, die in die innere Kehlkopfmuskulatur einstrahlen. Nach MÜNDNICH und MANDL (1956) haben sie jedoch wahrscheinlich keine motorischen, sondern proprioceptive Muskelfunktionen. Jedenfalls führt eine elektrische Erregung des N. laryngeus superior bzw. seines inneren Astes nicht zu einer Kontraktion der inneren Kehlkopfmuskeln.

Im Gegensatz zum inneren Ast kann der Ramus externus schon bei der Luxation der Schilddrüse, vor allem aber bei der Ligatur der oberen Schilddrüsenarterien verletzt werden, insbesondere, wenn er zwischen den Aufzweigungen der A. thyreoidea superior verläuft. Mit einer solchen anatomischen Variation muß man in etwa 6% der Fälle rechnen (Abb. 121) (DURHAM u. HARRISON,

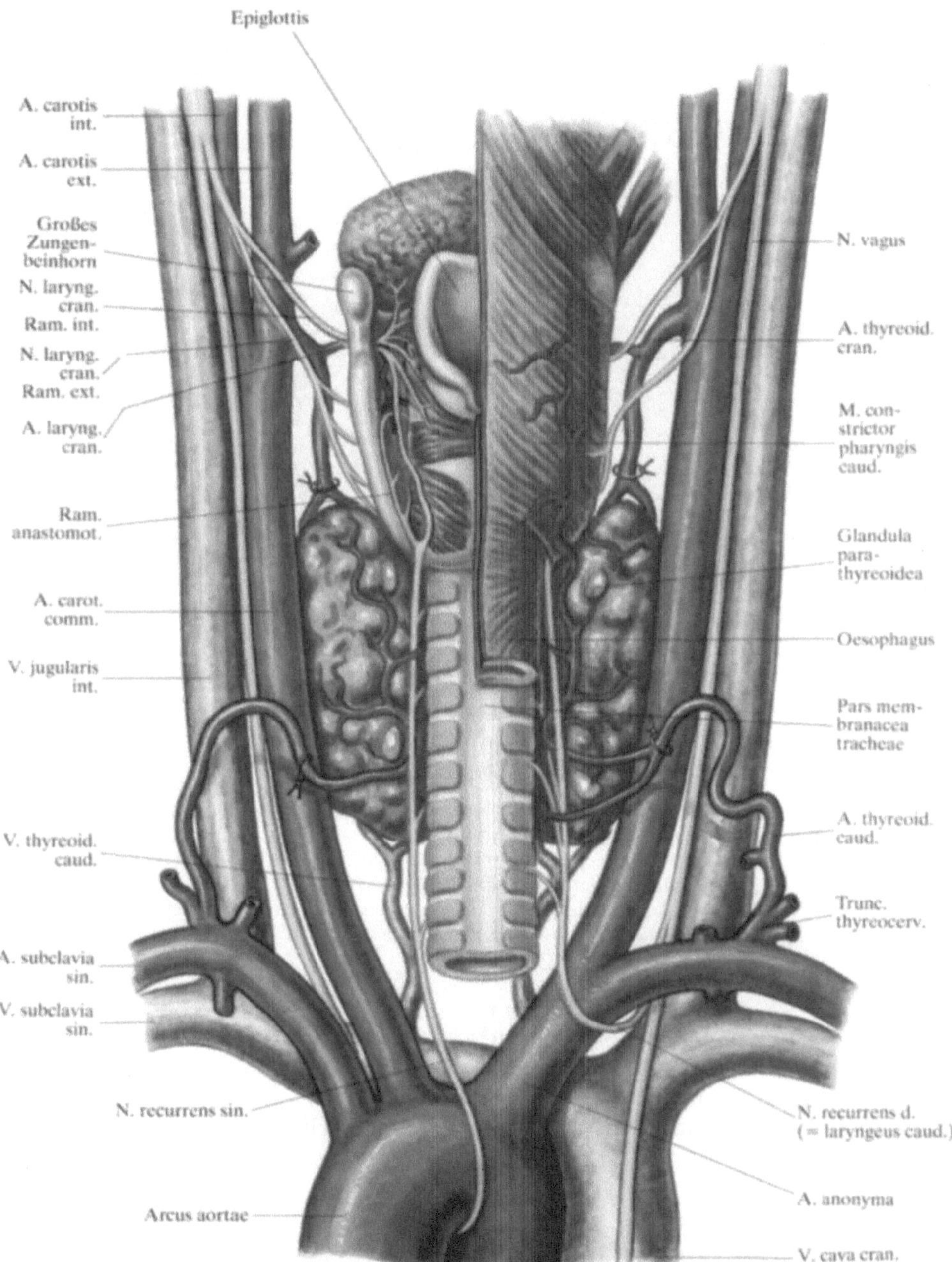

Abb. 120. Die Anatomie der Halseingeweide von hinten, Speiseröhre und Hypopharynx sind teilweise abgetragen. Die Ligaturen an den Schilddrüsenarterien bezeichnen die Stellen, an denen diese Gefäße weitgehend gefahrlos ligiert bzw. durchtrennt werden können. (Aus: GULEKE, 1953)

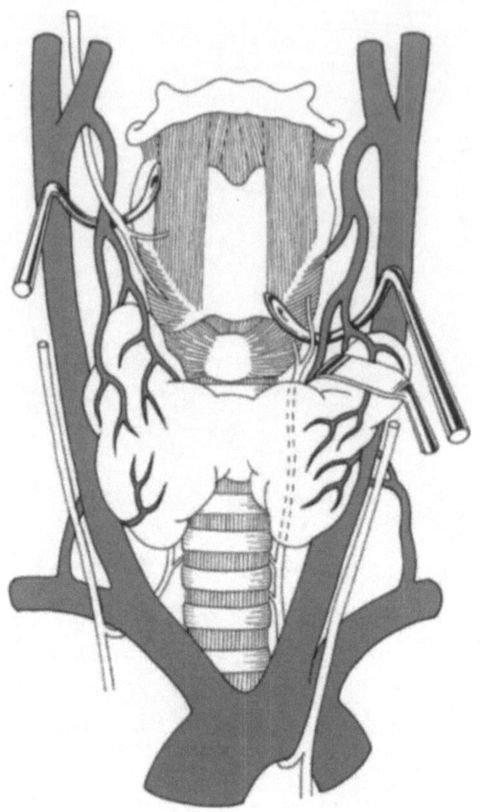

Abb. 121. Beziehungen der Kehlkopfnerven am oberen Schilddrüsenpol. Der N. laryngeus superior verläuft manchmal auch vor der oberen Schilddrüsenarterie. Bei relativ weit oberhalb des cranialen Schilddrüsenpoles angelegten Massenligaturen kann der Nerv mitgefaßt werden. Auf der linken Seite ist dargestellt, daß bei der Ligatur der oberen Schilddrüsengefäße auch Äste des N. recurrens mit erfaßt werden können

1964). Der Gefahr einer intraoperativen Läsion sollte man vorbeugen, indem man eine brüske Luxation des oberen Schilddrüsenpols vermeidet und die oberen Schilddrüsenarterien sorgfältig isoliert, bevor man sie nahe der Schilddrüsenkapsel ligiert und durchtrennt. Massenligaturen sind gefährlich.

b) Nervus laryngeus inferior

Der N. laryngeus inferior, wegen seines eigenartigen Verlaufes auch N. recurrens bezeichnet, ist zum größten Teil ein Nerv des 6. Kiemenbogens. Ursprünglich verlief er nach seinem Austritt aus dem N. vagus unter der zugehörigen Arterie, also dem 6. Aortenbogen, ventralwärts zum Kehlkopf. Da sich während der embryonalen Entwicklung der Hals streckt und das Herz nach unten descendiert, werden die Gefäße nach unten verlagert und nehmen auf beiden Seiten den N. laryngeus inferior mit. Da der Ductus arteriosus, der dem 6. Aortenbogen

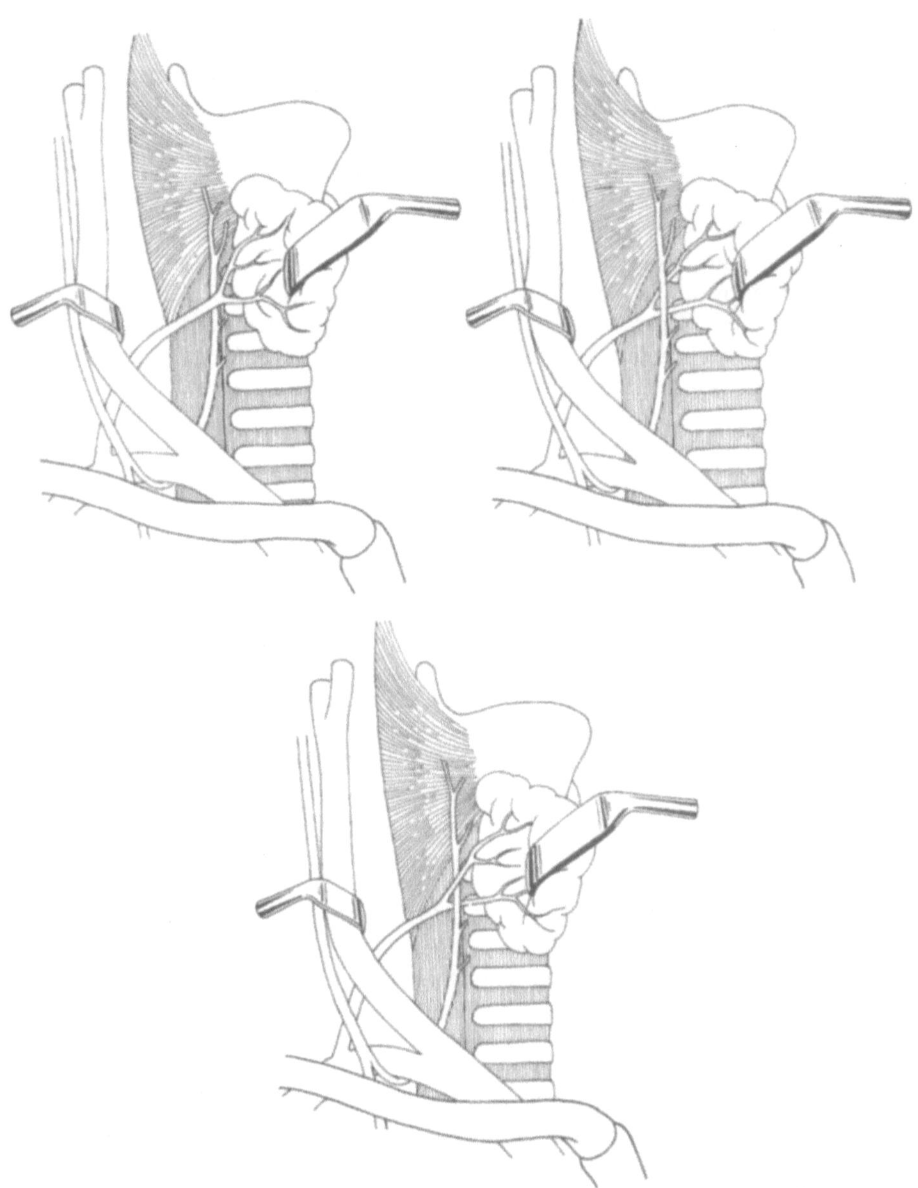

Abb. 122. Variationsmöglichkeiten in den Lagebeziehungen zwischen N. recurrens und A. thyreoidea inferior. (Nach v. Lanz u. Wachsmuth, 1955)

auf der linken Seite entspricht, nach der Geburt obliteriert und der 5. Aortenbogen sich zurückgebildet hat, kreuzt der N. recurrens den 4. bleibenden Aortenbogen, aus dem die endgültige Aorta entsteht. Auf der rechten Seite obliterieren der 5. und der 6. Aortenbogen vollständig und der rechte N. laryngeus inferior verläuft daher wiederum unter dem 4. Aortenbogen, der als rechte A. subclavia übrigbleibt (RUSTAD u. MORRISON, 1952; V. LANZ u. WACHSMUTH, 1955; RUSTAD, 1965). Nach abgeschlossener Entwicklung beschreibt also der rechte N. recurrens nach seinem Austritt aus dem N. vagus eine Schlinge um die A. subclavia, auf der linken Seite um die Aorta. Bevor sie den Kehlkopf erreichen, geben die Nerven sensible und parasympathische Fasern zum Herzen, zur Trachea und zur Speiseröhre ab. Der motorische Endast versorgt alle Kehlkopfmuskeln mit Ausnahme des M. cricothyreoideus. Auf seinem Weg zum Kehlkopf benützt der N. recurrens die Furche zwischen Trachea und Oesophagus und liegt der Hinterwand der Schilddrüse an (Abb. 120).

Die Schädigung des N. recurrens gehört zu den typischen Komplikationen der Strumaresektion. Zum Verständnis dieser Verletzungen sind vor allem die Beziehungen des Nerven zur A. thyreoidea inferior wichtig. Es gibt dabei erhebliche anatomische Variationen. Nach V. LANZ und WACHSMUTH (1955) kreuzt der N. recurrens die A. thyreoidea inferior an deren Vorderfläche in 27%, an der Rückseite in 35% und in 32% verläuft er zwischen den Aufteilungen der Arterie (Abb. 122). Manchmal umschlingt er die Äste der unteren Schilddrüsenarterie oder fasert sich wie eine Gabel zwischen den Arterienästen auf. Gelegentlich findet sich gar kein recurrierender Nerv, sondern er entspringt in Höhe des Ringknorpels aus dem N. vagus und zieht ohne Richtungsänderung zum Kehlkopf (CATTELL, 1953). Mit einer solchen Anomalie muß man rechnen, wenn die A. subclavia dextra nicht aus der A. anonyma, sondern als erster Ast direkt aus dem Aortenbogen entspringt. Der N. laryngeus inferior kreuzt dann die A. carotis communis als kräftiger Einzelstrang, der sogar mit der unteren Schilddrüsenarterie verwechselt werden kann.

Läsionen drohen bereits durch Zug am Nerven beim Vorluxieren der Struma, aber vor allem bei der Ligatur der unteren Schilddrüsenarterie. Er kann sogar bei Massenligaturen am oberen Schilddrüsenpol mitgefaßt werden (Abb. 121).

3. Nebenschilddrüsen

Die Epithelkörperchen liegen in der Verschiebeschicht zwischen Schilddrüsenfascie und Schilddrüsenkapsel. Das obere Paar liegt der Hinterfläche des oberen Schilddrüsenpols auf und hat fast immer eine unmittelbare Beziehung zur Schilddrüse. Die unteren Epithelkörperchen variieren in ihrer Lage wesentlich stärker als die oberen. Sie können ebenfalls der Hinterwand der Schilddrüse unmittelbar anliegen (Abb. 120), werden aber häufig auch entfernt von der Schilddrüse im Binde- und Fettgewebe aufgefunden. Obere wie untere Epithelkörperchen werden von Ästen der A. thyreoidea inferior mit Blut versorgt (Einzelheiten der Anatomie s. in Kapitel L).

III. Physiologie und Pathophysiologie der Schilddrüse

Die Hormone der Schilddrüse sind die linksdrehenden Isomere des Tetrajodthyronins (L-Thyroxin, T_4) und des Trijodthyronins (T_3). Sie haben wichtige Aufgaben im Energiehaushalt des Organismus. Die Hauptwirkung bezieht sich wahrscheinlich auf die oxydative Dephosphorylierung. Eine Steigerung der Schilddrüsenaktivität mit verstärkter Bildung von Schilddrüsenhormonen führt zu einer Synthesehemmung energiereicher Phosphate und damit zur Abnahme des Nutzeffektes der Atmung mit vermehrter Wärmebildung. Im Wachstumsalter ist die Entwicklung der körperlichen und geistigen Leistungsfähigkeit an die Anwesenheit der Schilddrüsenhormone gebunden.

1. Hormonbildung und -inkretion

Als einziges Organ besitzt die Schilddrüse die Fähigkeit, Jod, einen wichtigen Bestandteil der Schilddrüsenhormone, aufzunehmen. Abgesehen vom Jodgehalt der Schilddrüse selbst, existieren keine Joddepots, so daß der Organismus auf die exogene Zufuhr von Jod angewiesen ist. Der Jodbedarf beträgt etwa 150–200 µg pro Tag.

Die Hormonsynthese beginnt mit der Aufnahme von anorganischem Jod in der Schilddrüse (Jodination). Der nächste Schritt besteht in einer Jodierung der Aminosäure Tyrosin zu 3-Monojodtyrosin und 3,5-Dijodtyrosin (Jodisation). Diese Hormonvorstufen besitzen noch keine hormonelle Aktivität. Letzere entsteht erst nach Koppelung der Jodtyrosine im dritten Syntheseschritt. Aus 2 Molekülen Dijodtyrosin entsteht Tetrajodthyronin (Thyroxin, T_4), aus je einem Molekül Monojodtyrosin und Dijodtyrosin das Trijodthyronin (T_3). T_3 und T_4 werden im Kolloid der Schilddrüsenfollikel an ein Thyreoglobulin mit einem Molekulargewicht von etwa 56 000 gebunden.

Für die Inkretion der Schilddrüsenhormone muß die Bindung mit dem Thyreoglobulin durch eine Protease gelöst werden. Thyreoglobulin selbst gelangt nicht in den Blutkreislauf. Es wirkt sonst als Antigen und der Organismus würde Autoantikörper bilden.

Nach der Abgabe in das Blut werden T_3 und T_4 zum größten Teil an Serumeiweißkörper gebunden: an das Thyroxin-bindende Globulin (TBG) und das Thyroxin-bindende Präalbumin (TBPA). Weniger als 1% der Schilddrüsenhormone liegen in freier, hormonell aktiver Form vor. Bezüglich der Eiweißbindung unterscheiden sich die beiden Hormone. T_3 kann wesentlich rascher aus dieser Bindung gelöst werden. Dementsprechend beträgt seine Halbwertszeit 19 Std, die des T_4 dagegen fast 200 Std (PFANNENSTIEL, 1975).

T_3 und T_4 werden etwa im Verhältnis 1:10 aus der Schilddrüse abgegeben. T_3 entsteht aber auch durch Dejodierung von T_4 in der Peripherie, vor allem in der Leber. In letzter Zeit wird die Rolle des Thyroxins als Prohormon für das Trijodthyronin diskutiert. Nur etwa 15% des im Blut nachweisbaren T_3 entstammt der Schilddrüse (von zur MÜHLEN et al., 1974). Ob die dem T_4 überlegene Wirksamkeit von T_3 einer tatsächlich stärkeren hormonellen Aktivität entspricht, ist noch nicht entschieden. Möglicherweise wird T_3 nur wesentlich rascher aus der Eiweißbindung gelöst. Wegen dieser Überlegungen besteht noch keine Einigkeit darüber, ob man zur Rezidivprophylaxe nach Strumaresektionen reines Thyroxin oder Kombinationspräparate aus T_3 und T_4 verwenden soll. Wenn T_4 tatsächlich nur über eine Umwandlung in T_3 wirksam werden kann, ist es sinnvoll, auf T_3 ganz zu verzichten und reine T_4-Präparate zu verwenden (WENZEL et al., 1974a).

2. Störungen der Hormonsynthese

Angeborene Stoffwechseldefekte, welche die Bildung und Ausschüttung von Schilddrüsenhormonen blockieren, werden unter der Sammelbezeichnung Jodfehlverwertungsstörungen zusammengefaßt. Sie greifen an ganz unterschiedlichen Punkten der Hormonsynthese an. Auch in Gegenden mit ausreichendem Angebot an anorganischem Jod bewirken diese Jodfehlverwertungsstörungen ein vermehrtes Wachstum der Schilddrüse: sporadischer Kropf. Man kennt eine ganze Reihe von Substanzen, die die Hormonsynthese hemmen und zu einer Verminderung der Schilddrüsenhormonkonzentration im Blut führen.

Anorganisches Jod selbst hemmt die Hormonsynthese, wenn es in unphysiologisch hoher Dosierung, mehr als 2 mg pro Tag, gegeben wird. Diese scheinbar paradoxe Jodwirkung (Wolff-Tschaikoff-Effekt, STEINER et al., 1974) beruht wahrscheinlich auf einer Inaktivierung der Peroxydasen. Bei hyperthyreoter Stoffwechsellage werden außerdem Proteasen inaktiviert und dadurch die Hormonfreisetzung verhindert (GERDES, 1975). Diesen Jodeffekt nützt die präoperative Behandlung mit Lugolscher Lösung nach PLUMMER (1923) aus.

Perchlorate blockieren durch einen kompetitiven Mechanismus ebenfalls die Aufnahme des Jods in die Schilddrüse.

Sehr effektive Hemmsubstanzen für die Schilddrüsenhormonsynthese sind die von ASTWOOD 1943 eingeführten *Abkömmlinge des Thioharnstoffs*. Diese Verbindungen wirken als Fermentgifte und stören die Weiterverwendung des von der Schilddrüse aufgenommenen und gespeicherten Jods (Hemmung der Jodisation). Die bekanntesten Präparate sind das Propylthiouracil (Propycil, Thyreostat II), das Carbimazol (neo-morphazole, Neo-Thyreostat) und das Thiamazol (Favistan).

Als ebenfalls thyreostatisch wirksam erwies sich in jüngerer Zeit das *Lithium* (BERENS et al., 1970; WILLIAMS et al., 1971; GERDES et al., 1973; LAZARUS et al., 1974; GERDES, 1975). Wahrscheinlich wird nicht die Hormonsynthese, sondern die Inkretion blockiert.

3. Regulation der Schilddrüsenfunktion

Die Schilddrüse ist keine autonome endokrine Drüse, sondern sie unterliegt der Wirkung des thyreotropen Hormons des Hypophysenvorderlappens (Thyreoidea-stimulierendes Hormon, TSH). TSH hat verschiedene Angriffspunkte. Es steigert die Hormonsynthese und die -freisetzung und regt die Thyreocyten zu vermehrtem Wachstum an. Die TSH-Sekretion in der Hypophyse wird von der Schilddrüse ihrerseits über die T_3-und T_4-Konzentration im Serum beeinflußt. Die Erhöhung der Schilddrüsenhormone bewirkt eine Bremsung der Hypophyse mit Reduzierung des TSH, wahrscheinlich über die Bildung eines Hemmproteins, das die Ausschüttung von TSH stört. Es besteht also zwischen Schilddrüse und Hypophyse ein negativer Rückkopplungsmechanismus. Der Hypophysenvorderlappen wird aber nicht nur durch die Schilddrüsenhormone beeinflußt, sondern auch durch das TRH (thyrotropin releasing hormone), das im Hypothalamus gebildet wird. Inwieweit der Hypothalamus seinerseits einem Einfluß des zirkulierenden TSH oder der Schilddrüsenhormone unterliegt, ist noch unbekannt.

4. Die Hyperthyreose

Die Erstbeschreibung der Schilddrüsenüberfunktion erfolgte durch GRAVES im Jahre 1835. Er stellte 3 Fälle mit Tachykardie, Augensymptomen und allgemeiner Schwäche vor. 5 Jahre später faßte BASEDOW die für die Krankheit wesentlichen Befunde zusammen. Die berühmte Merseburger Trias betrifft die Symptome Exophthalmus, Tachykardie und Struma (OBERDISSE, 1967).

a) Einteilung der Hyperthyreosen

Es lassen sich bei weitem nicht alle Fälle mit einer Schilddrüsenüberfunktion in die Graves' disease oder die Basedowsche Krankheit einordnen. So besteht nur bei etwa 40% der Hyperthyreosen eine endokrine Ophthalmopathie. Auch die Schilddrüsenvergrößerung ist keinesfalls obligat vorhanden. Die »Hyperthyreose« ist also eine Sammelbezeichnung unterschiedlicher Erkrankungen der Schilddrüse, deren gemeinsames Begleitsymptom eine vermehrte Produktion von Schilddrüsenhormonen darstellt. Von der Sektion Schilddrüse der Deutschen Gesellschaft für Endokrinologie wurde im Jahre 1973 folgende Klassifikation der Hyperthyreosen vorgeschlagen (KLEIN et al., 1973a):
1. Hyperthyreosen, die mit oder ohne endokrine Ophthalmo- und Dermopathie einhergehen können
   Hyperthyreose ohne Struma
   Hyperthyreose mit Struma diffusa
   Hyperthyreose mit Struma nodosa
2. Hyperthyreose ohne endokrine Ophthalmo- und Dermopathie
   Autonomes Adenom mit Hyperthyreose
   Hyperthyreose durch Adenocarcinom der Schilddrüse
   Hyperthyreose bei Thyreoiditis
3. Hyperthyreose durch TRH- oder TSH-ähnliche Aktivitäten
   Hypophysenvorderlappenadenom
   Paraneoplastisches Syndrom
4. Hyperthyreosis factitia.
   Die Bezeichnungen »Thyreotoxikose« oder »toxische Struma« sollte man nicht mehr verwenden, da toxische Substanzen in der Ätiologie der Hyperthyreosen keine Rolle spielen. Für die chirurgische Therapie hat sich eine Einteilung der Hyperthyreosen in solche mit diffuser Struma und mit Knotenstrumen bewährt, wobei es sich bei den letzteren entweder um multinoduläre Kröpfe oder um isolierte, nur selten gehäuft vorkommende autonome Adenome handeln kann (TROTTER, 1962; WOOL, 1970).

b) Hyperthyreose mit diffuser Struma

Allen Hyperthyreosen ist der gestörte Regelkreis mit der Hypophyse gemeinsam. Eine verminderte oder aufgehobene Produktion des TSH in der Hypophyse durch den blockierenden Effekt des überschießend gebildeten Schilddrüsenhormons wird nicht mit einer Bremsung des Schilddrüsengewebes beantwortet. Die überschießende Produktion betrifft T_3 und T_4 in wechselndem Verhältnis. Es gibt jedoch auch reine T_3-Hyperthyreosen mit normalem Thyroxinspiegel (STERLING et al., 1970; HESCH, 1972; HOLLANDER et al., 1972). Gelegentlich wird eine Hyperthyreose auch durch ein Carcinom oder seine Metastasen verursacht (GHOSE et al., 1971).

Die Genese des Hyperthyreoidismus ist letztlich noch ungeklärt (BAY, 1975). Man könnte sich eine Dauerstimulierung durch das TSH vorstellen. Tatsächlich beobachteten MORNEX et al. (1972) einen Patienten, bei dem die Hyperthyreose wahrscheinlich durch einen Hypophysentumor ausgelöst worden ist. Wäre jedoch die erhöhte TSH-Produktion der Hypophyse alleinige Ursache einer Hyperthyreose, müßte im Serum regelmäßig TSH vermehrt nachgewiesen werden können. Dies ist jedoch gerade nicht der Fall. Im Gegenteil beweist eine TSH-Erhöhung ohne oder mit TRH-Stimulation eine Unterfunktion der Schilddrüse.

1956 entdeckten ADAMS und PURVES (1957) eine Substanz, die ähnlich wie TSH die Schilddrüse stimuliert, jedoch nicht in der Hypophyse gebildet wird. Dieser humorale Faktor wurde als LATS (long acting thyroid stimulator) bezeichnet. Es handelt sich um ein Gammaglobulin mit Antikörpercharakter (SCHUMANN u. GRABS, 1975), welches direkt auf die Schilddrüse einwirkt. Es wird durch Schilddrüsenhormone nicht gebremst. LATS wird in Plasmazellen und Lymphocyten vor allem im Thymus (T-Lymphocyten) gebildet. Allerdings kann der Thymus keinesfalls die einzige Produktionsstätte für LATS sein, da VAN HERLE und CHOPRA (1971) nach Thymektomie nicht den erwarteten Abfall des LATS beobachteten.

Bei 65–75% der Patienten mit einer Hyperthyreose läßt sich LATS nachweisen (BAY, 1975; ZENKER u. GRABIGER, 1967); in besonders hoher Konzentration, wenn eine endokrine Ophthalmopathie besteht. Nach Schilddrüsenresektionen fallen die Immunantikörper einschließlich des LATS ab (HEDLEY et al., 1971).

Man muß daher die Hyperthyreose wahrscheinlich als Folge einer Autoimmunkrankheit ansehen (WENZEL et al., 1974 c). Antikörper sind fast immer nachzuweisen. Vielleicht ist dies auch der Grund für das häufig gemeinsame Auftreten einer Hyperthyreose mit einer Hashimoto-Thyreoiditis.

c) Endokrine Ophthalmopathie

Kombinationen von Exophthalmus und Hyperthyreose sind zwar nicht selten, Augenveränderungen kommen aber auch ohne Hyperthyreose bei normalem Schilddrüsenstoffwechsel vor. Die endokrine Ophthalmopathie äußert sich in prätibialen Myxödemen, in einem Exophthalmus mit Lidödemen und in Augenmuskelparesen (WILDMEISTER u. HORSTER, 1972). Als Ursache der endokrinen Ophthalmopathie wird ein Exophthalmus-produzierender Faktor (EPF) diskutiert, der möglicherweise ebenfalls im Hypophysenvorderlappen gebildet wird und bei dem es sich um ein Derivat oder eine Vorstufe des TSH handeln könnte.

Es ist noch nicht entschieden, ob für die endokrine Ophthalmopathie LATS ebenfalls eine dominierende Rolle spielt. Nimmt man diesen Zusammenhang an, wäre es sinnvoll, bei Patienten mit einem malignen Exophthalmus die Schilddrüse komplett zu entfernen, um das Antigen zu eliminieren. LATS müßte anschließend absinken. Aus dieser theoretischen Vorstellung heraus haben verschiedene Autoren (MÜLLER et al., 1967; PERZIK u. CATZ, 1967; CATZ u. PERZIK, 1969; KIRMSE et al., 1975) die Thyreoidektomie empfohlen. Gegen dieses Vorgehen spricht aber, daß durchaus nicht bei allen Patienten mit einer endokrinen Ophthalmopathie LATS erhöht nachgewiesen werden kann (THOMAS, 1970) und daß umgekehrt weder nach J^{131}-Resektion (VOLPE et al., 1969), noch nach chirurgischer Entfernung der Schilddrüse (WERNER et al., 1967) ein Abfall des LATS konstant beobachtet werden konnte.

Die endokrine Ophthalmopathie kann auch nicht ausschließlich durch einen Hypophysenfaktor bewirkt werden, da Fälle bekannt sind, bei denen die Hypophyse wegen eines Tumors entfernt werden mußte und bei denen dennoch eine endokrine Ophthalmopathie auftrat (SCHUMANN u. GRABS, 1975).

d) Autonomes Adenom

Bereits im Jahre 1913 erkannte PLUMMER, daß Hyperthyreosen durch umschriebene Tumoren der Schilddrüse verursacht werden können und prägte dafür die Bezeichnung »toxisches Adenom«. Erst viel später, 1947, definierte COPE die pathophysiologischen und klinischen Besonderheiten dieser Krankheit (OBERDISSE, 1967).

Die Bezeichnung »toxisch« weist auf die überschießende Hormonproduktion mit resultierender Hyperthyreose hin. Tatsächlich gibt es autonome Adenome, die sogar in eine thyreotoxische Krise umschlagen können. Auf der anderen Seite weisen viele Patienten mit einem »toxischen« Adenom einen noch normalen Schilddrüsenstoffwechsel auf. Von der Deutschen Gesellschaft für Endokrinologie, Sektion Schilddrüse, wurde daher der Begriff »toxisch« durch »autonom« ersetzt (KLEIN et al., 1971). Die Bezeichnung »autonom« soll ausdrücken, daß die Adenome dem Regelkreis mit der Hypophyse, also dem Einfluß des TSH, nicht mehr unterworfen sind, sondern unabhängig vom Bedarf Schilddrüsenhormon produzieren. Der hohe Hormonspiegel blockiert die Hypophyse und wegen der fehlenden TSH-Inkretion wird normales Schilddrüsengewebe ruhiggestellt (dekompensiertes autonomes Adenom). Die Bezeichnung »dekompensiert« sagt jedoch zunächst noch nichts über die Schilddrüsenfunktion aus. Aus diesem Grunde wurde die Bezeichnung »autonomes Adenom mit Hyperthyreose bzw. Euthyreose« empfohlen (UTHGENANNT et al., 1970; POHL et al., 1973).

e) Hyperthyreote (thyreotoxische) Krise

Als thyreotoxische Krise wird ein Zustand bezeichnet, in dem hyperthyreote Symptome plötzlich exacerbieren. Die Letalität beträgt über 50% (NELSON u. BECKER, 1969; PFANNENSTIEL, 1971; ASHKAR et al., 1972; KAMINSKI u. WILLMAN, 1972; KALLEE et al., 1973 a, b; HERRMANN, 1974, 1975; HERRMANN u. KRÜSKEMPER, 1974). Die Patienten sterben meist innerhalb von 14 Tagen (KLEIN, 1968 b; PARKER u. LAWSON, 1973).

Die Krise trat früher am häufigsten nach Operationen hyperthyreoter Strumen auf, wenn die Schilddrüsenüberfunktion durch entsprechende präoperative Behandlung nicht beseitigt wurde (TEICHMANN et al., 1973). Der Umschlag einer nicht oder nur unzureichend behandelten Hyperthyreose in die thyreotoxische Krise kann jedoch auch durch schilddrüsenferne Operationen, Entbindungen, durch Narkosen, Verletzungen, psychische Traumen und Infekte, also nach Streßsituationen jeder Art, manchmal auch nur durch die Palpation einer hyperthyreoten Struma, ausgelöst werden (SURKS u. OPPENHEIMER, 1964; PFANNENSTIEL, 1971). Durch Jodzufuhr wird die Entstehung einer Krise begünstigt, vor allem bei Patienten mit einer hyperthyreoten Struma (Jod-Basedowifizierung). Vor Normalisierung des Schilddrüsenstoffwechsels dürfen daher weder Kontrastmitteluntersuchungen durchgeführt noch jodhaltige Medikamente verordnet werden. Auch eine Behandlung mit Jod^{131} kann sich ohne Vorbehandlung mit Thyreostatica ungünstig auswirken. Nach PARKER und LAWSON (1973) traten 21% der Todesfälle infolge einer thyreotoxischen Krise nach Radiojodtherapie auf.

5. Die Hypothyreose

Ausgeprägte Hypothyreosen (schweres Myxödem, Kretinismus) gehören heute auch in Strumaendemiegebieten zu den seltenen Krankheiten. Den Chirurgen interessiert vor allem die Unterfunktion der Schilddrüse nach einem operativen Eingriff. Jede Reduktion des Drüsenparenchyms, erst recht die Thyreoidektomie, aber auch die Radiojodtherapie, muß zu einer Einschränkung der Schilddrüsenhormonbildung führen. In diesen Fällen ist eine Substitution mit synthetischen Hormonen unbedingt erforderlich. Nach Strumaresektionen lassen sich mit einer konsequenten Hormontherapie Rezidive nahezu sicher vermeiden.

6. Die blande euthyreote Struma

Blande Schilddrüsenvergrößerungen werden letztlich immer durch eine überschießende Produktion von TSH verursacht. Diese kommt durch einen niedrigen Schilddrüsenhormonspiegel im Blut zustande, der die Hypophyse nicht ausreichend blockiert. Der Kropf entsteht also als reaktive Adaptation, um durch eine Parenchymzunahme ein Hormondefizit auszugleichen.

Unter den Kropfursachen spielt nach wie vor in Endemiegebieten der Jodmangel die wichtigste Rolle. Eine Jodierung des Trinkwassers wäre daher auch bei uns, zumindest in den südlichen Gegenden unseres Landes, dringend erforderlich (SCRIBA, 1973 b, c).

Störungen der Hormonsynthese sind für die Mehrzahl der sporadischen Strumen verantwortlich. Genetisch fixierte Enzymdefekte hemmen die Aufnahme des Jods in die Schilddrüse, die Hormonsynthese oder die Inkretion. Auch Thyreostatica besitzen einen strumigenen Effekt, da sie ebenfalls die Bildung der Hormone hemmen. Um zu verhindern, daß sich bei der konservativen Therapie einer Hyperthyreose die Schilddrüse vergrößert, sollte Thyroxin verordnet werden, um den Hypophysenvorderlappen zu bremsen und eine vermehrte TSH-Produktion zu verhindern. In ihrer Wirkung mit den Thyreostatica vergleichbar sind strumigene Noxen in Pflanzen und in Wasser (Kropfbrunnen), wobei offenbar die hygienische Qualität des Trinkwassers eine Rolle spielt (KLEIN, 1967).

IV. Diagnose der Schilddrüsenerkrankungen

1. Anamnese und Tastbefund

Trotz Verfeinerung nuklearmedizinischer Untersuchungen und der radioimmunologischen Hormonbestimmungen bleiben Anamnese und körperliche Untersuchung nach wie vor Grundpfeiler der Schilddrüsendiagnostik. Viele der Laborergebnisse dürfen nur in Kenntnis des Lokalbefundes und der klinischen Untersuchung gedeutet werden.

In der Anamnese interessiert, ob Patienten aus einem Endemiegebiet stammen oder ob Schilddrüsenkrankheiten familiär gehäuft auftraten. Wichtig ist es zu wissen, ob das Kropfleiden mit Medikamenten oder Radiojod behandelt worden ist und ob eine Operation vorausging. Die Anamnese sollte jedoch auch Dinge berücksichtigen, welche die Funktion der Schilddrüse in irgendeiner Form beeinflussen könnten. Dazu gehören Medikamente und Kontrastmittel, die Jod enthalten ebenso, wie solche Präparate, die als Nebeneffekt eine strumigene Wirkung besitzen. Da wir wissen, daß zumindest bei Kindern und Jugendlichen Röntgenbestrahlungen der Hals- und oberen Thoraxgegend viele Jahre später eine maligne Degeneration der Schilddrüse verursachen können, darf die Frage nach einer entsprechenden Exposition nicht vergessen werden.

Bei der Lokaluntersuchung wird die Struma hinsichtlich ihrer Größe, ihrer Beschaffenheit (glatt, diffus, einknotig – mehrknotig, druckschmerzhaft) und ihrer Lokalisation beurteilt. Die regionären Lymphknoten müssen grundsätzlich in die Untersuchung mit einbezogen werden, da Metastasen erstes Symptom einer Struma maligna sein können.

Keinesfalls sollte man vergessen, nach Symptomen einer endokrinen Ophthalmopathie zu fahnden.

2. Röntgenuntersuchung

Lungenaufnahmen sowie Zielaufnahmen der Halsgegend in zwei Ebenen gehören zur Routinediagnostik einer Struma. Es lassen sich damit Einengung oder Verdrängung der Trachea, aber auch eine retrosternale oder retroviscerale Ausbreitung der Struma feststellen. Um das Ausmaß einer Trachealkompression beurteilen zu können, sind zusätzliche Aufnahmen mit schräger Strahlenrichtung notwendig. Durch Druckänderungen in der Luftröhre während der Röntgenuntersuchung (Preß- oder Saugaufnahmen) kann gelegentlich die Elastizität der Trachea recht gut beurteilt werden (FUCHSIG u. KEMINGER, 1967; HOFMANN u. LÜDECKE, 1968). Zusätzliche Informationen erhält man mit Schichtaufnahmen und der

Darstellung der Speiseröhre. Letztere deckt gelegentlich Oesophagusvaricen auf, die beim Kropfleiden immer im oberen Drittel lokalisiert und oft mit einer Einflußstauung kombiniert sind, aber nie bluten (KEMINGER, 1972; SCHMIDT et al., 1976).

3. Szintigraphie

Die szintigraphische Darstellung der Schilddrüse und ihrer pathologischen Veränderungen mit Radionucleiden (J^{131} und ^{99m}Tc) gehört zu den wichtigsten Maßnahmen im Rahmen der Schilddrüsendiagnostik. Ohne diese Untersuchung sollten heute Strumaoperationen nicht mehr durchgeführt werden. Dies gilt ganz besonders für Knotenkröpfe und Rezidivstrumen (HUBER, 1965a). In Ergänzung des Tastbefundes und der Röntgenaufnahmen gibt das Szintigramm Auskunft über Größe und Ausdehnung der Schilddrüse. Darüber hinaus kann festgestellt werden, ob überhaupt speicherndes Schilddrüsengewebe vorhanden ist (Athyreose) und ob eine Ektopie der Schilddrüse (Zungenstruma) vorliegt. Eine weitere wichtige Aufgabe ist die Feststellung von Radiojod-speichernden Metastasen eines Carcinoms. Bei blanden Strumen findet sich eine homogene Verteilung des Isotops. Eine unterschiedliche hormonelle Aktivität innerhalb der Schilddrüse läßt sich nur mit dem Szintigramm feststellen.

Die größte Bedeutung der Szintigraphie liegt in der Differentialdiagnose klinisch tastbarer knotiger Veränderungen. Je nach Ausmaß der Aktivität unterscheidet man kalte, warme und heiße Knoten (DOBYNS et al., 1949; DOBYNS u. MALOOF, 1951). Bei den kalten Knoten kann es sich um regressive Adenome, Kolloidcysten, um lokalisierte Entzündungen, Einblutungen oder Verkalkungen, aber auch um ein Malignom handeln. Ursache warmer oder heißer Knoten sind fast immer autonome Adenome. Für deren Diagnose ist die Szintigraphie unerläßlich (BÖRNER et al., 1971). In der Regel stellt man in der Umgebung eines autonomen Adenoms eine geringere oder fehlende Strahlungsintensität fest.

4. Funktionsdiagnostik

Schon die Szintigraphie gibt wichtige Hinweise auf die Schilddrüsenfunktion: ob nämlich das Parenchym Jod speichert oder nicht. Erst recht gilt dies für den TSH-Stimulationstest und den Schilddrüsenhormon-Suppressionstest.

Für Nachweis und exakte Differenzierung der Funktionsstörungen sind aber weitergehende Untersuchungen erforderlich, wobei quantitative Messungen der Schilddrüsenhormone und des TSH mit dem Radioimmunoassay heute die größte Bedeutung besitzen (SCHULTZ, 1973). Sie haben einen Großteil der Funktionsprüfungen, insbesondere in vivo-Untersuchungen überflüssig gemacht (PAPST et al., 1974; KÖNIG et al., 1975). Auch die Messung des Grundumsatzes, die Cholesterinbestimmung und die Registrierung der Achillessehnenreflexzeit haben an diagnostischer Bedeutung verloren. Diese Untersuchungen erlauben keine exakte Aussage und sind heute allenfalls zur Verlaufskontrolle angezeigt (KLEIN, 1969; PFANNENSTIEL, 1973a,b).

Viele Untersuchungen, die auf der Prüfung des Jodstoffwechsels basieren, werden durch exogene Jodzufuhr gestört. Es ist daher wichtig zu wissen, ob der Patient jodhaltige Medikamente oder Kontrastmittel eingenommen hat. Eine Zusammenstellung solcher Präparate findet sich bei KEMPE (1971).

Proteingebundenes Jod (protein bound jodine, PBJ). Bei dieser Untersuchung wird das eiweißgebundene Jod chemisch bestimmt. Die Normalwerte schwanken zwischen 4–8 µg pro 100 ml. Der Nachteil dieser Methode liegt in der fehlenden Hormonspezifität, so daß eine vorherige exogene Jodzufuhr die Untersuchung stört und falsch-positive Werte liefert.

Butanol-extrahierbares Jod (BEJ). Das organische Jod wird nach Butanol-Extraktion gemessen. Im Gegensatz zum PBJ gehen nur die Jodproteine, die T_3 und T_4 enthalten, in die Untersuchung ein (KLEIN, 1967; PFANNENSTIEL, 1973a; BAY, 1975).

T_4-Test (kompetitive Protein-Bindungsanalyse). Mit dem T_4-Test wird der Gesamtthyroxinspiegel im Serum gemessen (KLEIN et al., 1973b). Die Normalwerte liegen zwischen 6 und 12 µg T_4 in 100 ml Serum.

T_3-in-vitro-Test (Trijodthyronin-Bindungskapazität). Zu einem Serum mit unbekanntem T_3-Gehalt gibt man radioaktiv markiertes Trijodthyronin zu, das die freien Bindungsstellen des Thyroxin-bindenden Globulins (TBG) und des Thyroxin-bindenden Präalbumins (TBPA) einnimmt. Nach Eliminierung des noch freien kann die Aktivität des gebundenen radioaktiven T_3 gemessen werden. Je mehr Jod[131] gebunden wird, um so niedriger lag der Hormonspiegel im Patientenserum.

Gesamt-T_3-Bestimmung. Diese Untersuchung ist vor allem dazu geeignet, T_3-Hyperthyreosen ohne Erhöhung des Thyroxins festzustellen. Die schwierige chemische Bestimmung des Trijodthyronins wurde durch die radioimmunologische Messung des Gesamtgehaltes von T_3 im Serum abgelöst (SCHREIBER et al., 1972).

Radiojod-Zweiphasen-Test. Der Test mißt die Aufnahme und den Umsatz von Jod[131]. In der Regel wird 2, 24 und 48 Std nach Gabe der Testdosis die Radioaktivität über der Schilddrüse registriert. Die Untersuchung sagt nur etwas über die Geschwindigkeit des Jodumsatzes in der Schilddrüse aus (Jodid-phase), aber nichts über die quantitative hormonelle Leistung der Schilddrüse. Nach 48 Std wird das radioaktive proteingebundene Jod bestimmt und in Prozent der Dosis pro Liter Serum gemessen (Hormonphase). Die Normalwerte betragen bis 0,25% der Dosis im Liter Serum. Seit Einführung des TRH-TSH-Tests in die klinische Routinediagnostik muß der Zweiphasentest als überholt gelten (BÖRNER, 1975; STIEL et al., 1975).

TSH-Bestimmung und TRH-TSH-Test. Die Messung des TSH mit dem Radioimmunoassay hat die Schilddrüsendiagnostik wesentlich verbessert.

Beim TRH-TSH-Test wird das Thyreoidea-stimulierende Hormon vor und 30 min nach Injektion von 200 µg synthetischen thyreotropen Hormons gemessen. Die Untersuchung geht rascher und belastet den Patienten daher wesentlich weniger als der Zweiphasen-Test. Zudem entfällt jegliche Strahlenbelastung.

In der Hypothyreose ist TSH erhöht, bei euthyreoter oder hyperthyreoter Stoffwechsellage niedrig oder nicht meßbar. Nach TRH reagiert die Hypophyse bei normaler Schilddrüsenfunktion mit einem Anstieg des TSH als Ausdruck eines intakten Regelkreises. Bei Kranken mit Unterfunktion bewirkt TRH einen steilen Anstieg des bereits vor der Stimulation erhöhten TSH. Bleibt der TSH-Anstieg aus, muß man eine Hyperthyreose annehmen, da die Hypophyse durch den erhöhten Schilddrüsenhormonspiegel blockiert ist. Einzige Ausnahme wäre eine hypophysäre Hypothyreose: eine geschädigte Hypophyse spricht auf den TRH-Reiz nicht mehr an.

Den großen Vorteil des TRH-TSH-Tests für die Schilddrüsenchirurgie sehen wir vor allem darin, daß er nach Strumaresektionen eine exakte und individuelle Einstellung und Kontrolle der Rezidivprophylaxe mit Schilddrüsenhormonen erlaubt (PICKARDT et al., 1972).

5. Punktionscytologie

Sie hat sich als wichtiges Verfahren etabliert, szintigraphisch und palpatorisch nachweisbare knotige Veränderungen differentialdiagnostisch weiter abzuklären. Die Feinnadelbiopsie wird seit langer Zeit angewandt (GODWIN, 1956; HAMLIN u. VICKERY, 1956). Sie hat andere Methoden, wie chirurgische Probeexcision (KOLENDORF et al., 1975) und die Entnahme von Gewebszylindern mit Drillbohrern und Vim-Silbermann-Nadeln (SINGH et al., 1965; HAWK et al., 1966; CRILE u. HAWK, 1973) weitgehend abgelöst (BÖHME et al., 1964).

Hauptindikation für dieses Verfahren sind die szintigraphisch kalten Knoten (WELCH u. HELLWIG, 1963; SÖDERSTRÖM, 1966; KENDALL u. CONDON, 1969; GALVAN, 1970; KIRSTAEDTER et al., 1970; FRAHM et al., 1971; WILDMEISTER et al., 1972; ZIEGLER et al., 1972; GALVAN u. POHL, 1973; JUNGINGER et al., 1973; WILDMEISTER u. DEGENHARDT, 1973; WOENCKHAUS u. KLEMM, 1973; WOENCKHAUS, 1974). Bei ihnen muß man in 5–20% und mehr mit einer malignen Degeneration rechnen. Auch bei schmerzhaften Strumen, Entzündungen und großflächigen Bezirken verminderter Speicherung ist die Punktion angezeigt, wenn der geringste Carcinomverdacht besteht (FROHWEIN, 1975). Die Operationsfrequenz der Strumen ging an manchen Kliniken seit Einführung der Punktionscytologie wesentlich zurück (CRILE u. HAWK, 1973). Es fehlt jedoch nicht an Stimmen, die der Methode die diagnostische Exaktheit absprechen und sie daher nicht zur allgemeinen Anwendung empfehlen (Editorial des Brit. Med. J., 1973). Voraussetzung für eine gezielte Punktion verdächtiger Bezirke ist das Szintigramm, welches keineswegs durch die cytologische Untersuchung ersetzt werden kann (KIRSTAEDTER et al., 1970; BERCHTOLD et al., 1974).

Falsch-negative Resultate werden mit 1 bis höchstens 20% angegeben. Sie kommen vor allem bei hochdifferenzierten papillären und folliculären Carcinomen vor, deren Einzelzellen sich bei der cytologischen Untersuchung von normalen Thyreocyten kaum unterscheiden. Medulläre, anaplastische und papilläre Krebse und ihre Metastasen sind in der Regel gut zu diagnostizieren. Im Gegensatz zu den falsch-negativen haben die falsch-positiven Befunde keine Konsequenzen, da in jedem Falle die Operation mit histologischer Sicherung der Diagnose erfolgt. Wenn bereits die klinische Untersuchung den Verdacht auf eine maligne Degeneration ergibt, kann man sich die Aspirationscytologie ersparen. In solchen Fällen ist die Operationsindikation klar gegeben.

Technik (EINHORN u. FRANZÉN, 1962): Für den kleinen Eingriff benötigt man in der Regel keine Lokalanaesthesie. Auch eine Stichincision (SALTZMAN, 1967) erscheint nicht notwendig. Man sticht mit einer dünnen Kanüle Nr. 12 oder 2 in den Strumaknoten. Anschließend läßt man den Patienten schlucken, um die richtige Lage zu überprüfen. Hat man eine Cyste punktiert, wird sie möglichst vollständig entleert und das Sediment cytologisch untersucht.

Wenn nach Aspiration mit einer 10 ml-Spritze eine Cyste ausgeschlossen ist und kein Blutgefäß punktiert wurde, sollte man 1,5 ml Luft injizieren, um die Nadel zu reinigen (KIRSTAEDTER et al., 1970). Unter kräftiger Aspiration schiebt man die Nadel rasch in das Gewebe und wiederholt dies in verschiedenen Richtungen. Das gewonnene Material wird zwischen 2 Objektträgern ausgestrichen, luftgetrocknet und nach GIEMSA (SCHLEUSENER et al., 1965), GRAM oder PAPPENHEIM (WILDMEISTER et al., 1972; GALVAN u. POHL, 1973; FROHWEIN, 1975) gefärbt. Die Untersuchung sollte durch einen möglichst erfahrenen Cytologen erfolgen.

WILDMEISTER et al. (1972) unterscheiden hinsichtlich der Beurteilung 4 verschiedene Aussagen:

Grad 0: Eine cytologische Diagnose läßt sich nicht stellen.

Grad I: Nur normale Thyreocyten sichtbar.

Grad II: Benigne regressive Veränderungen.

Grad III: Verdacht auf Malignität.

In der Klassifikation nach PAPANICOLAOU werden die malignomverdächtigen Zellen weiter unterteilt:

Tumorverdächtige Zellatypien (Gruppe III)

Starker Malignomverdacht (Gruppe IV)

Sichere Diagnose durch Nachweis mehrerer Tumorzellen oder ganzer Tumorverbände (Gruppe V).

In der letzten Gruppe entspricht die Sicherheit der cytologischen Diagnose einem histologischen Befund (ZIEGLER et al., 1972).

Die Cytologie erlaubt auch eine Abschätzung der Schilddrüsenfunktion. Stoffwechselaktive Thyreocyten, wie sie bei Hyperthyreosen vorliegen, erkennt man an Vacuolen im Cytoplasma, an einer verstärkten Granulierung und unterschiedlich großen Nucleolen. Für Hypothyreosen sind ruhende Thyreocyten mit Riesenkernen und mehreren Nucleolen typisch (WOENCKHAUS, 1974). Entzündliche Erkrankungen lassen sich wesentlich schwieriger beurteilen. Nur für die Struma lymphomatosa scheint die Punktionsdiagnostik besonders geeignet zu sein (BEAHRS et al., 1962; HAWK et al., 1966; DABELS et al., 1971).

Komplikationen bei der Feinnadelbiopsie sind extrem selten. Dies gilt für Blutungen ebenso wie für Infektionen ohne oder mit einer antibiotischen Prophylaxe (SCHLEUSENER et al., 1965; GALVAN, 1970).

6. Lymphographie

Die Schilddrüse enthält neben den Lymphbahnen der Schilddrüsenkapsel ein Netz von intraglandulären Lymphgängen, die jedes einzelne Schilddrüsenläpp-

chen überziehen und Verbindungen zur Gegenseite besitzen (BEALES et al., 1971).
Nach Injektion eines öligen Kontrastmittels kann man die Lymphwege röntgenologisch darstellen (MATOBA u. KIKUCHI, 1969) und eine Verdrängung des Lymph-
gewebes feststellen, ohne daß naturgemäß über die Art der pathologischen Veränderungen etwas ausgesagt werden kann. Eine gewisse Funktionsdiagnostik
ist dadurch möglich, daß sich bei den Hyperthyreosen die Lymphwege rasch,
innerhalb von 15 min auffüllen und ebenso schnell in die Halslymphknoten
entleeren.

Das Kontrastmittel, 1–1,5 ml Lipiodol, wird lokal injiziert, und zwar nicht
in die palpablen Knoten, sondern in das dazwischenliegende normale Schilddrüsengewebe (BEALES et al., 1971; NUNDY et al., 1971).

7. Thermographie

Dieses Verfahren beruht auf dem Prinzip, daß von einem Körper im Verhältnis
zu seiner Temperatur Wellen im Infrarotspektrum abgestrahlt werden. Für die
Schilddrüse bedeutet dies eine geringere Wärmeabstrahlung in schlecht durchbluteten Bezirken, also Cysten, Adenomen und Carcinomen. Die pathologischen
Veränderungen stellen sich im Thermogramm als mehr oder weniger regelmäßige
Verschattungen dar (SAMUELS, 1972; WILDMEISTER u. DEGENHARDT, 1973; THEIS-
SINGER u. FLEIGE, 1974). Diese Untersuchung ist vor allem dann indiziert, wenn
radioaktive Isotope nicht appliziert werden dürfen (Schwangerschaft). Keines-
falls kann die Thermographie die Szintigraphie ersetzen.

8. Angiographie

Die Arteriographie erfolgt durch percutane Punktion der A. subclavia oder mit
einer selektiven Katheterangiographie des Truncus thyreocervicalis (KEMINGER
u. DINSTL, 1965; ROSSI et al., 1971; REICHELT, 1974). Das Kontrastmittel kann
auch intraoperativ durch direkte Arterienpunktion injiziert werden. Wegen des
sehr begrenzten diagnostischen Wertes wird die Methode kaum verwendet. Dies
gilt auch für die Venographie, die im Gegensatz zum Hyperparathyreoidismus
bei den Erkrankungen der Schilddrüse keine Rolle spielt.

9. Sonographie

Über die Ultraschalluntersuchung der Schilddrüse wird in den letzten Jahren
zunehmend berichtet (PLANIOL et al., 1971; RASMUSSEN et al., 1971; OTTO et al.,
1972; MISKIN et al., 1975; PETZOLDT et al., 1975). Sie eignet sich vor allem
zur Differenzierung von kalten Knoten. In 94% soll die Unterscheidung zwischen
cystischen und soliden Knoten möglich sein. ROOS und THIJS (1972) empfehlen
die Sonographie vor allem zur Abklärung von palpatorisch verdächtigen, szintigraphisch jedoch unauffälligen Knoten. Auch die Größe der Schilddrüse läßt
sich recht exakt feststellen, so daß man den Erfolg einer Suppressionsbehandlung

kontrollieren oder ein Kropfrezidiv nach einer Strumaresektion rechtzeitig feststellen kann. Eine weitere Anwendungsmöglichkeit ist die gezielte Feinnadelbiopsie (PETZOLDT et al., 1975). Vor allem bei tief gelegenen verdächtigen Knoten
wird die Punktion erleichtert, wenn sie unter sonographischer Kontrolle erfolgt.

V. Die therapeutische Indikation beim Kropfleiden – Operative oder konservative Behandlung?

Es besteht Einigkeit darüber, daß die diffuse juvenile Struma konservativ behandelt werden sollte, während beim großen Kropf mit mechanischer Behinderung
der Halseingeweide und erst recht bei Malignomverdacht die Operation angezeigt
ist. Sie kann heute auch älteren Menschen zugemutet werden. Bei anderen
Schilddrüsenerkrankungen bestehen jedoch noch durchaus unterschiedliche
Meinungen und je nach Einstellung des behandelnden Arztes wird ein mehr
konservatives oder operatives Vorgehen bevorzugt. Eine auf den Einzelfall abge-
stimmte individuelle Therapie wird nur dann möglich sein, wenn Endokrinologen, Nuklearmediziner, Chirurgen und Pathologen zusammenarbeiten.

1. Die euthyreote Struma

In der Behandlung der euthyreoten (blanden) Struma sind Schilddrüsenhormon-
therapie und Operation keine konkurrierenden Verfahren, sondern für beide
Methoden gibt es unterschiedliche Indikationen. Die Radiojodbehandlung
kommt nur selten in Betracht.

Die Domäne der *Schilddrüsenhormonbehandlung* ist die diffuse Struma ohne
mechanische Komplikationen. Blande Strumen werden vor allem bei jüngeren
Menschen beobachtet, wenn der Hormonbedarf steigt (juvenile Struma, Adoles-
centenkropf, Schilddrüsenvergrößerung in Pubertät, Schwangerschaft und während der Lactation). Eine chirurgische Therapie würde das Hormon-produzie-
rende Parenchym reduzieren, das Hormondefizit verstärken und die TSH-Bil-
dung erhöhen. Gerade bei operierten Jugendlichen liegt die Rezidivhäufigkeit
erschreckend hoch und erreicht teilweise 50% und mehr. Je jünger die Patienten
sind, desto zurückhaltender sollte man also ganz allgemein mit der chirurgischen
Therapie sein (GOTTSCHALK, 1968; LANGER, 1968; USBECK, 1968; POPP u. DA-
NIEL, 1972).

Die *chirurgische Therapie* ist indiziert, wenn eine konsequente konservative
Behandlung mit Schilddrüsenhormon nicht zum Erfolg führt oder wenn sie
von vornherein nicht indiziert ist. Dies gilt für Fälle mit mechanischen Komplikationen und für große Strumen (Größe III und IV) mit entstellender, manchmal
grotesker Deformierung des Halses. Auch bei einer dystopen Lage des Schilddrüsengewebes wird man die Operation vorziehen, beim geringsten *Verdacht auf
ein Malignom* ist sie zwingend (PÖRTENER u. UNGEHEUER, 1967b; SIEWERT u.
KNÖCHELMANN, 1967; KLEIN, 1968a; HEBERER et al., 1972; KUDERNATSCH u.

WIESEND, 1976). Verdächtige klinische Symptome für eine Struma maligna sind rasches Wachstum, Konsistenzänderung, vor allem in einer knotig umgewandelten Schilddrüse, Einblutungen, außerhalb der Schilddrüse liegende Resistenzen als Hinweis auf eine Metastasierung, eine harte unregelmäßige Konsistenz des Schilddrüsengewebes (COLCOCK, 1970; BERCHTOLD et al., 1974), sowie eine fehlende Speicherung im Szintigramm. Letztere ist allerdings nur bedingt zu verwerten. Differenzierte Carcinome können sich am Jodstoffwechsel beteiligen (HOFFMAN et al., 1972; LIECHTY et al., 1975). Unter den Schilddrüsencarcinomen weisen etwa ein Viertel »normale« szintigraphische Befunde auf und knapp 4% sogar eine vermehrte Jodraffung. Das Szintigramm muß daher immer im Zusammenhang mit dem klinischen und dem Palpationsbefund beurteilt werden. Da heute nicht mehr bestritten werden kann, daß Röntgenbestrahlungen der Hals- und oberen Thoraxgegend ein Schilddrüsencarcinom provozieren können, sollte nach einer entsprechenden Exposition in der Kindheit gefahndet werden.

Knotenbildungen innerhalb der Schilddrüse kommen häufig vor. Die Umwandlung einer lange Zeit unbehandelten diffusen Struma in einen Knotenkropf ist nahezu die Regel. In 60% der multinodösen Strumen sind kalte Bezirke im Szintigramm nachweisbar (GALVAN, 1970; RICCABONA, 1972a). Solitäre, nicht speichernde, kalte Knoten sind im Kindesalter, aber auch bei alten Menschen, hochverdächtig auf ein Malignom. Der Anteil der Carcinome unter den kalten Knoten wird mit 4–50% sehr unterschiedlich angegeben (LIECHTY et al., 1965, 1967; PÖRTENER u. UNGEHEUER, 1967a; KEMINGER et al., 1968; KLEIN, 1969; KNOWLSON, 1971; HOFFMAN et al., 1972; MESSARIS et al., 1972, 1973; PSARRAS et al., 1972; BROOKS, 1973; GALVAN u. POHL, 1973; SANFELIPPO et al., 1973). Entsprechend unterschiedlich sind die therapeutischen Empfehlungen. SCHACHT und MANNFELD (1970) nehmen eine abwartende Haltung ein, während andere Autoren (LIECHTY et al., 1965; COLCOCK, 1970; KNOWLSON, 1971; HOFFMAN et al., 1972; VOIGT et al., 1973) die chirurgische Entfernung zumindest isolierter kalter Knoten vorziehen. Auch wir neigen zur Operation und empfehlen sie vor allem bei Kindern, da die Entartungsfrequenz um so höher liegt, je jünger die Patienten sind (THIEMANN u. BAY, 1968). Weitergehende Eingriffe, insbesondere die radikale Thyreoidektomie, dürfen nur durchgeführt werden, wenn die Diagnose eines Carcinoms histologisch zweifelsfrei bestätigt worden ist. Ein »kalter Knoten« berechtigt dazu nicht.

Unter den *Komplikationen des Kropfleidens, die ein operatives Vorgehen erfordern,* sind vor allem Kompressionen oder Verlagerung der Trachea und die obere Einflußstauung zu nennen. Schluckstörungen, Nervenausfälle und Varicen im oberen Speiseröhrendrittel kommen seltener vor.

Die *Einengung der Luftröhre* äußert sich klinisch erst spät. Nach den Untersuchungen von FUCHSIG und KEMINGER (1967) weicht der Strömungswiderstand nicht von der Norm ab, solange 30% des Trachealquerschnitts erhalten bleiben. Um Einengungen der Trachea nicht zu übersehen, sollten in Verdachtsfällen Aufnahmen in mehreren Ebenen angefertigt werden. Die Gefahr einer Trachealkompression ist um so größer, je weiter sich die Schilddrüse in die obere Thoraxapertur (Abb. 123) oder in den retrotrachealen Raum ausbreitet. Je nach Wachstum der Struma wird die Speiseröhre nach hinten gegen die Wirbelsäule (Abb. 124) oder gegen die Rückfläche der Trachea gepreßt (Abb. 125), ohne

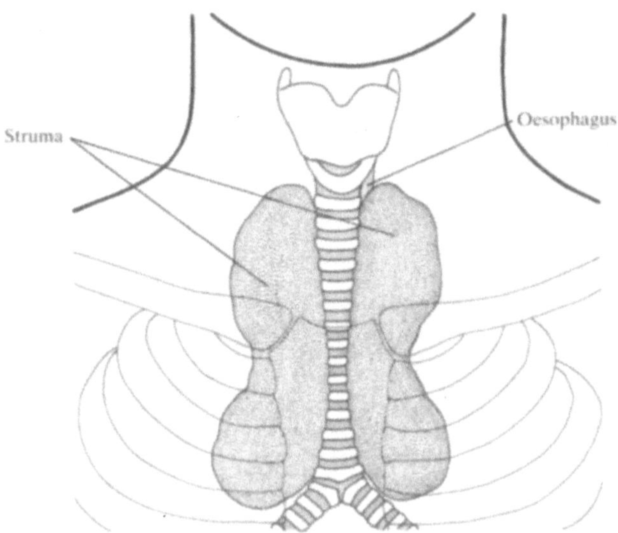

Abb. 123. Kompression der Luftröhre durch Einwachsen der Struma in die obere Thoraxapertur

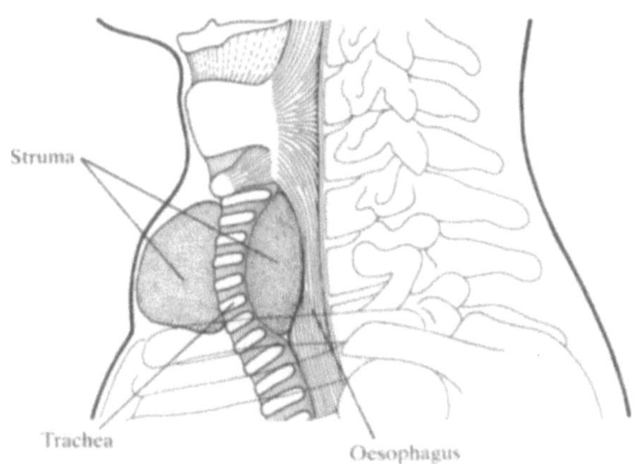

Abb. 124 (s. Text)

daß dadurch wesentliche funktionelle Störungen der Speiseröhre in der Regel ausgelöst werden. Ein asymmetrisches Wachstum der Schilddrüse bewirkt eine manchmal ausgeprägte *Verdrängung der Trachea* (Abb. 126). Eine *Einflußstauung* läßt sich an den stark erweiterten oberflächlichen Venen am Hals und an der oberen vorderen Brustwand leicht erkennen. Sie resultiert aus einer Kompression der dünnwandigen Venen und Lymphgefäße durch große, oft retrosternal reichende Strumen. Eine Einengung der oberen Hohlvene kommt nur bei sehr tiefreichenden substernalen Strumaanteilen vor (LESAVOY et al., 1975). Eine Cyanose beobachtet man bei Patienten mit Einflußstauungen kaum, da das Blut

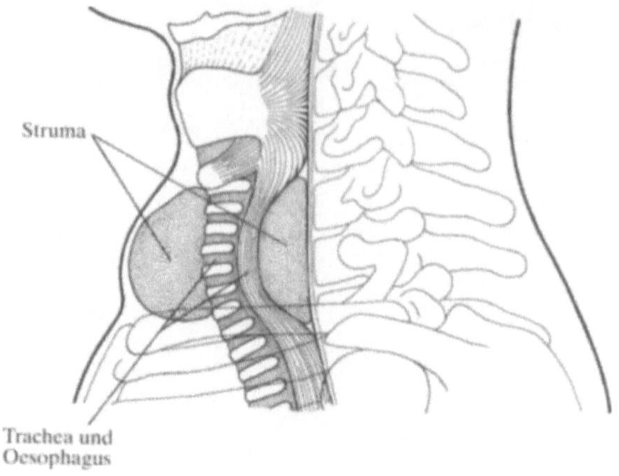

Abb. 125 (s. Text)

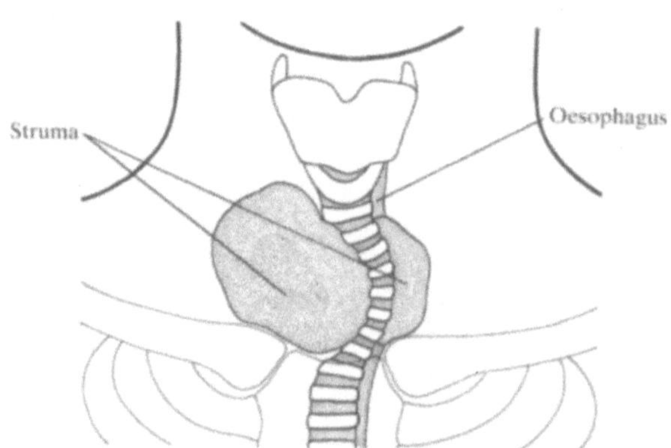

Abb. 126. Bei asymmetrischem Wachstum der Struma kann es neben einer Einengung auch zur Verdrängung der Luftröhre kommen

über die Venae mammaria, vertebralis, azygos und über laterale Thoraxvenen zurückfließen kann (SIDERYS u. ROWE, 1970). Wenn als Umgehungskreislauf Schleimhautvenen der Speiseröhre benutzt werden, können *Oesophagusvaricen im oberen Drittel* der Speiseröhre entstehen (STOLZE, 1960; SUNDERMANN u. KÄMMERER, 1960; RUCKENSTEINER, 1962; KLEIN, 1969; KEMINGER, 1972; SCHMIDT et al., 1976). Diese sog. Downhill-Varicen bluten im Gegensatz zu den im unteren Drittel lokalisierten Krampfadern bei portaler Hypertension fast nie. Bei ungewöhnlicher Lokalisation von Oesophagusvaricen sollte man also auch eine Struma in die differentialdiagnostischen Erwägungen mit einbeziehen.

Bei *Nervenausfällen* ohne vorausgegangene Operation (Recurrensparesen, Horner-Syndrom) muß man in erster Linie an eine maligne Struma denken. Gelegentlich können aber auch gutartige Kröpfe dafür verantwortlich sein (2–10%, KLEIN, 1969; SCHMIDT et al., 1976). Eine fachärztliche laryngoskopische

Untersuchung halten wir daher für eine obligate Maßnahme vor jeder Kropfoperation.

Intrathorakale Strumen haben unter den Mediastinaltumoren einen Anteil von 10–15% (WASSNER, 1970; FRIEHS, 1973). Bereits 1883 erkannte WÖLFLER (zit. nach GOEBEL et al., 1970), daß man zwischen einem nach unten in das Mediastinum vorgewachsenen Kropf und einer Struma aberrata vera unterscheiden muß. Letztere stellt eine echte Dystopie dar (CARSTENSEN u. SALZMANN, 1966), wobei eine Schilddrüse an typischer Stelle fehlen kann. In der Regel nehmen intrathorakale Strumen ihr ernährendes Gefäß mit, so daß auch sehr tief im Mediastinum liegende Kropfknoten über die A. thyreoidea inferior versorgt werden (ADAMS, 1950). Bei einer Struma aberrata vera erfolgt die Blutgefäßversorgung direkt über die Aorta, aber auch über den Truncus brachiocephalicus, seltener über die rechte A. carotis communis, die A. subclavia oder die A. mammaria (JOHNSTON u. TWENTE, 1965; CARSTENSEN u. SALZMANN, 1966).

2. Strumarezidiv

Jede operative Verkleinerung der Schilddrüse verringert zwangsläufig die Hormonsynthese und beeinflußt den Regelkreis mit dem Hypophysenvorderlappen, ohne daß sich an der eigentlichen Kropfursache (Jodmangel, Jodverwertungsstörung) etwas ändert. Da sich viele Patienten mit einer blanden Struma bereits vor dem Eingriff an der Grenze zur Hypothyreose befinden – bei 20% der Kranken läßt sich mit dem TRH-TSH-Test eine subklinische Hypothyreose nachweisen –, kann sich nach der chirurgischen Therapie (einer »symptomatischen Defektheilung«, GERDES, 1976) eine Hypothyreose manifestieren. Dementsprechend steigt nach Strumaresektionen das Thyreoidea-stimulierende Hormon bei der Hälfte der Patienten an. Diese TSH-Erhöhung mit ihrem stimulierenden Effekt auf den Schilddrüsenrest erklärt die hohe Zahl von Strumarezidiven, in manchen Statistiken über 50% (JENNY et al., 1966; STEINER et al., 1974; GERDES, 1976, u.v.a.). Je jünger der Patient zum Zeitpunkt der Erstoperation ist, um so größer ist die Gefahr eines Rezidivs (KEMINGER et al., 1968).

Die Behandlung des Strumarezidivs richtet sich nach Größe, Konsistenz und den mechanischen Auswirkungen. Es sollte für die Operationsindikation bedacht werden, daß postoperative Störungen häufiger vorkommen als bei der Erstoperation. So liegt die Anzahl der Recurrensparesen mit etwa 20% wesentlich höher (SCHEICHER, 1962; STEINER, 1966; LIE, 1969). Dies gilt auch für den postoperativen Hypoparathyreoidismus. Die Operationsletalität beträgt zwischen 0,6 und 1,8% (STEINER, 1966; FUCHSIG u. KEMINGER, 1967; STEINER et al., 1974) und liegt damit wesentlich über dem Risiko einer Erstoperation. Aus diesen Gründen sollte man eine konservative Behandlung mit Schilddrüsenhormonen vorziehen, wenn ein Malignom ausgeschlossen ist und keine Trachealkomplikationen bestehen. Auch die Radiojodresektion kann angezeigt sein (STEINER, 1968). Vor allem bei einseitigen Recurrenslähmungen neigen wir zur nichtoperativen Therapie.

Wenn man sich zur Operation entschließt, muß man sich zwischen der extracapsulären Resektion und der intracapsulären Excochleation (Morcellement) entscheiden. Beide Verfahren haben Vor- und Nachteile. Die Resektion erlaubt eine anatomie- und funktionsgerechte Reduktion des Parenchyms (STEINER, 1966).

Es besteht jedoch kein Zweifel, daß man häufiger mit Nervenschäden rechnen muß. Diese Gefahr ist bei der stumpfen digitalen Ausräumung wesentlich geringer (FUCHSIG u. KEMINGER, 1965; P. KLEIN, 1968). Den Nachteil der Excochleation sehen wir darin, daß eine Einengung der Trachea weniger sicher beseitigt wird. Außerdem kommt es nicht selten zu erheblichen intraoperativen Blutungen. Unseres Erachtens sollte man resezieren, wenn das Rezidiv einen bei der Erstoperation unberührten Seitenlappen oder den Lobus pyramidalis betrifft, oder wenn bereits eine Recurrensparese vorliegt. Die stumpfe subcapsuläre Resektion halten wir vor allem dann für indiziert, wenn erhebliche narbige Veränderungen die anatomische Präparation erschweren oder ein intakter N. recurrens geschont werden muß.

3. Autonomes Adenom

Über die Therapie autonomer Adenome gibt es keine einheitliche Meinung. Thyreostatica eignen sich allenfalls zur Operationsvorbereitung. Es kommen also im wesentlichen nur die operative Entfernung des Adenoms und die Radiojodresektion in Frage. Deren Nachteile sind der verzögert einsetzende Therapieerfolg und die Strahlenbelastung. Oft dauert es ein Jahr oder länger, bis das Ergebnis der Radioresektion beurteilt werden kann. Ein rascher Jodumsatz in den Adenomen erfordert besonders hohe Dosen Jod^{131} (BAY, 1965; HORST et al., 1967), und die Strahlenbelastung spielt zumindest bei jüngeren Patienten eine nicht unwesentliche Rolle.

Die Mehrzahl der Autoren neigt zur operativen Therapie und beschränkt die Radiojodresektion auf Patienten, die die Operation ablehnen, oder bei denen Kontraindikationen für den chirurgischen Eingriff (z.B. kardiale und pulmonale Insuffizienz) bestehen (MATTES u. KAPMANN, 1976). Den Vorteil der operativen Entfernung sehen wir mit vielen anderen Untersuchern (HAMELMANN u. GRABIGER, 1965; CASWELL et al., 1966; BLOCK, 1967; MALAMOS et al., 1969; UTHGENANNT et al., 1970; ROTH, 1972; KRONBERGER, 1973; BAY, 1976) in dem raschen Wirkungseintritt, in der kurzen Behandlungsdauer und in der fehlenden Strahlenbelastung. Bei Patienten unter 30 Jahren, in der Gravidität und beim geringsten Malignomverdacht muß chirurgisch interveniert werden. Ein autonomes Adenom schließt ein Carcinom keinesfalls aus (GEMSENJÄGER et al., 1973). Verdächtig sind vor allem szintigraphisch kalte Bezirke innerhalb der Adenome oder gleichzeitig nachweisbare kalte Knoten (ZENKER u. GRABIGER, 1967). Man wird sich zur subtotalen Resektion entschließen, wenn außer dem autonomen Adenom die Schilddrüse noch andere pathologische Veränderungen, z.B. weitere Knoten oder eine große Struma, aufweist, um wirklich das gesamte pathologisch veränderte Gewebe zu entfernen. Die Enucleation bleibt isolierten Adenomen ohne Malignomverdacht und ohne weitere Schilddrüsenpathologica vorbehalten (UTHGENANNT et al., 1970; ROTH, 1972; BAY, 1976). Die Operationsmethode muß sich also dem Einzelfall anpassen. Nach 4–6 Wochen sollte man den Schilddrüsenstoffwechsel überprüfen, um festzustellen, ob sich nach Entfernung eines dekompensierten autonomen Adenoms das übrige normale Schilddrüsengewebe erholt hat.

4. Hyperthyreose

Die Operation war seit KOCHER fast 50 Jahre lang die einzig mögliche Therapie bei hyperthyreoten Strumen. Anfang der 40er Jahre erfolgte ziemlich gleichzeitig die Einführung der thyreostatischen Substanzen (ASTWOOD, 1943, 1944) und der radioaktiven Jodisotope (HERTZ et al., 1938; HAMILTON u. SOLEY, 1940). Trotzdem wird auch heute noch die Operation von vielen vorgezogen (HUNG et al., 1962; SAXENA et al., 1964; REEVE et al., 1969; TANK et al., 1969; SAWYERS et al., 1972; PEGG et al., 1973; HEIMANN u. MARTINSON, 1975; LORENZ, 1975).

Die Entscheidung, welcher Therapie der Vorzug gegeben werden soll, hängt vom Ausmaß der Schilddrüsenüberfunktion ab, vom Vorhandensein und der Größe einer Struma, der Konsistenz des Kropfes (knotige Veränderungen!), vom Alter und Allgemeinzustand des Patienten, sowie von einer begleitenden endokrinen Ophthalmopathie. In letzter Zeit schwingt das Pendel in Richtung Operation (BAY, 1976). Es wäre jedoch verfehlt, sich auf eine einzige Therapieform zu versteifen. Man wird sich im Einzelfall in Zusammenarbeit mit den Endokrinologen und Nuklearmedizinern für die eine oder andere Therapieform entscheiden.

Die Operation hat den Vorteil, daß sie die Überfunktion der Schilddrüse rasch und sicher beseitigt und daß vor allem begleitende Nebenbefunde entdeckt und mitbehandelt werden können. Dies gilt besonders für knotige Veränderungen und Malignome (HEIMANN u. MARTINSON, 1975), die sich präoperativ der Diagnostik entzogen hatten. Die Operation ist auch indiziert, wenn medikamentöse Therapie und Radiojodbehandlung unterbleiben müssen (BLACK, 1972): Gravidität, jugendliches Alter, sehr große Strumen.

Zurückhaltend sollte man mit der chirurgischen Therapie bei Patienten mit einer ausgeprägten endokrinen Ophthalmopathie sein. Nach der Operation kann es über die abrupte Senkung der zirkulierenden Schilddrüsenhormone zu einer Stimulation der Hypophyse kommen, wobei offenbar nicht nur TSH vermehrt produziert wird, sondern auch der Exophthalmus-produzierende Faktor (EPF). Wenn grundätzlich nur in der Euthyreose operiert wird, läßt sich die früher gefürchtete postoperative hyperthyreote Krise nahezu mit Sicherheit verhindern.

5. Endokrine Ophthalmopathie

Bei den Ophthalmopathien mit Hyperthyreose empfiehlt sich eine fraktionierte Jod^{131}-Therapie, wenn die Patienten über 40 Jahre alt sind (WILDMEISTER u. HORSTER, 1972). Die Strumaresektion sollte erst erwogen werden, wenn die Schilddrüsenvergrößerung zur lokalen Stauung oder anderen mechanischen Komplikationen geführt hat, oder wenn die konservative Therapie erfolglos blieb. Die totale Thyreoidektomie (KIRMSE et al., 1975; PERZIK u. CATZ, 1967;

MÜLLER et al., 1967; CATZ u. PERZIK, 1969) hat sich nicht allgemein durchgesetzt.

Bei extremen Augensymptomen und Versagen der konservativen Therapie sollte man als letzten Ausweg eine Dekompression der Orbita erwägen, um das Augenlicht zu erhalten. Von einem transantralen Zugang aus wird der Orbitaboden entfernt, die mediale Orbitawand gegen das Ethmoid weggenommen und die basale Orbitafascie gespalten (ESCHER u. BÜRGI, 1975).

6. Thyreotoxische Krise

Jeder operative Eingriff, auch die Strumaresektion, würde die Symptomatik der hyperthyreoten Krise verstärken und ist daher in jedem Fall kontraindiziert. Letztlich müssen alle Maßnahmen darauf gerichtet sein, die Symptome zu bessern und die im Blut zirkulierenden Schilddrüsenhormone zu eliminieren.

VI. Die Vorbereitung zur Operation

1. Allgemeine Vorbehandlung

Nur selten handelt es sich bei Eingriffen an der Schilddrüse um Notfallsituationen. Die Operation sollte daher in optimalem Zustand des Patienten und unter günstigen Voraussetzungen erfolgen. Vor allem bei älteren Patienten muß die Lungenfunktion überprüft, eine Herzinsuffizienz beseitigt sein.

2. Jodvorbehandlung (sog. »Plummerung«)

Die Therapie mit anorganischem Jod wurde durch PLUMMER (1923) zur Vorbereitung hyperthyreoter Strumen eingeführt. Die Wirkung beruht darauf, daß Jod in hoher Dosierung die Jodination durch Inaktivierung der Peroxydasen verhindert. Bei hyperthyreoter Stoffwechsellage wird außerdem die Abgabe präformierter und in der Schilddrüse an Proteine gebundener Schilddrüsenhormone durch Inaktivierung der Proteasen gestört. Als Folge des reduzierten Schilddrüsenstoffwechsels sinkt die Durchblutung, so daß der Blutverlust während der Operation verringert wird (STAIB u. NIEPMANN, 1961). Eine langfristige Jodmedikation ist nicht möglich, da der gewünschte therapeutische Effekt in das Gegenteil umschlagen kann. Die sog. Plummerung sollte daher nur etwa 5–10 Tage durchgeführt werden. Sie erfolgt entweder oral mit der 3%igen Lugolschen Lösung oder intravenös mit Endojodin. Die 3%ige Lugolsche Lösung hat folgende Zusammensetzung:

Kalium jodatum 1,0, Jodi puri 2,0, Aqua dest. ad 300,0. Von dieser Lösung enthalten 5 Tropfen 2,1 mg Jod. Man beginnt mit 3 × 15 Tropfen, entsprechend 18,9 mg Jod und steigert täglich um insgesamt 9 Tropfen bis etwa 3 × 30 Tropfen (STEINER u. BAUMGARTL, 1971). Der Jodgehalt einer Ampulle Endojodin (2 ml) beträgt 236 mg. Es wird in der Regel wesentlich höher dosiert: 2–10 Ampullen pro 24 Std, wobei man auf die tägliche Dosissteigerung verzichten kann (MATTHAES, 1970; STAIB, 1971). In der Regel kommt man mit 2–5 Ampullen über 5 Tage aus (STEINER u. BAUMGARTL, 1971).

Die alleinige Jodvorbehandlung ist nur für leichte Hyperthyreosen zu empfehlen. Bei stärkergradigen Überfunktionen der Schilddrüse ziehen wir die thyreostatische Therapie vor, die allenfalls unmittelbar vor der Operation mit anorganischem Jod ergänzt wird.

Unterschiedliche Meinungen gibt es darüber, ob eine Jodvorbehandlung auch bei der euthyreoten Struma angezeigt ist (KUDERNATSCH u. WIESEND, 1976) oder nicht (KREMER et al., 1971).

Ohne Zweifel führt die Blockierung des Schilddrüsenstoffwechsels mit anorganischem Jod auch bei euthyreoter Stoffwechsellage zu einer Durchblutungsminderung der Schilddrüse, wodurch intraoperative Blutungen gehemmt und leichter kontrolliert werden können. Unseres Erachtens spielt dies jedoch beim euthyreoten Kropf nur eine untergeordnete Rolle. Ein gewichtiges Argument gegen die Anwendung von Jod ist die Tatsache, daß danach für Monate viele Funktionsprüfungen der Schilddrüse unmöglich gemacht werden. In über 10% der Eingriffe an scheinbar gutartigen Kröpfen entdeckt der Pathologe bei der histologischen Aufarbeitung ein Carcinom (HEBERER, 1976). In solchen Fällen kann man wegen der präoperativen Jodgabe weder nach jodspeichernden Metastasen fahnden, noch eine vielleicht indizierte Radiojodtherapie durchführen.

3. Vorbehandlung hyperthyreoter Strumen

Die Operation von hyperthyreoten Strumen war früher mit dem hohen Risiko einer postoperativen thyreotoxischen Krise verbunden. Sie ist jedoch glücklicherweise selten geworden, seitdem man diese Patienten medikamentös vorbereitet. Die Resektion darf erst erfolgen, wenn Euthyreose erreicht ist. Dazu genügt Jod bei leichten Hyperthyreosen. In allen anderen Fällen sollten Thyreostatica vorgezogen werden (GILLQUIST et al., 1974). Ob man zusätzlich in den letzten Tagen vor der Operation »plummert«, richtet sich nach dem Einzelfall. Der durchblutungshemmende Effekt von anorganischem Jod erweist sich gerade bei der Therapie mit Thyreostatica als günstig, da diese einen Anstieg von Plasminogen-Aktivatoren bewirken und dadurch die intraoperative Blutungsneigung verstärken (DEPISCH et al., 1971).

4. Aufklärung der Patienten

Die fehlende Aufklärung über Art und Risiko der Schilddrüsenoperation war wiederholt Anlaß gerichtlicher Auseinandersetzungen. Auch bei sehr sorgfältiger Operationstechnik lassen sich Nervenschädigungen und Nebenschilddrüsenunterfunktionen niemals ganz vermeiden. Ob man die Patienten auf solche Komplikationen hinweisen muß oder nicht, richtet sich nach der Häufigkeit, aber auch danach, ob bestimmte Personengruppen, wie Lehrer oder Sänger, auf ihre Stimme beruflich angewiesen sind. Nach herrschender Rechtsprechung müssen Komplikationen in das Aufklärungsgespräch mit einbezogen werden, wenn die Komplikationsdichte (PERRET, 1959), also die Frequenz typischer Komplikationen, 1–3% überschreitet. Da nach Erstoperationen die Häufigkeit bleibender Schäden im allgemeinen diese Zahl nicht erreicht, muß der Patient darüber nicht unbedingt voll aufgeklärt werden. Um möglichen juristischen Konsequenzen aus dem Wege zu gehen, halten wir es dennoch für ratsam, auch bei Ersteingriffen auf die Möglichkeit einer Nervenschädigung hinzuweisen. Eine eingehende Aufklärung ist unbedingt notwendig, wenn eine Beeinträchtigung der Stimme mit beruflichen Konsequenzen verbunden sein kann. Das gleiche gilt für Eingriffe wegen bösartigen Strumen, sowie für Schilddrüsenentzündungen und intrathorakale Kröpfe, wo die Gefahr der Nervenschädigung wesentlich höher liegt. Wenn derartige Befunde bereits präoperativ bekannt sind, müssen die Patienten auf das erhöhte Risiko hingewiesen werden.

VII. Die »subtotale« Strumaresektion

1. Lagerung

Die Operation führen wir in fast liegender Position des Patienten durch. Der Oberkörper wird angehoben und der Kopf nach hinten rekliniert (Abb. 127). Es empfiehlt sich, zusätzlich unter die Schultern ein festes Kissen zu legen, so daß der Kopf weiter nach hinten sinkt und das Operationsgebiet gut zugänglich wird.

2. Anaesthesie

Eingriffe an der Schilddrüse werden heute überwiegend in *Allgemeinnarkose* durchgeführt. Sie ist für den Patienten angenehmer und psychisch weniger bela-

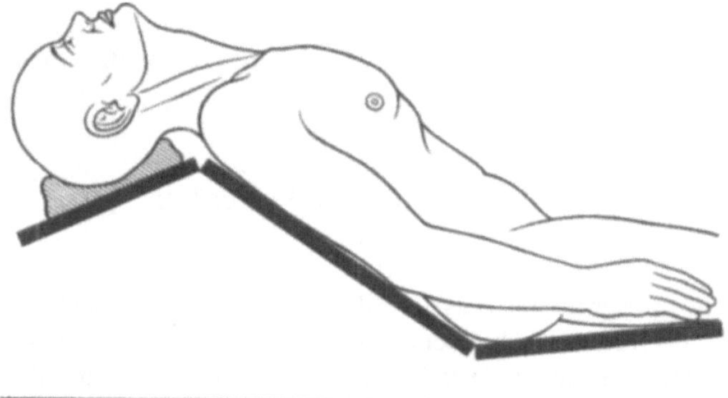

Abb. 127. Lagerung des Patienten zur Strumaoperation

stend. Sie hat auch für den Operateur Vorteile, da unwillkürliche oder unbeherrschte Bewegungen des Patienten ausgeschlossen sind. Gegen die Allgemeinnarkose wurde früher angeführt, daß man intraoperativ den Patienten nicht phonieren lassen kann. Wir wissen heute, daß Nervenschädigungen nicht häufiger vorkommen als bei Operationen in örtlicher Betäubung. Die Allgemeinnarkose gibt zudem dem Anaesthesisten die Möglichkeit, auch in der Exspiration einen geringen Restdruck zu belassen. Wenn dadurch die Gefahr einer Luftembolie auch nicht völlig ausgeschlossen ist (KEMINGER u. MAAGER, 1969), so wird sie doch in Kombination mit der Flachlagerung des Kranken sehr unwahrscheinlich. Wir selbst haben bisher bei diesem Vorgehen nie eine Luftembolie erlebt.

Bei Patienten mit einer Trachealstenose mit Behinderung der Atmung ist die Intubation zwingend.

Will man die Strumaresektion in *Lokalanaesthesie* durchführen, so genügt in der Regel die subcutane Infiltration der Haut im Bereich der vorgesehenen Incision mit der 0,5%igen Lösung eines Lokalanaestheticums ohne Adrenalinzusatz. Viele Chirurgen setzen zusätzlich an den oberen Schilddrüsenpolen und über dem Isthmus der Schilddrüse ein Depot. Will man auch den Plexus cervicalis ausschalten, sticht man in die Mitte des Hinterrandes des M. sternocleidomastoideus ein, schiebt die Nadel 1 bis maximal 2 cm senkrecht zur Oberfläche in die Tiefe vor und setzt hier ein Depot. Anschließend wird die Nadel parallel zur Hautoberfläche nach vorne geführt und die Haut fächerförmig unterspritzt. Man erfaßt dadurch das Ausbreitungsgebiet des N. cutaneus colli. Nach der Injektion sollte man unbedingt etwa 10–15 min warten, bis die Anaesthesie »sitzt«, und erst dann den Hautschnitt anlegen. Der Patient verliert das Vertrauen in den Operateur, wenn der Eingriff beginnt, ohne daß das Operationsgebiet wirklich schmerzfrei geworden ist.

3. Freilegung der Struma

Den besten Zugang für die Kropfoperation gibt der quere Kochersche Kragenschnitt (Abb. 128). Er wird zwei Querfinger oberhalb des Jugulum sterni angelegt, bei Patienten mit schlankem Hals etwas höher, bei gedrungener Statur eher etwas niedriger.

Die Incision folgt den Spaltlinien der Haut und liegt möglichst innerhalb einer Hautfalte. Der Schnitt darf weder gerade, noch in einem zu starken Bogen, also lappenförmig, geführt werden. Die Schnittlänge richtet sich nach Größe und Ausdehnung der Struma. Nach lateral wird der Kopfnickerrand um etwa 1 cm überschritten (Abb. 129). Vor zu kleinen Schnitten sollte man sich hüten. Sie erschweren die Übersicht, und es gibt häßliche Narben, wenn man während der Operation gezwungen ist, die Hautincision zu verlängern.

Bei großen Strumen erlebt man immer wieder, daß trotz schulmäßig angelegtem Schnitt die Hautnarbe nach unten absinkt. Man kann dies weitgehend vermeiden, wenn man die Incision am wachen und sitzenden Patienten mit Hauttinte markiert. Bei einseitigen oder asymmetrischen Kröpfen ist man dennoch immer wieder unangenehm überrascht, wenn die spätere Narbe von der ursprünglich scheinbar regelmäßigen Incision abweicht.

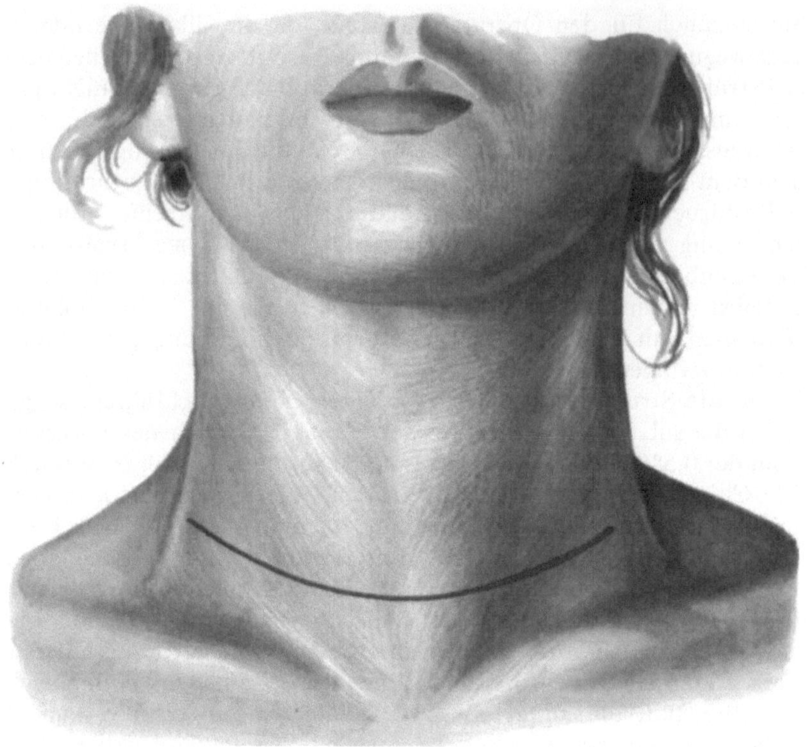

Abb. 128. Kocherscher Kragenschnitt zur Freilegung der Struma. (Aus: GULEKE, 1953)

Haut und Platysma werden in einem Zuge durchtrennt, kleine Blutungen mit vorübergehend angelegten Klemmen oder mit dem elektrischen Messer gestillt. Bevor die Fascie in gleicher Schnittrichtung, also quer, durchtrennt werden kann, wird die V. jugularis anterior, in vielen Fällen auch die lateral verlaufende V. jugularis externa ligiert und durchschnitten. Um den Unterbindungen ausreichenden Halt zu geben, legen wir die Gefäße durch parallele Schnitte frei. Erst danach werden sie mit der Rillensonde umfahren, doppelt ligiert und durchtrennt (Abb. 129 u. 130). Als Nahtmaterial bevorzugen wir in den oberflächlichen Schichten des Halses dünnes (3 × 0 oder 4 × 0) Dexon oder Vicryl. Der nächste Schritt ist die stumpfe Freilegung des vorderen Kopfnickerrandes. Dieser Muskel wird nach oben und unten so weit freipräpariert, daß er mit einem stumpfen Haken seitlich weggezogen werden kann. Haut, Platysma und Fascie werden anschließend gemeinsam überwiegend scharf nach oben abpräpariert. Die obere anatomische Grenze bildet der Ringknorpel. Wölbt er sich vor, braucht der Hautfascienlappen nicht weiter entwickelt zu werden. Er wird anschließend an die Abdecktücher hochgenäht oder mit zwei Tuchklemmen gefaßt, die mit Faden und Gegengewicht über dem Narkosebügel aufgehängt werden.

Es liegt jetzt die vordere Halsmuskulatur frei, bestehend aus dem breiten M. sternohyoideus, an den sich lateral der M. omohyoideus anschließt, und

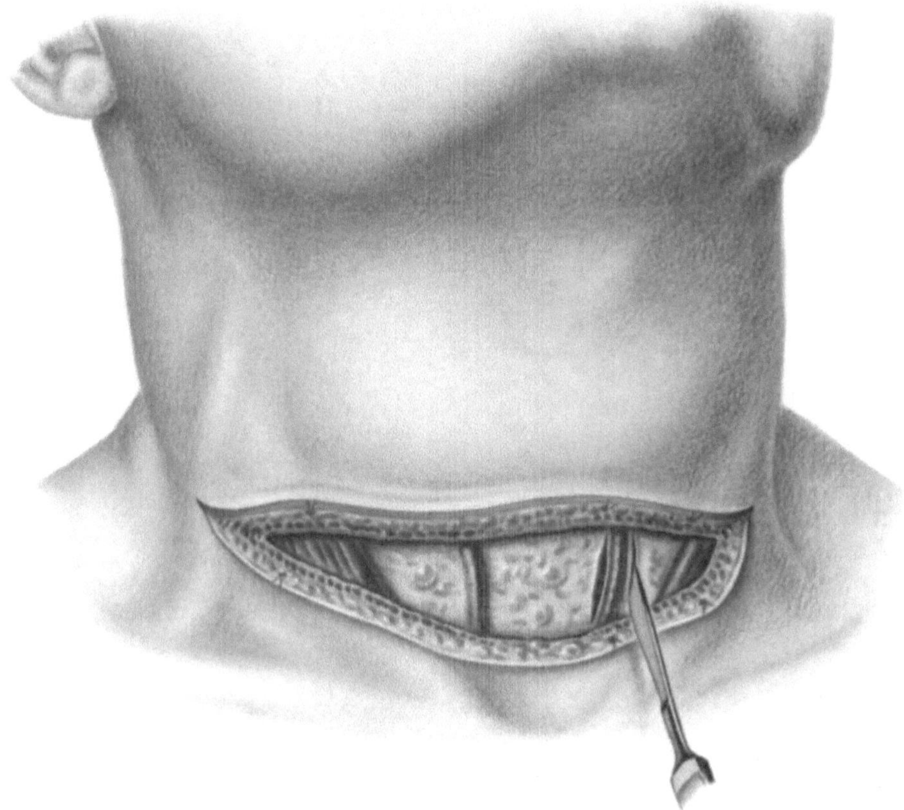

Abb. 129. Nach Durchtrennung von Haut und Platysma werden die vorderen Jugularvenen durch parallele Längsschnitte freigelegt. (Aus: GULEKE, 1953)

dem schmäleren M. sternothyreoideus (Abb. 131). Viele Chirurgen durchtrennen diese Muskeln in querer Richtung (FREEMAN, 1970; MOUNTAIN et al., 1971; RANKE, 1972), andere lehnen dieses Vorgehen ab (MÜNDNICH u. MANDL, 1956; WILLIAMS, 1958; KRAFT-KINZ, 1973; KUDERNATSCH u. WIESEND, 1976).

Diese Muskeln haben zwar keinen unmittelbaren Einfluß auf die Phonation, sie sind jedoch für die Bewegungen des Kehlkopfes beim Sprechen verantwortlich. Die anatomische Bezeichnung Mm. detractores laryngis drückt diese Funktion aus. Wird sie gestört, kann sich dies in einer Änderung der Klangfarbe und in einer leichteren Ermüdbarkeit der Stimme äußern. Andererseits besteht aber kein Zweifel daran, daß nach Durchtrennung der vorderen Halsmuskulatur die Übersicht und vor allem der Zugang zu den oberen Polgefäßen wesentlich verbessert wird. Man muß die Vorteile den Nachteilen gegenüberstellen und sich nach den individuellen anatomischen Gegebenheiten richten.

Bei großen Strumen entscheiden wir uns häufiger zur Durchtrennung, während wir bei kleinen Strumen, insbesondere aber bei der Enucleation von Adenomen, darauf verzichten. Unseres Erachtens schädigt ein gewaltsames Beiseitezer-

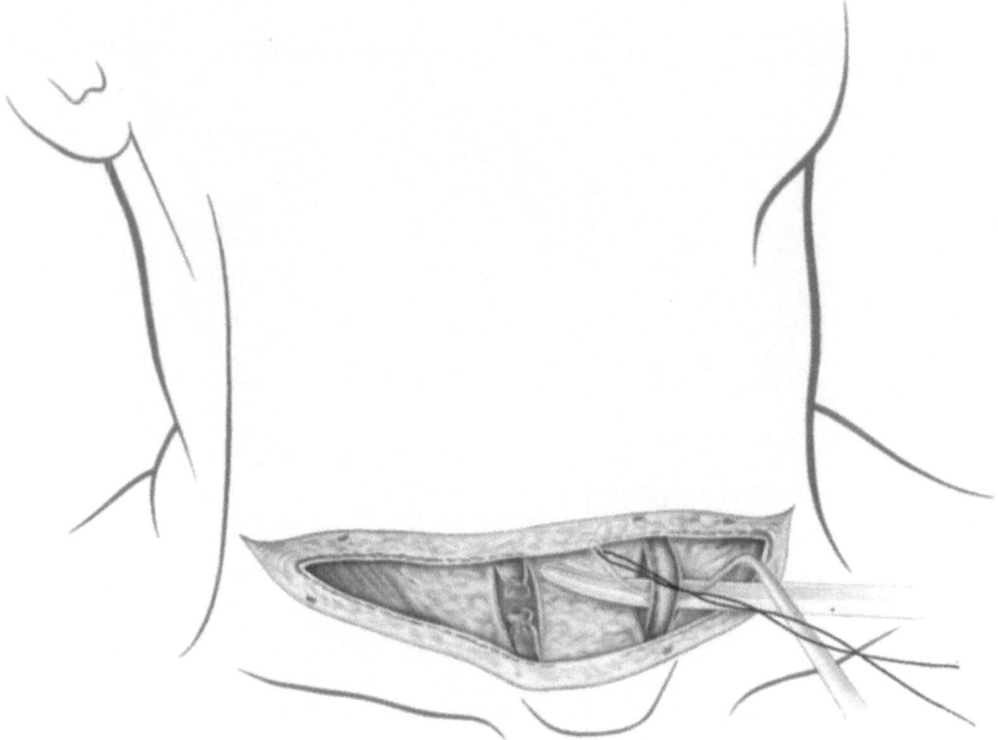

Abb. 130. Die Jugularvenen werden ligiert und anschließend durchtrennt

ren mit Haken die Muskulatur mehr als eine geplante quere Incision, die am Ende der Operation wieder exakt vernäht wird.

Die Entscheidung für das eine oder andere Vorgehen treffen wir erst nach Längsspaltung der geraden Halsmuskeln in der Mittellinie. Man incidiert den schmalen Bindegewebsstreifen, der die Muskeln der linken und rechten Seite trennt, mit dem Skalpell (Abb. 132) und erweitert den Schnitt nach oben bis zum Ringknorpel und nach unten bis nahe an das Jugulum sterni. Der nächste Schritt ist das Ablösen der Muskulatur von der Schilddrüse, wobei die Präparation unbedingt in der richtigen Schicht erfolgen muß, also in der Verschiebeschicht zwischen Schilddrüsenkapsel und dem die Schilddrüse überziehenden Anteil der tiefen Halsfascie. Verletzungen der Schilddrüsenkapsel führen unweigerlich zu störenden Blutungen. In der »richtigen Schicht« läßt sich dagegen die Muskulatur mit der Präparierschere oder stumpf digital ohne Schwierigkeiten ablösen. Entschließt man sich zur queren Durchtrennung oder Einkerbung der Muskulatur (Abb. 133), so erfolgt dies in Höhe des Isthmusoberrandes, mög-

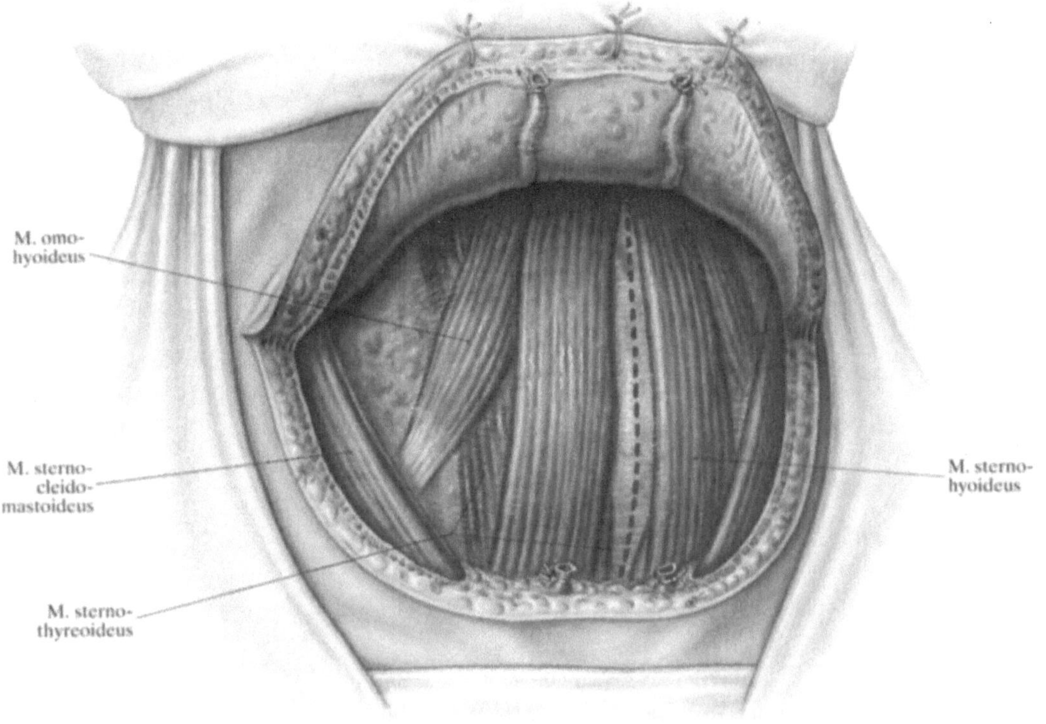

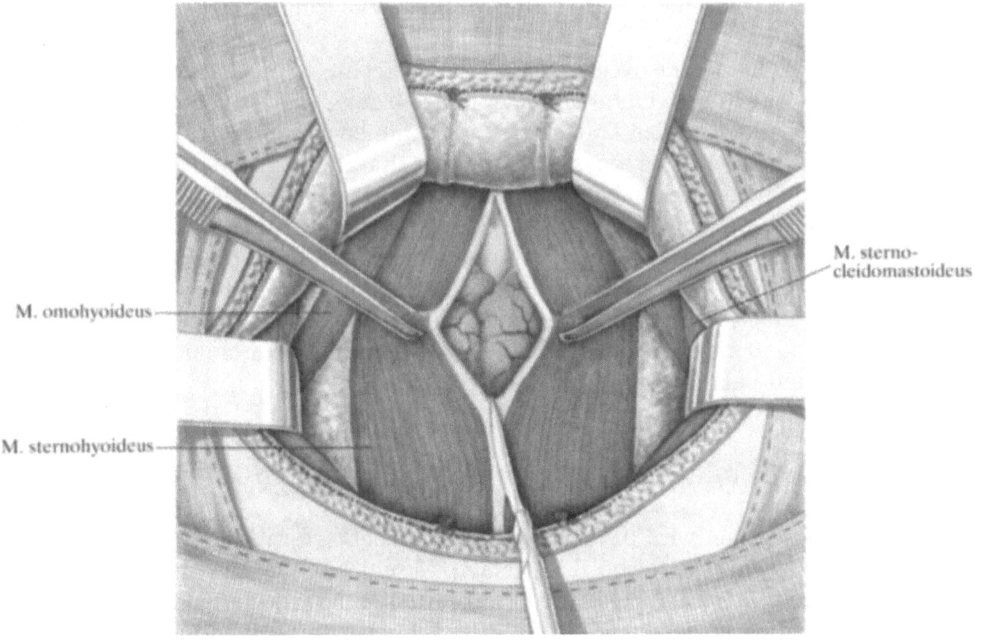

Abb. 131. Nach Abschieben des Hautplatysmalappens zusammen mit der Fascie liegt die gerade Halsmuskulatur frei. (Aus: GULEKE, 1953)

Abb. 132. Trennung der geraden Halsmuskulatur in der Mittellinie

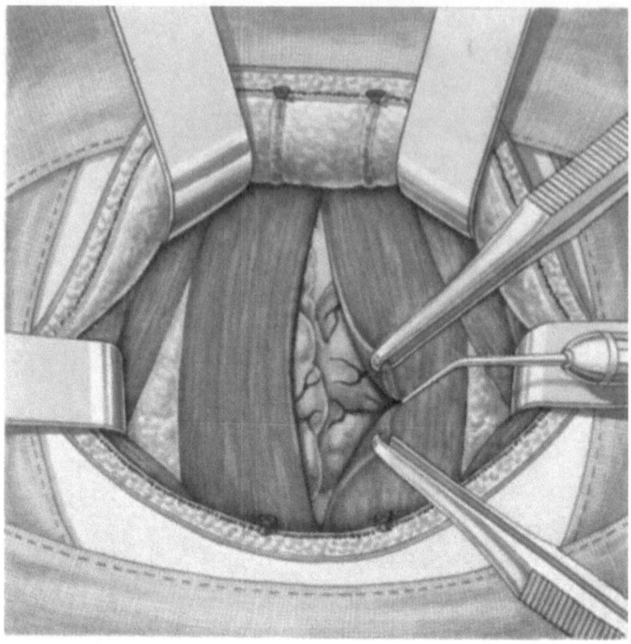

Abb. 133. Falls erforderlich wird die gerade Halsmuskulatur etwa in Höhe des oberen Isthmusrandes quer eingekerbt oder durchtrennt

lichst nicht tiefer, weil die geraden Halsmuskeln von caudal mit Blut versorgt werden.

Wir entwickeln in der Regel zunächst die rechte Kropfhälfte, ohne daß wir daraus ein starres Schema ableiten. Zur Freilegung der seitlichen Schilddrüsenfläche werden die geraden Halsmuskeln zusammen mit dem M. sternocleidomastoideus nach lateral verzogen und die Struma ebenfalls mit einem Haken oder besser digital nach medial abgedrängt. Von einer brüsken digitalen Luxation der Struma raten wir ab, weil durch Verletzung der inkonstanten V. thyreoidea media oder ihrer Äste unangenehme Blutungen verursacht werden können. Wir ziehen es vor, die seitlichen Venen unter Sicht zu umfahren und zu versorgen (Abb. 134). Danach läßt sich der Strumalappen um seine Längsachse nach medial drehen, so daß man das lockere Bindegewebe entlang der Schilddrüsenkapsel nach cranial und caudal abschieben kann.

4. Mobilisierung des oberen und unteren Poles

Das weitere Vorgehen wird durch Haltefäden erleichtert, mit denen die Struma nach unten gezogen wird (Abb. 135). Nach Abschieben der Halsmuskeln nach oben wird das Gefäßbündel sichtbar. Vor dessen Versorgung löst man das umgebende Bindegewebe ab. Dies gelingt lateral fast immer ohne Schwierigkeiten. Medial müssen derbe Bindegewebszüge, zwischen der Schilddrüse und dem

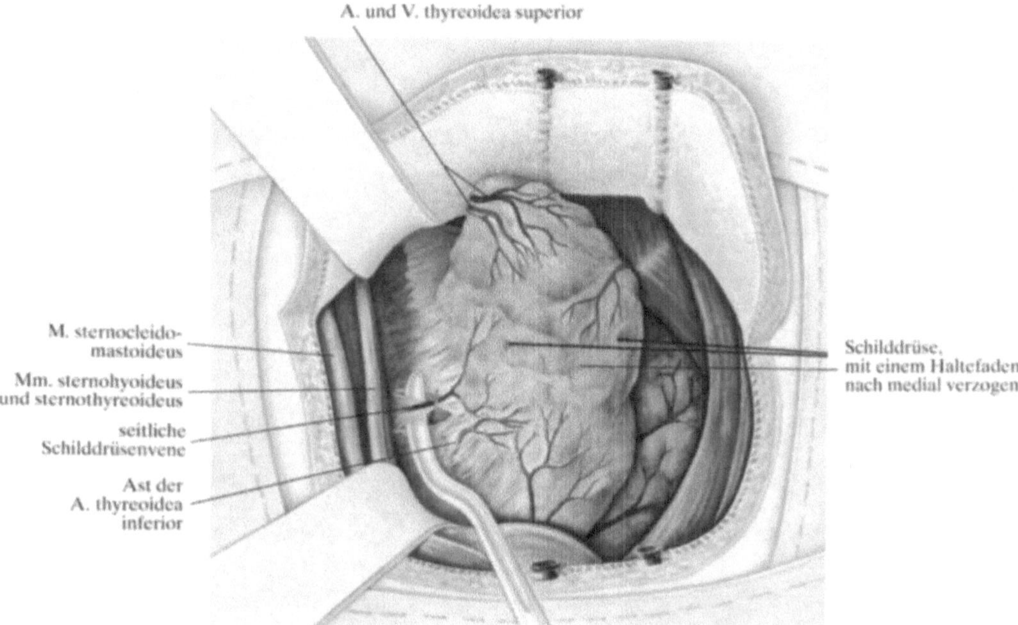

Abb. 134. Wenn eine V. thyreoidea media vorhanden ist, wird sie unter Sicht zwischen Ligaturen durchtrennt

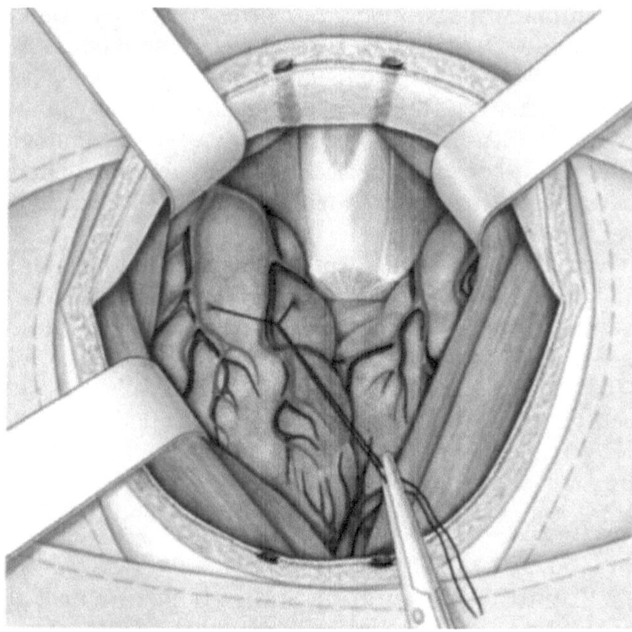

Abb. 135. Durch den Strumalappen werden Haltefäden gelegt. Um ein Einreißen der Schilddrüsenkapsel zu vermeiden, können die Fäden über kleinen Tupfern geknüpft werden

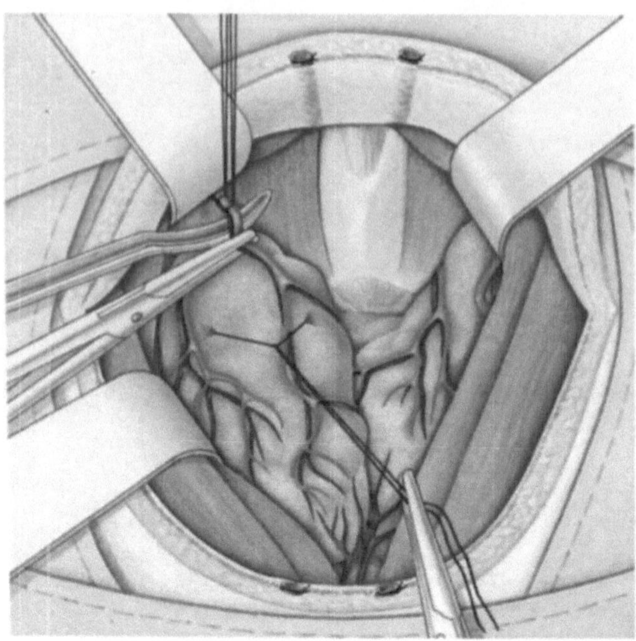

Abb. 136. Versorgung der oberen Polgefäße, möglichst nahe der Strumakapsel. Die zentralen Stümpfe werden grundsätzlich doppelt ligiert

Kehlkopf (Ligamentum suspensorium), durchtrennt werden. Danach läßt sich der obere Schilddrüsenpol vollends nach unten ziehen, so daß die A. und V. thyreoidea superior versorgt werden können. Dabei sollte man Massenligaturen unbedingt vermeiden. Zum einen kann es danach zur Bildung von arteriovenösen Aneurysmen kommen (Séror et al., 1967; Gall, 1969), zum anderen droht die Verletzung des Ramus externus des N. laryngeus superior. Dieser Nervenast begleitet die obere Schilddrüsenarterie und ändert seine Richtung erst unmittelbar oberhalb der Schilddrüse.

Um den Nerven zu schonen, werden die vorderen und hinteren Gefäßäste getrennt und möglichst nahe an der Schilddrüsenkapsel versorgt (Abb. 136), wobei wir die zentralen Gefäßstümpfe grundsätzlich doppelt ligieren. Nach der Durchtrennung der Gefäße läßt sich das obere Kropfende gewöhnlich leicht vorluxieren.

Die anschließende Mobilisierung des unteren Schilddrüsenpoles macht in der Regel keine Schwierigkeiten. Wenn man mit Haltefäden die Struma nach oben zieht, spannen sich die Aufzweigungen der unteren Schilddrüsenvene an. Sie werden ebenfalls unmittelbar an der Kapsel ligiert und durchtrennt.

5. Ligatur der unteren Schilddrüsenarterie

Früher war man der Meinung, daß generell die A. thyreoidea inferior ligiert werden sollte, um die Frequenz von Rezidivstrumen zu senken. Steiner et al.,

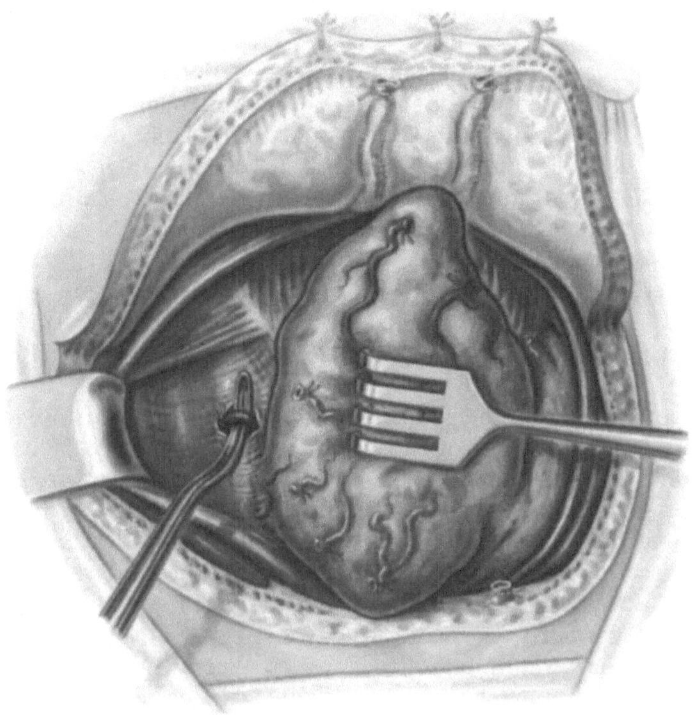

Abb. 137. Will man die A. thyreoidea inferior ligieren, wird das Gefäß entfernt von der Schilddrüse an seiner Kreuzung mit der A. carotis communis isoliert und sorgfältig aus dem umgebenden Bindegewebe gelöst

(1972, 1974) schließen auch heute eine gewisse kausale Verbindung nicht aus, da sie eine Korrelation zwischen Arteriendurchmesser und Rezidivgröße feststellen konnten. Überwiegend ist man jedoch der Meinung, daß zwischen der Ligatur der unteren Schilddrüsenarterie und dem Auftreten späterer Rezidive kein Zusammenhang besteht (FUCHSIG, 1962; KEMINGER et al., 1966; KRAFT-KINZ et al., 1973). Nach experimentellen Untersuchungen von KEMINGER (1964) gleicht sich eine vorübergehende Minderdurchblutung des Schilddrüsenrestes nach der Ligatur innerhalb kurzer Zeit wieder aus. Damit ist ein wichtiges Argument für die Unterbindung der unteren Schilddrüsenarterie, die Vermeidung von Rezidiven, hinfällig geworden. Wir verzichten daher in der Regel auf die Ligatur.

Will man die Arterie unterbinden, sollte dies keinesfalls in der Nähe der Schilddrüse erfolgen, da der N. recurrens unmittelbar neben dem Gefäß liegt. Es wird aus diesem Grunde entfernt von der Schilddrüse an seiner Kreuzung mit der A. carotis communis versorgt (de Quervainscher Punkt), etwa in Höhe des Ringknorpels oder wenig darunter. Vor der Unterbindung muß die Arterie auf eine kurze Strecke sorgfältig isoliert und aus dem umgebenden Bindegewebe herausgelöst werden, um eine Läsion sympathischer Fasern zu vermeiden (Abb. 137).

6. Freilegung des N. recurrens

Man findet den N. recurrens am leichtesten an seiner Kreuzung mit der A. thyreoidea inferior. Er liegt entweder an der Vorder- oder an der Rückseite des Gefäßes, verläuft in vielen Fällen jedoch auch innerhalb des Gefäßbaumes (Abb. 122). Unterhalb der unteren Schilddrüsenarterie kann man den Nerven als etwa 1 mm dicken Strang unmittelbar neben der Luftröhre tasten. Trotz sorgfältiger Operationstechnik lassen sich Schädigungen des N. laryngeus inferior nicht völlig vermeiden.

Viele Autoren versuchen daher das Risiko einer Nervenläsion dadurch zu vermeiden, daß sie den Nerven grundsätzlich freilegen (LAHEY, 1938; WADE, 1965; ELNER et al., 1967; FREEMAN, 1970; RIDDELL, 1970; MOUNTAIN et al., 1971).

Gegen ein solches Vorgehen sprechen vor allem die Variationsmöglichkeiten des Nerven. So hat sich der N. recurrens im gefährdeten Bereich in fast der Hälfte der Fälle bereits aufgeteilt. Wenn man also einen Nerven freilegt, kann man keinesfalls sicher sein, daß man alle den Kehlkopf innervierenden Fasern geschont hat. Außerdem ändert sich die Topographie des Nerven bei großen und sich retrovisceral ausbreitenden Strumen. Bei weit nach lateral ausladenden Kröpfen ist die Präparation schlechterdings unmöglich, wenn man nicht die Strumalappen mit Gewalt nach medial verzieht.

Gerade bei solchen Manipulationen kann es aber zu Nervenschädigungen kommen. Recurrenslähmungen entstehen wahrscheinlich selten dadurch, daß der Nerv durchtrennt oder mit einer Klemme gefaßt wird. Er reagiert auch auf indirekte Traumatismen (übermäßiger Zug, Überdehnung) sehr empfindlich. Es wäre sonst nicht zu erklären, daß sich viele Recurrensparesen wieder zurückbilden.

Ein weiteres Argument gegen die routinemäßige Freilegung sind Spätschäden, die durch eine narbige Kompression des Nerven verursacht werden können (FUCHSIG u. KEMINGER, 1967). Wir halten es für wichtiger und wesentlich effektiver, möglichst atraumatisch zu operieren und Zerrungen des Nerven zu vermeiden. Vor allem sollte man die brüske Luxation der Strumalappen zugunsten einer schonenden Entwicklung unter Sicht unterlassen.

Zur Prophylaxe von Recurrensparesen gehört auch, daß man an der Hinterwand der Schilddrüse eine ausreichend dicke Parenchymschicht beläßt, Umstechungen in diesem Bereich vermeidet und die oberen und unteren Polgefäße unmittelbar an der Strumakapsel durchtrennt.

7. Die Resektion

Nach der Mobilisierung des einen Schilddrüsenlappens legen wir in der Regel vor der Resektion auch die Gegenseite frei. Nur wenn die Entwicklung großer oder weit retrosternal reichender Kröpfe Schwierigkeiten macht, kann es günstiger sein, zunächst nur eine, meist die kleinere Seite zu entfernen, um Platz für die weitere Präparation zu gewinnen.

Den Isthmus durchtrennen wir nur, wenn er vergrößert ist und an den kropfigen Veränderungen teilnimmt. Findet sich ein Lobus pyramidalis, wird

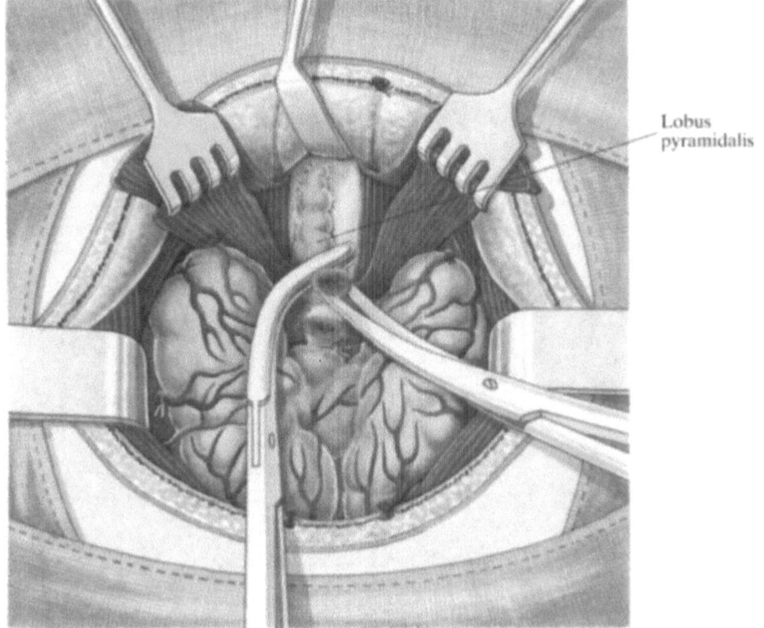

Abb. 138. Ein Lobus pyramidalis wird abgetrennt und von der Vorderfläche des Schildknorpels
gelöst

er regelmäßig entfernt. Er wird vom Isthmus abgetrennt, mit einer Klemme
gefaßt und aus seinen Verwachsungen mit dem Schildknorpel ausgelöst
(Abb. 138).

Vor der Spaltung des Isthmus wird sein Ober- und Unterrand freigelegt
und die Hinterfläche von der Luftröhre abpräpariert. Anschließend wird der
Isthmus über einer Rillensonde durchtrennt. Es empfiehlt sich, vorher seitliche
Ligaturen anzulegen, um den Blutverlust gering zu halten (Abb. 139). Die beiden
Isthmushälften werden nach lateral von der Luftröhre abpräpariert, bis deren
Vorderwand freiliegt. Die Seitenflächen der Trachea bleiben unberührt, da man
sonst den N. recurrens gefährdet. Man sollte unbedingt darauf achten, daß
die Bindegewebsschicht, welche die Trachea überzieht (Tunica adventitia), erhalten bleibt. Wenn die Knorpelringe entblößt werden, drohen Durchblutungsstörungen der Trachealwand, die Anlaß für narbige Stenosen der Luftröhre sein
können (Fuchsig u. Keminger, 1967).

Vor der Entfernung des Kropfgewebes empfiehlt es sich, die Schnittgrenzen
zu markieren (Abb. 140 u. 141). Man kann dazu Haltefäden oder scharfe Klemmen verwenden, die unmittelbar hinter der vorgesehenen Resektionslinie die
Kapsel fassen. Um stärkere Blutungen während der Resektion zu verhüten,
setzen wir die Klemmen dort an, wo man in der Kapsel größere Venen und
Aufzweigungen der unteren Schilddrüsenarterie sieht. Wir resezieren immer von
medial nach lateral. Die linke Hand umfaßt den Strumalappen, und unter Kontrolle des Zeige- und Mittelfingers incidiert man mit dem Skalpell etwa 1 cm

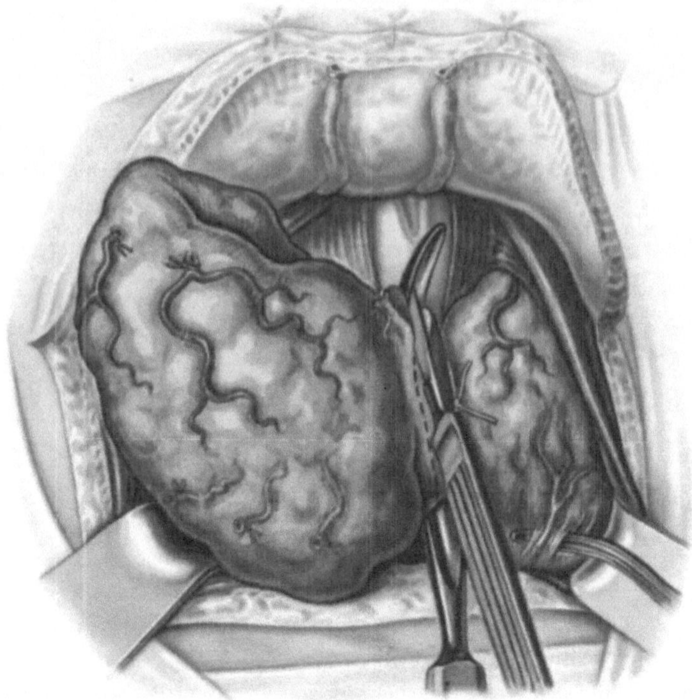

Abb. 139. Durchtrennung des Isthmus über einer Rillensonde unmittelbar vor der Trachea. (Aus: GULEKE, 1953)

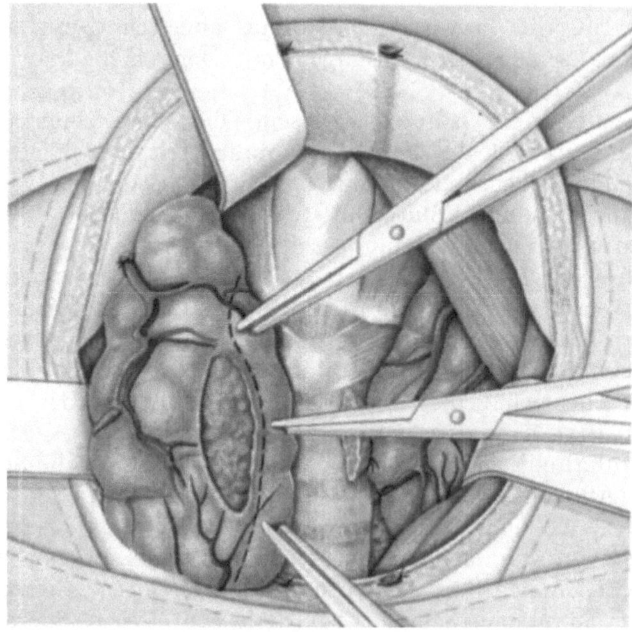

Abb. 140. Markierung der medialen Resektionslinie mit Kocher-Klemmen

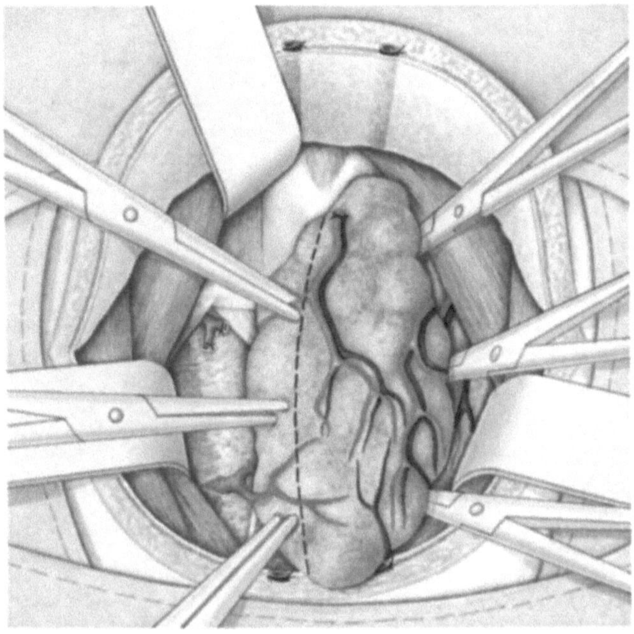

Abb. 141. Auch lateral wird die Resektionslinie in ausreichendem Abstand zum N. recurrens festgelegt

von der Trachea entfernt die mediale Seite des Strumalappens entlang der vorgesehenen Resektionslinie (Abb. 142). Unter Kontrolle der linken Hand schneidet man zunächst in Richtung Hinterwand. Bevor sie jedoch erreicht wird, ändert man die Schnittführung zur markierten Incision an der seitlichen Kropfwand oder man klappt den Strumalappen nach medial und durchtrennt die seitliche Kapsel von lateral. Mit der beschriebenen bimanuellen Technik läßt sich die Dicke der zurückgelassenen Parenchymschicht recht gut beurteilen. Sie sollte mindestens 0,5 cm betragen. Manchmal reichen regressive Adenome und Cysten weit nach hinten. In solchen Fällen ist die stumpfe Auslösung vorzuziehen, da mit der scharfen Präparation leicht die Hinterwand in gefährlicher Nähe des N. recurrens durchschnitten wird.

Es läßt sich nicht vermeiden, daß während der Resektion viele Blutgefäße eröffnet werden. Aus ihnen kann es ganz erheblich bluten, vor allem wenn die untere Schilddrüsenarterie nicht ligiert oder vorübergehend mit einer Gefäßklemme blockiert wurde. Wir haben es uns zur Gewohnheit gemacht, nur größere Gefäßstümpfe mit Moskitoklemmen zu fassen. Wir vermeiden Umstechungen und die Verwendung des elektrischen Messers, da diese Manipulationen in unmittelbarer Nachbarschaft zur hinteren Schilddrüsenkapsel und damit zum N. recurrens durchgeführt werden müßten. Wenn man während der Resektion den Strumarest mit dem linken Zeigefinger komprimiert und durch den Assistenten die Schnittfläche abdrücken läßt, hält sich der Blutverlust in Grenzen. Die endgültige Versorgung der Blutungen erfolgt mit der anschließenden fortlaufen-

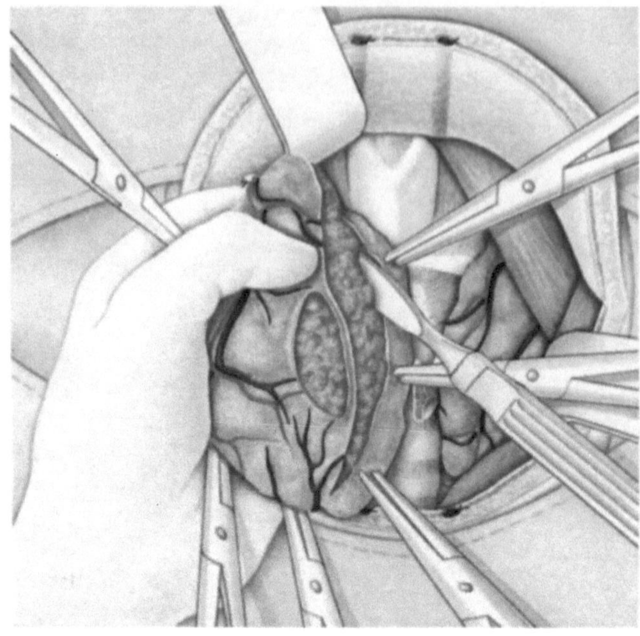

Abb. 142. Resektion von medial nach lateral unter Führung der anderen Hand

den Kapselnaht. Wir verwenden nicht zu dünnes Catgut, nähen vom oberen
Pol nach caudal und mit dem gleichen Faden wieder zurück nach oben. Die
Naht faßt die Kapsel und einen schmalen Parenchymsaum (Abb. 143). Keinesfalls darf unkontrolliert die hintere Strumakapsel an irgendeiner Stelle durchsto-
chen werden. Man erleichtert sich die Resektion der anderen Kropfhälfte, wenn
der Operateur die Seite wechselt.

Entgegen der früheren Meinung, daß die Rezidivhäufigkeit abnimmt, wenn
möglichst wenig Schilddrüsengewebe übrigbleibt, wissen wir heute, daß um so
mehr TSH produziert wird, je weniger Parenchym zurückbleibt. Die Gefahr
des Rezidivs wird also größer. Man hat sich im allgemeinen auf einen Schilddrüsenrest von etwa $4 \times 2 \times 1$ cm geeinigt (SIEWERT, 1969; KREMER et al., 1971;
YOUNG u. MAC LEOD, 1972; STEINER et al., 1974; KUDERNATSCH u. WIESEND,
1976).

Neben der Quantität kommt es auch auf die Qualität des belassenen Schilddrüsengewebes an. Es ist wenig sinnvoll, pathologisches Gewebe wie Cysten
oder Adenome zu belassen.

Da eine Kropfoperation eine große Wundhöhle mit erheblicher Wundsekre-
tion zurückläßt, legen wir grundsätzlich zwei Redondrainagen ein, die gekreuzt
durch gesonderte Hautincisionen nach außen geführt werden (Abb. 144).
Wenn die gerade Halsmuskulatur nicht durchtrennt worden war, wird sie mit
zwei, höchstens drei lockeren Einzelknopfnähten in der Mittellinie vereinigt.
Nach Querincision der Muskulatur muß man auf eine exakte Vereinigung der
Schnittränder besonderen Wert legen. Das Platysma nähen wir mit dünnen

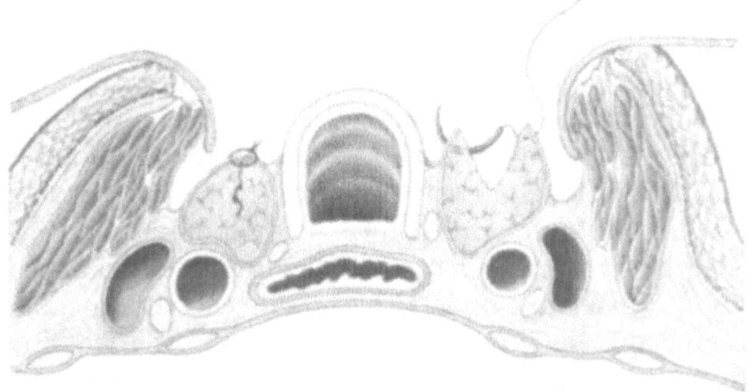

Abb. 143. Die fortlaufende Kapselnaht erfaßt nur einen schmalen Parenchymsaum. Bei tiefen, durchgreifenden Nähten gefährdet man den N. recurrens

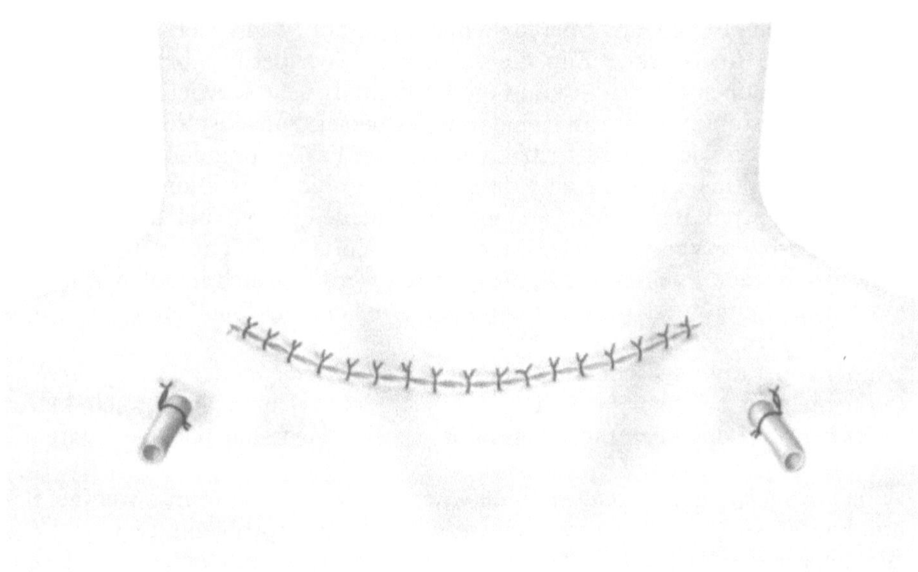

(4 × 0) Dexon- oder Vicrylfäden, die Haut mit monofilem Kunststoffaden. Wenig auffallende Narben bilden sich nur dann, wenn man das Nahtmaterial frühzeitig, am 3. postoperativen Tag entfernt.

8. Intraoperative Komplikationen

Ein gefürchteter Zwischenfall ist die *Luftembolie*. Sie läßt sich fast mit Sicherheit vermeiden, wenn man den Patienten flach lagert, in Intubationsnarkose operiert und die gewaltsame Luxation der Struma, insbesondere intrathorakaler Anteile, vermeidet. Massive Luftembolien führen sehr rasch zum Tode. Es muß jedoch ziemlich viel Luft angesaugt werden, und man kann durch sofort einsetzende Gegenmaßnahmen Schlimmeres verhüten, wenn sich die Luftembolie durch das schlürfende Geräusch der angesaugten Luft, durch Herzrhythmusstörungen, bei Operationen in Lokalanaesthesie auch durch plötzlich einsetzende Beschwerden, ankündigt. Die eröffnete Vene wird sofort digital komprimiert oder, wenn sie zunächst nicht identifiziert werden kann, der gefährdete Bezirk tamponiert. Auch das Eingießen von Kochsalzlösung hat sich bewährt. Wenn in sitzender Position operiert wurde, muß der Patient sofort flach gelagert werden. Punktionen des rechten Ventrikels sind problematisch. Nach FREY (1950) ist es bisher noch nie gelungen, dadurch die Folgen einer Lungenembolie zu verhindern.

Außerdem kann es durch Punktionen am schlagenden Herzen zu erheblichen Herzwandverletzungen kommen. Theoretisch wäre es sinnvoll, die A. pulmonalis direkt zu punktieren oder über einen Pulmonaliskatheter abzusaugen.

Intraoperative Blutungen können sowohl Arterien wie Venen betreffen. Arterielle Blutungen drohen am oberen Schilddrüsenpol, wenn sich eine Ligatur löst oder durch überstarken Zug die A. thyreoidea superior abreißt. Da sich das Gefäß nach oben retrahiert, kann die Blutstillung sehr schwierig sein. Wenn man den Gefäßstumpf nicht rasch findet, ist es besser, zunächst zu tamponieren und die Operation wie geplant fortzusetzen. Nach Entfernung der Struma kann man unter wesentlich günstigeren Voraussetzungen die Blutstillung vornehmen. Venöse Blutungen können sehr unangenehm werden, wenn bei der Luxation der Struma größere Venen verletzt oder an ihrer Einmündung aus der V. jugularis interna oder der V. anonyma herausgerissen werden. Auch in solchen Fällen wird zunächst tamponiert, die Struma reseziert und erst anschließend die Blutung mit Ligatur oder Gefäßnaht versorgt.

Andere operative Zwischenfälle sind selten. *Verletzungen des Ductus thoracicus* erkennt man an dem Austritt von milchig-trüber, manchmal auch klarer Flüssigkeit. Wird das Leck nicht verschlossen, droht eine hartnäckige Lymphfistel.

Über *Oesophagusverletzungen* finden sich in der Literatur nur wenige Berichte. Die Versorgung durch zweischichtige Naht ist unproblematisch.

Bei hochstehender Pleurakuppel oder bei der Entwicklung einer retrosternalen Struma kommt es gelegentlich zur *Eröffnung der Pleurahöhle*. Wenn die Intubationsnarkose operiert wird, muß dies nicht zwangsläufig zum Pneumothorax führen.

9. Vorgehen bei Tracheomalacie

Zeigt sich nach Entfernung der Struma eine Instabilität der Trachealwand, empfiehlt es sich, auf beiden Seiten der Luftröhre zwei bis drei Nähte zu legen, die an der Muskulatur (M. sternocleidomastoideus) fixiert werden. Gelingt es nicht, dadurch die Stabilität der Luftröhre zu sichern, muß tracheotomiert werden.

Intraoperative Ventilationsstörungen sind nicht zu erwarten, wenn in Intubationsnarkose operiert wird. Man steht daher nicht unter Zeitdruck, auch wenn präoperativ ein erheblicher Stridor bestand. Der liegende Tubus erschwert allerdings die Beurteilung der Luftröhre, so daß sich die Erweichung der Trachea gelegentlich erst am Ende der Operation nach der Extubation herausstellt.

VIII. Vorgehen beim Rezidivkropf

Bei Rezidivstrumen muß man mit ausgedehnten Narbenbildungen und Verwachsungen rechnen, welche die Präparation erschweren. Der N. recurrens ist wesentlich stärker gefährdet, da durch Narbenzug oder durch das Wachstum des Schilddrüsenrestes seine Anatomie verändert sein kann.

Bereits vor Behandlung eines Rezidivkropfes liegt die Frequenz der Recurrensparesen wesentlich höher als nach der Häufigkeit dieser Komplikation nach Erstoperationen anzunehmen wäre (RUEFF u. MOHR, 1970; SCHACHT et al., 1972). Nach Resektion eines Strumarezidivs muß man in weiteren 20% und mehr mit einer Nervenschädigung rechnen (SCHEICHER, 1962; KREMER et al., 1971).

Aus diesem Grund wurden wiederholt die konservative Therapie oder die Behandlung mit Radiojod empfohlen (STEINER u. HÄUSLER, 1973).

1. Extracapsuläre Resektion

Die Resektion ziehen wir vor, wenn der Rezidivkropf sich in einem Lobus pyramidalis, im Isthmus oder nach einer einseitigen Strumaresektion auf der intakt belassenen Seite entwickelt. In solchen Fällen macht in der Regel das extracapsuläre Auslösen der Struma keine wesentlichen Schwierigkeiten. Auch wenn präoperativ bereits eine Recurrensparese vorliegt, entschließt man sich leichter zur Resektion.

Den Hautschnitt kann man nicht immer auf der alten Narbe setzen, da sie manchmal sehr tief, gelegentlich unterhalb der Sternoclaviculargelenke liegt. Der Hautplatysmalappen muß einschließlich der Fascie scharf von der Unterlage abpräpariert werden. Um an den Rezidivkropf heranzukommen, ist man im Gegensatz zum Ersteingriff fast immer gezwungen, die gerade Halsmuskulatur quer zu durchtrennen oder sie partiell zu entfernen. Falls bei der früheren Operation die oberen Polgefäße belassen worden waren, müssen sie ligiert und durchtrennt werden. Niemals darf man die Resektion erzwingen. Ergeben sich bei der Präparation Schwierigkeiten, sollte man frühzeitig die Operationstaktik ändern und sich zur intracapsulären Parenchymreduktion entschließen.

Die Ligatur der unteren Schilddrüsenarterie an der typischen Stelle, also an der Kreuzung mit der A. carotis communis, ist bei Rezidivstrumen gefährlich. Man sollte die Unterbindung nach dem Vorschlag von FUCHSIG und KEMINGER (1965) abseits vom früheren Operationsgebiet durchführen:

Am Vorderrand des M. sternocleidomastoideus präpariert man in die Tiefe, bis man von lateral an die V. jugularis interna gelangt. Sie wird zusammen mit der A. carotis communis vorsichtig nach medial abgeschoben. Dahinter liegt der M. scalenus anterior mit dem N. phrenicus. Am medialen Rand dieses

Muskels findet man den Truncus thyreocervicalis, aus dem die A. thyreoidea inferior entspringt.

2. Intracapsuläre Resektion (Morcellement, Excochleation)

Die intracapsuläre Resektion hat gegenüber dem extracapsulären Vorgehen den Nachteil, daß eine Kompression der Luftröhre weniger sicher beseitigt werden kann. Nach den Untersuchungen von FUCHSIG und KEMINGER (1965) verschwindet jedoch eine unmittelbar nach der Operation noch nachweisbare Tracheaeinengung im weiteren Verlauf. Der Vorteil der Excochleation liegt in der wesentlich geringeren Gefährdung des N. recurrens. Sie liegt bei etwa 5% (FUCHSIG u. KEMINGER, 1965; P. KLEIN, 1968). Man präpariert die Vorderfläche des Kropfrezidivs nur soweit wie eben notwendig frei. Nach Incision der Strumakapsel wird das Parenchym ausgeräumt. Man kann dazu einen scharfen Löffel verwenden (Abb. 145). Um jedoch die hintere Kapsel nicht zu verletzen, ziehen

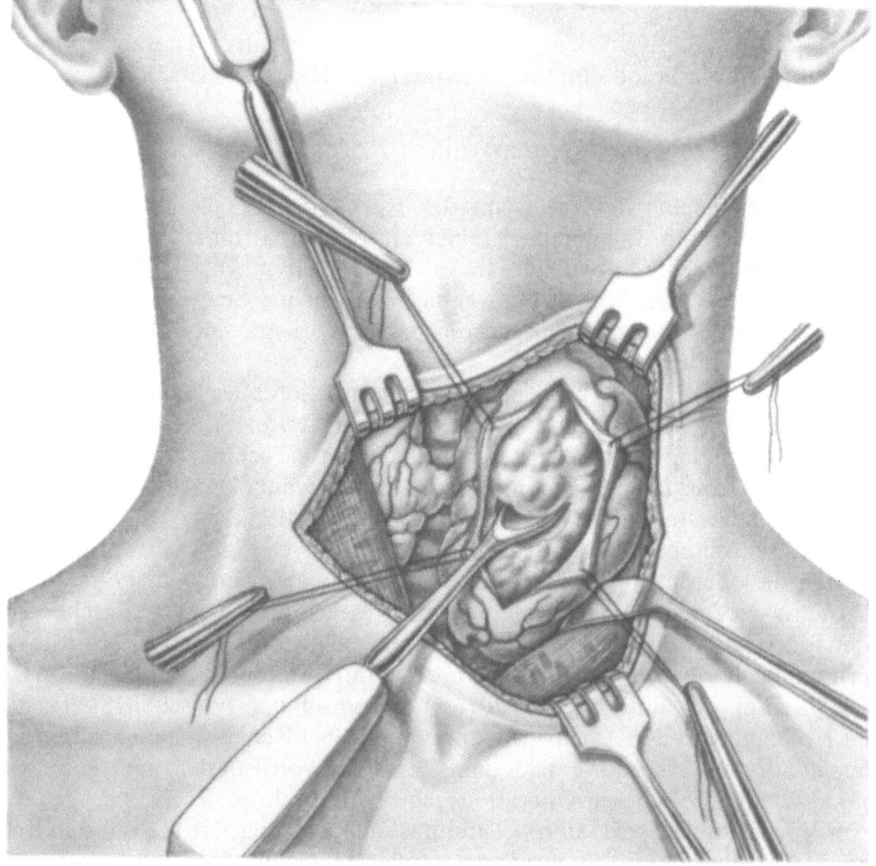

Abb. 145. Intracapsuläre Entfernung eines Kropfrezidives. Nach Eröffnung der Strumakapsel wird das Parenchym mit einem scharfen Löffel oder digital ausgeräumt

wir ein digitales Vorgehen vor. Mit dem Finger kann man sich orientieren, in welcher Richtung sich die Struma entwickelt hat. Blutungen lassen sich leichter kontrollieren, wenn man die A. thyreoidea inferior lateral der großen Gefäße unterbindet. Umstechungen sollte man auf jeden Fall vermeiden. Sie finden im Strumagewebe keinen Halt. Faßt man jedoch die Kapsel mit, gefährdet man den N. recurrens, was ja gerade verhindert werden soll. Eine vorübergehende Tamponade der entstandenen Höhle ist vorzuziehen. Bleibt nach der Kapselnaht eine größere Höhle zurück, legen wir in sie eine zusätzliche Redondrainage ein.

IX. Atypische Strumaresektionen

1. Entfernung isolierter Adenome und Cysten

Bei umschriebenen Erkrankungen, autonomen Adenomen, Strumacysten oder isolierten, szintigraphisch kalten Knoten ist die typische Resektion beider Seiten nicht notwendig, vorausgesetzt, ein Malignom ist ausgeschlossen. Es wäre sinnlos, normales Schilddrüsengewebe zu opfern. Manchmal besteht eine Diskrepanz zum präoperativ erhobenen Befund, wenn man z.B. statt des erwarteten isolierten Knotens regressive Veränderungen der gesamten Schilddrüse feststellen muß, so daß ein erweiterter Eingriff notwendig wird.

Der Operateur muß sich in jedem Fall über den Zustand der gesamten Drüse orientieren und beide Schilddrüsenlappen freilegen. Auch bei isolierten Prozessen sollte man daher als Zugangsweg den Kocherschen Kragenschnitt benützen. Eine Mobilisierung des Lappens wie zur Resektion und die Durchtrennung der oberen Polgefäße ist unnötig (MATTES u. KAMPMANN, 1976). Es genügt, über dem Knoten die Schilddrüsenkapsel zu eröffnen und die Cyste oder das Adenom überwiegend stumpf auszulösen (Abb. 146).

Die Blutungen sind meist nicht sehr ausgeprägt und stehen nach kurzer Kompression. Der Defekt der Schilddrüsenkapsel wird mit fortlaufender Naht verschlossen.

2. Vorgehen beim mediastinalen und intrathorakalen Kropf

Nicht selten breiten sich Strumen durch kontinuierliches Wachstum des unteren Poles retrosternal in das vordere obere Mediastinum aus. Intrathorakale Strumen liegen innerhalb des Mediastinums, ohne daß sich am Hals eine vergrößerte Schilddrüse findet. Solche Dystopien kommen nicht häufig vor (GEORGIADIS et al., 1970; LESAVOY et al., 1975). In der Lahey-Klinik mußten von 28 000 Kropfpatienten nur 3 thorakotomiert werden (ADAMS, 1950).

Die Operation ins Mediastinum reichender Strumen unterscheidet sich zunächst nicht von der üblichen Technik. Der besseren Übersicht wegen raten wir, die geraden Halsmuskeln quer zu durchtrennen. Nach stumpfer Lösung der seitlichen Kropfanteile werden zunächst die oberen Schilddrüsengefäße durchtrennt. Durch dieses Vorgehen gewinnt man ausreichenden Raum, um die Struma nach oben zu ziehen und erleichtert sich die Lösung des mediastinalen Zapfens. Taucht die Struma nur auf einer Seite in das Mediastinum ein, mobili-

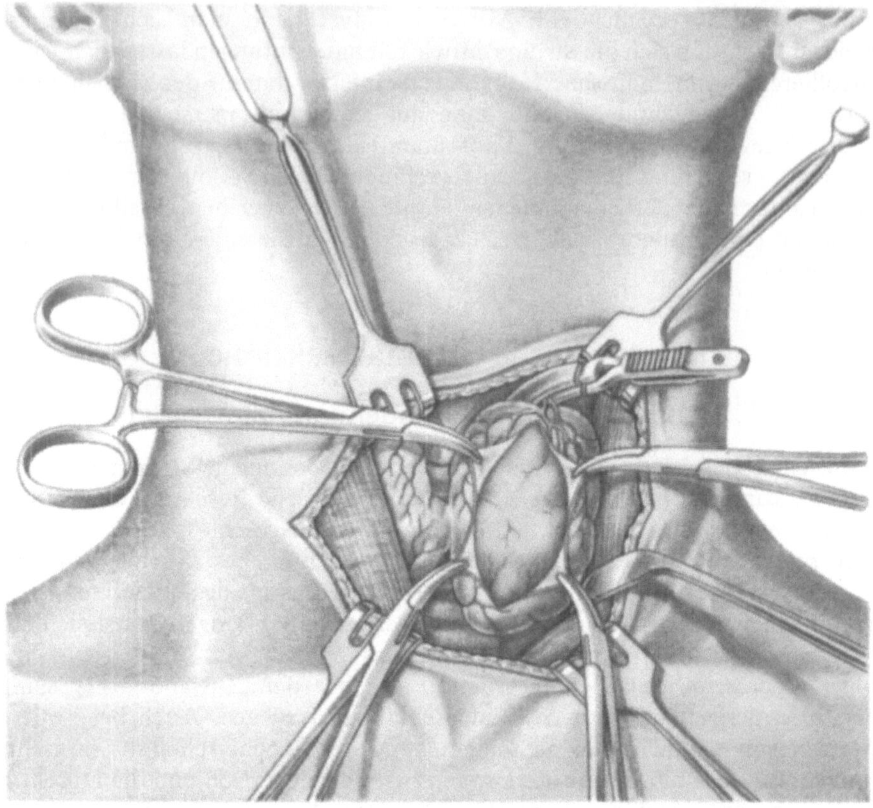

Abb. 146. Zur Entfernung einer Zyste oder eines Adenoms wird die Kapsel längs incidiert und der Knoten stumpf ausgelöst. Um stärkere Blutungen zu verhindern, kann es ratsam sein, die oberen Polgefäße vorübergehend mit einer Gefäßklemme zu unterbrechen

sieren wir zunächst die andere Kropfhälfte und gehen den mediastinalen Strumaanteil zuletzt an.

Da die Blutgefäßversorgung fast ausnahmslos von oben, also über die A. thyreoidea inferior erfolgt, muß man bei der Präparation in der richtigen Schicht unmittelbar entlang der Strumakapsel nicht mit der Verletzung größerer Blutgefäße rechnen. Liegt der untere Kropfpol sehr tief, werden Haltefäden gelegt. Mit ihrer Hilfe und durch Gegendruck mit dem in das Mediastinum eingeführten Zeigefinger gelingt es fast immer, die retrosternale Struma zu entwickeln (Abb. 147).

Nur selten erreicht der mediastinale Kropf ein solches Ausmaß, daß er der cervicalen Luxation widersteht. Schwierigkeiten können sich auch dadurch ergeben, daß die Haltefäden ausreißen und daher kein starker Zug ausgeübt werden kann. In solchen Fällen muß man sich zur Sternotomie entschließen. Über dem oberen Drittel des Brustbeines wird die Haut in der Mittellinie incidiert und das Sternum mit dem Lebsche-Meißel oder mit einer Oscillationssäge längsgespalten. Nach Einsetzen eines Sperrers oder mit scharfen Haken läßt

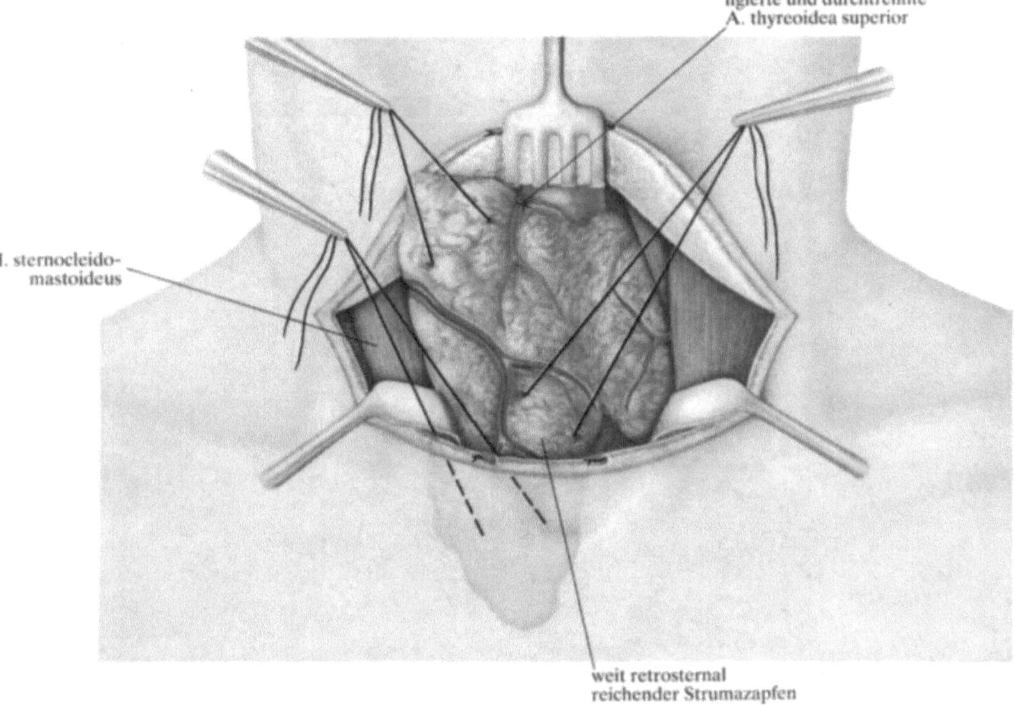

Abb. 147. Retrosternal oder intrathorakal reichende Strumazapfen lassen sich in der Regel digital auslösen, wenn man sie mit Haltefäden nach oben verzieht

sich die obere Thoraxapertur erweitern, so daß die Entfernung der retrosternalen Struma ohne Schwierigkeiten vorgenommen werden kann (Abb. 148).

Wenn wegen fortgeschrittenem Alter oder schlechtem Allgemeinzustand dem Patienten eine Sternotomie nicht zugemutet werden darf, stellt die intracapsuläre, digitale stumpfe Auslösung eine Alternative dar. Allerdings kann es dabei zu erheblichen Blutungen kommen.

Da sich eine Struma normalerweise vor dem Gefäßnervenbündel am Hals entwickelt, bilden die großen Gefäße und die Aorta eine Barriere, die eine Ausbreitung in das hintere Mediastinum verhindert. Gelegentlich wird dieses Hindernis jedoch umgangen, wenn sich ursprünglich retrotracheal gelegene Kropfanteile nach unten ausbreiten. Entsprechend dem Verlauf der Aorta wird in solchen Fällen die rechte Seite bevorzugt (JOHNSTON u. TWENTE, 1965). Es können sogar ursprünglich vom linken Schilddrüsenlappen ausgehende Kropfanteile nach rechts in das hintere Mediastinum verlagert werden, wie wir es selbst einmal erlebt haben.

Die Sternotomie erlaubt in solchen Fällen keine ausreichende Exposition des hinteren Mittelfeldes, und man ist gezwungen, die Sternotomie zur rechtsseitigen Thorakotomie zu erweitern (GOURIN et al., 1971).

Wenn nach den Vorbefunden keine Verbindung einer intrathorakalen Struma mit der Schilddrüse anzunehmen ist, wählt man als Zugang zum hinteren Media-

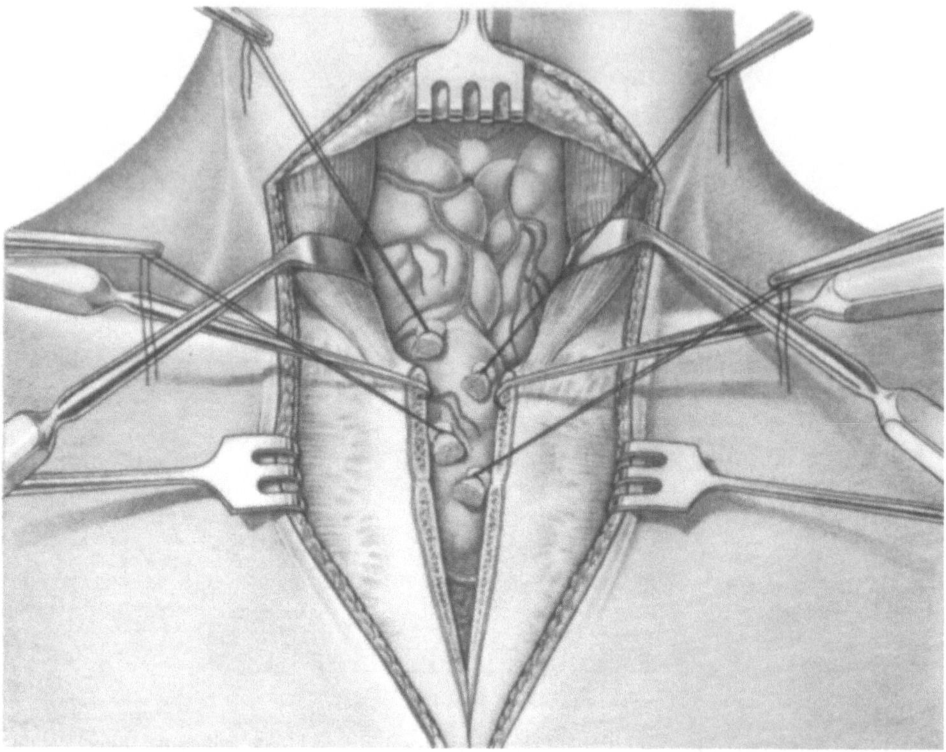

Abb. 148. Mediane Spaltung des oberen Sternums zur Entwicklung einer großen retrosternalen Struma

stinum die laterale Thorakotomie im dritten oder vierten Intercostalraum rechts, zum vorderen Mittelfell die mediane Sternotomie, wobei wir die komplette Längsspaltung des Brustbeines der partiellen vorziehen, um zusätzliche Querfrakturen mit der Gefahr der Instabilität des Sternums zu vermeiden.

Auch bei tief im Mediastinum liegenden intrathorakalen Strumen kann die Blutgefäßversorgung von oben erfolgen. Ergeben sich Schwierigkeiten bei der Ligatur der Gefäße über die Thorakotomie, empfiehlt es sich, selbst bei fehlender cervicaler Struma, die Schilddrüse freizulegen und die Unterbindung am Hals vorzunehmen.

3. Operation der Zungenstruma

Zungenstrumen entwickeln sich in der Zungenwurzel unterhalb des Foramen caecum. Bei Patienten mit dieser Anomalie blieb der physiologische Descensus der Schilddrüsenanlage aus und szintigraphisch läßt sich fast nie Schilddrüsengewebe an normaler Stelle nachweisen (MEYEROWITZ u. BUCHHOLZ, 1969; OROZCO et al., 1973). Da es sich um eine angeborene Störung handelt, wird die Diagnose überwiegend bei Kindern gestellt. Nicht selten besteht eine Hypothyreose mit einer Behinderung der körperlichen und geistigen Entwicklung der kleinen Patienten. Zungenstrumen entarten selten. Bei Kindern unter 15 Jahren wurde bisher noch keine maligne Degeneration beschrieben (KATZ u. ZAGER, 1971).

Die Vorwölbung des Zungengrundes und der szintigraphische Nachweis von Schilddrüsengewebe sichern die Diagnose. Eine konservative Behandlung mit Schilddrüsenhormonen kommt nur ausnahmsweise bei kleinen Zungenstrumen in Frage. Wegen der mechanischen Auswirkung (Schluckstörungen, evtl. Behinderung von Atmung und Phonation), halten wir eine operative Entfernung für effektiver. Das entfernte Gewebe kann zudem als Autotransplantat in die Oberschenkelmuskulatur oder in die Bauchdecken verlagert werden (LOW u. HELMUS, 1961; SWAN et al., 1967).

Die Entfernung der Zungenschilddrüse kann über die Mundhöhle oder vom Hals her erfolgen. Beim *oralen Zugang* wird über dem palpablen Tumor die Schleimhaut des Zungengrundes eröffnet und die submucös gelegene Zungenstruma überwiegend stumpf aus der Umgebung ausgelöst. Für die *cervicale Exstirpation* benützt man einen 6–8 cm langen Querschnitt über dem Zungenbein. Der Zungenbeinkörper wird entfernt und die sichtbar werdende Muskulatur des Zungengrundes stumpf gespalten, bis man auf den Strumaknoten trifft und ihn auslösen kann. Eine bei der Präparation entstandene Läsion der Mundschleimhaut muß sorgfältig verschlossen werden.

Will man das Schilddrüsengewebe transplantieren, wird das Präparat in höchstens 2 mm dicke Scheiben aufgeschnitten (LOW u. HELMUS, 1961; DANIS, 1973). Die Scheiben werden in vorbereitete Muskellücken innerhalb des M. quadriceps femoris oder des M. rectus abdominis einzeln eingelegt. Da die transplantierten Drüsenanteile Anschluß an das Gefäßsystem gewinnen müssen und ihre endokrine Funktion erst nach einiger Zeit aufnehmen (JONES, 1961), sollte man zunächst auf eine Thyroxinmedikation verzichten. Der Anstieg des TSH bedeutet einen kräftigen Wachstumsreiz für das transplantierte Schilddrüsengewebe.

Eine weitere Möglichkeit, die Zungenstruma zu entfernen und dennoch funktionstüchtiges Schilddrüsengewebe zu belassen, bietet die gestielte, submandibuläre Verlagerung, wie sie STEINWALD et al. (1970) beschrieben haben. Die Haut wird oberhalb des Zungenbeines quer incidiert. Nach Durchtrennung von Haut und Platysma schiebt man die vorderen Bäuche der Mm. digastrici zur Seite und durchtrennt die Mm. mylohyoideus und geniohyoideus. Unmittelbar oberhalb der jetzt freiliegenden Zungenstruma wird die Schleimhaut des Zungengrundes quer incidiert und die Zungenstruma in der Mittellinie einschließlich der Mundschleimhaut gespalten. Anschließend wird auch unterhalb des Kropfknotens die Schleimhaut quer durchtrennt und diese dann beiderseits von der Struma abgelöst. Der nächste Schritt ist die Naht der bei diesem Vorgehen entstandenen H-förmigen Incision der Mundschleimhaut. Die gestielten Hälften der Zungenstruma klappt man nach lateral um und beendet den Eingriff durch Naht der Mundbodenmuskulatur und der Haut.

4. Intratracheale Struma

Gutartige intratracheale Strumen sind sehr selten. Sie imponieren bei der Kehlkopfspiegelung als glatte Vorwölbung mit intaktem Schleimhautüberzug unterhalb der Stimmbänder. Röntgenologisch besteht meist eine deutliche, manchmal hochgradige Einengung des Tracheallumens, die zu erheblichen dyspnoischen Beschwerden führen kann (DEPISCH et al., 1969). Nicht selten ist die endotracheale Dystopie mit einer cervicalen Struma kombiniert. Für die operative Entfernung muß die Luftröhre eröffnet werden (s. DENECKE, Band V, 3).

X. Die postoperativen Komplikationen

Unter den Störungen nach Eingriffen an der Schilddrüse sind vor allem *Schädigungen der Kehlkopfnerven* und die *parathyreoprive Tetanie* zu nennen. Andere Komplikationen, wie *ein- oder doppelseitiger Pneumothorax, Plexuslähmungen, Speiseröhrenfisteln* oder ein lebensbedrohliches *Larynxödem* (MARTIS u. ATHANASSIADES, 1971), sind sehr selten.

Die *Letalität* nach Operationen gutartiger Kropfleiden liegt unter 0,5% (FUCHSIG, 1968; RUEFF u. MOHR, 1970; HEBERER et al., 1972; RANKE, 1972; STEINER u. HÄUSLER, 1973; KUDERNATSCH u. WIESEND, 1976).

Mit *Nachblutungen* muß man in 1–5% rechnen. Die einzig sinnvolle Therapie ist die operative Freilegung und die Stillung der Blutung. In seltenen Fällen kann die Vorbehandlung mit Carbimazol eine ursächliche Rolle spielen (Erniedrigung von Blutgerinnungsfaktoren, HOLL-ALLEN, 1967). *Wundheilungsstörungen* kommen am Hals seltener als an anderen Körperregionen vor. Ihre Frequenz liegt nur wenig über 1%.

1. Schädigung der Kehlkopfnerven

Die enge Nachbarschaft der Kehlkopfnerven mit der Schilddrüse erklärt die relativ hohe Frequenz der Nervenläsionen. Sie liegt bei Ersteingriffen nach der Literatur um 2–3% mit Schwankungen von unter 1 bis über 6% (RUEFF u. MOHR, 1970; KREMER et al., 1971; HEBERER et al., 1972; LANDEAU, 1973; STEINER u. HÄUSLER, 1973). Eine große Anzahl, nach einigen Statistiken fast die Hälfte, der unmittelbar postoperativ nachgewiesenen Stimmbandlähmungen bildet sich wieder zurück (SCHACHT et al., 1972; BABLIK et al., 1973).

Um operativ bedingte Nervenschädigungen einwandfrei feststellen zu können, halten wir es für unbedingt notwendig, daß alle Patienten vor und nach einem Eingriff an der Schilddrüse laryngologisch untersucht werden (RAMSEIER u. BERCHTOLD, 1975), nicht zuletzt deshalb, weil nicht nur bei Malignomen und Rezidiven bereits präoperativ Recurrensparesen vorliegen können, sondern in etwa 1% auch bei gutartigen Kröpfen (LINK, 1966).

Art und Ausmaß der Nervenläsionen bestimmen die Funktionsstörung des Stimmbandes. Alle Kehlkopfmuskeln sind in irgend einer Form bei der Schließung und Öffnung des Kehlkopfes beteiligt (MÜNDNICH u. MANDL, 1956). Die Glottisöffnung wird jedoch durch einen Hauptabductor, den M. cricoarytaenoideus posterior, meist als M. posticus bezeichnet, bewerkstelligt. Die übrigen inneren Kehlkopfmuskeln bewirken den Glottisschluß. Es sind also Adductoren. Der vom Ramus externus des N. laryngeus superior innervierte äußere Kehlkopfmuskel, der M. cricothyreoideus, ist für die Stimmbandspannung verantwortlich. Einseitige Lähmungen des N. laryngeus superior äußern sich als Heiserkeit und in einer Schwächung der Stimme, doppelseitige Läsionen führen zur raschen Ermüdbarkeit der Stimme und zu einer Verminderung· des Stimmvolumens (MOOSMANN u. DE WEESE, 1968).

Der N. laryngeus inferior teilt sich beim Eintritt in den Kehlkopf in einen hinteren und einen vorderen Ast auf. Der Ramus dorsalis übernimmt die motorische Versorgung des M. cricoarytaenoideus, also des Stimmbandöffners, während der Ramus anterior die Adductoren innerviert. Eine isolierte Schädigung des Ramus dorsalis muß also zu einem Überwiegen dieser Muskeln führen und das Stimmband steht in Adductionsstellung still (sog. Posticuslähmung). Eine doppelseitige Posticusparese kann das Leben des Patienten akut bedrohen, wenn die fehlende Öffnung der Stimmbänder keine ausreichende Ventilation zuläßt. Da die Intubation keine Dauerlösung darstellt, muß man sich frühzeitig zur Tracheotomie entschließen. Die operative Vergrößerung der Stimmritze durch Laterofixation sollte frühestens nach 6 Monaten durchgeführt werden, da bis dahin die Funktion eines oder beider Stimmbänder wenigstens teilweise zurückkehren kann.

Verletzungen des Ramus anterior des N. recurrens bewirken eine Adductorenlähmung: das Stimmband steht lateral still. Wird der N. recurrens in seiner Gesamtheit geschädigt, kommt es zur Lähmung aller inneren Kehlkopfmuskeln und die Kontraktion des intakten M. cricothyreoideus (M. externus) führt zur Paramedianstellung des Stimmbandes. Bei Schädigung aller Kehlkopfnerven, also auch des Ramus externus des N. laryngeus superior, nimmt das Stimmband eine Intermediärstellung ein.

2. Hypoparathyreoidismus

Schädigungen der Epithelkörperchen manifestieren sich nicht unmittelbar nach der Operation, sondern erst nach 1–2 Tagen. Je früher die Tetanie auftritt, um so schwerwiegender ist sie zu werten. Glücklicherweise normalisiert sich die Epithelkörperchenfunktion bei den meisten Patienten nach kurzer Zeit. Auch muß nicht jede postoperative Hypocalcämie durch Schädigung der Nebenschilddrüsen verursacht sein (MICHIE et al., 1971). Die Frequenz bleibender Tetanien liegt unter 1% (WADE, 1965; MOUNTAIN et al., 1971; KURTH, 1972; RANKE, 1972; STEINER u. HÄUSLER, 1973).

Eine Schädigung der Epithelkörperchen vermeidet man am besten durch eine sorgfältige atraumatische Präparation. Wir verzichten außerdem auf eine Ligatur der unteren Schilddrüsenarterie. Deren Unterbrechung führt nicht zu einer Minderdurchblutung intakter Nebenschilddrüsen. Wenn diese jedoch während der Operation traumatisiert und aus ihrem Bett gelöst worden sind, können wichtige Gefäßkollateralen zerstört worden sein, so daß die Unterbindung der A. thyreoidea inferior doch eine Ischämie auslöst.

Für die Behandlung vorübergehender Hypocalcämien genügt eine Substitution mit Calciumpräparaten. Für die Langzeitbehandlung ist Dihydrotachysterin (AT 10) besser geeignet als Vitamin D. Eine Behandlung mit Parathormon (RAYMOND u. KLOTZ, 1971) wurde versucht.

3. Thyreotoxische Krise

Seitdem man Patienten mit einer Hyperthyreose thyreostatisch vorbehandelt, bis die geplante Operation bei ausgeglichener Stoffwechsellage vorgenommen werden kann, gehört die akute postoperative Hyperthyreose zu den seltenen Komplikationen.

Bei der Behandlung der thyreotoxischen Krise läßt sich eine gewisse Polypragmasie nicht vermeiden (GREBE u. SCHULTIS, 1973; NEWMARK et al., 1974; HERRMANN, 1974, 1975; HERRMANN u. KRÜSKEMPER, 1974). Die psychomotorische Unruhe erfordert sedierende Medikamente wie Reserpin und Barbiturate. Um den gesteigerten Stoffwechsel zu reduzieren, wurde verschiedentlich eine Hibernation empfohlen. Zur Therapie gehören außerdem eine obligate Digitalisierung, Sauerstoffzufuhr, Antibiotica sowie eine Calorien- und Flüssigkeitsbilanzierung, wobei die Infusionsmenge mindestens 2–3 l betragen und mit Diuretica kombiniert werden sollte (MACKIN et al., 1974). Glucocorticoide (300 mg Hydrocortison oder 100 mg Prednisolon/Tag) sind umstritten, da Sekretion und Serumspiegel der Cortisone in der thyreotoxischen Krise nicht vermindert sind.

Die im Blut zirkulierenden Schilddrüsenhormone versucht man durch Hemmung der Hormonsynthese, durch Verhütung der Inkretion und durch Senkung des T 3- und T 4-Spiegels im Blut zu reduzieren.

Zur Blockierung der Hormonbildung werden 160–240 mg Thiamazol (Favistan) pro Tag injiziert, als Anfangsdosis 80 mg intravenös.

Zur Hemmung der Jodaufnahme in der Schilddrüse und der Hormonausschüttung eignet sich Jod in hoher Dosierung, mindestens 4–10 Ampullen Endojodin pro Tag. Da die Jodbehandlung gelegentlich eine Hyperthyreose verstärkt, sollte Endojodin frühestens 1 Std nach Applikation der Thyreostatica injiziert werden (KALLEE, 1973 a, b; MACKIN et al., 1974).

Eine Verminderung der zirkulierenden Schilddrüsenhormone ist nur bedingt möglich. Es eignen sich dafür die Plasmapherese (ASKAR et al., 1970), die Austauschtransfusion und die Peritonealdialyse (HERRMANN et al., 1971, 1974). Die Peritonealdialyse sollte mit Serum durchgeführt werden, um die Schilddrüsenhormone an Eiweiß zu binden (SCHAIBLE et al., 1972).

Wegen der engen Verknüpfung der Schilddrüsenhormonwirkung mit dem Katecholaminstoffwechsel werden vielfach Beta-Receptorenblocker empfohlen (PIMSTONE et al., 1968; LEE et al., 1973). Die Dosierung des Pindolols (Visken) beträgt 0,1 mg pro Stunde, beim Propranolol (Dociton) 150–300 mg pro Tag (MACKIN et al., 1974). Die Behandlung mit Beta-Receptorenblockern blieb nicht unwidersprochen. Eine bestehende Herzinsuffizienz soll sich verstärken, da bei unveränderten O_2-Bedarf die Herzfrequenz gesenkt, das Schlag- und Minutenvolumen jedoch nicht angehoben wird (GERDES, 1975).

4. Störungen der Atmung

Etwa 0,5% der Patienten müssen nach einer Strumaresektion tracheotomiert werden (HEBERER et al., 1972). Auf die lebensbedrohliche Behinderung der Atmung wegen einer doppelseitigen Posticusparese wurde bereits hingewiesen.

Atemstörungen können auch bei einer schweren Nachblutung mit Kompression der Luftröhre, beim akuten Larynxödem und bei der Tracheomalacie auftreten. Die sofortige Intubation beseitigt zunächst die akute Ventilationsstörung. In vielen Fällen kann nach einigen Tagen wieder extubiert werden. Wenn jedoch abzusehen ist, daß sich die Tracheotomie nicht vermeiden läßt, sollte sie nicht zu spät vorgenommen werden, um die Schäden einer Langzeitintubation zu verhüten.

XI. Die Rezidivprophylaxe

Die operative Verkleinerung der Schilddrüse reduziert zwangsläufig die Schilddrüsenhormonproduktion. Es kommt dadurch zu einer Stimulierung des Hypophysenvorderlappens, und das vermehrt ausgeschüttete TSH übt auch auf sehr kleine Schilddrüsenreste einen starken Proliferationsreiz aus. Nach jeder Strumaoperation, auch nach der Resektion eines hyperthyreoten Kropfes, ist daher eine konsequente Überwachung und in den meisten Fällen eine Substitution mit synthetischen Schilddrüsenhormonen notwendig (FREYSCHMIDT, 1968, 1970; STEINER et al., 1969, 1974; RICCABONA et al., 1971; PICKARDT et al., 1972; BÖRNER, 1974; GERDES, 1976).

Man ist sich einig, daß die Medikation von Jod und getrockneten Schilddrüsenpräparaten überholt ist. Anorganisches Jod hat keinen supprimierenden Effekt auf den Hypophysenvorderlappen und ändert nichts an einer Störung des Jodstoffwechsels. Hauptnachteil getrockneter Schilddrüsenzubereitungen ist der unkontrollierbare Jodanteil.

Die Menge an Schilddrüsenhormonen zur Rezidivprophylaxe muß so hoch gewählt werden, daß die endogene Thyreotropinproduktion blockiert wird. Nach den Untersuchungen von PICKARDT et al. (1974) sind nur ein Drittel der Patienten mit 50 µg T_4 und 10 µg T_3 pro Tag ausreichend substituiert. Zwei Drittel der Fälle benötigen die doppelte Menge, einige sogar noch mehr. Zur Kontrolle der Rezidivprophylaxe und deren Dosierung eignet sich die TSH-Messung vor und nach Stimulation mit TRH. Wenn TSH eben noch im Normalbereich liegt, ist die Hormondosis ausreichend.

Wahrscheinlich sind zur Substitution reine Thyroxinpräparate besser geeignet als Kombinationen aus T_3 und T_4 im Verhältnis 1:5, da Trijodthyronin nur zum geringen Teil in der Schilddrüse gebildet wird, überwiegend aber in der Peripherie aus dem Thyroxin durch Dejodierung entsteht.

Die Überwachung der Patienten nach einer Kropfoperation sollte in Absprache mit dem Endokrinologen und Nuklearmediziner erfolgen. Letztlich ist jedoch der Operateur für die lückenlose Weiterbetreuung verantwortlich. Zur Kontrolle haben sich Merkblätter für Patienten und Hausärzte bewährt, wie sie STEINER empfohlen hat (STEINER u. HÄUSLER, 1973). Es werden darauf neben der erforderlichen Hormondosis die Termine der Kontrolluntersuchungen eingetragen. Nach der Einführung solcher Merkblätter konnten STEINER et al. (1974) die Quote der Patienten, die regelmäßig die verordneten Schilddrüsenhormone einnehmen, von 1,7 auf 60% steigern.

XII. Eingriffe bei entzündlichen Erkrankungen der Schilddrüse

Die Einteilung der Schilddrüsenentzündungen ist durch die unterschiedliche Ätiologie und die uneinheitlichen mikroskopischen Befunde erschwert. Die von der Sektion Schilddrüse der Deutschen Gesellschaft für Endokrinologie vorgeschlagene Klassifikation (KLEIN et al., 1973) geht vom klinischen Befund aus: akute, subakute und chronische Entzündung.

Andere Einteilungen stellen den pathohistologischen Befund in den Vordergrund (LIETZ, 1974). Chirurgische Bedeutung besitzen vor allem die eitrige Thyreoiditis und die sklerosierende Entzündung der Schilddrüse (Riedel-Struma).

1. Unspezifische Thyreoiditis

Phlegmonöse oder akut abscedierende Infektionen sind sehr selten. Die Mitteilungen in der Literatur beziehen sich überwiegend auf wenige Kasuistiken (DONATO, 1972; JOHN, 1972; KIRKLAND et al., 1973). Die Entzündungen werden durch die üblichen Eitererreger, Staphylokokken, Streptokokken und Pneumokokken ausgelöst, wobei die Beteiligung der Schilddrüse als Sekundärmanifestation im Rahmen einer Sepsis oder auch einer Infektion des Respirationstraktes aufzufassen ist (HAGAN et al., 1967; LIETZ, 1974).

Unspezifische Schilddrüsenentzündungen nach Traumen oder Bestrahlungen sind beschrieben worden (STRAHAN et al., 1971). Auch ein Schilddrüsenmalignom mit zentraler Nekrose kann sich hinter einer eitrigen Entzündung verbergen (SCHUMANN, 1976).

Die Therapie unterscheidet sich nicht von anderen eitrigen Infektionen. Konservative Maßnahmen (Umschläge, Antiphlogistica und Antibiotica) sind allenfalls im Frühstadium der Entzündung angezeigt. Besteht der Verdacht auf eine Abscedierung oder breitet sich eine phlegmonöse Entzündung aus, läßt sich die Incision mit Drainage des Eiterherdes nicht umgehen.

2. Spezifische Thyreoiditis

Tuberkulöse Infektionen der Schilddrüse gehören zu den Raritäten (KASPAR et al., 1965). Die Schilddrüse erkrankt entweder im Rahmen einer miliaren Aussaat oder eine Entzündung der Halslymphknoten greift auf die Drüse über. Eine Indikation zum chirurgischen Eingreifen stellt sich nur, wenn tuberkulös befallene Halslymphknoten durch eine Halsdissektion beseitigt werden müssen.

3. Lymphocytäre Thyreoiditis

Sie zeichnet sich im histologischen Bild durch die Einwanderung von Lymphocyten und anderen immunkompetenten Zellen aus (Plasmazellen, Immunoblasten,

Makrophagen). Nicht immer ist die gesamte Schilddrüse von den Veränderungen erfaßt; herdförmige, fokale Infiltrationen lassen sich auch bei anderen Schilddrüsenerkrankungen, z. B. bei Hyperthyreosen, auch bei Malignomen, nachweisen.

Die klassische Hashimoto-Thyreoiditis (hypertrophische Thyreoiditis) ist seltener als die atrophische lymphocytäre Thyreoiditis mit Narbenbildung und Zerstörung des Parenchyms. Man ist sich heute darüber einig, daß die lymphocytäre Thyreoiditis als Autoimmunkrankheit aufzufassen ist (McConahey, 1972). Fast bei allen Patienten kann man Autoantikörper nachweisen (Bastenie et al., 1967; Person, 1967; Tourneur et al., 1975; Fisher et al., 1975). Da diese auch bei anderen Schilddrüsenerkrankungen gefunden werden (Grebe u. Schultis, 1972), muß manchmal die Diagnose bioptisch verifiziert werden.

Die lymphocytäre Entzündung entwickelt sich langsam. Sie wird mit Antiphlogistica, Schilddrüsenhormonen und evtl. Corticosteroiden behandelt (Müller, 1970; Papapetrou et al., 1972).

Die Operationsindikation stellt sich nur, wenn zur diagnostischen Abklärung eine Biopsie entnommen werden soll, bzw. ein Malignom ausgeschlossen (Beahrs et al., 1962), oder in seltenen Fällen eine Einengung der Luftröhre beseitigt werden muß.

4. Granulomatöse Thyreoiditis (De Quervain)

1904 beschrieb De Quervain die akute, nicht-eitrige Thyreoiditis. Sie wird auch als granulomatöse Thyreoiditis oder als Riesenzell-Thyreoiditis bezeichnet. Wegen des in vielen Fällen akuten Verlaufs wird der Ausdruck subakute Thyreoiditis abgelehnt (Swan et al., 1962; Schatz, 1975). Die Krankheit entsteht vermutlich durch eine Virusinfektion, z. B. in Verbindung mit oder im Anschluß an eine Parotitis epidemica, eine Coxsackie-Virusinfektion oder einen grippalen Infekt. Auch ohne Therapie neigt die Krankheit zur spontanen Rückbildung. Sie heilt innerhalb weniger Wochen aus. Wegen des meist eindeutigen klinischen Bildes (druckschmerzhafte, derbe, ein- oder doppelseitige Schwellung der Schilddrüse mit Fieber und stark erhöhter Senkung bei normaler Leukocytenzahl) ergibt sich selten die Indikation zur Biopsie, fast nie zur Resektion.

5. Eisenharte Struma (Riedel)

Sie ist durch eine brettharte Schwellung der Drüse charakterisiert, die doppel-, aber auch einseitig auftreten kann. Die Entzündung breitet sich wie ein Malignom schrankenlos auf die umliegenden Organe aus, insbesondere entlang den Bindegewebssepten. Histologisch sieht man Infiltrationen von faserreichem Granulationsgewebe, das die Schilddrüsenkapsel überschreitet, die umgebende Muskulatur einbezieht und auch auf die Wand der Blutgefäße übergreift. Diesen morphologischen Merkmalen trägt die Bezeichnung invasiv-sklerosierende Thyreoiditis (Lietz, 1974) Rechnung.

Durch Kompression der Luftröhre kann es zu lebensbedrohlichen Atemstörungen kommen. Auch spontane Recurrensparesen treten auf. Nach dem klinischen Befund ist eine Riedel-Struma nicht von einem bösartigen Prozeß abzugrenzen. Die Differentialdiagnose kann sogar während der Operation Schwierigkeiten machen.

Die Ätiologie der eisenharten Struma liegt noch völlig im Dunklen. Es gibt keine Hinweise dafür, daß eine chronische Infektionskrankheit vorliegt oder eine Autoimmunerkrankung abläuft. Möglicherweise handelt es sich um eine übergeordnete Erkrankung des Mesenchyms, z.B. einen primären arteriitischen Prozeß (LIETZ, 1974). Beziehungen zur Takajasu-Arteriitis werden angenommen (PIROTH u. WEIS, 1969). BOGOMOLETZ (1966) konnte in der Schilddrüse eine Riesenzellendangitis nachweisen, ähnlich wie sie bei der Arteriitis temporalis bekannt ist. Vielleicht bestehen auch Zusammenhänge zur retroperitonealen Fibrose oder zur idiopathischen fibrösen Mediastinitis (WOOLNER, 1964).

Im Gegensatz zu den anderen Schilddrüsenentzündungen kann man von konservativen Behandlungsmaßnahmen keinen wesentlichen Effekt erwarten. Im Verlauf der Krankheit kommt es durch Zerstörung des Schilddrüsengewebes zur Hypothyreose, die eine Substitution mit Schilddrüsenhormonen erfordert.

Durch den chirurgischen Eingriff muß versucht werden, möglichst viel entzündlich verändertes Gewebe zu entfernen und mechanische Komplikationen (Trachealstenose) zu beseitigen. Die Freilegung erfolgt über einen Kocherschen Kragenschnitt. Der Hautplatysmalappen wird zusammen mit der Fascie nach oben von den geraden Halsmuskeln abgelöst. Wenn diese bereits von der Entzündung erfaßt worden sind, müssen sie weggenommen werden. Eine weitgehend stumpfe Auslösung gelingt bei der Riedel-Struma nicht. Würde man sie erzwingen, riskiert man Verletzungen der großen Gefäße mit erheblichen Blutungen. Eine vorsichtige, scharfe Präparation ist daher vorzuziehen.

Zunächst sollte man prüfen, ob man vom Gefäßnervenbündel abkommt. Dazu wird die Carotisscheide möglichst außerhalb der entzündlichen Veränderungen längs incidiert. Wenn man nach medial vordringt, gelingt es oft besser als erwartet, die V. jugularis interna und die A. carotis communis aus den Infiltrationen auszuschälen. Die Präparation wird nach cranial und caudal fortgesetzt. Eine Durchtrennung der oberen Polgefäße und die Mobilisierung der oberen und unteren Schilddrüsenpole sollte man anstreben, sie darf jedoch nicht erzwungen werden. Der Isthmus wird grundsätzlich weggenommen, um die Luftröhre aus ihrer Umklammerung zu befreien. Bei ausgeprägter Trachealstenose kann in gleicher Sitzung die Tracheotomie angezeigt sein.

Man versucht möglichst viel von dem befallenen Gewebe zu entfernen, sollte jedoch unbedingt die hintere Schilddrüsenkapsel unversehrt lassen, um den N. recurrens nicht zu gefährden. Manchmal findet sich innerhalb eines Schilddrüsenlappens eine zentrale Nekrosehöhle.

N. Operationen bei malignen Schilddrüsenerkrankungen

I. Vorbemerkungen

Die Bezeichnung Struma maligna geht auf DE QUERVAIN zurück. Man zählt dazu alle bösartigen Tumoren der Schilddrüse, wobei eine Vergrößerung der Drüse nicht obligat vorhanden sein muß. Bezogen auf 1 Million Einwohner muß mit einer Erkrankungsfrequenz von 12 Fällen pro Jahr gerechnet werden (RANKE et al., 1973).

In Deutschland steht die Struma maligna mit 0,5% an 11. Stelle der Krebstodesstatistik (RÖHER, 1972). Männer und Frauen sind etwa gleich häufig betroffen. Im Kindesalter überwiegen Mädchen (MEISSNER u. ADLER, 1958; FREYSCHMIDT, 1968; VAN LESSEN et al., 1969). Bei Patienten mit einer Struma beträgt die Krebshäufigkeit fast 7%. Die Malignitätsrate kalter Knoten wird sehr unterschiedlich zwischen 2 und über 30% angegeben, wobei man vor allem bei isolierten kalten Knoten an einen bösartigen Tumor denken muß, während sich hinter multinodulären Kröpfen seltener ein Malignom verbirgt. Auch bei unverdächtigem klinischem Befund ergibt die histologische Untersuchung des Operationspräparates in 1,5–2% einen bösartigen Tumor (JACKSON u. THOMSON, 1967; SHIMAOKA et al., 1962a).

Die unterschiedlichen Häufigkeitsangaben sind auf die Selektion des Krankengutes verschiedener Kliniken zurückzuführen und auf die Intensität, mit der der Operateur oder Pathologe nach einem Carcinom fahndet. Bei Routineautopsien findet man nur in weniger als 0,1% Schilddrüsencarcinome (SILLIPHANT et al., 1964; SILVERBERG u. VIDONE, 1966). Dieser Anteil steigt jedoch um den Faktor 20 an, wenn man nur Arbeiten berücksichtigt, in denen bei der Autopsie speziell auf die Schilddrüse geachtet worden ist. So stellten MORTENSEN et al. (1955) bei 1000 konsekutiven Sektionen 28 Schilddrüsencarcinome fest, wobei die Aufarbeitung der Präparate in Stufen von nicht mehr als 2 mm erfolgte. Von diesen 28 Malignomen waren nur 2 klinisch oder bei der sog. Routinesektion festgestellt worden, was die Fragwürdigkeit ausschließlich klinischer Studien betont. Viele Publikationen über das Schilddrüsencarcinom lassen sich nicht miteinander vergleichen, da das Material nicht exakt definiert und nicht nach einer einheitlichen Methode geordnet ist. In diesem Sinne sind die Bemühungen der UICC um eine einheitliche histologische Klassifizierung der Schilddrüsenneoplasmen besonders zu begrüßen (HEDINGER u. SOBIN, 1974; HEDINGER, 1975; NERACHER u. HEDINGER, 1975).

II. Ursachen der Struma maligna

1. Endemische Struma

Lange Zeit nahm man an, daß eine Struma die Entwicklung eines bösartigen Schilddrüsentumors begünstigt. Dementsprechend stellte WEGELIN 1928 fest, daß Malignome im Endemiegebiet um Bern 10mal häufiger vorkamen als in Berlin. Dies ließ sich in späteren Untersuchungen nicht bestätigen (PENDERGRAST et al., 1961; BEAHRS u. PASTERNACK, 1969; CUELLO, 1969). Auch die Erwartungen, daß mit Einführen der Jod-Prophylaxe nicht nur die Strumahäufigkeit, sondern auch die Carcinomfrequenz zurückgeht, haben sich als nicht richtig erwiesen (THALMANN, 1954; EGLOFF, 1961; WALTHARD, 1961; KIND, 1966). Man beobachtete jedoch einen Anstieg der differenzierten, überwiegend der papillären Carcinome, während die in endemischen Kropfgegenden häufigeren anaplastischen Carcinome abnahmen (DONIACH, 1970).

2. Thyreotropes Hormon (TSH)

Es gibt Indizien für eine endokrine Abhängigkeit vor allem der differenzierten Schilddrüsenmalignome von der Ausschüttung des Thyreoidea-stimulierenden Hormons (TSH) aus dem Hypophysenvorderlappen. Im Tierversuch lassen sich durch Thyreostatica oder Jodmangeldiät Carcinome provozieren (BEAHRS u. PASTERNACK, 1969; FISCHER et al., 1973).

In die gleiche Richtung weist die höhere Frequenz maligner Schilddrüsentumoren in Rezidivstrumen, die sich allerdings nicht regelmäßig nachweisen läßt (HALTER, 1966).

Als Konsequenz der vermuteten TSH-Abhängigkeit sollte grundsätzlich bei allen bösartigen Schilddrüsentumoren eine Nachbehandlung mit hochdosierten Schilddrüsenhormonen durchgeführt werden, um die TSH-Produktion der Hypophyse zu unterdrücken.

3. Bestrahlung der Halsgegend

Auf einen Zusammenhang zwischen Schilddrüsencarcinom und Bestrahlung der Halsgegend, wie sie früher bei Thymusvergrößerung, aber auch bei entzündlichen Erkrankungen wie Akne, Abscessen und Lymphadenitis vor allem in den Vereinigten Staaten üblich war, wiesen erstmals DUFFY und FITZGERALD im Jahre 1950 hin. In vielen prospektiven und retrospektiven Studien wurde mittlerweile zweifelsfrei nachgewiesen, daß eine Behandlung mit ionisierenden Strahlen die Häufigkeit von Schilddrüsencarcinomen steigert (SIMPSON et al., 1955; SAENGER et al., 1960; PIFER u. HEMELMANN, 1964; RAVENTOS u. WINSHIP, 1964; WINSHIP u. ROSVOLL, 1969, 1970). Die für die Tumorentstehung erforderliche Dosis liegt im Kindesalter bei etwa 600 rad, bei Erwachsenen offenbar wesentlich höher: über 2000 rad (ANDRÉ, 1965; HEMPELMANN, 1968). Die Latenzzeit zwischen Bestrahlung und histologischer Carcinomdiagnose beträgt etwa 10–12 Jahre (WIL-SON et al., 1970; HARNESS, 1971).

Es ist nicht ganz ausgeschlossen, daß auch radioaktives Jod eine maligne Degeneration des Schilddrüsengewebes auslösen kann. In der Literatur sind einzelne Fälle mitgeteilt worden (KARLAN et al., 1964). CONARD et al. (1970) stellten bei Bewohnern der Marshall-Inseln, die nach einer Atombombenversuchs-explosion versehentlich einem radioaktiven »fall out«, darunter auch von Jod[131], ausgesetzt waren, eine höhere Schilddrüsenmalignomfrequenz fest, als statistisch zu erwarten gewesen wäre. Nach HAMBURGER und MEIER (1971) muß jedoch ein Schilddrüsencarcinom nach Radiojodtherapie als zufällige Koinzidenz angesehen werden, da bei bestrahlten und operierten Hyperthyreosen Malignome gleich häufig vorkommen.

4. Lymphomatöse Struma

Ein gemeinsames Auftreten einer Hashimoto-Struma mit einem Carcinom wurde mehrfach beobachtet. Da dieses Zusammentreffen jedoch noch innerhalb der statistischen Variabilität liegt (WOOLNER et al., 1959), ergeben sich keine Konse-quenzen hinsichtlich einer chirurgischen Therapie der lymphomatösen Struma.

III. Symptome

Bis zu 80% aller Schilddrüsenmalignome äußern sich klinisch als solitäre Knoten (PERLMUTTER u. SLATER, 1965). Besonders verdächtig sind isolierte, harte, nicht schmerzhafte und unverschiebliche Tumoren mit unregelmäßiger Oberfläche. Auch bei Strumen, die sich über Jahre nicht verändert haben und plötzlich innerhalb von wenigen Wochen an Größe zunehmen, sollte man nach einem Carcinom fahnden. Eine diffuse oder umschriebene Vergrößerung der Schild-drüse ist jedoch keinesfalls obligat, sie kann ohne weiteres fehlen.

Eine Penetration des Tumors in die Umgebung führt zu Heiserkeit, Stridor, Horner-Syndrom, Schmerzen oder Einflußstauung. Lymphknotenmetastasen äu-ßern sich in Halsschmerzen, mit Ausstrahlung in den Hinterkopf und einer Schwellung der seitlichen Halsgegend. Allgemeinsymptome, wie Verminderung der Leistungsfähigkeit, Gewichtsabnahme oder Anämie, müssen bereits als Aus-druck einer Metastasierung gedeutet werden, ebenso Knochen- und Gelenk-schmerzen oder Spontanfrakturen.

Eine Kombination von Schilddrüsenmalignomen und einer Überfunktion der Schilddrüse läßt sich in etwa 2–3% der Patienten nachweisen OLEN u. KLINCK, 1965; BERGFELDT et al., 1969; GHOSE et al., 1971; HEINZE u. PICHLMAIER, 1972). Eine hormonelle Aktivität ist am ehesten bei den folliculären Carcinomen zu erwarten, deren Bau dem normalen Schilddrüsengewebe weitgehend ent-spricht. Auch hinter einem autonomen Adenom kann sich ein Carcinom verber-gen (FRIDRICH, 1966; OLEN u. KLINCK, 1966; GUINET et al., 1971).

IV. Diagnose

Nach der Anamnese, den Beschwerden des Patienten und dem Tastbefund läßt sich in vielen Fällen bereits die Vermutungsdiagnose stellen. Sie wird letztlich nur durch die histologische Untersuchung bestätigt oder widerlegt.

Bei vielen Untersuchungen, wie selektive Angiographie, Lymphographie, Thermographie oder Sonographie, steht der notwendige Aufwand in keinem vernünftigen Verhältnis zum diagnostischen Wert. Insbesondere ermöglicht keine dieser Methoden eine Früherkennung. Dies gilt auch für die Szintigraphie. Schilddrüsenmalignome raffen in der Regel wenig oder kein Radiojod und stellen sich daher als szintigraphisch kalte Bezirke dar. Eine fehlende Jodaufnahme findet sich aber auch bei vielen gutartigen Erkrankungen der Schilddrüse, insbesondere den regressiven Veränderungen. Das Szintigramm allein ist daher für die Carcinomdiagnose nicht zu verwerten (KEMINGER, 1971). Beim geringsten Verdacht auf ein Malignom muß die Dignität, insbesondere bei den kalten isolierten Knoten bioptisch abgeklärt werden. Manchmal genügt dazu die Feinnadelpunktion, in vielen Fällen ist die chirurgische Excision mit anschließender histologischer Untersuchung vorzuziehen.

Wenn Schilddrüsencarcinome die Fähigkeit, Jod aufzunehmen, nicht verloren haben, lassen sie sich gelegentlich an ihren Metastasen nachweisen. Jodspeicherung außerhalb der Schilddrüse und außerhalb der medianen Entwicklungsbahn sichern eine metastasierende Struma maligna.

Eine wichtige Untersuchung ist der radioimmunologische Nachweis einer erhöhten Ausschüttung von Calcitonin beim medullären Carcinom. Da dieser Tumor nicht selten familiär gehäuft auftritt, eignet sich die Calcitoninbestimmung als Suchtest. Wiederholt konnten bei Verwandten auf diese Weise Carcinome erkannt und frühzeitig operiert werden, ohne daß eine Schilddrüsenvergrößerung oder andere klinische Symptome bestanden (MELVIN et al., 1971, 1972; JACKSON et al., 1973).

Offenbar besteht eine direkte Korrelation zwischen Calcitoninspiegel und Tumorgröße. Die Messung dieses Hormons eignet sich auch, um die Radikalität der Operation festzustellen. Wenn postoperativ die Konzentration im Serum nicht absinkt, muß man damit rechnen, daß Tumorgewebe zurückgeblieben ist (BLOCK et al., 1972).

Die Feinnadelpunktion mit anschließender cytologischer Untersuchung hat sich zur Differenzierung szintigraphisch kalter Knoten vor allem in Endemiegebieten bewährt. Die Trefferquote soll bis zu 98,5% erreichen (GALVAN, 1970; HEINZE u. PICHLMAIER, 1972). Allerdings wurde auch über einen hohen Anteil falsch negativer Ergebnisse berichtet, die den Wert dieser Untersuchung einschränken (s. Seite 258).

Eine nicht unbeträchtliche Anzahl von Schilddrüsencarcinomen wird zufällig bei der Operation klinisch benigner Strumen erkannt. In etwa 1,5–4,25% muß man mit einem unerwarteten Carcinom rechnen (JACKSON u. THOMSON, 1967; CAMPBELL u. SAGE, 1975). Im Krankengut von KEMINGER (1971) wurden 18% der Schilddrüsencarcinome intraoperativ und weitere 17% erst bei der postoperativen histologischen Untersuchung erkannt. Andere Autoren berichten über noch höhere Zahlen. Diese Angaben unterstreichen die Bedeutung einer obligaten histologischen Untersuchung der Operationspräparate.

V. Einteilung der Schilddrüsenmalignome

1. Klinische TNM-Einteilung

Die klinische Einteilung der Schilddrüsentumoren erfolgt heute zunehmend nach dem TNM-Schema der UICC (UNION INTERNATIONALE CONTRE LE CANCER). Aus der Zuordnung des klinischen Befundes zum entsprechenden TNM-Stadium lassen sich prognostische Konsequenzen ableiten. Die präoperative Einteilung soll nach dem Ergebnis der Operation und vor allem des histologischen Befundes ergänzt werden

TNM-Klassifizierung, entsprechend der deutschen Ausgabe (Berlin, Heidelberg, New York: Springer 1976*):

T – Primärtumor.

T 0 – Kein tastbarer Tumor.

T 1 – Ein einzelner Tumor, der auf die Drüse beschränkt ist. Keine Behinderung der Beweglichkeit oder keine Deformierung der Drüse oder normaler Palpationsbefund bei Defekt im Szintigramm.

T 2 – Multiple Tumoren oder einzelner Tumor, der eine Deformierung der Drüse verursacht. Keine Einschränkung ihrer Beweglichkeit.

T 3 – Der Tumor dehnt sich über die Drüse hinaus aus, was durch ihre Fixierung oder durch die Infiltration benachbarter Strukturen nachgewiesen werden kann.

N – Regionale Lymphknoten.
Der Kliniker sollte vermerken, ob er die palpablen Lymphknoten für befallen hält oder nicht.

N0 – Keine palpablen Lymphknoten.

N1 – Bewegliche, homolaterale Lymphknoten.
N1a – Die Lymphknoten werden als nicht befallen betrachtet.
N1b – Die Lymphknoten werden als befallen betrachtet.

N2 – Bewegliche, kontralaterale oder bilaterale Lymphknoten.
N2a – Die Lymphknoten werden als nicht befallen betrachtet.
N2b – Die Lymphknoten werden als befallen betrachtet.

N 3 – Fixierte Lymphknoten.

M – Fernmetastasen.

M0 – Keine Fernmetastasen nachweisbar.

M1 – Fernmetastasen vorhanden.

Eine Einteilung nach klinischen Tumorstadien wird von der UICC derzeit nicht empfohlen. Für die Prüfung der Behandlungsergebnisse und die Auswahl des Operationsverfahrens kann jedoch eine Zuordnung zu bestimmten klinischen Stadien angezeigt sein, wie sie unter anderem von SEDGWICK (1973) und RÖHER et al. (1977) angegeben worden sind:

---

* inzwischen 3. Auflage 1979

Stadium I: Tumor auf Schilddrüse begrenzt, keine Lymphknoten- oder Fernmetastasen.

Stadium II: Tumor auf Schilddrüse begrenzt, bewegliche Lymphknoten tastbar, keine Fernmetastasen.

Stadium III: Tumor überschreitet die Drüse und/oder fixierte Lymphknoten tastbar, keine Fernmetastasen.

Stadium IV: Fernmetastasen.

2. Histologische Einteilung nach der WHO

In der Vergangenheit gab es eine verwirrende Vielfalt histologischer Nomenklaturen der Schilddrüsenmalignome, so daß die Ergebnisse verschiedener Arbeitsgruppen nur selten miteinander verglichen werden konnten. Dies hat seine Ursachen in der großen Variationsbreite des mikroskopischen Befundes und in den unterschiedlichen Zellformationen, die innerhalb des gleichen Tumors nachgewiesen werden können (papilläre-folliculäre Strukturen, differenzierte-entdifferenzierte Wachstumsformen). Eine einheitliche Einteilung wurde auch dadurch erschwert, daß in verschiedenen Gegenden die einzelnen Tumorformen in unterschiedlicher Häufigkeit beobachtet werden können. So ist das papilläre Schilddrüsencarcinom mit über 60% mit Abstand die häufigste Form des Schilddrüsenkrebses in den Vereinigten Staaten (LINDSAY, 1969). Anderenorts überwiegen anaplastische Carcinome. In der Schweiz ist in den letzten Jahrzehnten ein Rückgang der folliculären und entdifferenzierten Carcinome zugunsten der papillären festzustellen (KIND, 1966).

Unter dem Einfluß amerikanischer Autoren wurde die histologische Nomenklatur wesentlich vereinfacht (WOOLNER, 1961, 1971; MEISSNER u. WARREN, 1969; WINSHIP u. ROSVOLL, 1969b). Sie unterscheiden im wesentlichen nur noch zwischen papillären, folliculären, medullären und anaplastischen Carcinomen.

Die von der Weltgesundheits-Organisation vorgeschlagene Klassifizierung (HEDINGER u. SOBIN, 1974; HEDINGER, 1975; NERACHER u. HEDINGER, 1975) hat demgegenüber den Vorteil, daß auch seltene morphologische Befunde eingeordnet werden können:

I – Epitheliale Tumoren

A – Benigne Tumoren

    1. Folliculäre Adenome

    2. Andere

B – Maligne Tumoren

    1. Folliculäre Carcinome

    2. Papilläre Carcinome

    3. Pflasterzellcarcinome

    4. Undifferenzierte (anaplastische Carcinome)

        a – Spindelzelltyp

        b – Riesenzelltyp

        c – kleinzelliger Typ

    5. Medulläre Carcinome

II – Nicht-epitheliale Tumoren
A – Gutartige
B – Bösartige
   1. Fibrosarkom
   2. Andere
III – Besondere Tumoren
   1. Carcinosarkom
   2. Malignes Hämangioendotheliom
   3. Maligne Lymphome
   4. Teratome
IV – Sekundäre (metastatische) Tumoren
V – Unklassifizierbare Tumoren
VI – Tumorartige Schilddrüsenveränderungen

90% aller Schilddrüsenmalignome entfallen auf die epithelialen Tumoren. Maligne Papillome (SAEGESSER, 1973) und metastasierende Adenome (BRÜCHLE u. ERPENBECK, 1968; SIEWERT et al., 1972) sollten trotz des eher gutartigen klinischen Verlaufes nicht mehr als besondere Formen abgegrenzt werden. Das maligne Papillom wird den papillären, das metastasierende Adenom den folliculären Carcinomen zugeordnet (DINSTL u. KEMINGER, 1967).

3. Differenzierte Carcinome

Auf das *Plattenepithelcarcinom* entfallen nur etwa 1% der bösartigen Neoplasien der Schilddrüse.

Das *papilläre Carcinom* ist der häufigste Schilddrüsentumor. Er kann zwar in jedem Lebensalter auftreten, kommt jedoch überwiegend bei Kindern und jungen Erwachsenen vor, wobei Frauen dreimal häufiger erkranken als Männer (WOOLNER, 1971; FRANSSILA, 1973).

Mit einem multizentrischen Befall beider Schilddrüsenlappen muß man bei mindestens $^2/_3$ der Patienten rechnen (CLARK et al., 1959; BLACK et al., 1960; BLOCK et al., 1966; PERZIK u. CATZ, 1967). Die Mitbeteiligung der Gegenseite läßt sich allerdings nur mikroskopisch nachweisen.

Normalerweise handelt es sich bei den papillären Carcinomen um langsam wachsende Tumoren geringer Malignität; dennoch ist in 50 und mehr Prozent zum Zeitpunkt der Diagnosestellung eine Aussaat in die regionalen Lymphknoten bereits erfolgt. Diese Lymphknotenmetastasen sind in vielen Fällen erstes Symptom der Krankheit (HAYLES et al., 1963; NOGUCHI et al., 1970; WOOLNER, 1971). Eine hämatogene Streuung ist im Gegensatz zu den folliculären Carcinomen wesentlich seltener.

In etwa 4% der Fälle muß man mit Lungenmetastasen rechnen. Sie bleiben jedoch auch unbehandelt oft lange Zeit stationär.

Zu den papillären Carcinomen werden auch solche Tumoren gerechnet, die neben papillären Strukturen andere, z.B. folliculäre Gewebsbezirke enthalten (gemischtes papilläres Carcinom). Manchmal sind Spindelzellen, Riesenzellen oder Plattenepithelmetaplasien nachweisbar. Diese Zellformen erhöhen offenbar die maligne Potenz des Tumors und verschlechtern die Prognose.

Folliculäre Carcinome wachsen invasiv in die Umgebung, brechen frühzeitig in Gefäße ein und metastasieren daher vorwiegend hämatogen. Lymphknotenmetastasen finden sich nur etwa bei 2% der Patienten, Fernmetastasen dagegen in $^2/_3$ der Fälle (FRANSSILA, 1973). Gelegentlich wird der Tumor erst an seinen Knochenmetastasen diagnostiziert. Folliculäre Carcinome kommen vor allem bei Patienten im mittleren und im höheren Alter vor, gleichmäßig auf Frauen und Männer verteilt. Histologisch sieht man ausschließlich folliculäre Strukturen, und auch die Metastasen zeigen das gleiche mikroskopische Bild, während bei den papillären Carcinomen Primärtumor und Tochtergeschwülste ein durchaus unterschiedliches Aussehen haben können. Die Prognose ist beim folliculären Tumor schlechter als beim papillären (RUSSEL et al., 1969).

4. Entdifferenzierte (anaplastische) Malignome

Anaplastische Carcinome (10–15% der Schilddrüsenneoplasien) wachsen rasch infiltrierend in die Umgebung und metastasieren frühzeitig sowohl lymphogen als auch hämatogen. Die Prognose ist daher im Gegensatz zu den differenzierten Carcinomen wesentlich schlechter. 10 Jahre nach der Diagnose leben höchstens noch 15% der Patienten. Vor allem bei Patienten über 60 Jahren mit lange bekannter Struma, die sich plötzlich rasch vergrößert, muß man an einen entdifferenzierten Tumor denken.

Mikroskopisch findet sich ein unterschiedliches, manchmal verwirrendes Zellbild mit Spindelzellen, Riesenzellen und kleinzelligen Strukturen. Interessant ist das Vorkommen gut differenzierter Areale innerhalb eines anaplastischen Carcinoms (NISHIYAMA et al., 1972). Es wird dies als Indiz für die Entstehung anaplastischer Malignome aus gut differenzierten Tumoren gewertet (TOLLEFSEN et al., 1964; IBANEZ et al., 1966; MADDOX et al., 1971; HEITZ et al., 1976). Die Transformation in Spindel- und Riesenzellcarcinome scheint beim folliculären Carcinom häufiger zu sein (RUSSEL et al., 1963, 1969), beim papillären seltener (WYCHULIS et al., 1965).

5. C-Zellencarcinom (medulläres Carcinom)

Etwa 7–9% aller Schilddrüsenmalignome entfallen auf das C-Zellencarcinom (WOOLNER et al., 1961; WILLIAMS u. BREWER, 1969; FLETCHER, 1970; JOHNSTON u. WATSON, 1970; LJUNGBERG, 1972; CHONG et al., 1975). Es betrifft überwiegend ältere Menschen. Eine Erkrankung im Kindesalter gehört zu den Seltenheiten (LEVIN, 1973).

Das medulläre Carcinom entsteht aus den Calcitonin-produzierenden parafolliculären Zellen der Schilddrüse. Sie entsprechen dem ultimobranchialen Organ niederer Tiere, welches entwicklungsgeschichtlich zusammen mit den Epithelkörperchen und dem Thymus aus den Kiemenbögen entsteht. Da parafolliculäre Zellen auch außerhalb der Schilddrüse (Nebenschilddrüse) beobachtet wurden, schlug PEARSE 1966 die Bezeichnung C-Zellen vor und reihte sie später in das sogenannte APUD-System ein.

Das beim medullären Carcinom regelmäßig nachweisbare Amyloid hat zum Thyreoglobulin keine Beziehung, wahrscheinlich jedoch zur Calcitoninproduktion. Dieses Hormon wurde 1962 von COPP entdeckt. In Tumorzellen stellte man Calcitoninkonzentrationen fest, die 100–5000fach höher lagen als im normalen Schilddrüsengewebe (CUNLIFFE et al., 1968; MILHAUD et al., 1969), und zwar nicht nur im Primärtumor, sondern auch in seinen Metastasen.

Die erhöhte Hormonproduktion kann, sie muß jedoch nicht mit einer Hypocalcämie verbunden sein (TASHJIAN u. MELVIN, 1968; MC DERMOTT u. HART, 1970). Eine Calcitonin-induzierte Hypocalcämie provoziert möglicherweise eine regulativ vermehrte Ausschüttung von Parathormon (STEINER et al., 1968; BARTLETT et al., 1971; CATALONA et al., 1971). Tatsächlich wurden bei Patienten mit einem medullären Carcinom erhöhte Parathormonspiegel nachgewiesen. Vielleicht ist auch ein umgekehrter Weg möglich, daß also ein primärer Hyperparathyreoidismus mit Erhöhung des Serumcalciums die C-Zellen zu einer vermehrten Calcitonin-Produktion anregt und durch diese ständige Stimulation die Entstehung eines medullären Carcinoms verursacht (LJUNGBERG, 1972). Beide Mechanismen könnten das gemeinsame Vorkommen eines Hyperparathyreoidismus und eines medullären Carcinoms erklären (MAC GILLIVRAY u. ANDERSON, 1971). Die Ausschüttung von Calcitonin läßt sich mit Glucagon und Calcium stimulieren (DEFTOS et al., 1971).

Die Messung erhöhter Calcitoninwerte im Serum kann als Suchtest für die Diagnose klinisch symptomloser medullärer Carcinome verwendet werden. Erhöhte Calcitoninspiegel wurden allerdings auch bei Carcinoidtumoren nachgewiesen (DUNN, 1973). Umgekehrt muß man annehmen, daß auch medulläre Schilddrüsencarcinome gelegentlich Serotonin sezernieren (JOHNSTON u. WATSON, 1970; KAPLAN u. PESKIN, 1971; MATHYS et al., 1972). Nach KAPLAN et al. (1973) weisen beide Tumorarten Ähnlichkeiten in der Histologie, in der Cytochemie und in der Ultrastruktur auf.

Zu den Hormonen, die von C-Zellentumoren gebildet werden können, gehören auch Prostaglandin und ACTH (DONAHOWER et al., 1968; MELVIN et al., 1970; MATHYS et al.,1972).

Die Prognose des C-Zellencarcinoms ist schlechter als beim papillären Carcinom, jedoch wesentlich günstiger als bei den entdifferenzierten Tumoren. In 70% erfolgt eine Metastasierung in die regionären Lymphknoten am Hals und im Mediastinum. Auch Fernmetastasen, vor allem in Lunge und Leber, finden sich frühzeitig.

Makroskopisch imponieren medulläre Carcinome als umschriebene Knoten mit fester Konsistenz, die nicht oder nur sehr selten mit einer Kapsel umgeben sind. Im histologischen Bild ähneln die C-Zellencarcinome manchmal den Phäochromocytomen (LJUNGBERG, 1972).

Die Kombination von meist doppelseitigen Phäochromocytomen und medullären Carcinomen wird als Sipple-Syndrom oder multiple endokrine Adenopathie (MEA) Typ II bezeichnet. SIPPLE wies 1961 nach, daß bei Patienten mit Phäochromocytomen Schilddrüsencarcinome 14mal häufiger vorkommen als statistisch zu erwarten ist. Das Zusammentreffen dieser Tumoren findet sich vor allem bei der familiären Form des medullären Carcinoms, oft in Kombination auch mit einem Hyperparathyreoidismus (CUSHMAN, 1962; NOUROK, 1964; SCHIMKE

u. HARTMANN, 1965; von STUDNITZ u. LJUNGBERG, 1970; CATALONA et al., 1971; LJUNGBERG, 1972; MELVIN, 1972).

Lassen sich auch noch multiple Schleimhautneurome nachweisen, ordnet man diese Krankheitskombination der multiplen endokrinen Adenopathie Typ IIB (auch Typ III genannt) zu. Als Konsequenz ergibt sich, daß man bei Phäochromocytomen, vor allem wenn sie doppelseitig auftreten, nach medullären Carcinomen gezielt fahnden sollte, umgekehrt aber auch bei einem C-Zellencarcinom an die Möglichkeit eines zusätzlichen Nebennierenmarktumors denken muß.

6. Seltene Schilddrüsentumoren

Maligne Lymphome der Schilddrüse sind sehr selten. Sie betreffen überwiegend Frauen, besitzen eine ungünstige Prognose und sollen bei einem Viertel der Patienten mit einer lymphomatösen Thyreoiditis kombiniert sein (WOOLNER et al., 1966). Während einer Strumaoperation sollte man an die Möglichkeit eines Lymphoms denken, wenn man einen weichen Tumor ohne Kapsel vorfindet, der sich über einen ganzen Schilddrüsenlappen ausgebreitet hat.

Wie bei anderen malignen Lymphomen stehen Bestrahlung und Cytostase an erster Stelle der therapeutischen Maßnahmen.

Von der Schilddrüse ausgehende *Plasmocytome* gehören zu den Raritäten. In der Weltliteratur wurden bis 1973 nicht einmal 10 Fälle beschrieben (MORE, 1968; SASSE et al., 1973).

Die *metastatischen Schilddrüsentumoren* machen höchstens 2–4% aller Schilddrüsenmalignome aus. Als Primärtumoren kommen am häufigsten maligne Melanome, Bronchial- und Mammacarcinome sowie Hypernephrome in Betracht, selten Colontumoren (SKLAROFF, 1954; SILVERBERG u. VIDONE, 1966).

Ektope Schilddrüsenmalignome entwickeln sich in versprengten Inseln von Schilddrüsengewebe, z.B. in einer Zungenstruma oder in Resten des Ductus thyreoglossus, sehr selten auch im Mediastinum, in der Luftröhre, im Kehlkopf, in der Speiseröhre oder im Perikard. Der histologische Nachweis von Schilddrüsengewebe in den seitlichen Halslymphknoten wird überwiegend als Metastasen eines Schilddrüsencarcinoms interpretiert (WILLIS, 1962; BUTLER et al.,1967; GOWING; 1970). GERARD-MARCHANT (1962) schließt allerdings die Möglichkeit nicht aus, daß gutartiges Schilddrüsengewebe lymphogen verschleppt werden kann. Eine Entstehung von Carcinomen in diesen Gewebsbezirken als Primärtumor sei möglich.

VI. Besonderheiten des Schilddrüsenmalignoms bei Kindern

EHRHARDT veröffentlichte 1902 den ersten Fall eines Schilddrüsencarcinoms bei einem Kind. In den nächsten 30 Jahren wurden nur 8 zusätzliche Fälle publiziert (WINSHOP u. ROSVOLL, 1969a). Die Häufigkeit stieg dann zunächst langsam, seit 1945 steil an, bis zu einem Gipfel um das Jahr 1957. Anschließend nahm die Frequenz wieder ab. Es besteht heute kein Zweifel mehr daran, daß diese explosionsartige Zunahme durch Bestrahlung der Halsgegend verursacht wurde.

Obwohl dieser kausale Zusammenhang seit vielen Jahren bekannt ist und Bestrahlungen der kindlichen Halsgegend weitgehend verlassen worden sind, entstehen auch in der Gegenwart immer noch strahlenbedingte Carcinome bei Kindern (REFETOFF et al., 1975; BRAVERMAN, 1975).

Etwa 5% aller Schilddrüsenmalignome treten im Kindesalter auf (EXELBY u. FRAZELL, 1969; RÖHER et al., 1972). Von den 1969 von WINSHIP und ROSVOLL zusammengestellten 850 Fällen aus 34 Ländern entfielen fast 80% auf die Vereinigten Staaten. Überwiegend handelt es sich um papilläre Carcinome (BONTE, 1965) mit günstiger Prognose, obwohl in vielen Fällen bereits bei der Erstuntersuchung Hals- oder Lungenmetastasen nachgewiesen werden können. Ein Schilddrüsencarcinom muß man vor allem dann in die differentialdiagnostischen Erwägungen mit einbeziehen, wenn knotige Veränderungen der Schilddrüse bestehen, wobei isolierte kalte Knoten besonders verdächtig sind. Die Entartungsfrequenz beträgt 30% und mehr (HAYLES et al., 1963; WELCH, 1966).

VII. Auswahl des Operationsverfahrens

1. Thyreoidektomie oder Resektion?

Unterschiedliche Meinungen gibt es darüber, ob grundsätzlich die Schilddrüse entfernt werden muß, ober ob die Lobektomie der befallenen und die Resektion der klinisch gesunden Seite ausreicht (»near total«-Resektion), wie sie viele Autoren empfohlen haben (MUSTARD, 1970; CRILE, 1971; BUCKWALTER u. THOMAS, 1972; CRILE u. HAWK, 1974).

Für das letztere Vorgehen sprechen der günstige Verlauf der differenzierten Schilddrüsencarcinome und die geringere Komplikationsfrequenz.

Als Gegenargument wird die Häufigkeit lokaler Metastasen auf der klinisch scheinbar gesunden Gegenseite angeführt. Die Schilddrüse enthält ein dichtes Netzwerk von Lymphbahnen, die nicht nur die Kapsel durchdringen, sondern auch über den Isthmus mit dem anderen Lappen in Verbindung stehen. Seit den Untersuchungen von CLARK et al. (1959, 1966) sowie RUSSEL et al. (1963) wissen wir, daß sich papilläre Carcinome bei $^4/_5$ der Patienten zum Zeitpunkt der Diagnose auf die Gegenseite und in den Isthmus ausgebreitet haben. Dementsprechend muß man nach einseitiger Lobektomie mit einem Carcinomwachstum auf der anderen Seite rechnen, selbst wenn diese subtotal reseziert worden war (ROSE et al., 1963; FRANKE et al., 1973). Unter dem Eindruck dieser Befunde plädieren viele Autoren für die grundsätzliche (totale) Thyreoidektomie (TAYLOR, 1965; CONLEY, 1967; MEDINA u. ELLIOTT, 1968; ZUKSCHWERDT et al., 1968; DI MATTEO, 1969; KNÖCHELMANN, 1969; HACKENBERG et al., 1970; KEMINGER, 1971; WILSON u. BLOCK, 1971; RÖHER, 1972; FISCHER et al., 1973; HEINZE, 1973; SCHENCK et al., 1973). Nach TOLLEFSEN et al. (1972) wächst jedoch keineswegs jedes okkulte papilläre Carcinom später zum klinisch manifesten Rezidiv heran. Nach diesen Untersuchungen wäre also die grundsätzliche Thyreoidektomie keine conditio sine qua non, da die Anzahl der klinischen Rezidive viel geringer ist, als nach dem pathologischen und mikroskopischen Befund zu erwarten wäre.

Unseres Erachtens müssen bei der Entscheidung über das Ausmaß des operativen Eingriffes auch Alter und histologischer Typ berücksichtigt werden. Wir sind der Ansicht, daß es gerechtfertigt sein kann, beim differenzierten papillären Carcinom junger Menschen unter 40 Jahren auf der klinisch gesunden Seite die hintere Schilddrüsenkapsel zum Teil zu belassen, um die Frequenz von ungewollten Parathyreoidektomien und Recurrensschäden zu senken (MUSTARD, 1970; GEISSINGER et al., 1974). Entschließt man sich allerdings zur »near total«-Resektion, muß auf eine konsequente hochdosierte Schilddrüsenhormonbehandlung nach der Operation besonderer Wert gelegt werden.

Bei den folliculären Carcinomen bevorzugen wir die (totale) Thyreoidektomie, da sie die Chancen einer Bestrahlung der Metastasen wesentlich verbessert. Radiojod wird bevorzugt von folliculären Strukturen gespeichert. Nach Entfernung der Schilddrüse steigt unter dem Einfluß des TSH die celluläre Aufnahme des Isotops um den Faktor 5 an.

Der häufig multizentrische Befall beider Schilddrüsenlappen zwingt auch beim C-Zellencarcinom zur kompletten Entfernung der Schilddrüse mit mindestens einseitiger Ausräumung der Lymphknoten. Ergibt schon die klinische Untersuchung Tumorknoten auf beiden Seiten, wird die modifizierte Halsdissektion bilateral vorgenommen. Während der Operation eines medullären Carcinoms sollte man die Revision der Epithelkörperchen nicht vergessen, da ein Hyperparathyreoidismus mit dem Calcitonin-produzierenden Tumor kombiniert sein kann. Mit der postoperativen Messung des Serumcalcitoninspiegels kann die Radikalität überprüft werden. Fällt Calcitonin nicht auf Normwerte ab, muß man damit rechnen, daß ein Teil des Primärtumors oder seiner Metastasen zurückgeblieben ist.

Bei den anaplastischen Carcinomen kommt die chirurgische Therapie in der Regel zu spät. Man muß sich darauf beschränken, den Tumor ohne Risiko für Recurrens und Nebenschilddrüse zu verkleinern, um einer postoperativen externen Strahlenbehandlung bessere Chancen zu geben. Nur bei kleinen Tumoren halten wir die Thyreoidektomie mit Halsdissektion für sinnvoll.

2. Halsdissektion

Vor allem papilläre Schilddrüsencarcinome metastasieren frühzeitig in die mediastinalen und cervicalen regionären Lymphknoten, wobei offenbar als erstes die paratrachealen Lymphstationen erfaßt werden (NOGUCHI et al., 1970).

Überträgt man die Regeln der Krebschirurgie auf die Schilddrüsenmalignome, würde dies die grundsätzliche Thyreoidektomie mit zumindest einseitiger radikaler Halsdissektion unter Mitnahme der geraden Halsmuskeln, des M. sternocleidomastoideus, der V. jugularis interna und in vielen Fällen auch die Sternotomie mit Ausräumung des oberen Mediastinums implizieren, wie es unter anderem BLOCK und MILLER (1961), FRAZELL und FOOTE (1955) oder SCHINDEL (1971) empfehlen.

Ein radikales Vorgehen berücksichtigt jedoch die relativ günstige Prognose differenzierter Tumoren, vor allem bei Patienten unter 40 Jahren, nicht. Die höhere Komplikationsrate könnte man nur in Kauf nehmen, wenn durch die radikale Halsdissektion die Überlebenszeit verbessert würde. Dafür gibt es bisher keinen sicheren Hinweis. Unseres Erachtens genügt daher die modifizierte, funktionelle Halsdissektion, bei der die Lymphknoten entfernt, der M. sternocleidomastoideus und die V. jugularis interna jedoch belassen werden (RICKEY u. HOWARD, 1966; CONLEY, 1967; WINSHIP, 1967; CLINE u. SHINGLETON, 1968; MUSTARD, 1970; CRILE, 1971; DAYAL u. DA SILVA, 1971; WILSON u. BLOCK, 1971; RÖHER et al., 1973; SCHUMANN, 1977).

Die radikale Halsdissektion kann allerdings angezeigt sein, wenn Lymphknotenmetastasen fixiert und in die Umgebung infiltrierend vorgewachsen sind. Wegen seiner schlechten Prognose ziehen wir auch beim operablen anaplastischen Tumor ein radikales Vorgehen vor.

3. Erweiterte Eingriffe

Für Fälle mit fortgeschrittenem Carcinom, das die Schilddrüsenkapsel überschreitet und infiltrierend in die umgebenden Strukturen, insbesondere den Kehlkopf, die Trachea oder auch die Speiseröhre vorwächst, werden gelegentlich erweiterte Operationen mit Resektion von Luftröhre, Kehlkopf, Hypopharynx, Speiseröhre oder auch Schlüsselbein empfohlen (ANDRE et al., 1967; GREENING, 1970; SCHINDEL, 1971).

Wir können uns einem solchen Vorgehen nicht anschließen, da bei den entdifferenzierten Carcinomen in diesem Stadium jeder chirurgische Eingriff zu spät kommt und bei den differenzierten Tumoren das Ergebnis nicht verbessert werden kann. In solchen Fällen bleibt nur der Versuch, nach operativer Verkleinerung des Tumors mit einer externen Bestrahlung und einer hochdosierten Schilddrüsenhormonbehandlung das weitere Tumorwachstum zu bremsen.

4. Die intraoperative Gefrierschnittuntersuchung

Über 10% der Schilddrüsentumoren werden erst durch die histologische Untersuchung scheinbar gutartiger Strumaresektionspräparate entdeckt. Der klinische Pathologe wäre allerdings überfordert, wenn man von ihm eine Schnellschnittuntersuchung aller Operationspräparate verlangen würde. Oft handelt es sich um kleine Tumoren, die erst durch die histologische Aufarbeitung in Stufen gefunden werden, ein Verfahren, das sich intraoperativ nicht durchführen läßt. So wurden im Krankengut von SHANDS und GATLING (1970) von 109 Schilddrüsenmalignomen 11 im Schnellschnitt falsch negativ beurteilt. Man wird daher die Gefrierschnittuntersuchung auf solche Fälle beschränken, bei denen sich während einer Strumaresektion ein hinreichender Verdacht auf ein Malignom oder auf Lymphknotenmetastasen ergibt.

Bestätigt der Pathologe die Verdachtsdiagnose Malignom, so erfolgt die definitive Operation in gleicher Sitzung. Schwieriger ist die Entscheidung für das weitere Vorgehen, wenn die Carcinomdiagnose erst später, nach abgeschlossener histologischer Untersuchung feststeht. Eine sofortige Reintervention halten wir für angezeigt, wenn der Tumor nicht weit im Gesunden entfernt wurde, wenn ein Befall regionaler Lymphknoten nachgewiesen ist und wenn es sich um ein nicht oder wenig differenziertes Carcinom handelt. Nur in Einzelfällen ist es bei kleinen, sicher im Gesunden entfernten, papillären Carcinomen ohne klinisch nachweisbare Lymphknotenmetastasen erlaubt, auf eine weitere operative Intervention zu verzichten, wobei auf die postoperative Suppressionsbehandlung mit Schilddrüsenhormonen und eine engmaschige Befund- und Behandlungskontrolle besonderer Wert gelegt werden muß. Man wird sich um so leichter zu einer abwartenden Haltung entschließen, je jünger die Patienten wegen der dann günstigeren Prognose sind (SCHUMANN, 1977).

5. Vorgehen beim ektopen Carcinom

Schilddrüsentumoren, die sich in ektopem Gewebe entwickeln, imponieren klinisch meist als cystische Gebilde. Sie werden oft als Weichteiltumoren oder mediale Halscysten verkannt. Im Gegensatz zu den Malignomen in der Schilddrüse selbst metastasieren die ektopen Carcinome offenbar wesentlich seltener, so daß die lokale Entfernung im Gesunden und die postoperative Hormontherapie ausreicht (PAGE et al., 1974). Schilddrüsengewebe außerhalb der Drüse und lateral der Mittellinie ist immer verdächtig auf Metastasen eines differenzierten Tumors. ·

VIII. Operationstechnik

1. Anaesthesie und Lagerung

Für Eingriffe wegen bösartiger Krankheiten der Schilddrüse sollte heute ausschließlich eine Allgemeinnarkose verwendet werden, da der Lokalanaesthesie in Ausdehnung und Wirkungsdauer Grenzen gesetzt sind. Die Intubation schließt respiratorische Störungen während den oft zeitraubenden Eingriffen aus. Zudem verbessert die Muskelrelaxation die Übersicht des Operationsgebietes und damit auch die Radikalität.

Die Lagerung erfolgt, wie bei einer Strumaresektion, fast liegend mit weit nach hinten rekliniertem Kopf. Steht die Diagnose eines Carcinoms bereits präoperativ fest und wird eine einseitige Halsdissektion geplant, empfiehlt sich eine leichte Drehung des Kopfes auf die Gegenseite. Lagerung und Abdeckung des Operationsgebietes soll jedoch grundsätzlich eine Exploration beider Halsseiten ermöglichen.

2. Schnittführung

Auch beim Carcinom ergibt der weite Kochersche Kragenschnitt eine ausreichende Übersicht. In vielen Fällen wird die Diagnose eines Carcinoms erst

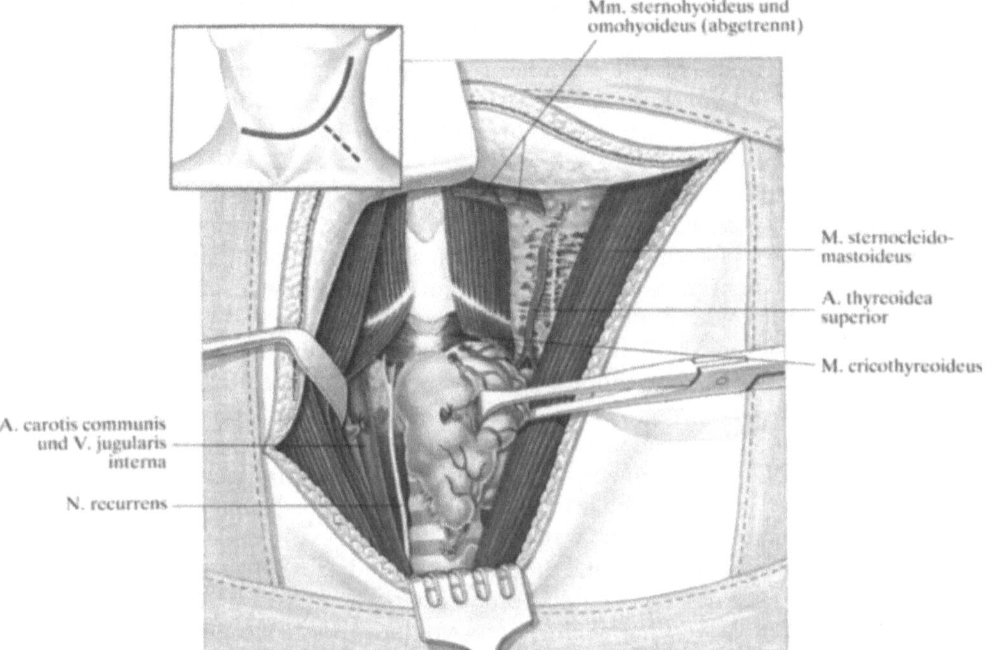

Abb. 149. Operation der Struma maligna. Entsprechend dem Schema ist der Kochersche Kragen-schnitt in Richtung des M. sternocleidomastoideus nach oben verlängert. Der vom Tumor nicht erfaßte rechte Schilddrüsenanteil ist nach Darstellung des N. recurrens und Durchtrennung der oberen und unteren Polgefäße partiell mobilisiert. Auf der rechten Seite wurden die geraden Halsmus-keln belassen. Auf der linken, maligne degenerierten Seite wurden die Muskeln teilweise entfernt

intraoperativ gestellt. Es genügt dann fast immer, den Hautschnitt seitlich und bogenförmig nach oben bis zum Hinterrand des Kopfnickers zu verlängern (ECKERT, 1952; ATTIE et al., 1971; SEDGWICK, 1973), entsprechend Abb. 32g und 32h. Nur selten erfordert die Verbesserung der Übersicht Hilfsschnitte nach lateral unten (Abb. 149).

3. Lobektomie und »near total«-Resektion

Die Operation unterscheidet sich in ihren ersten Schritten nicht von der beschrie-benen Resektion gutartiger Schilddrüsenerkrankungen. Ist die Diagnose Carci-nom nach dem Tastbefund wahrscheinlich oder durch die Nadelbiopsie bewiesen, wird der Schnitt entsprechend Abb. 149 auf der befallenen Seite bogenförmig nach oben verlängert.

Nach Ligatur und Durchtrennung der oberflächlichen Jugularvenen wird auch die Fascie in der Richtung des Hautschnittes durchtrennt und zusammen mit dem Hautplatysmalappen nach oben abpräpariert, bis der Unterrand des Schildknorpels erscheint. Nach ausgiebiger stumpfer Mobilisierung der Kopfnikker auf beiden Seiten läßt sich dieser Muskel weit nach lateral verziehen, bis die vordere Halsmuskulatur übersichtlich freiliegt. Nach Längsincision in der Mittellinie werden die Muskeln beider Seiten von der Vorderfläche der Schilddrüse abgelöst. Differenzierte Carcinome wachsen selten in die Muskulatur ein. Wenn sie bei anaplastischen Malignomen befallen ist, müssen die betroffenen Bezirke reseziert werden.

Da die weitere Präparation ein übersichtliches Operationsfeld erfordert, ist es ratsam, die Muskulatur quer zu durchtrennen, insbesondere, wenn man auf beiden Seiten Lymphknoten tastet. Nur wenn sich das Tumorwachstum offenbar auf eine Seite beschränkt, verzichten wir auf der Gegenseite auf eine Incision der Mm. sternohyoideus und sternothyreoideus.

Die Mobilisierung der Schilddrüse beginnen wir in der Regel auf der erkrankten Seite. Nach der Durchtrennung der seitlichen und unteren Schilddrüsenvenen und Freilegung des oberen Poles zieht man den Drüsenlappen mit Kocher-Klemmen oder Haltefäden nach medial und legt den N. recurrens frei. Die Isolierung des Nerven halten wir im Gegensatz zur Resektion gutartiger Strumen beim Carcinom grundsätzlich für notwendig, nicht nur, um Verletzungen zu vermeiden, sondern vor allem, weil eine Metastasierung gerade in die paratrachealen Lymphknoten erfolgt und aus diesem Grunde das Fett- und Bindegewebe mit den darin enthaltenen Lymphknoten entlang dem Nerven entfernt werden muß. Da er sich in vielen Fällen bereits vor oder in Höhe der A. thyreoidea inferior aufteilt, legen wir ihn von caudal nach cranial frei. Manchmal kann man ihn als relativ derben Strang über der seitlichen Trachealwand tasten. Das Carcinom wächst fast nie in den Nerven ein, so daß man nur sehr selten gezwungen ist, ihn zusammen mit dem Tumor wegzunehmen.

Bei der Präparation sollte man besonders auf die Epithelkörperchen achten, da sie möglichst wenig mobilisiert werden dürfen, um ihre Durchblutung nicht zu stören. Hat man sich über den Verlauf des N. recurrens ausreichend orientiert, erfolgt als nächstes die Durchtrennung der unteren Schilddrüsenarterie, wobei ihre Äste nahe der Schilddrüsenkapsel einzeln ligiert und durchschnitten werden. Mit dieser Technik stört man am wenigsten die arterielle Versorgung der Epithelkörperchen und beugt damit einer postoperativen Tetanie vor.

Der nächste Schritt ist die scharfe Durchtrennung des derben, gut vascularisierten Bindegewebes zwischen hinterer Schilddrüsenkapsel und Trachealwand. Dabei muß man immer den N. recurrens im Auge behalten, da er cranial innerhalb dieser Bindegewebszüge verlaufen kann. Als Richtpunkt dient das gut tastbare untere Horn des Schildknorpels. Unmittelbar davor strahlen die Nervenfasern in die Kehlkopfwand ein (EDIS et al., 1975). Feine Blutungen werden durch kurze Kompression gestillt. Mit der Elektrokoagulation sind wir wegen der engen Nachbarschaft mit dem unteren Kehlkopfnerven und wegen der Gefahr einer Schädigung der Trachealwand sehr zurückhaltend.

Der Schilddrüsenlappen hängt jetzt nur noch am Isthmus. Dieser wird zusammen mit einem etwa vorhandenen Lobus pyramidalis von der Vorderfläche der Luftröhre abgelöst. Will man sich mit der einseitigen Lobektomie begnügen, trägt man den Isthmus unmittelbar am belassenen Schilddrüsenlappen ab. Da sich Schilddrüsencarcinome jedoch häufig multizentrisch in beiden Lappen entwickeln, beschränken wir uns niemals auf die einseitige Lobektomie, sondern schließen die ausgiebige Resektion der anderen Seite an, wobei möglichst nur die hintere Schilddrüsenkapsel zurückbleibt.

4. Thyreoidektomie

Zur (totalen) Thyreoidektomie legen wir zunächst auf der vom Tumor befallenen Seite die Schilddrüse frei, orientieren uns über den Verlauf des N. recurrens und durchtrennen die A. thyreoidea inferior. Anschließend wird die Gegenseite zusammen mit dem Isthmus mobilisiert und von der Trachea abgetrennt. Erst anschließend wird die Hinterwand des befallenen Schilddrüsenlappens vollends von der Luftröhre abgelöst. Wir bemühen uns also, die Schilddrüse en bloc zu entfernen und verzichten auf eine Durchtrennung des Isthmus.

5. Lymphknotendissektion

Die modifizierte oder funktionelle Halsdissektion mit Schonung der V. jugularis interna und des M. sternocleidomastoideus ist heute in der Chirurgie der Struma maligna fast allgemein anerkannt. Aus der Erhaltung der V. jugularis interna sollte man jedoch kein Gesetz machen. Sind die tiefen Halslymphknoten entlang dieser Vene metastatisch befallen, wird sie mitentfernt.

Wir beginnen die Dissektion caudal. Der M. sternocleidomastoideus wird stark nach lateral verzogen und, wenn notwendig, der M. omohyoideus durchtrennt oder reseziert. Die das Gefäß-Nervenbündel umhüllende Fascie wird zusammen mit dem darüberliegenden Fett- und Bindegewebe nach cranial abpräpariert und entfernt. Wenn man die A. carotis communis und die V. jugularis interna nach medial verzieht, sieht man in der Tiefe den M. scalenus anterior mit dem vor ihm liegenden N. phrenicus. Am seitlichen Rand dieses Muskels zieht der Plexus brachialis durch die hintere Scalenuslücke.

Bei der weiteren Präparation nach oben muß man auf den N. accessorius achten, der an der oberen Drittelgrenze des Kopfnickers in diesen Muskel einstrahlt (Abb. 150). Dieser Nerv markiert in der Regel gleichzeitig die obere Begrenzung der Halsdissektion. Nur wenn sich Lymphknotenmetastasen weiter nach cranial fortsetzen, ist wie bei der radikalen Halsdissektion die Ausräumung der Submandibulargegend mit Entfernung der Glandula submaxillaris notwendig (Abb. 151).

Soll die Dissektion auf das Trigonum colli laterale ausgedehnt werden, erweitern wir den Hautschnitt entsprechend dem Schema in Abb. 149 von oben medial nach unten lateral und präparieren den seitlichen Hautlappen bis zum Vorderrand des M. trapezius ab. Zur besseren Übersicht kann die Durchtrennung des M. sternocleidomastoideus, selten seine Resektion, notwendig werden. Meist genügt es, diesen Muskel von der Unterlage abzuheben und je nach Bedarf nach medial oder lateral zu verziehen. Auf den das seitliche Halsdreieck schräg von oben medial nach unten lateral kreuzenden N. accessorius muß man achten.

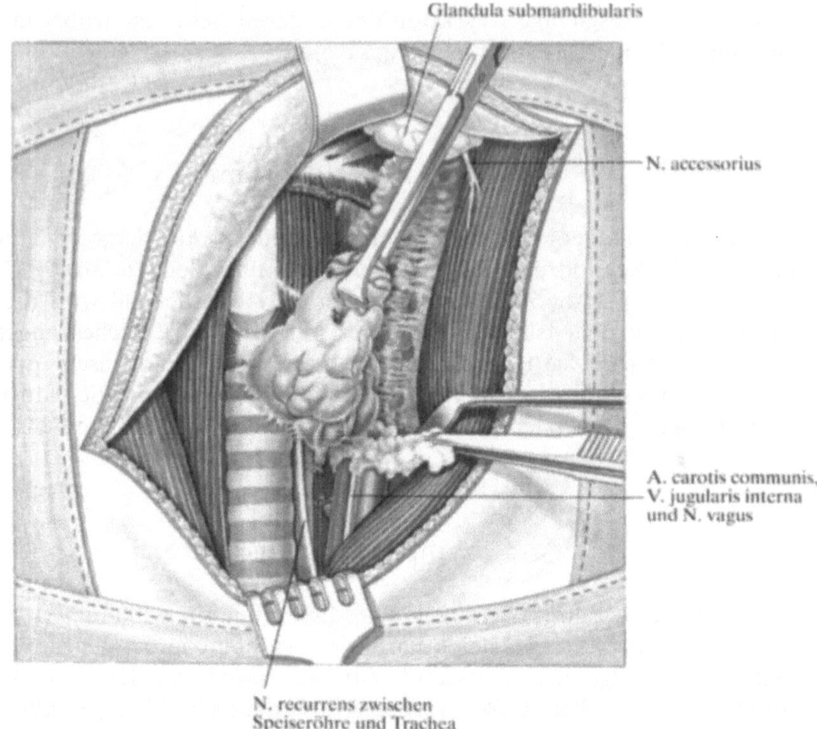

Abb. 150. Nach Mobilisierung des rechten Schilddrüsenlappens und Ablösen des Isthmus von der Tracheavorderfläche wird der tumortragende linke Anteil der Schilddrüse freigelegt. Will man eine funktionelle Halsdissektion vornehmen, wird die Carotisscheide incidiert und das Fett- und Bindegewebe zusammen mit den Lymphknoten von caudal nach cranial entwickelt

IX. Postoperative Komplikationen

Die enge Nachbarschaft der Schilddrüse mit dem N. laryngeus inferior und den Epithelkörperchen bedingt, daß nach (totaler) Thyreoidektomie Nervenschäden und Tetanien wesentlich häufiger vorkommen als nach Operationen gutartiger Schilddrüsenerkrankungen, während Wundinfektionen, Nachblutungen oder auch Trachealstenosen keine wesentliche Rolle spielen.

Mit Recurrensparesen muß man in 0,2 bis über 20%, mit einem Hypoparathyreoidismus in 0,6 bis über 30% rechnen (TOLLEFSEN u. DE COSSE, 1963; CHAMBERLIN et al., 1964; CLARK et al.,1969; MUSTARD, 1970; PICHLMAIER u. JUNGINGER, 1975). Erwartungsgemäß liegt die Komplikationsfrequenz bei Zweit- oder Mehrfacheingriffen höher als bei Erstoperationen (THOMPSON u. HARNESS, 1970). Unterschiedliche Literaturangaben findet man darüber, ob bei der »near total«-Resektion die Komplikationsfrequenz tatsächlich niedriger liegt (BLOCK et al.,

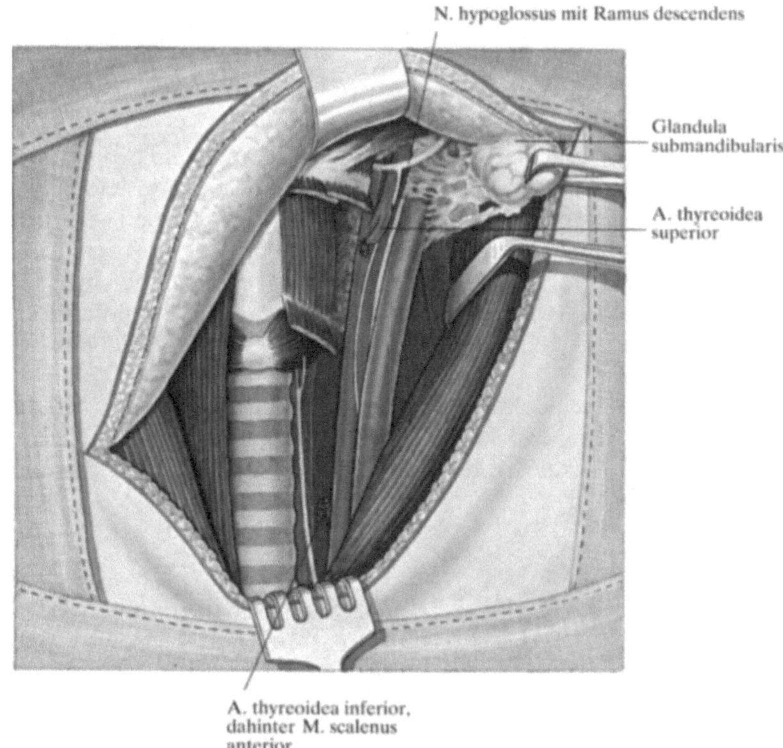

Abb. 151. Die Schilddrüse ist entfernt, die funktionelle Halsdissektion bis auf die Ausräumung des Trigonum submandibulare beendet. Die Mitnahme der Glandula submaxillaris zusammen mit dem umgebenden Fett- und Bindegewebe ist nur selten erforderlich

1966). Rustad et al., (1963) fanden keinen Unterschied in der Häufigkeit postoperativer Komplikationen nach totaler oder subtotaler Entfernung der Schilddrüse.

Glücklicherweise bildet sich ein großer Teil der postoperativen Tetanien wieder zurück, so daß die Frequenz bleibender Epithelkörperchenschädigungen meist unter 10% liegt. Muß man bereits intraoperativ annehmen, daß keines der Epithelkörperchen mit genügender Sicherheit geschont werden kann, empfiehlt sich eine Autotransplantation, wobei mindestens eine, besser zwei Nebenschilddrüsen in dünne, höchstens 1 mm dicke Scheibchen mit einem Durchmesser von 2 mm aufgeteilt und in einen Muskel implantiert werden. Geeignet für die Aufnahme der Transplantate sind vor allem der M. sternocleidomastoideus oder der M. brachioradialis. Eine Markierung mit Metallclips ist unbedingt zu empfehlen, um die transplantierten Epithelkörperchen später identifizieren zu können.

X. Postoperative Behandlung

1. Nachbehandlung mit Schilddrüsenhormonen

Da papilläre und folliculäre Schilddrüsencarcinome dem proliferierenden Einfluß des TSH unterliegen, gehört die postoperative, hochdosierte Schilddrüsenhormonbehandlung zur Suppression der Hypophyse zu den wichtigsten Maßnahmen. Wir verwenden überwiegend L-Thyroxin-Präparate ohne T_3-Anteil, die so hoch (150–300 µg/Tag) dosiert werden, daß Symptome einer leichten Hyperthyreose auftreten. Auch bei den anaplastischen Tumoren lohnt sich der Versuch einer Suppressionsbehandlung, da eine gewisse TSH-Abhängigkeit erhalten sein kann.

Nach der Thyreoidektomie wird jedoch die Hormonbehandlung erst begonnen, wenn feststeht, daß keine Jod[131]-Therapie durchgeführt werden soll, um die Aufnahmefähigkeit für das Jod in den Tumorresten oder in den Metastasen nicht zu stören.

2. Ergänzende Strahlentherapie

a) Externe Bestrahlung

Eine externe Nachbestrahlung sollte heute ausschließlich mit Megavoltgeräten durchgeführt werden. Indikationen sind der inoperable Tumor ohne Jodspeicherung und das entdifferenzierte Carcinom (SEDGWICK et al., 1973; ENGELKEN et al., 1976). Die Herddosis sollte 6000 rad erreichen (HEISSEN et al., 1972, 1973).

Die verschiedentlich empfohlene Vor- und Nachbestrahlung bei kurativer Thyreoidektomie (LAMBERG, 1966; STEINER u. SALIS SAMADEN, 1966; WIELAND et al., 1967) hat nicht zu einer Verbesserung der Ergebnisse geführt. Die differenzierten papillären und folliculären Carcinome sind nur wenig strahlensensibel und daher einer externen Bestrahlung kaum zugänglich (SHANDS u. GATLING, 1970).

b) Radiojodbehandlung

Die postoperative Anwendung von Jod[131] hat einen diagnostischen und einen therapeutischen Effekt. Nach Entfernung einer Struma maligna kann man mit Radiojod zurückgebliebene Schilddrüsenreste erkennen. Man ist immer wieder überrascht, daß nach scheinbar totaler Thyreoidektomie im Szintigramm noch Aktivität nachweisbar ist.

Mit Radiojod lassen sich vor allem speichernde Metastasen nachweisen, die anschließend mit therapeutischen Dosen ausgeschaltet werden müssen.

Die Raffung des Isotops nimmt nach Entfernung der Schilddrüse unter dem Einfluß der steigenden TSH-Sekretion des Hypophysenvorderlappens zu. Gelegentlich speichern Metastasen erst nach der Thyreoidektomie. Nur höchstens 20–30% der Schilddrüsenmalignome speichern primär Jod[131]. Überwiegend sind es differenzierte Neoplasien: folliculäre Carcinome oder papilläre Tumoren mit folliculärem Anteil. Dies erklärt auch, daß Carcinome jüngerer Patienten wegen des höheren Anteils an gut differenzierten Malignomen häufiger einer Jod[131]-Therapie zugänglich sind (HARNESS et al., 1974).

Gegen die Radiojodtherapie wurde eingewendet, daß sich Tumoren mit einem hohen Differenzierungsgrad mit Schilddrüsenhormonen ausreichend supprimieren lassen. Außerdem werden Schädigungen durch das Isotop (Leukämien, Lungenfibrosen) nicht ausgeschlossen (CRILE, 1971; SCHUMANN, 1977).

Entschließt man sich zur Nachbehandlung mit radioaktivem Jod, wird im Anschluß an die Operation auf die Substitution von Schilddrüsenhormonen verzichtet, damit unter dem Einfluß der erhöhten TSH-Ausschüttung das Radiojod in den Tumorzellen vermehrt gerafft wird.

Die Behandlung erfolgt überwiegend fraktioniert in Einzeldosen von 70–200 mCi bis zu einer Gesamtdosis von etwa 1000 mCi (HEISSEN et al., 1973; HARNESS et al., 1974; ENGELKEN, 1976). Das Therapieintervall beträgt 4–6 Monate. Zwischenzeitlich wird die Hypophyse mit Schilddrüsenhormonen supprimiert, wobei diese Behandlung rechtzeitig vor der nächsten Radiojoddosis unterbrochen werden muß.

XI. Prognose

Die Prognose der Schilddrüsencarcinome hängt überwiegend vom histologischen Typ, aber auch von Alter und Geschlecht ab. In den Untersuchungen von BUCKWALTER et al. (1961) überlebten bei Frauen 77,6%, bei Männern jedoch nur 37,3% 10 Jahre. Die Carcinomsterblichkeit älterer Patienten liegt wesentlich höher als die der jüngeren. Die unterschiedliche Prognose resultiert aus der größeren Frequenz differenzierter Carcinome bei Frauen und jüngeren Menschen.

Bei den differenzierten Carcinomen leben nach 5 Jahren noch 60 bis über 90% der Patienten, während bei den anaplastischen Malignomen $^2/_3$ der Kranken innerhalb des ersten Jahres nach der Diagnose versterben (BUCKWALTER, 1961; CRILE, 1964; SUTTON et al., 1968; BERGFELDT et al., 1969; BOKELMANN et al., 1970; BALAZS et al., 1974). Bei Kindern wurden allerdings auch nach operativer Therapie von anaplastischen Schilddrüsencarcinomen Überlebenszeiten von 10 und mehr Jahren beschrieben.

Der individuelle Krankheitsverlauf läßt sich also niemals exakt voraussagen. Es sollte daher auch beim entdifferenzierten Schilddrüsenmalignom immer der Versuch einer Kombinationsbehandlung unternommen werden. Die günstige Prognose der differenzierten Carcinome darf andererseits den Operateur nicht dazu verleiten, die Regeln der Krebschirurgie zu mißachten. Die radikale Entfernung des Primärtumors, einschließlich aller erreichbarer Lymphknotenmetastasen, bildet auch in der Chirurgie der Struma maligna die Basis für befriedigende Spätergebnisse.

XII. Eingriffe am Halsteil der Speiseröhre

1. Vorbemerkungen

Hauptindikationen für Operationen am Halsoesophagus sind *traumatische oder endoskopische Läsionen* (s.S. 28 und 37), das *Zenkersche Divertikel* und *maligne Erkrankungen der Speiseröhre.*

Im Rahmen einer zweizeitigen Oesophagusexstirpation bei Tumoren im mittleren Drittel der Speiseröhre muß sie am Hals als vorübergehende Speichelfistel bis zur endgültigen Ersatzplastik herausgeleitet werden. In zweiter Sitzung erfolgt die Anastomose mit dem retro- oder antesternal hochgezogenen Ersatzorgan (Magen, Hemicolon oder Dünndarm). Da dieser Eingriff aber nur einen Teil der thorakalen Operation darstellt, wird in diesem Rahmen auf eine Beschreibung verzichtet. Bei den Tumoren im oberen Speiseröhrendrittel hat die Radikaloperation sehr schlechte Ergebnisse, so daß wir bei dieser Lokalisation eine Strahlentherapie vorziehen.

Das Einnähen des oberen Speiseröhrenblindsackes bei der *angeborenen Oesophagusatresie* ist heute verlassen und durch die primäre Rekonstruktion der Speiseröhre oder andere Operationsverfahren ersetzt worden (REHBEIN, 1976).

2. Die Freilegung der Speiseröhre

Am Hals liegt der Oesophagus hinter der Trachea und überragt sie etwas nach links. Die Freilegung erfolgt daher in der Regel auf der linken Seite. Von rechts her wird man den Eingriff nur durchführen, wenn auf der linken Seite Narben früherer Operationen die Präparation erschweren könnten.

Die Allgemeinnarkose ziehen wir der örtlichen Betäubung vor. Der Kopf wird rekliniert und zur Gegenseite, in der Regel also nach rechts, gedreht. Der Hautschnitt verläuft vom Jugulum sterni entlang dem Vorderrand des M. sternocleidomastoideus bis zur oberen Drittelgrenze dieses Muskels (Abb. 152). Wenn man sich zur Lokalanaesthesie entschließt, empfiehlt es sich, die Schnittlinie mit einem Filzschreiber zu markieren, da nach der Infiltration manchmal der Vorderrand des Kopfnickers nicht mehr eindeutig zu identifizieren ist.

Haut und Subcutis werden durchtrennt, ebenso das seitlich meist ziemlich kräftig entwickelte Platysma. Unmittelbar am Vorderrand des M. sternocleidomastoideus wird die mittlere Halsfascie eingeschnitten und der Muskel nach cranial und caudal freigelegt. Die Fasern des M. omohyoideus kreuzen das Operationsgebiet schräg nach unten lateral. Man kann diesen Muskel nach oben weghalten. Die Übersicht wird aber verbessert, wenn man ihn durchtrennt. Anschließend wird der laterale Rand des über der Schilddrüse verlaufenden M. sternothyreoideus nach medial und der M. sternocleidomastoideus nach lateral weggehalten. Vor dem Gefäß-Nervenbündel, das leicht an der Pulsation der innenliegenden A. carotis communis identifiziert werden kann, und der seitlichen Schilddrüsenfläche wird die Präparation in die Tiefe weitgehend stumpf fortgesetzt. Das Operationsgebiet kreuzende seitliche Schilddrüsenvenen werden ligiert und durchtrennt (s. Abb. 15).

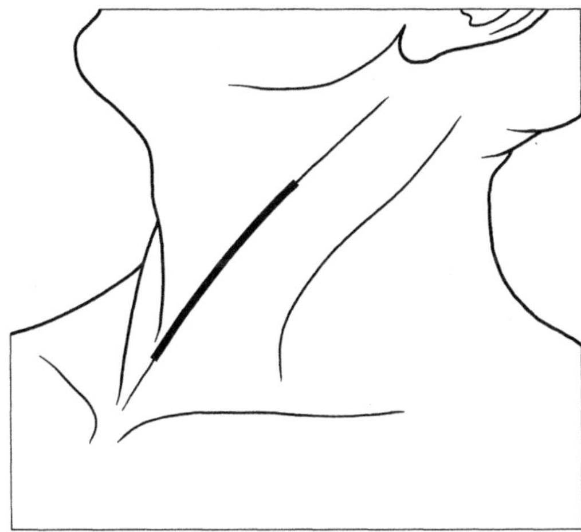

Abb. 152. Incision am Vorderrand des M. sternocleidomastoideus

Das weitere Vorgehen richtet sich nach der Größe der Schilddrüse und danach, in welcher Ausdehnung der Oesophagus freigelegt werden muß. Besteht eine mehr oder weniger ausgeprägte Struma, empfiehlt es sich, sie nach medial vorzuluxieren. Dies gelingt leicht, wenn man die Schilddrüsenarterien durchtrennt. Die A. thyreoidea superior verläuft annähernd parallel zur A. carotis communis. Sie läßt sich darstellen, wenn man die gerade Halsmuskulatur nach medial weghält. Die Ligatur und Durchtrennung einschließlich der begleitenden Venen sollte unmittelbar an der Schilddrüsenkapsel erfolgen, um den N. laryngeus superior nicht zu gefährden.

Die A. thyreoidea inferior soll dagegen zur Schonung des N. recurrens möglichst weit lateral, unmittelbar an der Kreuzung mit der A. carotis communis durchschnitten werden. Der Nerv liegt in der Rinne zwischen Speiseröhre und Trachea und kreuzt die untere Schilddrüsenarterie an deren Vorder- oder Hinterfläche. Manchmal zieht er auch zwischen den Ästen der A. thyreoidea inferior in Richtung Kehlkopf.

Nach Durchtrennung der Schilddrüsenarterien hält man sich die Drüse zusammen mit den Mm. detractores laryngis nach medial weg und gelangt ohne Schwierigkeiten und ohne mit weiteren anatomischen Strukturen in Konflikt zu kommen vor der A. carotis communis an die Speiseröhre (Abb. 153). Je nach Operationsindikation wird eine Oesophagusverletzung versorgt und/oder drainiert, ein Fremdkörper entfernt oder eine Fistel angelegt.

Den beschriebenen vorderen Zugang ziehen wir der Präparation von hinten vom Hinterrand des M. sternocleidomastoideus aus vor. Bei diesem Vorgehen wird das Gefäß-Nervenbündel nach vorne angehoben und dahinter in Richtung Vorderfläche der Halswirbelkörper präpariert. Man erspart sich dadurch die Durchtrennung der Schilddrüsengefäße. Die Distanz zur Speiseröhre ist aber länger und die Komplikationsmöglichkeit (Plexus brachialis!) größer.

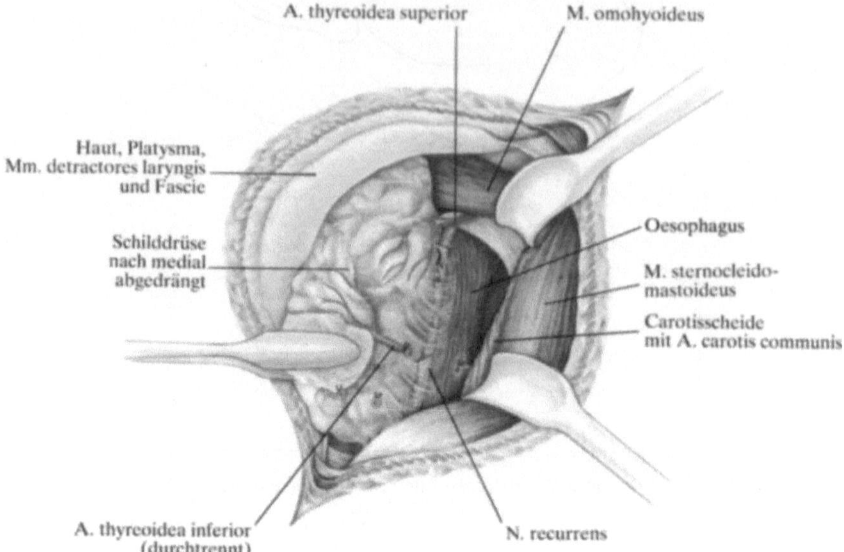

Abb. 153. Freilegung der unmittelbar hinter der Trachea liegenden Speiseröhre

3. Die Oesophagostomie

Sie kann entweder in Form einer seitlichen Fistel oder als endständige Öffnung nach Resektion der thorakalen Speiseröhre erfolgen. Für die seitliche Speichelfistel muß der Oesophagus nach cranial und vor allem nach caudal ausreichend mobilisiert werden, um ihn nach vorne bis ins Hautniveau vorziehen zu können. Anschließend wird die Wunde im oberen Bereich nach Einlegen einer Redon-Drainage verschlossen und die Speiseröhre nahe dem unteren Wundwinkel nach querer Eröffnung in die Haut eingenäht.

Für eine endständige Oesophagostomie wird die Speiseröhre so weit nach unten freipräpariert, bis sie zusammen mit dem vorher über einen rechtsthorakalen Zugang mobilisierten und an der Kardia abgetrennten thorakalen Oesophagus hervorgezogen werden kann (Abb. 154). Nach Resektion des tumortragenden Abschnittes wird das freie Ende in die Haut eingenäht (Abb. 155).

4. Die Operation des Hypopharynxdivertikels
(Zenkersches Divertikel, Grenzdivertikel)

a) Anatomische Vorbemerkungen

Das Hypopharynxdivertikel wurde von ZENKER *im Jahre 1877 erstmals systematisch beschrieben.* Er erkannte, daß die ständig wiederholte Druckerhöhung beim Schlucken (bis 60 cm Wassersäule, MORTENSEN et al., 1955) für die Ausstül-

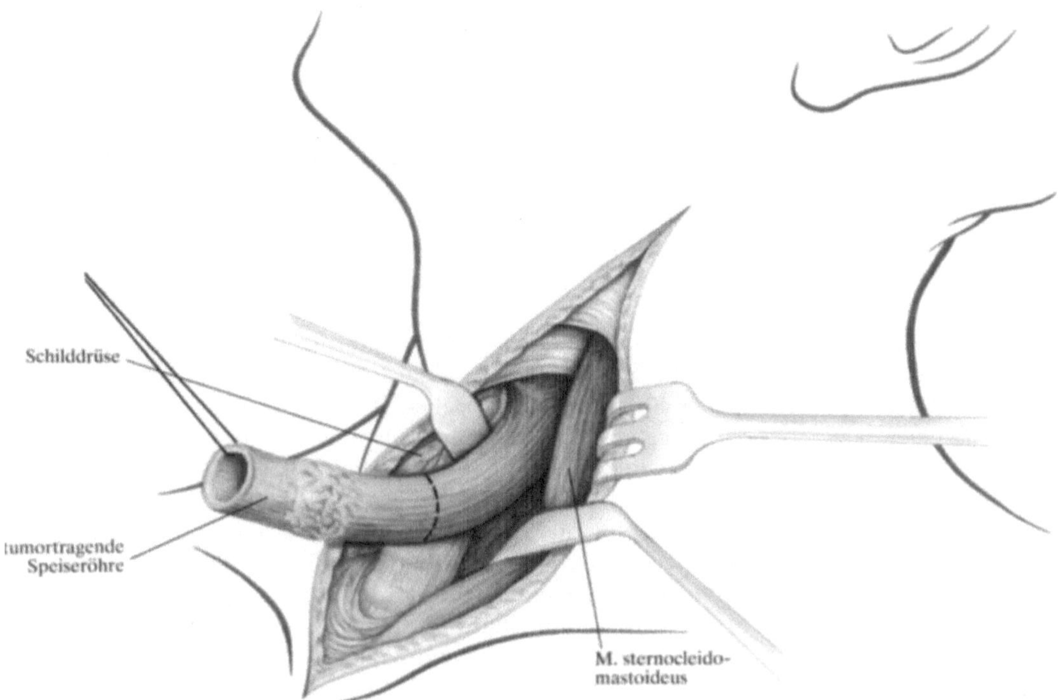

Abb. 154. Entwicklung des Präparates nach transthorakaler Mobilisierung der Speiseröhre

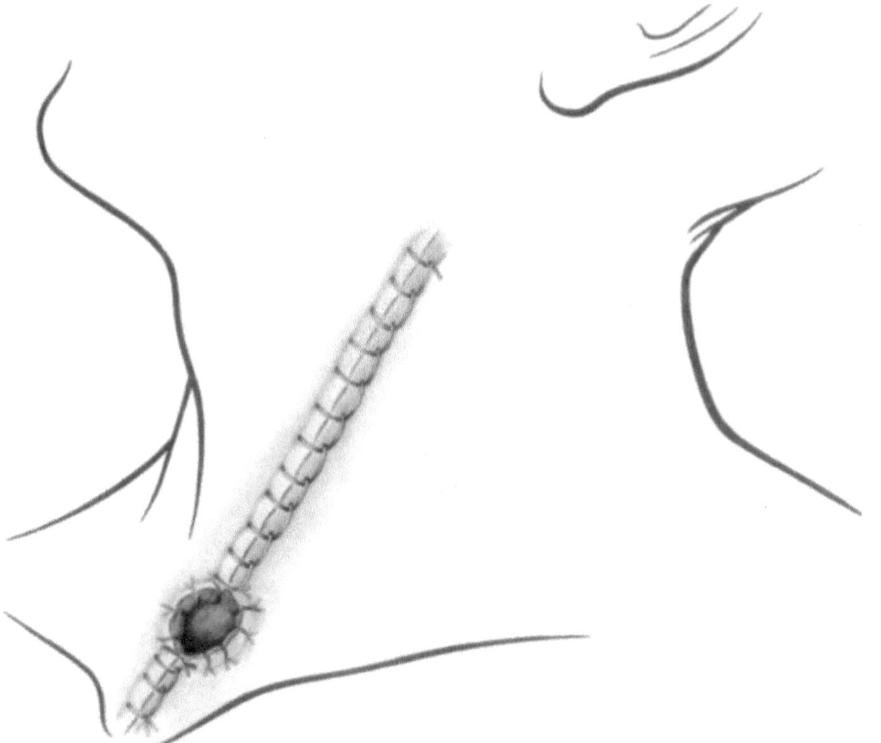

Abb. 155. In den unteren Wundbereich wird die cervicale Speiseröhre als endständige Oesophagostomie eingenäht

pung der Oesophagusschleimhaut verantwortlich zu machen ist, und er bezeichnete daher das Divertikel als Pulsionsdivertikel.

Die Druckerhöhung ist aber nur eine der Entstehungsursachen. Eine wichtige Rolle spielt auch die anatomische Besonderheit des Überganges zwischen Hypopharynx und Speiseröhre, also des Oesophagusmundes (Abb. 156). Der M. cricopharyngeus setzt sich aus zwei Teilen zusammen: der cranialen Pars obliqua und der darunterliegenden Pars fundiformis. Letztere wird auch als Killianscher Schleudermuskel bezeichnet.

Die querverlaufenden Muskelfasern der Pars fundiformis sorgen für den Verschluß der Speiseröhre. Beim Schlucken erschlafft der Schleudermuskel und gestattet den Durchtritt des Speisebreies. Zwischen Pars fundiformis und Pars obliqua des M. cricopharyngeus besteht eine relativ muskelarme „schwache" Stelle. Öffnet sich wegen fehlender Koordination des Schluckaktes oder wegen eines Spasmus des Schleudermuskels der Oesophagusmund nicht genügend, bildet sich allmählich eine Ausweitung der Schleimhaut oberhalb des Hindernisses, begünstigt durch den im fortgeschrittenen Alter obligaten allgemeinen Tonusverlust der Gewebe. Es entwickelt sich ein Divertikel. Ist dieser Prozeß einmal in Gang gekommen, ist eine Spontanheilung unmöglich, da beim Schlucken der Speisebrei dem geringsten Widerstand folgend zunächst das Divertikel auffüllt und erst anschließend in physiologischer Richtung weitertransportiert wird. Bei der operativen Beseitigung des Divertikels muß der Schleudermuskel durchtrennt werden. Tut man dies nicht, riskiert man Rezidive.

Da sich das Zenkersche Divertikel grundsätzlich oberhalb des Schleudermuskels, also oberhalb des Oesophaguseinganges entwickelt, handelt es sich anatomisch nicht um ein Oesophagus-, sondern um ein Hypopharynxdivertikel. Die Bezeichnung Grenzdivertikel trägt dieser Besonderheit Rechnung. Obwohl das Divertikel streng in der Mittellinie entsteht, zwingt es die dahinterliegende Halswirbelsäule seitlich auszuweichen, wobei die linke Seite bevorzugt wird. Wenn Divertikel keine Beschwerden machen oder die operative Intervention sehr spät

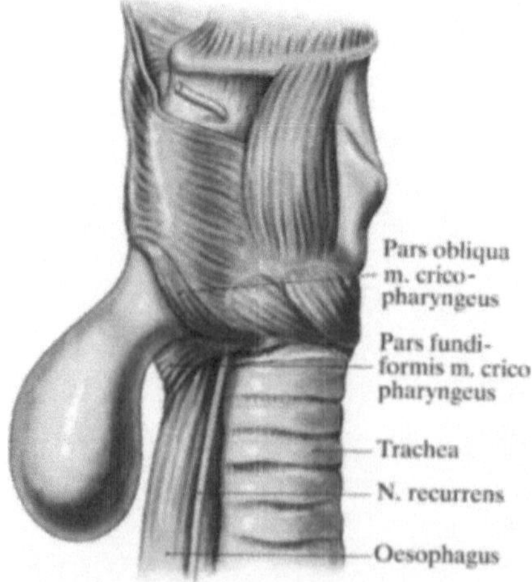

Abb. 156. Anatomie des Grenzdivertikels (s. DENECKE, Abb. 528a, 1953)

vorgenommen wird, erreichen sie manchmal eine erhebliche Größe. Es sind Riesendivertikel beschrieben worden, die tief in das Mediastinum eintauchen (FEIFEL u. SCHAUDIG, 1968).

b) Klinik und Operationsindikation

Zenkersche Divertikel werden überwiegend bei Patienten diagnostiziert, die das 50. Lebensjahr bereits überschritten haben, wobei das männliche Geschlecht deutlich häufiger betroffen ist. Die Krankheitsfrequenz wird mit etwa 0,02% angegeben, der Anteil am Krankengut einer Chirurgischen Klinik mit 0,1–2% (BECKER u. UNGEHEUER, 1970).

Im Beschwerdebild der Grenzdivertikel dominieren zunächst uncharakteristische dysphagische Beschwerden, die sich in ihrer Intensität allmählich steigern und oft mit einem Fremdkörpergefühl verbunden sind. Bei der Füllung des Divertikels können gurgelnde, bei der Auskultation gut hörbare Geräusche entstehen. Manchmal erreichen sie eine solche Lautstärke, daß sie von der Umgebung bemerkt werden und die Gesellschaftsfähigkeit der Betroffenen beeinträchtigen.

Typisch ist das Phänomen einer *wiederholten Geschmacksempfindung:* Wenn der Divertikelinhalt in Hypopharynx und Mundhöhle zurückfließt, schmecken die Patienten Nahrung und Flüssigkeiten, die sie Stunden früher oder sogar am Vortag zu sich genommen haben.

Eine unbemerkte Entleerung des Divertikelsackes, vor allem während der Nachtruhe, kann rezidivierende *Aspirationspneumonien* auslösen. Ältere Menschen sind dadurch besonders gefährdet.

Bei der Nahrungsaufnahme füllt sich zunächst der Divertikelsack und große Divertikel können die Speiseröhre so komprimieren, daß weiteres Schlucken erschwert oder verhindert wird. Viele Patienten lernen den Divertikelsack durch manuellen Druck links oder rechts vom Kehlkopf auszudrücken.

Spontane *Perforationen* oder *Blutungen* aus dem Divertikel sind ausgesprochen selten. *Venöse Einflußstauung* oder *nervöse Komplikationen* (Recurrensparese, Horner-Syndrom) kommen allenfalls bei sehr großen Divertikeln vor.

Carcinome innerhalb des Divertikels wurden beschrieben, wobei unentschieden bleiben muß, ob es sich um ein zufälliges Zusammentreffen handelt oder um eine maligne Entartung als Folge des chronisch entzündlichen Reizes. An ein Carcinom sollte man vor allem denken, wenn sich bei einem bekannten Divertikel die Symptomatik ändert oder wenn ein sonst unerklärlicher Gewichtsverlust hinzukommt.

Die Verdachtsdiagnose des Zenkerschen Divertikels läßt sich aus dem typischen Beschwerdebild stellen. Letzte Sicherheit gibt die *Röntgen-Kontrastuntersuchung* mit Aufnahmen in mehreren Ebenen, am besten unter Durchleuchtungskontrolle. Dadurch gewinnt man Aufschluß über Größe und Ausdehnung des Divertikels.

Auf eine ergänzende *Oesophagoskopie* kann man in der Regel verzichten. Kleinere Divertikel entziehen sich manchmal der endoskopischen Diagnose, weil sich beim Einführen des Instruments der Oesophagusmund aufdehnt und das Divertikel verstreicht. Als Indikation für eine Oesophagoskopie gelten

(MOUNIER-KUHN et al., 1966; SCHRIEFERS u. MAUER, 1970) die *Suche nach einer Blutungsquelle*, die *Differenzierung einer zusätzlichen Oesophagusstriktur* unterhalb des Divertikels und der *Malignomverdacht,* der bioptisch-histologisch abgeklärt werden muß.

Da es eine konservative Therapie des Grenzdivertikels nicht geben kann, ist die Diagnose gleichbedeutend mit der Indikation zur operativen Intervention (MORTENSEN et al., 1955; CLAGETT, 1963; ROSSETTI, 1971; DENECKE u.a.), nicht zuletzt wegen einer immerhin möglichen malignen Entartung (WYCHULIS et al., 1969). Allenfalls bei zufällig entdeckten kleinen und symptomfreien Ausziehungen der Hypopharynxwand kann man sich abwartend verhalten. Aber auch in solchen Fällen sollte man sich zur Operation entschließen, wenn röntgenologische Kontrolluntersuchungen eine Größenzunahme erkennen lassen.

Die Operation empfehlen wir auch und gerade bei Patienten im fortgeschrittenen Alter. Sie sind besonders von Aspirationspneumonien bedroht. Die einzeitige Resektion des Divertikels gefährdet die Patienten kaum. Außerdem kann sie in Lokalanaesthesie durchgeführt werden, wenn die Allgemeinnarkose zu riskant scheint. Allerdings handelt es sich nie um eine Notoperation. Die kardiale und pulmonale Situation muß vor dem Eingriff durch eine entsprechende Vorbereitung optimiert werden. Ernährungsstörungen oder andere Komplikationen erfordern eine längere parenterale Ernährung, um den Eiweißmangel auszugleichen oder ein Volumendefizit zu beseitigen. Spülungen des Divertikels oder eine präoperative Antibioticaprophylaxe halten wir für weniger wichtig.

c) Operationsverfahren

Die *einzeitige Resektion* nach Niehans beseitigt das Divertikel rasch, sicher und ohne wesentliche Gefährdung für den Patienten. Alle anderen Operationsverfahren müssen als überholt angesehen werden und besitzen nur noch historische Bedeutung: *Abschnürung des Sackes* nach Goldmann, *Mobilisierung und Fixation* des Divertikels nach König, *Einstülpung* des Divertikels in die Speiseröhre nach Girard, *zweizeitige Entfernung* nach Mayo (s. GULEKE, 1953).

Die *endoskopische Spaltung* des Divertikelsporns nach Seiffert hat sich nicht durchsetzen können. Zwar wird ebenfalls der Killiansche Muskel durchtrennt. Man sollte jedoch nicht übersehen, daß über die Incision der Speiseröhrenwand der paraoesophageale Raum eröffnet wird und sich eine Infektion daher ungehindert ins Mediastinum ausbreiten kann. Hinzu kommt die Gefahr unbeabsichtigter Gefäßläsionen, besonders nach früheren Halsoperationen (Strumaresektion) oder durch die veränderte anatomische Lage der unteren Schilddrüsenarterien infolge des bei älteren Menschen physiologischen Descensus des Kehlkopfes. Die Seiffertsche Methode ist also gerade bei Patienten in fortgeschrittenem Alter mit zusätzlichem Risiko belastet, obwohl sie wegen ihrer technisch einfachen und raschen Durchführung für diese Altersgruppe besonders geeignet erschien (DENECKE).

d) Die einzeitige Abtragung des Hypopharynxdivertikels

Die Operation wird in Allgemeinnarkose durchgeführt. Bei erhöhtem Risiko genügt eine Infiltrationsanaesthesie mit der 0,5%igen Lösung eines Lokalanaestheticums ohne Suprarenin-Zusatz. Wir operieren auf der linken Seite, wobei der Kopf wie bei einer Halsdissektion überstreckt und auf die rechte Seite gedreht wird. Nur bei Rezidiveingriffen oder wenn sich das Divertikel ausschließlich nach rechts entwickelt hat – was selten vorkommt – legen wir das Divertikel von der rechten Halsseite aus frei.

Wie bei der Freilegung der Speiseröhre beschrieben (s.S. 322), wird die Incision entlang dem M. sternocleidomastoideus unmittelbar am Vorderrand dieses Muskels angelegt. Querschnitte in Höhe des Ringknorpels eignen sich allenfalls für die Freilegung von kleinen Divertikeln. Nach Durchtrennung von Haut, Platysma und mittlerer Halsfascie legt man den Vorderrand des Kopfnickers frei und präpariert vor dem Gefäß-Nervenbündel, kenntlich an der ausgezeichnet tastbaren A. carotis communis, in die Tiefe. Die Gefäße werden zusammen mit dem M. sternocleidomastoideus nach lateral, die Trachea und die Schilddrüse nach medial weggehalten. Der das Operationsgebiet schräg kreuzende M. omohyoideus wird ebenfalls mit einem Haken weggezogen oder durchtrennt.

Um Schädigungen des N. recurrens zu vermeiden, muß die weitere Präparation absolut bluttrocken und vorsichtig erfolgen. Wenn der linke Schilddrüsenlappen die Übersicht stört, empfiehlt es sich, die untere Schilddrüsenarterie weit lateral zu ligieren und zu durchtrennen. Anschließend läßt sich die Glandula thyreoidea ohne Schwierigkeiten nach rechts kippen. Mit den oberen Schilddrüsengefäßen kommt man kaum in Konflikt. Notfalls werden auch sie schilddrüsennahe ligiert und durchtrennt.

Die Speiseröhre erscheint hinter der Trachea. Sie läßt sich leicht identifizieren, wenn präoperativ eine Magensonde gelegt worden ist. Anatomische Leitlinie für die weitere Präparation ist der immer gut tastbare Ringknorpel, in dessen Höhe man an der Hinterseite der Speiseröhre am Übergang zum Rachen vor der Wirbelsäule das Divertikel findet. Der N. recurrens verläuft zwischen Oesophagus und Luftröhre bzw. Kehlkopf, also vor dem Divertikel. Wenn man die Vorderseite der Speiseröhre schont, vermeidet man eine Läsion dieses Nerven.

Kleine und mittelgroße Divertikel lassen sich durch leichten Zug ohne Schwierigkeiten teils scharf, teils stumpf aus der Umgebung auslösen, wobei eine Perforation des Divertikelsackes peinlichst vermieden werden sollte. Bei sehr großen, in das hintere Mediastinum eintauchenden Divertikeln halten wir es für günstiger, zunächst den Divertikelhals zu durchtrennen und die Öffnung in der Speiseröhre zu verschließen und erst anschließend den Divertikelsack auszulösen.

Liegt der Hals des Divertikels frei, wird der muskuläre Überzug zunächst auf der gut zugänglichen linken, weiter vorne liegenden Seite längs incidiert, ohne die Schleimhaut zu verletzen (Abb. 157). In der Verschiebeschicht zwischen Muskulatur und Schleimhaut wird letztere stumpf abgeschoben und anschließend die äußere Hülle des Divertikelhalses vollends durchtrennt. Bevor man das Divertikel abträgt, also vor Incision der Schleimhaut, erfolgt der wichtigste operative Schritt: die Myotomie des Oesophaguseinganges, d.h. die Durchtrennung der Pars fundiformis des M. cricopharyngeus (Killianscher Schleudermuskel). Hierzu wird die Speiseröhrenmuskulatur, ausgehend vom Divertikelhals, streng in der hinteren Mittellinie, etwa 2 cm nach aboral, geschlitzt (Abb. 158).

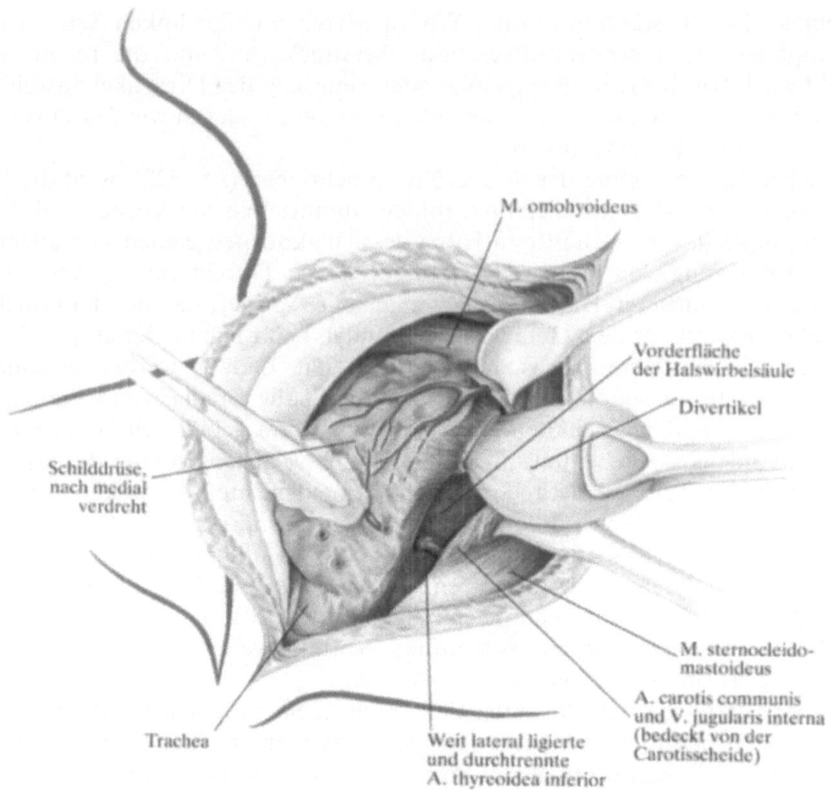

Abb. 157. Umschneidung des Divertikelhalses zunächst auf der linken, weiter vorne liegenden und besser zugänglichen Seite

ROSSETTI (1971) empfiehlt, die Muskelincision über einem in die Speiseröhre eingeführten und leicht nach oral gezogenen Ballonkatheter vorzunehmen.

Man sollte auf die Myotomie nie verzichten, auch wenn dies gelegentlich für unnötig oder gar schädlich gehalten wird (MACBETH, 1971). Ohne Zweifel stellt die Incision des gerade bei Divertikelträgern hypertrophierten Killianschen Muskels die beste Prophylaxe für ein Rezidiv dar (SMITH u. BUCHTEL, 1968; ROSSETTI, 1971), da der pathogenetische Mechanismus unterbrochen wird. Nach DENECKE kann man den Effekt der Myotomie überprüfen, wenn die Operation in Lokalanaesthesie erfolgt: Vom Patienten verschluckte Luft pendelt atemsynchron hin und her, während die Luftblase nach unvollständiger Myotomie in Höhe des Muskels hängenbleibt. Wenn in Allgemeinanaesthesie operiert wird, läßt sich der gleiche Effekt durch Einblasen von Luft über eine im Oesophagus liegende Sonde erreichen.

Bei der endgültigen Abtrennung des Divertikels muß man unbedingt einen brüsken Zug verhindern, weil dadurch die Oesophagusschleimhaut nachfolgt und die Gefahr besteht, daß man nicht am Divertikelhals, sondern innerhalb

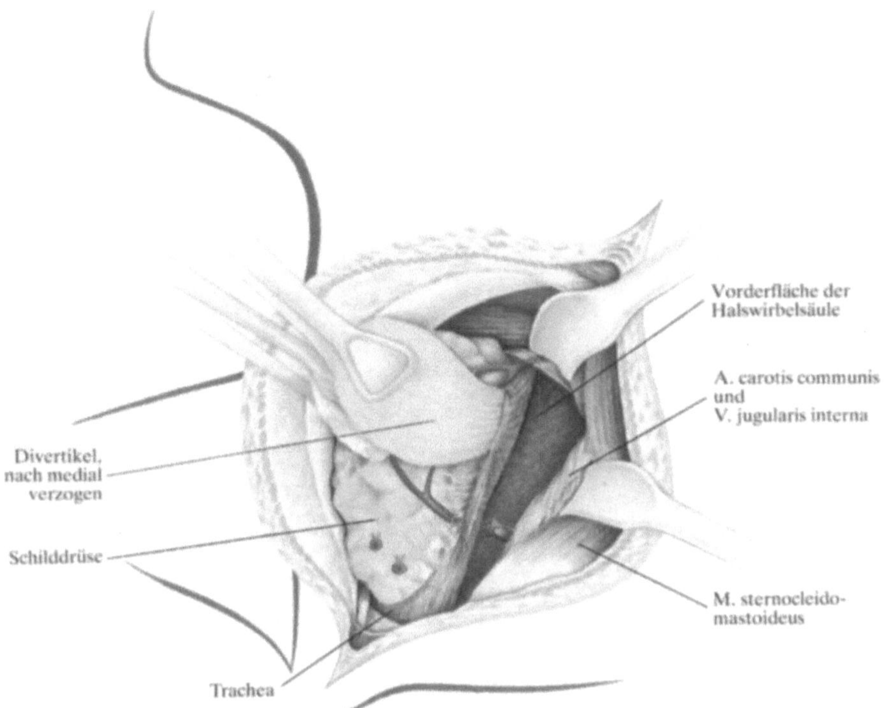

Abb. 158. Durchtrennung des Killianschen Schleudermuskels streng in der hinteren Mittellinie

der Oesophagusschleimhaut incidiert, was natürlich bei der Naht des Defektes zu einer Oesophagusstenose führen muß. Um eine Einengung zu vermeiden, wurde empfohlen, das Divertikel über einer quer zur Längsachse der Speiseröhre angelegten Klemme abzutragen (NISSEN, 1958) oder den Oesophagus mit einer großlumigen Magensonde oder einem dicken Bougie zu schienen. Wir selbst bevorzugen die offene Durchtrennung zwischen zwei Haltefäden (Abb. 159). Da man in die Speiseröhre hineinsehen kann, vermeidet man am sichersten eine Stenose, vor allem dann, wenn man zunächst einen Saum des Divertikelhalses stehenläßt und ihn, wenn notwendig, nachkürzt.

Für den Verschluß des Schleimhautdefektes benützen wir dünne (4 × 0) Vicryl- oder Dexonfäden. In zweiter Schicht wird, ebenfalls mit Einzelknopfnähten, der Muskeldefekt in Längsrichtung vernäht, wobei die Myotomie ausgespart bleiben muß (Abb. 160). Sehr große Divertikel, die man zunächst an der Speiseröhre abgetragen, aber noch nicht mobilisiert hatte, werden anschließend überwiegend stumpf retrograd ausgelöst, wobei man selbst bei Riesendivertikeln niemals die obere Thoraxapertur (z. B. durch Teilresektion des Sternums oder Durchtrennung der Clavicula), eröffnen muß.

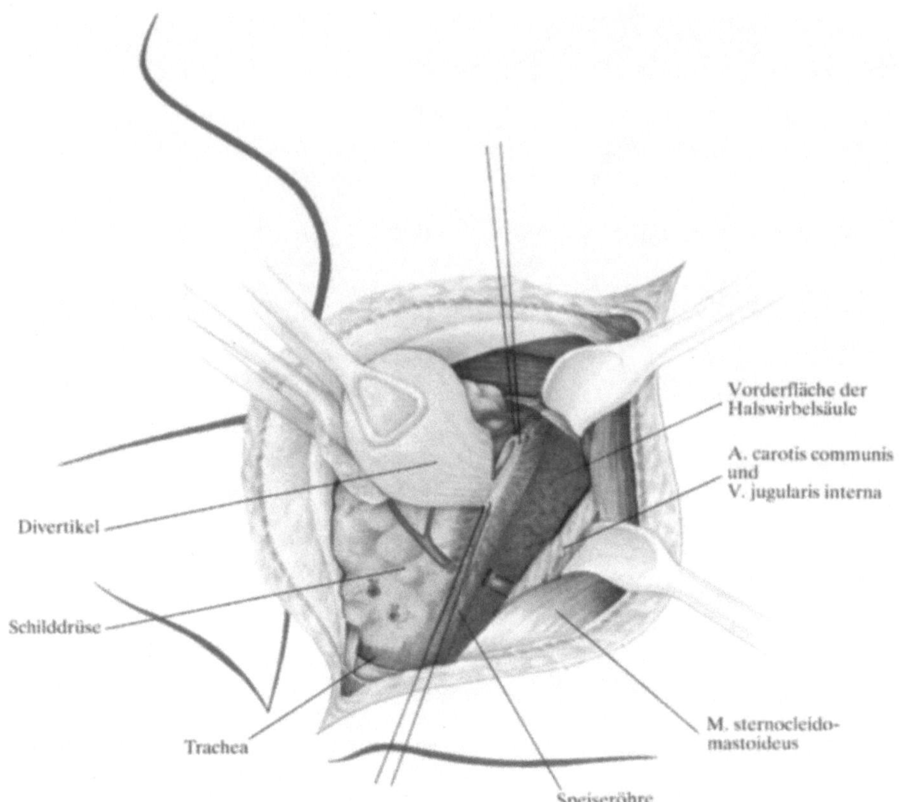

Abb. 159. Offene Abtragung des Divertikels zwischen zwei Haltefäden

Abschließend wird das Operationsgebiet mit einem Redonschlauch drainiert und die Wunde durch Naht von Platysma und Haut verschlossen. Zusätzliche Drainagen, insbesondere des Mediastinums, sind unnötig. Die vor oder während der Operation eingelegte Magensonde wird entfernt. Zwei bis drei Tage nach dem Eingriff darf der Patient wieder trinken. Spätestens nach fünf Tagen kann er voll oral ernährt werden.

Als Zugang zum Grenzdivertikel empfehlen CORNELL und SWAN (1966) den hinteren Zugang, wobei der Hautschnitt am Hinterrand des M. sternocleidomastoideus verläuft und dieser Muskel zusammen mit dem Gefäß-Nervenbündel nach vorne abgezogen wird. Man geht dadurch den Schilddrüsengefäßen aus dem Weg. Auch die Gefahr, den N. recurrens zu schädigen, ist geringer. Allerdings kann man mit dem Plexus brachialis, evtl. auch mit dem N. phrenicus in Konflikt kommen, so daß wir diesen Zugang nicht anwenden.

Die alleinige Myotomie ohne Resektion des Divertikels (SERLES, 1967) halten wir nur bei kleinen Ausstülpungen oder bei einem Rezidiv für sinnvoll. Größere Divertikelsäcke sollten immer abgetragen werden, da sie sich auch nach Spaltung des Killianschen Muskels nicht zurückbilden.

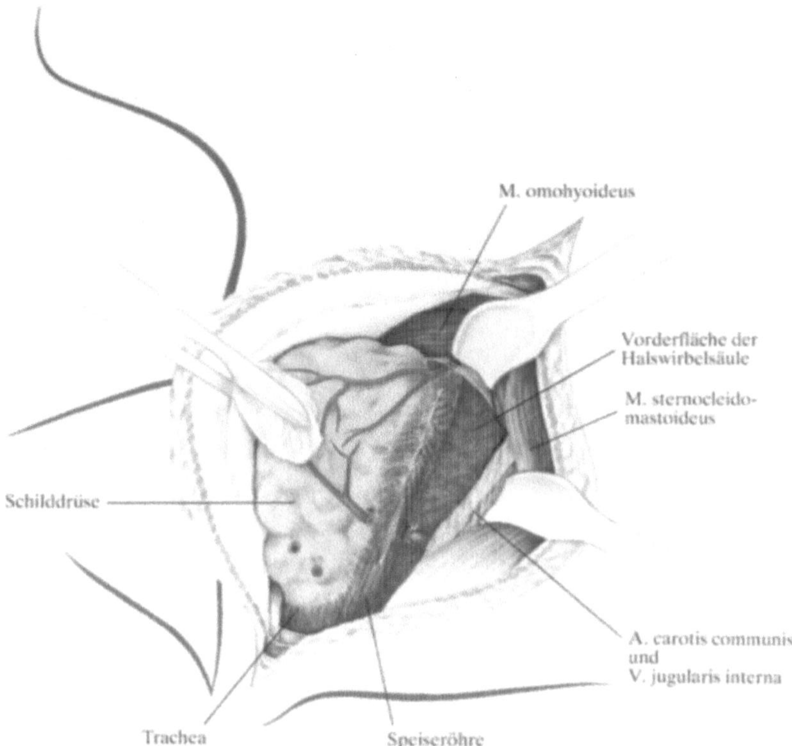

Abb. 160. Zweischichtiger Verschluß der Speiseröhre unter Aussparung der Myotomie

e) Komplikationen

Verletzungen von Nerven (N. recurrens, Plexus brachialis) lassen sich durch sorgfältige und bluttrockene Präparation am ehesten vermeiden. Die beste Prophylaxe für eine Einengung der Speiseröhre infolge der Divertikelabtragung ist unseres Erachtens die offene Resektion oder das Einlegen einer dicken Magensonde vor Abtrennung des Divertikels. Über eine Insuffizienz der Oesophagusnaht kommt es gelegentlich zu Speichelfisteln, die sich aber in der Regel nach kurzer Zeit wieder verschließen. Eine erneute operative Intervention ist eigentlich nie erforderlich.

Literatur

A. Chirurgische Anatomie des Halses

ANSON, B.J., McVAY, CH.B.: Surgical anatomy. 5th ed. Vol. 1. Philadelphia, London, Toronto: Saunders 1971

BAKER, H.W.: Surgical anatomy of the neck. Surg. Clin. N. Am. *44*, 1151–1160 (1964)

DENECKE, H.J.: Unfallchirurgie des Gesichtes und Halses. Arch. klin. exp. Ohren-, Nasen-, Kehlkopfheilk. *191*, 217–404 (1968)

DENECKE, H.J.: Plastische und rekonstruktive Chirurgie des Halses (Teil II). In: Handbuch der plastischen Chirurgie, Bd. 2. Berlin, New York: de Gruyter, 1973

FISCH, U.P.: Lymphographische Untersuchungen über das cervicale Lymphgefäßsystem. In: Fortschritte der Hals-Nasen-Ohrenheilkunde, Bd. 14. Basel, New York: Karger 1966

FISCH, U.P.: Lymphographic study of the cervical lymphatic system. In: Progress in lymphology, RÜTTIMANN, A. (ed.), p. 292–293. Stuttgart: Thieme 1967

GALL, F.: Radikale Halsdissektion, Anzeigestellung und Technik. Chir. Praxis *10*, 407–415 (1966)

GRODINSKY, M., HOLYOKE, E.A.: The fasciae and fascial spaces of the head, neck and adjacent regions. Amer. J. Anat. *63*, 367–408 (1938)

HAFFERL, L.A., THIEL, W.: Lehrbuch der topographischen Anatomie, 3. Aufl. Berlin, Heidelberg, New York: Springer 1969

HOLLINSHEAD, W.A.: Anatomy for surgeons, Vol. 1: The head and neck, 2nd ed. New York, Evanston, London: Hoeber-Harper 1969

KOMPOTIČ, J.: Das Lymphgefäßsystem des Kopfes und des Halses. Chir. maxillofac. plast. (Zagreb) *5*, 3–19 (1965)

LANZ, T., VON WACHSMUTH, W.: Praktische Anatomie, Bd. I/2: Hals. Berlin, Göttingen, Heidelberg: Springer 1955

MARKS, CH.: Applied surgical anatomy. Springfield/Ill.: Thomas, 1972

PAFF, G.H.: Anatomy of the head and neck. Philadelphia, London, Toronto: Saunders 1973

REHMAN, I., HIATT, N.: Descriptive atlas of surgical anatomy. New York, Toronto, London: McGraw-Hill 1965

ROUVIÈRE, H.: Anatomie des lymphatiques de l'homme. Paris: Masson 1932

B. Eingriffe bei Verletzungen des Halses

ASHWORTH, C., WILLIAMS, L.F., BYRNE, J.J.: Penetrating wounds of the neck. Am. J. Surg. *121*, 387–391 (1971)

BEAHRS, O.H., DEVINE, K.D.: Treatment of traumatic lesions of the head and neck. Surg. Clin. N. Am. *43*, 917–927 (1963)

BEALL, A.C., NOON, G.P., HARRIS, H.H.: Surgical management of tracheal trauma. J. Trauma *7*, 248 (1967)

BERTELSEN, S., HOWITZ, P.: Injuries of the trachea and bronchi. Thorax *27*, 188–194 (1972)

BLAIR, D.W., HART, D.D., MACKAY, W.D., MILLS, K.L.G.: Rupture of the oesophagus from blunt external trauma. J. roy. Coll. Surg. Edinb. *13*, 46–48 (1968)

BRAWLEY, R.K., MURRAY, G.F., CRISLER, C., CAMERON, J.L.: Management of wounds of the innominate, subclavian and axillary blood vessels. Surg. Gynec. Obstet. *131*, 1130–1140 (1970)

COHEN, A., BRIEF, D., MATHEWSON, C.: Carotid artery injuries. Am. J. Surg. *120*, 210–214 (1970)

CURTIN, J.W., HOLLINGER, P.H., GREELEY, P.W.: Blunt trauma to the larynx and upper trachea. J. Trauma *6*, 493 (1966)

DE LA CRUZ, A., CHANDLER, J.R.: Management of penetrating wounds of the neck. Surg. Gynec. Obstet. *137*, 458–460 (1973)

DE MUTH, W.E.: Soft tissue injuries of the cervical region. Current perspectives in surgery: Management of the injured patient. New York: Harper and Row 1969

DENECKE, H.J.: Therapie bei lebensbedrohlichen Blutungen im Gebiete der oberen Luft- und Speisewege. Therapiewoche *16*, 1745–1748 (1966)

DENECKE, H.J.: Unfallchirurgie des Gesichtes und Halses. Arch. Ohr-, Nas.- und Kehlk.-Heilk. *191*, 217–404 (1968)

ECKER, R.R., LIBERTINI, R.V., REA, W.J., SUGG, W.L., WEBB, W.R.: Injuries of the trachea and bronchi. Ann. Thorac. Surg. *11*, 289–298 (1971)

ENKER, W.E., SIMONOWITZ, D.: Experience in the operative management of penetrating injuries of the neck. Surg. Clin. N. Am. *53*, 87–96 (1973)

FARLEY, H.H., NIXON, R., PETERSON, T.A., HITCHCOCK, C.R.: Penetrating wounds of neck. Amer. J. Surg. *108*, 592–596 (1964)

FITCHETT, V.H., POMERANTZ, M., BUTSCH, D.W., SIMON, R., EISEMAN, B.: Penetrating wounds of the neck. A military and civilian experience. Arch. Surg. *99*, 307–314 (1969)

FÖDISCH, H.J.: Die Thrombosen der A. carotis und ihrer Äste nach stumpfen Traumen. Ergebn. Chir. Orthop. *53*, 75–98 (1970)

FÖDISCH, H.J., KLOSS, K.: Thrombotische Verschlüsse im Stromgebiet der A. carotis nach stumpfen Schädel-Hals-Traumen. Hefte Unfallheilkd. *88* (1966)

FOGELMAN, M.T., STEWART, R.D.: Penetrating wounds of the neck. Amer. J. Surg. *91*, 581 (1956)

FREEARK, R.J.: Role of angiography in the management of multiple injuries. Surg. Gynec. Obstet. *128*, 761–771 (1969)

GACS, G., POOR, G.: Carotisthrombose nach gedecktem Trauma. Mschr. Unfallheilk. *73*, 237–245 (1970)

GARG, A.G., GORDON, D.S., TAYLOR, A.R., GREBELL, F.S.: Internal carotid artery thrombosis secondary to closed craniocervical trauma. Brit. J. Surg. *55*, 4–9 (1968)

GHANDS, K., OPPENHEIMER, G.: Emergency carotid ligation. Arch. Otolaryng. *75*, 451–456 (1962)

GINSBERG, H., FREINKEL, A.: Anaesthetic problems associated with stab injuries of the neck. South African Med. J. *43*, 647–651 (1969)

GRACE, R.H., SHILLING, J.S.: Acute haemorrhage into the thyroid gland following trauma and causing respiratory distress. Brit. J. Surg. *56*, 635–637 (1969)

GRUSS, P., NADJMI, M.: Verschluß der A. carotis interna nach stumpfen Traumen von Kopf und Hals. Münch. Med. Wschr. *113*, 177–182 (1971)

HARTMANN, H.: Fragen zur Therapie der Ductus thoracicus- Verletzungen. Chirurg *38*, 568–569 (1967)

HEBERER, G., LÖHR, H.H., RAU, G.: Aorta und große Arterien. Berlin, Heidelberg, New York: Springer 1966

HUGHES, J.T., BROWNELL, B.: Traumatic thrombosis of the internal carotid artery in the neck. J. Neurol. Neurosurg. Psychiat. *31*, 307–314 (1968)

HUBAY, C.A.: Soft tissue injuries of the cervical region. Surg. Gynec. Obstet. *111*, 511–522 (1960)

HUNT, T.K., BLAISDELL, F.W., OKIMOTO, J.: Vascular injuries of the base of the neck. Arch. Surg. *98*, 586–590 (1969)

JERNIGAN, W.R., GARDNER, W.C.: Carotid artery injuries due to closed cervical trauma. J. Trauma *11*, 429–435 (1971)

JONES, R.F., TERELL, J.C., SALYER, K.E.: Penetrating wounds of the neck: an analysis of 274 cases. J. Trauma *7*, 228–237 (1967)

KAPUR, T.R.: Posttraumatic thoracic duct fistulae in the neck. J. Laryng. *84*, 1163–1166 (1970)

LESONIE, W.: Über Frakturen und Luxationen des Zungenbeines. HNO *14*, 122–124 (1966)

LITTLE, J.M., MAY, J., VANDERFIELD, G.K., LAMOND, S.: Traumatic thrombosis of the internal carotid artery. Lancet *1969 II*, 926–931

MILLESI, H.: Die Eingriffe an den Hand- und Fingernerven. In: Die Operationen an der Hand. WACHSMUTH, W., WILHELM, A. (Hrsg.). Berlin, Heidelberg, New York: Springer 1972

MILLESI, H., MEISSL, G., KATZER, H.: Zur Behandlung der Verletzungen des Plexus brachialis. Vorschlag einer integrierten Therapie. Bruns Beitr. klin. Chir. *220*, 429–446 (1973)

MCGOUCH, E.C., HELFRICH, L.R., HUGHES, R.K.: Traumatic intimal prolaps of the common carotid artery. Am. J. Surg. *123*, 724–725 (1972)

NAHUM, A.M.: Immediate care of acute blunt laryngeal trauma. J. Trauma *9*, 112 (1969)

PAUL, V.: Lähmungen des N. accessorius nach kleinem chirurgischem Eingriff im seitlichen Halsdreieck. Zbl. Chir. *92*, 1298–1302 (1970)

PENN, J.: Injuries of the cervical portion of the thoracic duct. Brit. J. Surg. *50*, 19–23 (1962)

PERRY, M.O., THAL, E.R., SHIRES, G.T.: Management of arterial injuries. Ann. Surg. *173*, 403–408 (1971)

RICH, N.M., HUGHES, C. W.: Vietnam vascular registry: A preliminary report. Surgery 65, 218–226 (1969)

RICH, N.M., HUGHES, C.W., BAUGH, J.H.: Management of venous injuries. Ann. Surg. 171, 724–730 (1970)

SALETTA, J.D., FOLK, F.A., FREEARK, R.J.: Trauma to the neck region. Surg. Clin. N. Amer. 53, 73–86 (1973)

SHIRKEY, A.L., BEALL, A.C., DE BAKEY, M.E.: Surgical management of penetrating wounds of the neck. Arch. Surg. 86, 955–963 (1963)

STEIN, A., SEAWARD, P.D.: Penetrating wounds of the neck. J. Trauma 7, 238–247 (1967)

STEIMLE, R., JACQUET, G.: Thrombose carotidienne posttraumatique. Rev. Otoneuro-ophthal. 45, 237–240 (1973)

TEAL, J.S.: Aneurysms of the cervical portion of the internal carotid artery associated with nonpenetrating neck trauma. Radiology 105, 353–359 (1972)

THORSON, J.: Neck injuries in road accidents. Incidences of acute injuries and sequelae among in-patients. Scand. J. Rehab. Med. 4, 110–113 (1972)

TOWNE, J.B., NEIS, D.D., SMITH, J.W.: Thrombosis of the internal carotid artery following blunt cervical trauma. Arch. Surg. 104, 565–568 (1972)

UNGERECHT, K.: Die operative Wiederherstellung des Luft- und Speiseweges nach Zertrümmerung der Larynx mit Tracheaabriß sowie querer Oesophagusdurchtrennung infolge eines Autounfalles. Arch. Ohren-, Nasen-, Kehlkopfheilkd. 185, 682–686 (1965)

WEAVER, A.W., SANKARAN, S., FROMM, S.H., LUCAS, C.E., WALT, A. J.: The management of penetrating wounds of the neck. Surg. Gynec. Obstet. 133, 49–52 (1971)

WEIL, P.H., STEICHEN, F.M.: The treatment of penetrating injuries of the neck. J. Trauma 11, 590–594 (1971)

WILLEBRAND, H., NAGEL, F., BORST, F.: Die unfallbedingte Trachealruptur und die Vorrangigkeit ihrer Versorgung als lebensrettende Maßnahme. Langenbecks Arch. Chir. 329, 214–216 (1971)

YAMADA, S., KINDT, G.W., YOUMANS, J.R.: Carotid artery occlusion due to nonpenetrating injury. J. Trauma 7, 333–342 (1967)

YARINGTON, C.T.: Immediate repair of blunt and penetrating trauma to the larynx and trachea. Arch. Surg. 96, 403–404 (1968)

ZILKHA, A.: Traumatic occlusion of the internal carotid artery. Radiology 97, 543–548 (1970)

ZUKSCHWERDT, L., BAY, V.: Schilddrüse und Epithelkörperchen. In: Handbuch der gesamten Unfallheilkunde. BÜRKLE DE LA CAMP, U., SCHWAIGER, M. (Hrsg.), Bd. 2, S. 288. Stuttgart: Enke 1966

C. Eingriffe bei entzündlichen Erkrankungen des Halses

AL DOORY, Y.: A bibliography of actinomycosis. Mycopathologia 44 (1971)

BACH, CH., ESTEVE, P.: Traitement des adénites cervicales tuberculeuses. Ann. Pédiat. 41, 174–179 (1965)

BAUHICLY, F., BODRICS, M.: Die Behandlung der Ösophagusperforation mit kollarer Mediastinostomie. HNO 17, 213–214 (1969)

BECKER, P., HEINE, F.: Die Entwicklungstendenz der Erkrankungen an Halslymphknotentuberkulose. Prax. Pneumol. 24, 700–710 (1970)

BRANDT, R.H.: Zur gegenwärtigen Situation der Halslymphknotentuberkulose. Mschr. Tuberk.-Bekämpf. 8, 301–310 (1965)

BROOK, A.H.: Staphylococcal cervico-facial lymphadenitis in children. Lancet 1972 II, 660–661

BRÜGGER, H.: Zur Pathogenese und Behandlung der Tuberkulose der Halslymphknoten. Dtsch. med. Wschr. 88, 1059–1062 (1963)

CALDWELL, J.L.: Actinomycosis treated with cephalothin. South. Med. J. 64, 987–992 (1971)

COLLER, F.A., YGLESIAS, L.: The relation of the spread of infection to fascial planes in the neck and thorax. Surgery 1, 323–337 (1937)

CONSTANS, P.: Traitment des adénopathies tuberculeuses cervicales chroniques. Vie méd. Enquête 49, 481–490 (1968)

DRAF, W.: Diagnostik und Differentialdiagnose der Halslymphknotenerkrankungen aus HNO-ärztlicher Sicht. Med. Welt 24, 158–165 (1973)

EASTRIDGE, C.E., PRATHER, J.R., HUGHES jr., F.A.: Actinomycosis, a 24 year experience. South. Med. J. *65*, 839–843 (1972)

EHRING, F.: 40 Jahre Bekämpfung der Haut- und Lymphknoten-Tuberkulose in Westfalen-Lippe. Öff. Gesundheitswes. *30*, 473–482 (1968)

EVERTS, E.C.: Cervicofacial actinomycosis. Arch. Otolaryng. *92*, 468–474 (1970)

GANDOLFI, M., RUCCO, B., BAGNAVIOL, V.: Rilieva clinici e terapeutici sulle adenopatie laterocervicali ad eziologi tubercolare. Ann. Laring. *66*, 925–941 (1967)

GÖCKING, G.: Die Behandlung der Halslymphknotentuberculose. Dtsch. med. Wschr. *89*, 936–938 (1964)

GOLDSTEIN, B.H., SCIUBBA, J.J., LASKIN, D.M.: Actinomycosis of the maxilla. J. Oral. Surg. *30*, 362–366 (1962)

GRODINSKY, M.: Retropharyngeal and lateral pharyngeal abscesses: an anatomic and clinical study. Ann Surg. *110*, 177–199 (1939)

HARTLEY, J.H., SCHATTEN, W.E.: Cervicofacial actinomycosis. Plast. Reconstr. Surg. *51*, 44–47 (1973)

HEGEMANN, G.: Allgemeine Operationslehre. In: Allgemeine und spezielle chirurgische Operationslehre, 2. Aufl., Bd. 1, Teil 1 und Teil 2. Berlin, Göttingen, Heidelberg: Springer 1958

HERTZ, J.: Actinomycosis cervico-facial. Svensk. Tandl. T. *65*, 129–153 (1972)

HOOPER, A.A.: Tuberculous peripheral lymphadenitis. Brit. J. Surg. *59*, 353–359 (1972)

HUNT, W.M.: Periesophageal abscesses: The importance of early surgical interference. Ann. Otol. Rhin. Laryng. *48*, 128–139 (1939)

IGLAUER, S.: Surgical approaches to deep suppuration in the neck and posterior mediastinum. Arch. Otolaryng. *21*, 707–716 (1935)

JATHO, K.: Zur Pathogenese und Behandlung der Tuberkulose der Halslymphknoten. Dtsch. med. Wschr. *87*, 137–143 (1962)

KASTERT, J.: Aktuelle Probleme der extrapulmonalen Tuberkulose. Med. Klin. *56*, 2029–2033 (1961)

LEWITT, G.W.: Cervical fascia and deep neck infections. Laryngoscope *80*, 409–435 (1970)

MOHR, J.A.. Actinomycosis treated with lincomycin. J. Am. Med. Ass. *212*, 2260–2262 (1970)

MULAY, S.G.: A clinical study and the surgical treatment of two hundred and fifty cases of tubercular cervical lymphadenitis. J. Laryng. *84*, 781–789 (1970)

MÜNDNICH, K.: Mediastinitis. Prax. Pneumol. *23*, 378–385 (1969)

NEUMANN, H.: Zwei Fälle von lebensbedrohender Phlegmone. Mschr. Ohrenheilk. *104*, 331–332 (1970)

RENK, H.: Zur Behandlung der cervico-facialen Aktinomykose. HNO *11*, 316–321 (1963)

RUD, J.: Cervicofacial actinomycosis. J. oral. Surg. *25*, 229–235 (1967)

SCHALLER, H.: Zur Lokalisation der Aktinomykose im Zerviko-Fazialgebiet. Pract. oto-rhino-laryng. *30*, 282–288 (1968)

SCHMID, F.CH.: Die Tuberkulose der Halslymphknoten bei Kindern. 42. Beiheft zum Archiv für Kinderheilkunde. Stuttgart: Enke 1960

SCHMID, F.CH.: Die Halslymphknoten-Tuberkulose im Kindesalter. Chir. Praxis *8*, 401–408 (1964)

SCHRAE, L.E.: Treatment of cervicofacial actinomycosis with ampicillin. Cutis *3*, 739–743 (1967)

SCHULZE, W.: Zur Pathogenese und Behandlung der Tuberkulose der Halslymphknoten. Dtsch. med. Wschr. *88*, 1060–1061 (1963)

SEELIGER, K., KORNMÜLLER, J.: Salmonellenabszess im Bereich einer lateralen Halsfistel. Dtsch. med. Wschr. *97*, 1605–1606 (1972)

SPIECKERMANN, C.: Die in vitro-Empfindlichkeit von Actinomyces Israelii, Actino-Bacillus actinomycetem-comitans und Bacteroides melaninogenicus gegenüber Cephalothin, Cephaloridin, Gentamycin, Fusidinsäure und Lincomycin. Int. J. clin. Pharmacol. *3*, 318–320 (1970)

TAFFEL, M., HARVEY, S.C.: Ludwig angina: An analysis of forty-five cases. Surgery *11*, 841–850 (1942)

TROUT, H.H.: von Ludwig's angina. Surgery *8*, 1024–1027 (1940)

WEISS, U., BERGMANN, H., ROSSBERG, J.: Zervikofaziale Form der Aktinomykose bei einem $1^{1}/_{4}$jährigen Mädchen. Kinderärztl. Praxis *38*, 345–351 (1970)

WEY, W.: Zervikale Gasphlegmone mit letalem Ausgang (Bacteroides melaniniogenicus.) Mschr. Ohrenheilk. *104*, 73–76 (1970)

WRIGHT, N.L.: Cervical infections. Am. J. Surg. *113*, 379–386 (1967)

ZENKER, R., ROSENTHAL, A.: Die Strahlenpilzerkrankungen (Aktinomykose). In: Handbuch der gesamten Unfallheilkunde. BÜRKLE DE LA CAMP, H., ROSTOCK, P. (Hrsg.), 2. Aufl., S. 458–465. Stuttgart: Enke 1955

ZOOK, E.G.: Erosion aneurysm secondary to pharyngomaxillary abscess. Am. Surg. *36*, 460–462 (1970)

D. Eingriffe bei benignen und malignen Tumoren

Benigne Tumoren

ATKINS, H.L., WOLFF, J.A., SITARZ, A.: Giant hemangioma in infancy with secondary thrombocytopenia purpura. Am. J. Roentgenol. *89*, 1062 (1963)

BARNHART, R.A., BROWN jr., A.K.: Cystic hygroma of the neck; report of a case. Arch. Otolaryng. *86*, 74–78 (1967)

BEK, V., VRABEC, R., KOLAR, J., SEDLACEK, J., SCHWANK, R., MARESOVA, J., KUCERA, M.D.: Zur Problematik der Klinik und Therapie der Hämangiome im Kindesalter. II. Mitteilung. Strahlentherapie *134*, 495–503 (1967)

BÖSCHE, H.: Zur Behandlung kavernöser Haemangiome mit Röntgenstrahlen. Dtsch. med. Wschr. *87*, 1719–1721 (1962)

BORN, W.: Strahlenbehandlung der Haemangiome im Kindesalter. Z. Allgemeinmed. *49*, 51–56 (1973)

BRADIC, I., PASINI, M.: Beitrag zur Klinik der cervico-mediastinalen Hygrome bei Kindern. Z. Kinderchir. *4*, 1–10 (1967)

BREIT, A.: Das Problem der Strahlenbehandlung von Hämangiomen. Erfahrungen an 3000 Patienten. Strahlentherapie *139*, 1–8 (1970)

BROOMHEAD, I. W.: Cystic hygroma of the neck. Brit. J. plast. Surg. *17*, 225–244 (1964)

CAMISHION, R.C., TEMPLETON, J.Y.: Cervicomediastinal cystic hygroma. Pediatrics *29*, 831–835 (1962)

CONLEY, J.: Neurogenic tumours of the head and neck. J. Oto-Laryng. Soc. Austr. *3*, 362–368 (1972)

CRAWFORD, B.S., VIVAKANANTHAN, C.: Treatment of giant cystic hygroma of neck. Br. J. Plast. Surg. *26*, 69–71 (1973)

DAWSON, D. A.: Nerve cell tumours of the neck and their secretory activity. J. Laryng. *84*, 203–216 (1970)

FISCHER, H.: Injektionsbehandlung der Hämangiome im Kindesalter. Z. Allgemeinmed. *49*, 57–59 (1973)

FORST, N., ESTERLY, N.B.: Successful treatment of juvenile hemangiomas with prednisone. J. Pediat. *72*, 351–357 (1968)

HAJDU, S. I., FARAQUE, A. A., HAJDU, E. O., MORGAN, W. S.: Teratoma of the neck in infants. Am. J. Dis. Child. *111*, 412–416 (1966)

HARTL, H.: Hämangiome und Blutgerinnungsstörung. Wien. med. Wschr. *117*, 316–318 (1967)

HARTL, H.: Lymphangiome des Säuglings- und Kleinkindesalters. Wien. med. Wschr. *119*, 406–409 (1969)

HARTL, H.: Das große kutane Haemangiom im Säuglingsalter. Wien. med. Wschr. *120*, 469-472 (1970)

HECKER, W.CH., DAUM, R., MAIER, W.A.: Die Eingriffe im Säuglings- und Kindesalter. In: Chirurgische Operationslehre. BREITNER, B. (Hrsg.), Bd. 2, Beitr. 9. München, Berlin, Wien: Urban und Schwarzenberg 1970

HILL, G.J., LONGINO, L.A.: Giant hemangioma with thrombocytopenia. Surg. Gynec. Obstet. *114*, 304–312 (1962)

IMDAHL, H.: Zeitwahl, Radikalität und Gefahren der Exstirpation des zystischen Lymphangioma colli beim Säugling und Kleinkind. Z. Kinderchir. Suppl., 8–19 (1966)

JAMES, D.H., TUTTLE, A.H.: Congenital hemangioma with thrombocytopenia. J. Pediat. *59*, 234–237 (1961)

KLOSTERMANN, G.F., JUST, J.: Untersuchungen an unbehandelten Haemangiomen. Strahlentherapie *125*, 10–19 (1964)

MAC COLLUM, D.W., MARTIN, L.W.: Hemangiomas in infancy and childhood. A report based on 6479 cases. Surg. Clin. N. Am. *36*, 1647–1663 (1956)

MAPPES, G., HOFMANN, S., EMMERICH, P.: Halsteratom beim Neugeborenen. Zbl. Chir. 94, 1545–1551 (1969)

NEWSTEDT, J.R., SHIRKEY, H.C.: Teratoma of the thyroid region. Report of a case with seven-year follow up. Am. J. Dis. Child. 107, 88–95 (1964)

OVERBECK, W., DOBBERSTEIN, H.H.: Primäre Geschwülste und Verletzungen des Lymphgefäßsystems. Chirurg 44, 107–110 (1973)

RICKHAM, D.P.: Zervikalteratome. Helv. Paediat. Acta 27, 549–555 (1972)

ROSENFELD, L., GRAVES jr., H., LAWRENCE, R.: Primary neurogenic tumors of the lateral neck. Ann. Surg. 167, 847–855 (1968)

SCHIEFERSTEIN, G.: Zur Strahlentherapie der Haemangiome. Z. Haut-Geschl.-Krkh. 45, 483–494 (1970)

SCHNYDER, U.W.: Hämangiome (einschließlich Teleangiektasien und verwandte Hauterscheinungen). In: Handbuch der Haut- und Geschlechtskrankheiten. GOTTRON, H.A. (Hrsg.), Bd. III/1. Berlin, Göttingen, Heidelberg: Springer 1963

SCHNYDER, U.W.: Sollen die kapillären Hämangiome des Kindes behandelt werden und wenn ja, wie? Z. Kinderchir. 3, 445–451 (1966)

STEIN, G.: Die Behandlung des kavernösen Haemangioms. Med. Klin. 59, 1545–1547 (1964)

STONE, H.H., HENDERSON, W.D., GUIDIO, F.A.: Teratomas of the neck. Am. J. Dis. Child. 113, 222–224 (1967)

SUTHERLAND, D.A., CLARK, H.: Hemangioma associated with thrombocytopenia. Am. J. Med. 33, 150–157 (1962)

WIEDMANN, A.: Die Verödungsbehandlung der kavernösen Hämangiome. Hautarzt 16, 294–298 (1965)

WIGAND, M.E.: Schnellwachsende benigne Angiome am Hals des Neugeborenen und Kleinkindes. Arch. Ohr.-Nas.-Kehlk.-Heilk. 199, 726–731 (1971)

WOEBER, K.H., STEIN, G.: Ist die Strahlenbehandlung des Haemangioms noch angezeigt? Dermat. Wschr. 153, 1061 (1967)

WOODRING, A.J.: Cervical cystic hygroma: A review of the literature and report of an unusual case. Ann. Otol. Rhinol. Laryngol. 77, 978–983 (1968)

WULF, K.: Zur Kryotherapie der Haemangiome mit flüssigem Stickstoff. Dermat. Wschr. 156, 1006–1008 (1970)

ZAREM, H.A., EDGERTON, M.T.: Induced resolution of cavernous hemangiomas following prednisolone therapy. J. Plast. Reconstr. Surg. 39, 76–83 (1967)

Maligne Tumoren

ANDERSON, R., FLOWERS, R.S.: Free grafts of the spinal accessory nerve during radical neck dissection. Am. J. Surg. 118, 796–799 (1969)

ATTIE, J. N.: A single transverse incision for radical neck dissection. Surgery 41, 498–502 (1957)

BALLANTYNE, A.J., SMITH jr., J.L.: Melanoma. In: Cancer of the head and neck. MAC COMB, W.S., FLETCHER, G.H. (Eds.), Baltimore: Williams and Wilkins 1967

BARRIE, J.R., KNAPPER, W.H., STRONG, E.W.: Cervical nodal metastases of unknown origin. Am. J. Surg. 120, 466–470 (1970)

BATSAKIS, J.G.: Tumors of the head and neck. Clinical und pathological considerations. Baltimore: Williams and Wilkins 1974

BLOCK, M.A., WYLIE, J.H., PATTON, R.B., MILLER, J.M.: Do benign thyroid tissue occur in the lateral part of the neck? Am. J. Surg. 112, 476–481 (1966)

BOHNDORF, W.: Klinische und therapeutische Probleme bei Lymphknotenmetastasen am Hals. Fortschr. Röntgenstr. 116, 246–253 (1972)

BOUCHE, J., FRECHE, CH., PAJOT, A., BONHOMME, F.: La greffe de jugulaire interne dans les évidements bilatéraux du cou. Ann. Otol. 86, 459–461 (1969)

BRESLOW, A.: Thickness, cross sectional areas and depth of invasion in the prognosis of cutaneous melanoma. Ann. Surg. 172, 902 (1970)

BÜNTE, H.: Die chirurgische Behandlung des malignen Melanoms. Zbl. Chir. 100, 47–49 (1975)

CATLIN, D.: Surgery for head and neck lymphomas. Surgery 60, 1160–1166 (1966)

CATLIN, D.: Surgical management of lymphomas in the head and neck. In: Cancer of the head and neck. CONLEY, J. (Ed.), p. 529–533. Washington: Butterworth 1967

CHEEK, H.B., RISE, E.N.: Carotid artery protection and a new technique. Arch. Otolaryng. *86*, 179–182 (1967)

CLARK, W.H., FROM, L., BERNARDINO, E.A., MIHM, M.C.: The histogenesis and biologic behavior of primary human melanomas of the skin. Cancer Res. *29*, 705–727 (1969)

CONLEY, J.: Carotid artery surgery in the treatment of tumors of the neck. Arch. Otolaryng. *65*, 437–446 (1957)

CONLEY, J.: Carotid artery protection. Arch. Otolaryng. *75*, 530–535 (1962)

CONLEY, J.: Melanoma of the head and neck. In: Cancer of the head and neck. CONLEY, J. (Ed.), p. 106–113. Washington: Butterworths 1967

CONLEY, J.: Concepts in head and neck surgery. Stuttgart, New York: Thieme 1970a

CONLEY, J.: Persönliche Erfahrungen mit 200 Melanomen im Kopf- und Halsbereich. Z. Laryng. Rhinol. Otol. *49*, 411–431 (1970b)

CORSO, PH.F., GEROLD, F.P.: Use of autogenous dermis for protection of the carotid artery and pharyngeal suture lines in radical head and neck surgery. Surg. Gynec. Obstet. *117*, 37–40 (1963)

CRILE, G.: Excision of cancer of head and neck. With special reference to the plan of dissection based on 132 operations. J. Am. Med. Ass. *47*, 1780–1786 (1906)

DIBBELL, D.G., GOWEN, G.F., SHEDD, D.P.: Observations on postoperative carotid hemorrhage. Am. J. Surg. *109*, 765–770 (1965)

DOBERNECK, R.C.: An evaluation of wound complications after neck dissection and composite resection utilizing transverse cervical incisions. Surgery *73*, 261–265 (1973)

ECKERT, C., BYARS, L.T.: The surgery of papillary carcinoma of the thyroid gland. Ann. Surg. *126*, 83 (1952)

EUFINGER, H.: Chirurgisches Vorgehen bei tastbaren Lymphknotenvergrößerungen. Chirurg *44*, 163–166 (1973)

FITZPATRICK, P.J., BROWN, T.C., REID, J.: Malignant melanoma of the head and neck. A clinicopathological study. Canad. J. Surg. *15*, 90–101 (1972)

FORTNER, J.G., BOOHER, R.J., PACK, G.T.: Results of groin dissection for malignant melanomas in 220 patients. Surgery *55*, 485–494 (1964)

FRANCE, C.J., LUCAS, R.: The management and prognosis of metastatic neoplasms of the neck with an unknown primary. Am. J. Surg. *106*, 835–839 (1963)

GALL, F.: Radikale Halsdissektion, Anzeigestellung und Technik. Chir. Praxis *10*, 407–415 (1966)

GALL, F.: Die chirurgische Therapie bei regionären Lymphknotenmetastasen. Chirurg *39*, 115–118 (1968)

GASTPAR, H.: Halslymphknotenschwellungen. Topographie-Diagnostik-Therapie. Münch. Med. Wschr. *116*, 447–454 (1974)

GELLER, W., LACHER, M.J.: Hodgkin's disease. Med. clin. N. Amer. *50*, 819–832 (1966)

GERARD-MARCHANT, R.: Thyroid follicle inclusions in cervical lymphnodes. Arch. Path. *77*, 633–637 (1964)

GOLDSCHMITH, H.S., BEATTIE jr., E.J.: Carotid artery protection by pedicled omental wrapping. Surg. Gynec. Obstet. *130*, 57–60 (1970)

GRACE, J.T., MITTELMAN, A.: Surgery in the management of Hodgkin's disease. Cancer *19*, 352–355 (1966)

GRILLO, H.C., EDMUNDS jr., L.H.: Radical neck dissection after irradiation. Use of transverse incisions to obtain primary healing. Ann. Surg. *161*, 361–364 (1965)

HANSEN, M.G., McCARTEN, A.B.: Tumor thickness and lymphocyte infiltration in malignant melanoma of the head and neck. Am. J. Surg. *128*, 557–561 (1974)

HANSEN, D., WERNER, H.: Carcinommetastasen von Halslymphknoten bei unbekannt gebliebenem Primärtumor. HNO *19*, 51–53 (1971)

HARRIS, M.N., ROSES, P.F., CULLIFORD, A.T., GUMPORT, S.L.: Melanoma of the head and neck. Ann. Surg. *182*, 86–91 (1975)

HENDRICK, J.W.: Occult cancer with cervical lymph node metastasis. In: Cancer of the head and neck. CONLEY, J. (Ed.), p. 41–55. Washington: Butterworths 1967

HERMANEK, P., HORNSTEIN, O.P., TONAK, J., WEIDNER, F.: Malignes Melanom. Invasionstiefe und Melanomtyp. Beitr. Path. *157*, 269–282 (1976)

HETTER, G.P.: Neck incisions relative to the cutaneous vasculature of the neck. Arch. Otolaryng. 95, 84–87 (1972)

JAQUES, D.A., CHAMBERS, R.G., OERTEL, J.E.: Thyroglossal tract carcinoma. A review of the literature and addition of eighteen cases. Am. J. Surg. 120, 439–446 (1970)

JAQUES, D.A., HOVEY, L.M., CHAMBERS, R.G.: Carotid artery protection by means of a trapezius muscle flap. Am. J. Surg. 122, 744–747 (1971)

JESSE, R.H., NEFF, L.E.: Metastatic carcinoma in cervical nodes with an unknown primary lesion. Am. J. Surg. 112, 547–553 (1966)

JOHNSON, R.E., BRACE, K.C.: Radiation response of Hodgkin's disease recurrent after chemotherapy. Cancer 19, 368–370 (1966)

KAMBIC, V., SIRCA, A.: Die Vaskularisation der Haut des Halses und ihre Bedeutung für die Schnittführung bei der Radical Neck Dissection. HNO 15, 46 (1967)

KAPLAN, H.S.: Role of intensive radiotherapy in the management of Hodgkin's disease. Cancer 19, 356–367 (1966)

KEIM, W.F.: The occult primary in head and neck surgery. Arch. Otolaryng. 84, 566–569 (1966)

KESSLER, L.: Zur chirurgischen Therapie der zervikalen Lymphogranulomatose. Z. Laryn. Rhinol. 47, 199–204 (1968)

KING, G.D.: Radical head and neck surgery in irradiated patients: Complications and safeguards. Surg. Clin. N. Am. 45, 567–572 (1965)

KLOPP, C.T., KIRSON, S.M.: Therapeutic problems with ectopic non-cancerous follicular thyroid tissue in the neck: 18 case reports according to etiologic factors. Ann. Surg. 163, 653–664 (1966)

MAC COMB, W.S.: Diagnosis and treatment of metastatic cervical cancerous nodes from an unknown primary site. Am. J. Surg. 124, 441–449 (1972)

MAC FEE, W.F.: Transverse incisions for neck dissection. Ann. Surg. 151, 279–284 (1960)

MARAN, A.G.D., LEONARD, J.R.: Protection of the carotid artery in radical neck surgery. Brit. J. Surg. 55, 648–651 (1968)

Marchetta, F.C., Murphy, W.T., Kovacic, J.J.: Carcinoma of the neck. Am. J. Surg. 106, 974–979 (1963)

MARTIN, H., MORFIT, H., ERLICH, H.E.: Case for branchogenic cancer (malignant branchioma). Ann. Surg. 132, 876 (1950)

MARTIN, H., DEL VALLE, B., EHRLICH, H., CALIAN, W.G.: Neck dissection. Cancer 4, 441–499 (1951)

MIHM, M.C., CLARK, W.H., FROM, L.: The clinical diagnosis classification and histogenic concepts of the early stages of cutaneous malignant melanoma. N. Engl. J. Med. 28, 1078–1082 (1971)

MOORE, O.S.: Bilateral neck dissection. Surg. Clin. N. Am. 49, 277–283 (1969)

NEIDHARDT, B., HARTWICH, G., SCHWEMMLE, K., HERMANEK, P., SEILER, G.: Explorative Laparotomie und Splenektomie bei Lymphogranulomatose. Dtsch. med. Wschr. 100, 1487–1492 (1976)

NICHOLS, R.T.: Bilateral radical neck dissection. Am. J. Surg. 117, 377–381 (1969)

NICHOLS, R.T., OLSON, N.R., SHILLING, B.B.: Postoperative carotid artery rupture. Arch. Otolaryng. 93, 90–94 (1971)

NICKOL, H.J.: Lymphknotenschwellungen am Hals unter Berücksichtigung der Tumormetastasierung aus dem Hals-Nasen-Ohrenbereich. Therapiewoche 17, 2174–2179 (1967)

NORCROSS, J.W.: Cervical lymph nodes enlargements. Surg. Clin. N. Am. 33, 703–715 (1953)

OLSEN, G.: The malignant melanoma of the skin. New theories based on a study of 500 cases. Acta chir. scand. Suppl. 365, Stockholm 1966

PACK, G.T., MOLANDER, D.W.: The surgical treatment of Hodgkin's disease. Canc. Res. 26, 1254–1263 (1966)

PRICE, W.E., DUVAL, M.K.: Regional lymph node dissection and malignant melanoma. Arch. Surg. 87, 747–750 (1963)

ROSSBERG, G., ROSEMANN, G.: Über das branchiogene Karzinom. Z. Laryng. Rhin. 43, 141–147 (1964)

ROY, P.H., BEAHRS, O.H.: Spinal accessory nerve in radical neck dissections. Am. J. Surg. 118, 800–804 (1969)

RUFINO, C.D., MAC COMB, W.S.: Bilateral neck dissections. Analysis of 180 cases. Cancer 19, 1503–1508 (1966)

Scherer, E., Rassow, J.: Methodische Grundlagen der perkutanen Strahlenbehandlung von Lymphknotenmetastasen des Halses. Strahlentherapie *141*, 523–530 (1971)

Schuring, A., Arthur, J.: Branchogenic carcinoma does exist. Eye Ear Nose Thr. Monthly *46*, 752–753 (1967)

Schweitzer, R.J.: Use of muscle flaps for protection of carotid artery after radical neck dissection. Ann. Surg. *156*, 811–818 (1964)

Selle, G., Rehrmann, A., Wiedenhofer, K.: Neck dissection beim isolierten Morbus Hodgkin des Halses. Fortschr. Kiefer. Ges. Chir. *14*, 235–240 und 286–287 (1970)

Semken, G.H.: Surgery of the neck. Nelson new loose-leaf surgery. Vol. 2, p. 769–905. New York: Nelson and Sons 1937

Shaw, H.J.: Metastatic carcinoma in cervical lymph nodes with occult primary tumours: diagnosis and treatment. J. Láryng. *84*, 249–265 (1970)

Simons, J.N.: Malignant melanoma of the head and neck. Am. J. Surg. *124*, 458–488 (1972)

Slaughter, D.P.: Hodgkin's disease: radical surgery. J. Am. med. Ass. *191*, 120–121 (1965)

Smalley, J.J., Cunningham, M.P.: Forehead flap rotation to protect the carotid artery. Plast. Reconstr. Surg. *49*, 96–97 (1972)

Stackpole, R.H., Pearce, J.M.: Branchial cleft carcinoma. Arch. Surg. *82*, 347–352 (1961)

Stanley, D.G., Robinson, F.W.: Thyroid carcinoma in thyroglossal duct cysts: a case report and literature review. Am. Surg. *36*, 581–582 (1970)

Stell, P.M., Brown, G.A.: Horicontal incisions for radical neck dissection. Arch. Otolaryng. *91*, 485–487 (1970)

Strong, E.W.: Preoperative radiation and radical neck dissection. Surg. Clin. N. Am. *49*, 271–276 (1969)

Sugarbaker, E.D., Wiley, H.M.: Indications for neck dissection. In: Treatment of cancer and alied disease. Pack, G.T., Ariel, I.M. (Eds.), 2nd ed., Vol. III: Tumors of the head and neck, p. 627. New York: Hoeber 1959

Sylven, B.: Malignant melanoma of the skin. Report auf 341 cases treated during the years 1929–1943. Acta radiol. *32*, 33–59 (1949)

Tonak, J., Hermanek, P., Hornstein, O.P., Weidner, F.: Therapie des malignen Melanoms der klinischen Stadien I und II. Ergebnisse bei 195 Patienten. Dtsch. med. Wschr. *101*, 435–440 (1976)

Van den Berg, H.J., Chen, S.C., Blatt, C.J., Berkas, E.M.: A comparison of wound healing between irradiated and nonirradiated patients after radical neck dissection. Am. J. Surg. *110*, 557–561 (1965)

Wanebo, A.J., Fortner, J.G., Woodruff, J., McLean, B., Binkowski, E.: Selection of optimum surgical treatmet of stage I melanoma by depth of microinvasion. Ann. Surg. *182*, 302–315 (1975)

E. Eingriffe am Ductus thoracicus und diagnostische Eingriffe am Hals

Eingriffe am Ductus thoracicus

Bartos, V., Brzek, V.: Die Bedeutung der Drainage des Ductus thoracicus in der klinischen Medizin. Chirurg *44*, 110–114 (1973)

Bhalerao, R.A., Trivedi, D.R., Sen. P.K.: Lymphovenous anastomosis in the managment of portal hypertension. Surgery *69*, 569–576 (1971)

Cueto, J., Curri, R.A.: Cannulation of the thoracic duct and umbilical veins in patients with portal hypertension. Ann. Surg. *165*, 408–414 (1967)

Dreiling, D.A.: The lymphatics, pancreatic ascites, and pancreatic inflammatory disease. Am. J. Gastroenterol. *53*, 119 (1970)

Dumont, A.E., Martelli, A.B.: Pathogenesis of pancreatic edema following exocrine duct obstruction. Ann. Surg. *168*, 302 (1968)

Dumont, A.E., Mulholland, J.H.: Flow rate and composition of thoracic-duct lymph in patients with cirrhosis. New. Engl. J. med. *263*, 471–474 (1960)

Dumont, A.E., Mulholland, J.H.: Effect of thoracic duct to esophagus shunt in dogs with vena caval constriction. Am. J. Physiol. *204*, 289–290 (1963)

DUMONT, A.E., WITTE, M.H.: Contrasting patterns of thoracic duct lymph formation in hepatic cirrhosis. Surg. Gynec. Obstet. *122*, 524–528 (1966)

FRITSCH, A., MACH, K.: Zur Kanülierung des Ductus thoracicus beim Pfortaderhochdruck der Leberzirrhose. Arch. klin. Chir. *321*, 126–139 (1968)

FRITSCH, A., MACH, K.: Die zervikale lympho-venöse Anastomose beim Pfortaderhochdruck der Leberzirrhose. Acta chir. Austr. *3*, 97–100 (1971)

KELLY, W.D., GOOD, R.A., MARTINEZ, C.: Modifizierung der Transplantationsimmunität und Toleranzinduktion. In: Organtransplantation. LARGIADER, F. (Hrsg.). Stuttgart: Thieme 1966

LINDER, E., BLOMSTRAND, R.: Technic for collection of thoracic duct lymph of man. Proc. Soc. exp. Biol. *97*, 653 (1958)

PICHLMAYR, R.: Aussichten und Probleme der immunosuppressiven Behandlung mit Antilymphozytenserum. In: Organtransplantation. Immunologie und Klinik. MEYMER, A., RICKEN, D., LETTERER, E. (Hrsg.). Stuttgart, New York: Schattauer 1969

RASCHKE, E.: Die Behandlung des Aszites und des Pfortaderhochdruckes durch Drainage des Ductus thoracicus in die Vena jugularis interna, II. Bruns' Beitr. klin. Chir. *218*, 528–542 (1971)

SCHREIBER, H.W., KOCH, W., VON ACKEREN, H., GEORGI, T., SCHILLING, K.: Über die zervikale lymphovenöse Anastomose beim Pfortaderhochdruck der Leberzirrhose. Dtsch. med. Wschr. *93*, 195–200 (1968)

SCHREIBER, H.W., KOCH, W., DIEDERICH, K.: Über die Bedeutung der Lymphographie beim Pfortaderhochdruck der Leberzirrhose. Arch. klin. Chir. *317*, 124–139 (1967)

SHIBER, W.: Lymphangiographic demonstration of thoracic duct dilatation in portal cirrhosis. Surgery *57*, 522–524 (1965)

SHIZGAL, H.M., GUTELIUS, J.R.: The role of the subclavian vein thoracic duct junction in experimental ascites. Ann. Surg. *169*, 519–524 (1969)

STARLING, E.: The influence of mechanical factors on lymph flow. J. Physiol. *16*, 224 (1894)

TILNEY, N.L., MURRAY, J.E.: The thoracic duct fistula as an adjunct to immunosuppression in human renal transplantation. Transplantation *5*, 1204 (1967)

UNGEHEUER, E., DALICHAU, H.: Zervikale lympho-venöse Anastomose bei unstillbarer Oesophagusvarizenblutung. Thoraxchirurgie *17*, 525–528 (1969)

WARREN, W.D.: Gastrointestinal and biliary tract conditions. Surg. Gynec. Obstet. *124*, 273–276 (1967)

WARREN, W.D., FOMON, J.J., LEITE, C.A.: Critical assessment of the rationale of thoracic duct drainage in the treatment of portal hypertension. Surgery *63*, 7–16 (1968)

ZOTTI, E.A., LESAGE, A.M., BRADHAM, R.R., NIGNONE, R., SEALY, W.C., YOUNG, W.G.: Prevention and treatment of experimentally induced ascites in the dog by thoracic duct-to-vein shunt. Surgery *60*, 28–33 (1966)

Mediastinoskopie

AKOVBIANTZ, A., AEBERHARD, P.: Mediastinoskopie in der Operabilitätsbeurteilung bei Lungenerkrankungen. Thoraxchirurgie *12*, 193 (1964)

BARTEL, M.: Einführung in die Mediastinoskopie. Leipzig: Barth 1967

BRANDT, H.J., ATAY, Z., GABLER, A.: Gefahren bioptischer Untersuchungen bei Verdacht auf Lungenkrebs. Mitt.-Dienst, Ges. z. Bek. d. Krebskr. Nordrhein-Westf. *5*, 157 (1968)

CARLENS, E.: Mediastinoscopy: A method for inspection and tissue biopsy in the superior mediastinum. Dis. Chest *36*, 343 (1959)

CARLENS, E.: Biopsie der mediastinalen Lymphknoten. Z. Tuberk. *128*, 31 (1968)

DANIELS, A.C.: A method of biopsy useful in diagnosing certain intrathoracic diseases. Dis. Chest. *16*, 360 (1949)

KLEIN, G., PRIMMER, G., QUARZ, W.: Zur Diagnostik der Lungensarkoidose unter besonderer Berücksichtigung der Mediastinoskopie. Tuberkulosearzt *17*, 217 (1963)

KNOCHE, E., RINK, H.: Die Mediastinoskopie. Bioptische Exploration des oberen Mediastinums nach E. Carlens. Stuttgart: Schattauer 1964

KONRAD, R.M., SCHULTE, H.D.: Die Aussagefähigkeit der Mediastinoskopie zur Beurteilung der Operabilität des Bronchuskarzinoms. Dtsch. med. Wschr. *94*, 368 (1969)

MAASSEN, W.: Ergebnisse und Bedeutung der Mediastinoskopie und anderer thoraxbioptischer Verfahren. Berlin, Heidelberg, New York: Springer 1967

MAASSEN, W.: Die Rolle der Mediastinoskopie für die Operabilitätsbeurteilung. Z. Tuberk. *128*, 171 (1968)

MÜRTZ, R., BEGENAT, H.: Lungenbiopsie und ihre diagnostische Wertigkeit. Internist *11*, 396 (1970)

RINK, H., KNOCHE, E.: Mediastinoskopie. Chirurg *41*, 1 (1970)

SPECHT, G.: Über die erweiterte Mediastinoskopie. Dtsch. med. Wschr. *92*, 2358 (1967)

SPECHT, G.: Ergebnisse der Mediastinoskopie. Mitt.-Dienst Ges. z. Bek. d. Krebskrh. Nordrhein-Westf. *5* (1968)

SPECHT, G.: Erweiterte Mediastinoskopie. In: Endoskopie, Methoden und Ergebnisse. DEMLING, L., OTTENJANN, R. (Hrsg.) München-Gräfelfing: Banaschewski 1969

VALESKY, A., WOLFART, W., SEITH, U.: Die Bedeutung der histologischen Sicherung der Diagnose Sarkoidose (Morbus Boeck). Dtsch. med. Wschr. *96*, 1833 (1971) – Dtsch. med. Wschr. *97*, 305 (1972) – Dtsch. med. Wschr. *97*, 815 (1972)

VOGT-MOYKOPF, I., DAUM, R.: Die Mediastinoskopie im Kindesalter. Z. Kinderchir. *10*, 25 (1971)

WOLFART, W., PUFF, G.H.: Bronchoskopische Messungen zur Topographie des menschlichen Bronchialbaumes. Beitr. Klin. Tbk. *128*, 113 (1964)

Diagnostische Eingriffe

ASHBAUGH, D.G.: Scalene lymph node biopsy. Surg. Clin. N. Am. *49*, 1385–1389 (1969)

BAUDREXL: Die Skalenusbiopsie nach Daniels (techn.-chir. Teil). Zbl. Chir. *88*, 1908 (1963)

BECKER, W.: Erkrankungen der Halslymphknoten. Dtsch. med. Wschr. *89*, 773–778 (1964)

CHOUARD, C., GRELLET, J., BIGNON, J., LAVAL-JANTET, E.: La lymphographie cervicale en cancérologie O.R.L.; possibilités, limitet et indications. Ann. Otolaryng. *86*, 707–712 (1969)

COOKE, W.B., GLOTZER, D.J.: Scalene node biopsy for the diagnosis of obscure systemic disease. Am. J. Surg. *107*, 769–772 (1964)

DANIELS, A.C.: A method of biopsy useful in diagnosing certain intrathoracic diseases. Dis. Chest *16*, 360–367 (1949)

EUFINGER, H.: Chirurgisches Vorgehen bei tastbaren Lymphknotenvergrößerungen. Chirurg *44*, 162–166 (1972)

FERNHOLZ, H.J.: Lymphoszintigraphie im Kopf-Hals-Bereich. Fortschr. Röntgenstr. *106*, 524–533 (1967)

FERRERO, P.G., MUSSO, M.: La biopsia prescalenica quale criterio di inoperabilita nel carcinoma bronchiale. Minerva chir. *21*, 784–786 (1966)

FISCH, U.P.: Lymphographische Untersuchungen über das cervicale Lymphgefäßsystem. In: Fortschritte der Hals-Nasen-Ohrenheilkunde, Bd. 14. Basel, New York: Karger 1966

FISCH, U.P.: Lymphographic study of the cervical lymphatic system. In: Progress in Lymphology. RÜTTIMANN, A. (Ed.): pp. 277–280. Stuttgart: Thieme 1967a

FISCH, U.P.: Lymphographic visualization of latent metastases in the neck. In: Progress in Lymphology. RÜTTIMANN, A. (Ed.): pp. 292–293. Stuttgart: Thieme 1967b

FISCH, U.P., DEL BUONO, M.S.: Zur Technik der zervikalen Lymphographie. Schweiz. med. Wschr. *93*, 994 (1963)

FORSCHBACH, G.: Die Scalenuslymphknotenbiopsie nach Daniels. Dtsch. med. Wschr. *87*, 1614–1616 (1962)

FREISE, G., RENSCH, H.: Ergebnisse der Scalenuslymphknotenbiopsie nach Daniels und der Biopsie des vorderen oberen Mediastinums nach Carlens. Thoraxchirurgie *15*, 133–141 (1967)

GONDOS, B., REINGOLD, J.M.: Pathology of scalene lymph nodes. An analysis of 373 biopsies. Cancer *18*, 84–88 (1965)

GUERRIER, Y., DEJAN, Y.: La biopsie ganglionaires de tonsils jours. Cah. Otorhinolaryng. *7*, 261–264 (1972)

HAENSELT, V.: Die Danielsbiopsie beim Morbus Boeck. Z. Tuberk. *122*, 290–297 (1964)

HARKEN, D.E., BLACK, H., CLAUSS, R., FARRAND, R.E.: A simple cervicomediastinal exploration for tissue diagnosis of intrathoracic disease. With comments on recognition of inoperable carcinoma of lung. New Engl. J. Med. *251*, 1014–1044 (1954)

HENDRIK, J.W.: Occult cancer with cervical lymph node metastasis. In: Cancer of the head and neck. CONLEY, J. (Ed.): pp. 41–55. Washington: Butterworths 1967

HERBERHOLD, C.: Über die Biopsie der Scalenus-Lymphknoten nach Daniels. Auswertung des Schrifttums und eigener autoptischer Befunde. Med. Welt *19*, 315–326 (1968)

HERBERHOLD, C.: Zervikale Lymphangioadenographie. Therapiewoche *21*, 1786–1792 (1971)

HERMANEK, P., BÜNTE, H.: Die intraoperative Schnellschnittuntersuchung. München, Berlin, Wien: Urban & Schwarzenberg, 1972

HERMANEK, P., SCHWEMMLE, K., SCHRICKER, K.T.: Was bedeutet ein zytologisch positiver Befund für den Chirurgen? Chirurg *45*, 222–226 (1974)

HOLMAN, C.W.: Scalene node biopsy for determining operability of lung carcinoma. Surgery *53*, 319–321 (1963)

JACKSON, L., WALLACE, S., FARB, ST.N., PARKE, W.W., TOY, F.: Cervical lymphangiography. Laryngoscope *37*, 926 (1963)

KLINGENBERG, I.: Histopathologic findings in the prescalene tissue from 1000 postmortem cases. Acta chir. scand. *127*, 56–66 (1963)

LAL, S., POOLE, G.W.: Scalene-node biopsis. Lancet *1963 II*, 112–113

LEGLER, U.: Welche Indikationen verbleiben der praeskalenischen Lymphknotenbiopsie seit Einführung der Mediastinoskopie? Arch. Ohr-, Nas.-Kehlk.-Heilk. *185*, 820–825 (1965)

LÜNING, M., BURGER, K., ROMANIUK, E.: Erste Erfahrungen mit der perlingualen Lymphographie. Teil I, Klinische Untersuchungen. Radiol. Diagn. *11*, 397–402 (1970)

MALONEY, J.W., FRANKS, R., MAKOFF, D., SHERMAN, P.H.: Biopsy of the scalene lymph nodes and the right thoracic duct lymph node for the diagnosis of pulmonary disease. J. thorac. cardiovasc. Surg. *47*, 438–445 (1964)

MESEG, W.: Kombinierte Darstellung mediastinaler, supraclaviculärer, zervicaler und axillärer Lymphknoten nach Fußlymphographie. Med. Bild. *13*, 145–146 (1970)

MILLER, W.E., TAYLOR, A.M.: Biopsy of scalene and supraclavicular lymph nodes: value in diagnosis. Cleveland Clin. Quart. *32*, 205–209 (1965)

NACHBUR, B.: Mediastinoskopie und praescalenäre Drüsenbiopsie. Schweiz. med. Wschr. *96*, 486–491 (1966)

NICKOL, H.J.: Operative Diagnostik pathologischer Veränderungen am Lymphsystem des unteren Hals- und oberen Mediastinalgebietes (Skalenusbiopsie – Mediastinoskopie). Med. Welt *17*, 784–790 (1966)

NIEMANN, F., KONRAD, R.M., DREWES, J.: Über den Wert der Danielsschen Biopsie für die Diagnostik und Beurteilung der Operabilität des Bronchialkarzinoms. Zbl. Chir. *91*, 1425–1433 (1966)

PADOVAN, I.F.: Lymphographic examination of the neck in view of the normal distribution of lymph nodes and in view of the results obtained in clinically latent but histologically proved metastasis. In: Progress in lymphology. RÜTTIMANN, A., (Ed.): pp. 283–287. Stuttgart: Thieme 1967a

PAUL, U.: Lähmungen des N. accessorius nach kleinem chirurgischem Eingriff im seitlichen Halsdreieck. Zbl. Chir. *95*, 1298–1302 (1970)

RICHTER, H.: Die Bedeutung der Scalenuslymphknotenbiopsie nach Daniels für die Diagnose und Operabilität intrathorakaler, maligner Tumoren. Chirurg *36*, 301–304 (1965)

ROUVIERE, H.: Anatomie des lymphatiques de l'homme. Paris: Masson 1932

RÜTTIMANN, A., DEL BUONO, M.S.: Die Lymphographie mit öligem Kontrastmittel. Fortsch. Röntgenstr. *97*, 551–576 (1962)

SCARSTEIN, A., ANDERSLAND, J., JANSSEN JR. C.W.: The prescalene lymph node biopsy. A study of 386 biopsies with special reference to the indications. Scand. J. resp. Dis. *51*, 301–304 (1970)

SCHRÖDER: Die Scalenusbiopsie nach Daniels (klinischer Teil). Zbl. Chir. *88*, 1908 (1963)

SCHWAB, W., SCHEER, K.E., ZUM WINKEL, K.: Szintigraphie des zervikalen Lymphsystems nach radikaler Lymphknotenausräumung. Z. Laryng. Rhinol. *44*, 326–330 (1965)

SIEGL, H., WASCHER, H.: Die Szintigraphie der zervikalen Lymphbahnen. Mschr. Ohrenheilk. *101*, 409–417 (1967)

SIGEL, M.E., FISCH, U.P.: Lymphographic study on the effect of surgery on cervical lymph flow. Pract. oto-rhinol.-laryng. *27*, 1–7 (1965)

SKINNER, D.B.: Scalene-lymph-node biopsy. A reappraisal of risk and indications. New Engl. J. Med. *268*, 1324–1329 (1963)

TEGNER, K.B., LINDHOLM, C.E., NORRMAN, K., STAHLE, J.: Mediastinoscopy and scalene lymph node biopsy, a comparative study. Pract. oto-rhino-laryng. *30*, 65–73 (1968)

THÜMMLER, M.: Ergebnisse der Mediastinoskopie und Danielsbiopsie im Vergleich zur Thorakotomie. Z. Tuberk. *128*, 176–178 (1968)

WERTHEIMER, M., HUGHES, R.K.: Scalene lymph node biopsy. Prevention of postoperative chylous fistula. Am. J. Surg. *122*, 121–122 (1971)

ZUM WINKEL, K.: Lymphologie mit Radionukliden. Hildegard Hoffmann-Verlag, Berlin: 1972

WOODHALL, B.: Operative injury to the accessory nerve in the posterior cervical triangel. Comment upon the abduction test for trapezius muscle paralysis. Arch. Surg. *74*, 122–127 (1957)

YANNOULIS, G., SFOUNGARIS, K.: Über die Lymphangiographie. Z. Laryng. Rhinol. *42*, 11 (1963)

YEE, J., LEWELLYN, G.A., WILLIAMS, P.A., MAY, J.A., DUGAN, D.J.: Scalene lymph node dissection. A study of 354 consecutive dissections. Am. J. Surg. *118*, 596–601 (1969)

ZITA, G.: Beitrag zur zervikalen Lymphoszintigraphie. Fortschr. Röntgenstr. *107*, 644–654 (1967)

F. Die Operation des musculären Schiefhalses

ARMSTRONG, D., PICKRELL, K., FETTER, B., PITTS, W.: Torticollis: an analysis of 271 cases. Plast. Reconstr. Surg. *35*, 14–25 (1965)

BÄSE, M.: Die operative Behandlung des muskulären Schiefhalses. Beitr. Orthop. *10*, 752–756 (1963)

BÄTZNER, K., BECK, W.: Der muskuläre Schiefhals. Nachuntersuchungsergebnisse unter besonderer Berücksichtigung der Sekundärveränderungen. Bruns' Beitr. klin. Chir. *217*, 38–42 (1969)

BIESIN, A., ALDERE, M.: Überbrückungsplastik bei angeborenem Schiefhals. Beitr. Orthop. Traumatol. *17*, 170–172 (1970)

BÖSCH, J.: Nachuntersuchungen nach Schiefhalsoperationen über einen Zeitraum von 27 Jahren. Wien. klin. Wschr. *84*, 688–690 (1972)

BROWN, J.B., MCPOWELL, F., FRYER, M.P.: Facial distortion in wry neck prevented by early resection of the fibroses sternomastoid muscle. Plast. Reconstr. Surg. *5*, 301–309 (1950)

DAHMEN, G.: Über den sogenannten doppelseitigen Schiefhals. Z. Orthop. *102*, 457–459 (1967)

DETHLOFF, E., RACK. G.: Der muskuläre Schiefhals und seine Behandlung. Beitr. Orthop. *13*, 474–480 (1966)

FIRPO, N.C.A.: El tortícolis muscular congénito. Rev. Ortop. Traum. Ed. latamer. *14*, 1–18 (1969)

FOEDERL, O.: Das caput obstipum musculare. Arbeiten aus dem Gebiete der klinischen Chirurgie, dem Andenken C. GUSSENBAUERS gewidmet. Wien und Leipzig 1903

GELEY, L., HARTL, H.: Der angeborene muskuläre Schiefhals. Chir. Praxis *15*, 177–180 (1971)

HAIKE, H., WESSELS, D.: Spätergebnisse der Behandlung des muskulären Schiefhalses unter besonderer Berücksichtigung des Schädelwachstums. Münch. med. Wschr. *110*, 851–854 (1968)

HOHMANN, G.: Zur Behandlung des Schiefhalses. Z. orthop. Chir. *13*, 8 (1904)

HOHMANN, G.: Verletzung des Nervus facialis bei der Schiefhalsoperation am Processus mastoideus. Zbl. Chir. *67*, 999–1000 (1940)

HECKER, W. CH., DAUM, R., MAIER, W.A.: Die Eingriffe im Säuglings- und Kindesalter. In: Chirurgische Operationslehre. BREITNER, B. (Hrsg.), Bd 2, Beitr. 9. München, Berlin, Wien: Urban & Schwarzenberg, 1970

IDELBERGER, K.H.: Orthopädische Erkrankungen des Kindesalters. In: Lehrbuch der Chirurgie und Orthopädie des Kindesalters. OBERNIEDERMAYR, A. (Hrsg.), Bd. 3. Berlin: Springer 1959

KASTENDIECK, H.: Der muskulöse Schiefhals beim Neugeborenen (Ätiologie, Symptomatologie, Diagnose, Therapie, Prognose und Prophylaxe). In: Zwanglose Abhandlungen auf dem Gebiet der Frauenheilkunde, Bd. 12. Leipzig: Thieme 1952

KARTHAUS, D.P.: Congenitale musculaire torticollis. Ned. T. Geneesk. *115*, 1042–1046 (1971)

LANGE, F.: Lehrbuch der Orthopädie. 2. Aufl. Jena: Fischer 1922

LANGE, M.: Orthopädisch-chirurgische Operationslehre. München: Bergmann 1962

LEUSCHNER, H.: Kritische Analyse operativ behandelter muskulärer Schiefhälse (Bericht aus den Jahren 1954–1963). Zbl. Chir. *92*, 81–86 (1967)

MATZEN, P.F.: Lehrbuch der Orthopädie, Teil II. Berlin: Volk und Gesundheit 1959

MIKULICZ, J.: Über die Exstirpation des Kopfnickers bei muskulärem Schiefhals, nebst Bemerkungen zur Pathogenese dieses Leidens. Zbl. Chir. *22*, 1–9 (1895)

NAGURA, S.: Zur Frage der Vererbung des angeborenen Schiefhalses. Arch. orthop. Unfall-Chir. *52*, 341–355 (1960)

PERJES, K.: Bilateral torticollis. Magy. Traum. Orthop. *14*, 191–196 (1971)

SPRINGER, C.: Überbrückungsplastik beim muskulären Schiefhals behufs Herstellung eines normalen Halsreliefs. Zbl. Chir. *66*, 359–360 (1939)

STAHELI, L.T.: Muskulatur torticollis. Late results of operative treatment. Surgery *69*, 469–473 (1971)

STROMEYER, L.: Beiträge zur operativen Orthopädie. Erfahrungen über die subkutane Durchschneidung verkürzter Muskeln und Sehnen. Hannover: Helwing 1938

VÖLCKER, F.: Das Caput obstipum – eine intrauterine Belastungsdeformität. Bruns' Beitr. klin. Chir. *33*, 1–71 (1902)

VOLKMANN, R.: Das sogenannte angeborene Caput obstipum und die offene Durchschneidung des M. sternocleidomastoideus. Zbl. Chir. *14*, 233–236 (1885)

G. Eingriffe beim Syndrom der ersten Rippe

ADSON, A.W.: Surgical treatment for symptoms produced by cervical ribs and the scalenus anticus muscle. Surg. Gynecol. Obstet. *85*, 687–700 (1947)

ADSON, A.W., COFFEY, J.R.: Cervical rib. A method of anterior approach for relief of symptoms by division of the scalenus anticus. Ann. Surg. *85*, 839–857 (1927)

BRANNON, E.W.: Cervical rib syndrome. An analysis of nineteen cases and twenty-four operations. J. Bone Jt. Surg. *45*-A, 977–998 (1963)

BRUNNER, A.: Zur Operation der Halsrippe. Schweiz. med. Wschr. *73*, 439 (1943)

CLAGETT, O.T.: Presidential address: Research and Prosearch. J. Thorac. Cardiovasc. Surg. *44*, 153–166 (1962)

COOLE, H.: Pressure on the axillary vessels and nerve by an exostosis from a cervical rib-interference with the circulation of the arm – removal of the rib and exostosis-recovery. Med. Times Gazette *2*, 108 (1861)

DALE, W.A., LEWIS, M.R.: Management of thoracic outlet syndrome. Ann. Surg. *181*, 575–585 (1975)

DAVIS, D.B., KING, J.C.: Cervical rib in early life. Am. J. Dis. Child. *56*, 744–755 (1938)

DICK, R.: Arteriography in neurovascular compression at the thoracic outlet, with special reference to embolic patterns. Am. J. Roentgenol. *110*, 141–147 (1970)

DUNANT, J.H., HEHNE, J.H., GAUER, E.F., WAIBEL, P.P.: Phlebographische Untersuchungen über Kompressionserscheinungen beim Schultergürtelsyndrom. Thoraxchirurgie *23*, 23–25 (1975)

DUNANT, J.H., HEHNE, J.H., WAIBEL, P.P.: Chirurgische Therapie des Schultergürtelsyndroms. Erfahrungen mit 50 operierten Fällen. Langenbecks Arch. Chir. *338*, 117–122 (1975)

DUNANT, J.H., HEIERLI, B., HEHNE, J.H., WAIBEL, P.P.: Die Phonangiographie als Untersuchungsmethode beim vasculären Schultergürtelkompressionssyndrom. Dtsch. med. Wschr. *99*, 277–282 (1974)

HENSCHEN, C., HEUSSER, H.: Über das sog. Scalenus anticus-Syndrom und seine Behandlung durch Scalenotenotomie. Chirurg. *9*, 226–274 (1937)

HEYMAN, R.L., WHELAN JR. T.J.: Vascular complications of the thoracic outlet syndrome. A case report. Milit. Med. *135*, 793–796 (1970)

HÖLZL, H.R., FLORA, G., RIEDLER, L.: Das Skalenus-Halsrippen-Syndrom. Bruns' Beitr. klin. Chir. *218*, 705–713 (1971)

HUBER, P.: Eingriffe am Hals. In: Chirurgische Operationslehre. BREITNER, B. (Hrsg.), Bd. II, Beitr. 2. München, Berlin, Wien: Urban & Schwarzenberg 1973

HURLBUT, H.J., SNYDER, H.E., VONTZ, F.K., SUMNER, W.C.: Thoracic outlet compression syndrome. Am. Surg. *38*, 443–447 (1972)

LORD JR., J.W.: Thoracic outlet syndrome: Current management. Ann. Surg. *173*, 700–705 (1971)

NAFFZIGER, H.C., GRANT, W.T.: Nemitis of the brachial plexus mechanical in origin. The scalenus syndrome. Surg. Gynec. Obstet. *67*, 722–730 (1938)

Nelson, R.M., Davis, R.W.: Thoracic outlet compression syndrome. Ann. Thorac. Surg. *8*, 437–451 (1969)

Nelson, R.M., Jenson, C.B.: Anterior approach for excision of the first rib. Ann. Thorac. Surg. *9*, 30–35 (1970)

Ochsner, A., Gage, M., De Bakey, M.: Scalenus anticus (Naffziger) syndrome. Am. J. Surg. *28*, 669–693 (1935)

Peet, R.M., Hendricksen, J.D., Gunderson, T.P., Martin, G.M.: Thoracic outlet syndrome. Evaluation of the therapeutic exercise program. Proc. Mayo Clin. *31*, 281–287 (1956)

Rainer, W.G., Vigor, W., Newby, J.P.: The surgical treatment of thoracic outlet compression. Am. J. Surg. *116*, 704–707 (1968)

Rob, C.G., Standeren, A.: Arterial occlusion complicating thoracic outlet compression syndrome. Brit. Med. J. *1958 II*, 709

Roeder, D.K., Mills, M., McHale, J.J., Shepard, B., Ashworth, H.E.: First rib resection in the treatment of thoracic outlet syndrome: Transaxillary and posterior thoracoplasty approaches. Ann. Surg. *178*, 49–52 (1973)

Roos, D.B.: Transaxillary approach for first rib resection to relieve thoracic outlet syndrome. Ann. Surg. *163*, 354–358 (1966)

Roos, D.B.: Experience with first rib resection for thoracic outlet syndrome. Ann. Surg. *173*, 429–442 (1971)

Ross, J.P.: The vascular complications of cervical rib. Ann. Surg. *150*, 340–345 (1959)

Sanders, R.J., Monsour, J.W., Baer, S.B.: Transaxillary first rib resection for the thoracic outlet syndrome. Arch. Surg. *97*, 1014–1023 (1968)

Sargent, P.: Some points in the surgery of cervical ribs. In: Discussion on cervical ribs. Proc. Roy. Soc. Med. *6*, 117–126 (1913)

Stayman, J.W.: Thoracic outlet syndrome. Surg. Clin. N. Am. *53*, 667–671 (1973)

Urschel, H.C., Paulson, D.L., McNamara, J.J.: Thoracic outlet syndrome. Ann. Thorac. Surg. *6*, 1–10 (1968)

Urschel, H.C., Razzuk, M.A.: Management of the thoracic outlet syndrome. N. Engl. J. Med. *287*, 567 (1972)

H. Die Freilegung der Nerven am Hals

Felix, W.: Anatomische, experimentelle und klinische Untersuchungen über den Phrenicus und über die Zwerchfellinnervation. Dtsch. Z. Chir. *171*, 283–397 (1922)

Goetze, O.: Die radikale Phrenikotomie als selbständiger therapeutischer Eingriff bei der chirurgischen Lungentuberkulose. Arch. Klin. Chir. *121*, 224–228 (1921)

Guleke, N.: Die allgemein-chirurgischen Eingriffe am Hals. In: Allgemeine und spezielle chirurgische Operationslehre. Guleke, N., Zenker, R. (Hrsg.), 2. Aufl., Bd. 5. Berlin, Göttingen, Heidelberg: Springer 1953

Herrmann, A.: Gefahren bei Operationen an Hals, Ohr und Gesicht und die Korrektur fehlerhafter Eingriffe. Berlin, Heidelberg, New York: Springer 1968

Kirtley, J.A., Riddell, D.H., Stoney, W.S., Weight, J.K.: Cervico-sympathectomy in neurovascular abnormalities of the upper extremities: Experiences in 76 patients with 104 sympathectomies. Ann. Surg. *165*, 869–879 (1967)

Lanz, T. von, Wachsmuth, W.W.: Praktische Anatomie. Bd. 1, Teil 2: Hals. Berlin, Göttingen, Heidelberg: Springer 1955

Leicher, H.: Ganglion stellatum- und Sympathikus-Blockaden in der Hals-Nasen-Ohrenheilkunde. Z. Laryng. Rhinol. *49*, 703–733 (1970)

Linden, L.: The effect of stellate ganglion block on cerebral circulation in cerebrovascular accidents. Acta med. scand. *151*, (Suppl. 301), 1–110 (1955)

Millesi, H.: Die Eingriffe an den Hand- und Fingernerven. In: Die Operationen an der Hand. Wachsmuth, W., Wilhelm, A. (Hrsg.). Berlin, Heidelberg, New York: Springer 1972

Millesi, H., Meissl, G., Katzer, H.: Zur Behandlung der Verletzungen des Plexus brachialis. Vorschlag einer integrierten Therapie. Bruns' Beitr. klin. Chir. *220*, 429–446 (1973)

NAFFZIGER, H.C., ADAMS, J.E.: Role of stellate ganglion block in various intracranial pathological states. Arch. Surg. *61*, 286–293 (1950)

NATALI, J., ESTENNE, B.: Les voies d'abord de la chaîne sympathique cervico-thoracique. J. Chir. *96*, 309–316 (1968)

PAULSEN, K., REINHARDT, M.: Komplikationen nach Stellatumblockaden. HNO *17*, 52–53 (1969)

ROSATI, L.M., LORD, J.W.: Neurovascular compression syndrome of the shoulder girdle. Modern Surgical Monography. New York: Grune and Stratton 1961

SHENKIN, H.A., CABIESES, E., VAN DEN NOORDT, G.: The effect of bilateral stellate ganglionectomy upon the cerebral circulation of man. J. Chir. Invest. *70*, 90–93 (1951)

SHENKIN, H.A.: Cervical sympathectomy on patients with occlusive cerebrovascular disease. Arch. Surg. *98*, 317–320 (1969)

I. Eingriffe an den Blutgefäßen des Halses

ARNULF, G.: Pathologie et chirurgie des carotids. Paris: Masson 1957

BECK, C.S., MCKHANN, F.C., BELNAP, W.D.: Revascularisation of the brain through establishment of a cervical arteriovenous fistula. J. Pediat. *35*, 315 (1949)

BURI, P.: Traumatologie der Hirngefäße. Bern: Huber 1973

COOK, A.W., LIN, T.H.: Blood flow at the bifurcation of the common carotid artery. Surg. Gynecol. Obstet. *119*, 575 (1964)

DANDY, W.E.: Arterio-venous aneurysms of the brain. Arch. Surg. *17*, 190 (1928)

DENECKE, H.J.: Unfallchirurgie des Gesichtes und des Halses. In: Arch. klin. exper. Ohren-, Nasen- u. Kehlkopfheilkunde. Berlin, Heidelberg, New York: Springer 1968

FÖDISCH, H.J., KLOSS, K.: Thrombotische Verschlüsse im Stromgebiet der Arteria carotis nach stumpfem Schädel-Hals-Trauma. H. Unfallheilkd. *88*, 1 (1966)

GÄNSHIRT, H.: Der Hirnkreislauf. Stuttgart: Thieme 1973

GULEKE, N.: Die allgemeinchirurgischen Eingriffe am Hals. In: Allgem. u. spez. Operationslehre. Bd. V. Berlin, Göttingen, Heidelberg: Springer 1953

HARDESTY, W.H., ROBERTS, B., TOOLE, J.T., ROYSTER, H.P.: Studies of carotid artery flow. Surgery *49*, 255 (1961)

HEBERER, G., LÖHR, H.H., RAU, G.: Aorta und große Arterien. Berlin, Göttingen, Heidelberg: Springer 1966

HERLYN, H.: Zur Freilegung der Arteria vertebralis. Chirurg. *15*, 713 (1943)

HIRSCH, H.H., EULER, K., SCHNEIDER, M.: Über die Erholung und Wiederbelebung des Gehirns nach Ischämie bei Normothermie. Pflügers Arch. Ges. Physiol. *265*, 281 (1957)

KAPPERT, A.: Lehrbuch und Atlas der Angiographie. Bern: Huber 1972

KILIAN, H.: Frühoperation von Gefäßverletzungen und Aneurysmen. Arch. Klin. Chir. *204*, 355 (1943)

KRAYENBÜHL, H.: Die vasculären Erkrankungen im Gebiet der Arteria vertebralis und basilaris. Stuttgart: Thieme 1957

KRAYENBÜHL, H., RICHTER, R.: Die cerebrale Angiographie. Stuttgart: Thieme 1957

LANZ, VON T., WACHSMUTH, W.: Praktische Anatomie, Bd. I, Teil 2: Hals. Berlin, Göttingen, Heidelberg: Springer 1955

NAUMANN, H.H.: Kopf- und Hals-Chirurgie, Bd. 1. Stuttgart: Thieme 1972

PALMAR, E.: Problems in vascular surgery. J. Cardiovasc. Surg. *1*, 94 (1960)

REHN, E.: Die Freilegung der Arteria carotis interna in ihrem oberen Halsteil. Zbl. Chir. *46*, 25 (1919)

SCHNEIDER, M.: Durchblutung und Sauerstoffversorgung des Gehirns. Verh. Dtsch. Ges. Kreislauf.-Forsch. *19*, 3 (1953)

TINDALL, G., ODOM, G.L., DILLON, M.L., CUPP, H.B., MAHALEY, M.S., GREENFIELD, J.C.: Direction of blood flow in the internal and external carotid arteries following occlusion of the ipsilateral common carotid artery. J. Neurosurg. *20*, 985 (1963)

TÖNNIS, W.: Zur Unterbindung der Arteria carotis interna und zur Verhütung bzw. Behandlung von cerebralen Ausfallserscheinungen. Zbl. Chir. *72*, 690 (1947)

VOLLMAR, G.: Rekonstruktive Chirurgie der Arterien. 2. Aufl. Stuttgart: Thieme 1975

WACHSMUTH, W., In: Praktische Anatomie. LANZ VON, T., WACHSMUTH, W. (Hrsg.). Berlin, Göttingen, Heidelberg: Springer 1955

YAMADA, S., KINDT, G.W., YOUMANS, J.R.: Carotid artery occlusion due to nonpenetrating injury. J. Trauma 7, 333 (1967)

YOUMANS, J.R., KINDT, G.W., MITCHELL, O.C.: Extended studies of the direction of flow and pressure in the internal carotid artery following common carotid artery ligation. J. Neurosurg. 27, 250 (1967)

K. Die Eingriffe am Glomus caroticum

Carotiskörperchenentfernung zur Therapie des Asthma bronchiale

BENCINI, A.: Reduction of reflex bronchotropic impulses as a result of carotid body surgery. Intern. Surg. 54, 415–423 (1970)

BERNETT, P.: Chirurgische Möglichkeiten bei der Behandlung des Bronchialasthmas. Fortschr. Med. 84, 404–406 (1966)

BOGOSLAWSKI, R.W., BELIK, I.E.: Experimentelle Begründung des chirurgischen Eingriffes bei Patienten mit Bronchialasthma. Zbl. Chir. 92, 1852–1857 (1967)

BRESAU, J., KEMNITZ, H.P.: Erfahrungen mit der Exstirpation des Glomus caroticum bei Asthma bronchiale. Zbl. Chir. 93, 825–829 (1968)

COMROE, J.H.: Resection of carotid body for asthma. J. Am. med. Ass. 184, 161–162 (1963)

ECKMANN, L.: Die Resektion des Glomus caroticum bei Asthma bronchiale. Helv. Chir. Acta 32, 11–13 (1965)

FUCHS, E.: Chirurgische Methoden zur Behandlung des Asthma bronchiale. Schweiz. med. Wschr. 96, 957–960 (1966)

GANZ, P.: Die Exstirpation des Glomus caroticum zur Behandlung des Asthma bronchiale. Med. Welt (N.F.) 16, 669–676 (1965)

GÖBELL, E.: Zur Kritik der Asthmaoperation. Zbl. Chir. 45, 2858–2863 (1928)

HEYMANS, C., BOUCKAERT, J.J.: Les chemorecepteurs du sinus carotidien. Ergebn. Physiol. 41, 29 (1939)

KAPPIS, M.: Die Frage der operativen Behandlung des Asthma bronchiale. Med. Klin. 20, 1347–1350 (1924)

KIRSCH, R., SCHMIDT, D.: Therapie des Status asthmaticus durch Exstirpation des Glomus caroticum. Chirurg 37, 386–390 (1966)

KÜMMELL, H.: Die operative Heilung des Asthma bronchiale. Klin. Wschr. 40, 1825–1827 (1923)

KUX, E., KURREK, H.: Die thorakoskopisch-vegetative Denervation als Therapie des Asthma bronchiale. Münch. med. Wschr. 100, 1049–1050 (1958)

LYNNE-DAVIES, P., MANCNEIL, A.R., COUVES, C.M., SPROULE, B.J.: Immediate effect of glomectomy in bronchial asthma. J. Asthma Res. 7, 183–189 (1970)

MAC GOWAN, W.A.L.: Removal of the carotid body for asthma (A report of 19 treated patients). Dis. Chest 51, 278–281 (1967)

NAKAYAMA, K.: Surgical removal of carotid body for bronchial asthma. Dis. Chest 40, 595–604 (1961a)

NAKAYAMA, K.: Die Chirurgie des Glomus caroticum bei Asthma bronchiale. Münch. med. Wschr. 103, 181–186 (1961b)

NAKAYAMA, K.: Surgical significance of carotid body in relation to bronchial asthma. J. Intern. Coll. Surg. 39, 374–389 (1963)

OVERHOLT, R.H.: Glomectomy for asthma. N.Y. St. J. Med. 63, 3372–3380 (1963)

PFARSCHNER, W., STRESEMANN, E.: Exstirpation des Glomus caroticum bei Asthma bronchiale mit längerer Nachbeobachtung. Klin. Wschr. 43, 1223–1227 (1965)

PHILLIPS, J.R.: Removal of the carotid body in the treatment of asthma and obstructive emphysema. J. Intern. Coll. Surg. 44, 253–261 (1965)

PHILLIPS, R.W., KINTNER, H.P.: Results of glomectomy in chronic obstructive pulmonary disease: a four year follow-up report of 57 cases. Chest 58, 638–662 (1970)

PLANGGER, E.: Bisherige Erfahrungen mit der Exstirpation des Glomus caroticum beim Asthma bronchiale. Langenbecks Arch. klin. Chir. 308, 74–76 (1964)

READ, C.T.: Glomectomy: a survey. Ann. Thorac. Surg. *1*, 590–605 (1965)

REIN, H., SCHNEIDER, M.: Einführung in die Physiologie des Menschen. S. 163. Berlin, Göttingen, Heidelberg: Springer 1955

SEDWITZ, J.L., CHRISTOPH, R., THOMAS, B.D.: Should the carotid body be removed in the treatment of asthma and emphysema? Int. Surg. *57*, 467–469 (1972)

SEGAL, M.S., DULFANO, M.J.: Glomectomy in the treatment of chronic bronchial asthma. A report of 15 unsuccessful cases. N. Engl. J. Med. *272*, 57–63 (1965)

STINTZ, A.R., PANZER, R., SCHOBER, K.L.: Zur chirurgischen Behandlung des Asthma bronchiale mittels Exstirpation des Glomus caroticum. Dtsch. Gesundh.-Wes. *26*, 24–29 (1971)

TAKINO, M., TAKINO, Y.: Surgical removal of carotid body and its relation to carotid chemoreceptor and baroreceptor reflex in asthmatics. Dis. Chest *47*, 129–138 (1965)

WINTER, B.: Bilateral carotid body resection for asthma and emphysema. A new surgical approach without hypoventilation or baroreceptor dysfunktion. Int. Surg. *57*, 458–466 (1972)

WOOD, J.B., FRANKLAND, A.W., EASTCOTT, H.H.G.: Bilateral removal of carotid bodies for asthma. Thorax *20*, 570–573 (1965)

Carotiskörperchen-Tumoren

AKKARY, S.: Malignant carotid body tumour in the neck of a newborn infant. Arch. Dis. Child. *39*, 194–196 (1964)

ANDRE, P., HUSSON, Y.: Problems de diagnostic et de traitement posés par les tumeurs du corpuscule carotidien. Ann. Otolaryngol. Chir. Cervicofac. *84*, 599–605 (1967)

BERDAL, P., BRAATEN, M., CAPPELEN JR., C., MYHUS, E.A., WALAAS, O.: Noradrenaline-Adrenaline producing non chromaffin paraganglioma. Acta med. scand. *172*, 249–257 (1962)

BERRETT, A.: Value of angiography in the management of tumors of the head and neck. Radiology *84*, 1052–1058 (1965)

BOATMAN, K.K., BRADFORD, V.A.: Excision of an internal carotid aneurysm during pregnancy employing hypothermia and a vascular shunt. Ann. Surg. *148*, 271–275 (1958)

BROWN, J.W., BURTON, R.C., DAHLIN, D.C.: Chemodectoma with skeletal metastasis: report of two cases. Mayo Clin. Proc. *42*, 551–555 (1967)

CHAMBERS, R.G., MAHONEY, W.D.: Carotid body tumor. Am. J. Surg. *116*, 554–558 (1968)

COCKE, JR., W.M., DE CAMP, P.T.: Carotid body tumor. Am. J. Surg. *108*, 406–408 (1964)

CONLEY, J.J.: The management of carotid body tumors. Surg. Gynecol. Obstet. *117*, 722–732 (1963)

CONLEY, J.J.: The carotid body tumor. A review of 29 cases. Arch. Otolaryngol. *81*, 187–193 (1965)

FARR, W.: Carotid body tumors. A thirty year experience at Memorial Hospital. Am. J. Surg. *114*, 614–619 (1967)

GASTPAR, H.: Die Tumoren des Glomus caroticum, Glomus jugulare-tympanicum und Glomus vagale. Acta Otolaryngol. (Suppl.) *167*, 3–45 (1961)

GORDON-TAYLOR, G.: On carotid tumors. Brit. J. Surg. *28*, 163–172 (1940)

GRAGE, TH.B., CUETO, J.: Surgical management of carotid body tumors. Surgery *62*, 742–749 (1967)

HANFORD, J.M.: Carotid body tumors: nonchromaffin paraganglioma of the cervical region. A study of fourteen patients operated upon for removal of the tumor. Am. J. Surg. *110*, 398–404 (1965)

HELPAP, E., HELPAP, B.: Klinik, Therapie und Morphologie der Tumoren der nichtchromaffinen Ganglien. Dtsch. Med. Wschr. *91*, 493–498 (1966)

HIGGINS, P.M.: Bilateral carotid body tumours. Proc. Roy. Soc. Med. *58*, 173–175 (1965)

HOWELL, A., MONASTERIO, J., STUTEVILLE, O.: Chemodectomas of the head and neck. Surg. Clin. N. Am. *53*, 175–177 (1973)

IDBOHRN, H.: Angiographical diagnosis of carotid body tumours. Acta Radiol. *35*, 115–123 (1951)

ISFORT, A., KNOCHE, H.: Tumoren des Glomus caroticum. Bruns' Beitr. klin. Chir. *212*, 417–440 (1966)

KATZ, A.D.: Carotid body tumors in a large family group. Am. J. Surg. *108*, 570–573 (1964)

KIPKIE, G.F.: Simultaneous chromaffin tumors of carotid body and glomus jugulare. Arch. Path. *44*, 113–118 (1947)

LAHEY, F.H., WARREN, K.W.: Long term appraisal of carotid body tumors with remarks on their removal. Surg. Gynecol. Obstet. *92*, 481–491 (1951)

LE COMPTE, P.M.: Tumors of carotid bodys and related structures (chemoreceptor system). In: Atlas of tumor pathology. Sect. IV, Fasc. 16. D.C. Armed Forces Institute of Pathology, Washington 1951

LEDEN VON, H.: Carotisdrüsentumoren, gegenwärtige Auffassung ihrer Diagnostik und Therapie. Z. Laryngol. Rhinol. Otol. *44*, 260–269 (1965)

LICHTENAUER, F.: Operationsindikation und Arteriographie bei Carotisdrüsengeschwülsten. Zbl. Chir. *65*, 2286–2287 (1938)

LINDER, F.: Tumoren der Carotisdrüse. Langenbecks Arch. klin. Chir. *276*, 156–161 (1953)

MARTIN, H.: Surgery of head and neck tumors. New York: Hoehr 1957

MCILRATH, D.C., RE MINE, L.H., DEVINE, K.D., DOCKERTY, M.B.: Tumors of the parapharyngeal region. Surg. Gynecol. Obstet. *116*, 88–94 (1963)

MÖLLMANN, H., KNOCHE, H., SASSE, W., SUNDER-PLASSMANN, P.: Klinischer und morphologischer Beitrag zur Kenntnis der Tumoren von Chemoreceptorenfeldern. Langenbecks Arch. Klin. Chir. *328*, 201–220 (1971)

MORFIN, E.: Carotid body tumors. Arch. Surg. *91*, 947–951 (1965)

MORFIT, H.M.: Carotid body tumors. In: Cancer of the head and neck. CONLEY, J. (Ed.), p. 489–507. Washington: Butterworths 1967

MULLIGAN, R.M.: Chemodectoma in dog. Am. J. Path. *26*, 680–681 (1950)

PALACIOS, E.: Chemodectomas of the head and neck. Am. J. Roentgenol. *110*, 129–140 (1970)

PALVA, T., PALVA, A., KÄRJÄ, J.: Surgery of carotid body tumors. Acta Otolaryngol. *71*, 500–507 (1971)

REESE, H.E., LUCAS, R.N., BERGMAN, P.A.: Malignant carotid body tumors: report of a case. Ann. Surg. *157*, 232–243 (1963)

ROMANSKI, R.: Chemodectoma (non chromaffinic paraganglioma) of the carotid body with distant metastases. With illustrative case. Am. J. Path. *30*, 1–13 (1954)

ROMIEU, C., PUJOL, H., SOLASSOL, C., SERRON, B., GODLEVSKI, G., CANUT, Y.: Tumeur bilatérale du glomus carotidien. J. franc. Oto-rhino-laryng. *20*, 607–609 (1971)

RUSH JR., B.F.: Current concepts in the treatment of carotid body tumors. Surgery *52*, 679–684 (1962)

RUSH JR., B.F.: Familial bilateral carotid body tumors. Ann. Surg. *157*, 633–636 (1963)

SCHECHTER, M.M., CHAUSID, J.G.: Chemodectomas of carotid bifurcation. Acta Radiol. *5*, 488–508 (1966)

SCHOPP, R.: Primäre Geschwülste in der Karotisgabel. Beitrag zur Pathologie, Klinik und Kasuistik. Münch. Med. Wschr. *111*, 1558–1565 (1969)

SCHWINGSHACKL, H., HÖRTNAGL, H., WEISER, G., GLATTNER, M.A.: Maligner Tumor des Glomus caroticum mit Katecholaminsekretion. Dtsch. med. Wschr. *98*, 993–995 (1973)

SHAMBLIN, W.R., RE MINE, W.H., SHEPS, S.G., HARRISON JR., E.G.: Carotid body tumor (chemodectoma). Clinicopathologic analysis of ninety cases. Am. J. Surg. *122*, 732–739 (1971)

SOM, M.L., SILVER, C.E., SEIDENBERG, B.: Excision of carotid body tumor using an internal vascular shunt. Surg. Gynecol. Obstet. *122*, 41–44 (1966)

STANULLA, H., STANULLA, A.: Maligner Carotiskörpertumor (Chemodectoma malignum). Z. Laryngol. Rhinol. *47*, 849–857 (1968)

STANULLA, H., WÖCKEL, W.: Nichtchromaffine Paragangliome (Chemodektome). Jena: Fischer 1969

SUGARBAKER, E.V., CHRETIEN, P.B., JACOBS, J.B.: Bilateral familial carotid body tumors: report of a patient with an occult contralateral tumor and postoperative hypertension. Ann. Surg. *174*, 242–247 (1971)

SZENTHE, L., KNEISZL, F.: Die Chemodektome. Bruns' Beitr. klin. Chir. *209*, 363–380 (1964)

WELTI, H.: Technique d'ablation chirurgicale des tumeurs du corpuscule carotidien. Mem. Acad. Chir. *90*, 145–149 (1964)

WESTBURY, G.: Carotid body tumours. J. Roy. Coll. Surg. *12*, 107–120 (1967)

WILSON, H.: Carotid body tumors: newer methods of diagnosis and treatment. Am. Surg. *36*, 145–151 (1970)

WILSON, J.R., JORDON JR., P.H.: Excision of an internal carotid aneurysm. Restitution of continuity by substitution of external for internal carotid artery. Ann. Surg. *154*, 45–47 (1961)
WYCHULIS, A.R., BEAHRS, O.H.: Bilateral chemodectomas. Arch. Surg. *91*, 690–696 (1965)

L. Eingriffe an den Epithelkörperchen
Übersichtsarbeiten und Monographien

BAY, V. (Hrsg.): Der autonome und regulative Hyperparathyreoidismus. Stuttgart: Enke 1969
EDIS, A., AYALA, L.A., EGDAHL, R.H.: Manual of endocrine surgery. Berlin, Heidelberg, New York: Springer 1975
GREEP, R.O., TALMAGE, R.V. (Eds.): The parathyroids. Springfield/Ill.: Thomas 1961
HAAS, H.G.: Parathyreoidea. In: Klinische Pathophysiologie, S. 296. Stuttgart: Thieme 1970
HELLSTRÖM, J., IVEMARK, I.: Primary hyperparathyroidism. Clinical und structural findings in 138 cases. Acta chir. scand., Suppl. *294* (1962)
KARCHER, H.: Der Hyperparathyroidismus unter besonderer Berücksichtigung der Ostitis fibrosa generalisata (Recklinghausen). Ergebn. Chir. *41*, 92–144 (1958)
LABHART, A. (Hrsg.): Klinik der inneren Sekretion, 2. Aufl. Berlin, Heidelberg, New York: Springer 1971
MUNSON, P.C., HIRSCH, P.F., TASHJIAN JR., A.H.: Parathyroid gland. Ann. Rev. Physiol. *25*, 325 (1963)
PALOYAN, E., LAWRENCE, A.M., STRAUS, F.A.: Hyperparathyroidism. New York, London: Grune und Stratton 1973
RASMUSSEN, H.: The Parathyroids. In: Textbook of Endocrinology. Williams, R.H. (Ed.), p. 847–961. Philadelphia, London, Toronto: Saunders 1968
RODECK, G.: Eingriffe an den Epithelkörperchen (Fassung 1970). In: Chirurgische Operationslehre. Breitner, B. (Hrsg.), B. II. München, Berlin, Wien: Urban & Schwarzenberg 1969
SCHWARZ, K., SCRIBA, P.C. (Hrsg.): Endokrinologie für die Praxis. München: Lehmann 1972
SHIEBER, W., BALLINGER, W.F.: New concepts in parathyroid surgery. In: Practice of Surgery. Current review. Ballinger, W.F., Drapanas, Th. (Eds.), p. 64. Saint Louis: Mosby 1972
WELLS, S.A.: The parathyroid glands. In: Textbook of Surgery. Sabiston, D.C. (Ed.), 10th ed., p. 656. Philadelphia, London, Toronto: Saunders 1972

Hyperparathyreoidismus

ALBRIGHT, F., REIFENSTEIN JR., E.C.: The parathyroid glands and metabolic bone disease. Baltimore: Williams and Wilkins 1948
ALTENÄHR, E., SEEMANN, N., SEIFERT, G.: Pathologische Anatomie der Epithelkörperchen. In: Der autonome und regulative Hyperparathyreoidismus. Bay, V. (Hrsg.). Stuttgart: Enke 1969
ALVERYD, A., EL-ZAWAHRY, M.D., HERLITZ, P., NORDENSTAM, H.: Primary hyperplasia of the parathyroids. Report on the management of eight cases. Acta Chir. Scand. *141*, 24–30 (1975)
ANGLEM, R.J.: Acute hyperparathyroidism: A surgical emergency. Surg. Clin. N. Am. *46*, 727–746 (1966)
ARIMA, M., YOKOI, H., SONODA, T.: Preoperative identification of tumor of the parathyroid by ultrasonotomography. Surg. Gynecol. Obstet. *141*, 242–244 (1975)
ARNAUD, C.D., JOHNSON, M.J., FOURNIER, A., GOLDSMITH, R.S.: Parathyroid function following renal transplantation in man. Clin. Res. *18*, 450 (1970)
ARNAUD, C.D., TSAO, H.S., LITTLEDIKE, E.F.: Radioimmunoassay of human parathyroid hormone in serum. J. Clin. Invest. *50*, 21–34 (1971)
ASKAR, F.S., NAYA, J.L., SMITH, E.M.: Parathyroid scanning with Se^{75}-Selenomethionine and glucagon stimulation. J. Nucl. Med. *12*, 751–753 (1971)
BALLON, S., COHEN, H., STRASBERG, Z.: Recurrent pancreatitis due to parathyroid adenoma in a normocalcemic patient. Canad. Med. Ass. J. *106*, 51–54 (1972)
BECKER, F.O., SCHWARTZ, T.B., ECONOMOU, S.G.: Needle bone biopsy in primary hyperparathyroidism. Arch. Intern. Med. *131*, 650–656 (1973)
BERSON, S.A., YALOW, R.S., AURBACH, G.D., POTTS JR., J.T.: Immunoassay of bovine and human parathyroid hormone. Proc. Natl. Acad. Sci. *49*, 613–618 (1963)

BERSON, S.A., YALOW, R.S.: Clinical applications of radioimmunoassay of plasma parathyroid hormone. Am. J. Med. *50*, 623–629 (1971)

BILEZIKIAN, J.P., DOPPMAN, J.L., SHIMKIN, P.M., POWELL, D., WELLS, S.A., HEATH, D.A., KETCHAM, A.S., MONCHIK, J., MALETTE, L.E., POTTS JR., J.T., AURBACH, G.D.: Preoperative localization of abnormal parathyroid tissue. Cumulative experience with venous sampling and arteriography. Am. J. Med. *55*, 505–514 (1973)

BJERNULF, A., HALL, K., SJÖGREN, J., WERNER, I.: Primary hyperparathyroidism in children. Acta Paediat. Scand. *59*, 249–258 (1970)

BLACK, W.C., HAFF, R.C.: The surgical pathology of parathyroid chief cell hyperplasia. Am. J. Clin. Pathol. *53*, 565–579 (1970)

BOONSTRA, C.E., JACKSON, C.E.: Hyperparathyroidism detected by routine serum calcium analysis. Ann. Intern. Med. *63*, 468–474 (1965)

BRADLEY, E.L., MCGARITY, W.C.: Surgical evaluation of parathyroid angiography. Am. J. Surg. *126*, 67–73 (1973)

BRÜNNER, H., PROSS, E.: Diagnostische Schwierigkeiten beim primären Hyperparathyreoidismus. Münch. med. Wschr. *114*, 1241–1246 (1972)

BRÜNNER, H., ROTHMUND, M.: Primärer Hyperparathyreoidismus, Pankreatitis und Cholelithiasis. Dtsch. med. Wschr. *98*, 426–429 (1973)

BUCK, B.A., ROBERTSON, R.D.: Indications for parathyroidectomy in advanced renal disease. Surg. Gynecol. Obstet. *133*, 218–224 (1971)

BURKHARDT, R., BEIL, E.: Die diagnostische Aussage der Myelotomie. Klin. Wschr. *49*, 422–426 (1971)

BURNETT, C.H., COMMONS, R.R., ALBRIGHT, F., HOWARD, J.E.: Hypercalcemia without hypercalcuria or hypophosphatemia, calcinosis and renal insufficiency. A syndrome following prolonged intake of milk and alkali. N. Engl. J. Med. *240*, 757–794 (1949)

CADY, B.: Neck exploration for hyperparathyroidism. Surg. Clin. N. Am. *53*, 301–306 (1973)

CATALONA, V.J., ENGEL, K., KETCHAM, A.S., HAMMOND, W.G.: Familial medullary thyroid carcinoma, phaeochromocytoma and parathyroid adenoma (Sipple's syndrome). Study of a kindred. Cancer *28*, 1245–1254 (1971)

CHIGOT, P.L., LEMPERIERE, T., FELINE, A., PILATE, C.: Adénomes parathyroidiens opérés (à propos de 143 cas). Concours Med. *94*, 755–764 (1972)

CHRISTIANSEN, J., AAGAARD, A.: Parathyroid adenoma and gastric acid secretion. Scand. J. Gastroenterol *7*, 445–449 (1972)

CONDON, R.E., GRANVILLE, G.E., JORDAN, P.H., HELGASON, A.H.: Hypercalcemic crisis and intractable gastrointestinal ulceration in a patient with endocrine polyglandular syndrome. Ann. Surg. *167*, 185–190 (1968)

COPE, O.: Surgery of hyperparathyroidism: The occurrence of parathyroids in the anterior mediastinum and the division of the operation into two stages. Ann. Surg. *114*, 706–733 (1941)

COPE, O., CULVER, P.J., MIXTER, CH.G., NARDI, G.L.: Pancreatitis, a diagnostic clue to hyperparathyroidism. Ann. Surg. *145*, 857–863 (1957)

COPP, D.H., CAMERON, E.C., CHENEY, B.A., DAVIDSON, A.G.F., HENZE, K.G.: Evidence for calcitonin – a new hormone from the parathyroid that lowers blood calcium. Endocrinology *70*, 638 (1962)

CREUTZFELDT, W.: Koinzidenz von Pankreatitis und Hyperparathyreoidismus. Dtsch. med. Wschr. *88*, 1565–1568 (1963)

DAMBACHER, M.A., SCRIBA, P.C., HAAS, H.G.: Epithelkörperchen und metabolische Osteopathien. In: Endokrinologie für die Praxis. Schwarz, K., Scriba, P.C. (Hrsg.). München: J.F. Lehmann 1972

DAUM, F., ROSEN, R., BOLEY, J.: Parathyroid adenoma, parathyroid crisis, and acute pancreatitis in an adolescent. J. Pediat. *83*, 275–277 (1973)

DAVIES, D.R., DENT, C.E., WATSON, L.: Tertiary hyperparathyroidism. Brit. med. J. *1968 III*, 395–399

DI GIULIO, W., BEIERWALTES, W.H.: Parathyroid scanning with selenium 75 labeled methionine. J. Nucl. Med. *5*, 417–427 (1964)

DOPPMAN, J.L., HAMMOND, W.G., MELSON, G.L., EVENS, R.G., KETCHAM, A.S.: Staining of parathyroid adenomas by selective arteriography. Radiology *92*, 527–530 (1969)

DOPPMAN, J.L., MARX, S.J., SPIEGEL, A.M., MALLETTE, L.E., WOLFE, D.R., AURBACH, G.D., GEEL-HOED, G.: Treatment of hyperparathyroidism by percutaneous embolization of a mediastinal adenoma. Radiology *115*, 37–42 (1975)

EGDAHL, R.H., CANTERBURY, J.M., REISS, E.: Measurement of circulating parathyroid hormone concentration before and after parathyroid surgery for adenoma or hyperplasia. Ann. Surg. *168*, 714–719 (1968)

EILERT, J.B., CASEY, D., DEL GRECO, F., CONN JR., J.: Experience with subtotal parathyroidectomy for »tertiary« hyperparathyroidism. Arch. Surg. *103*, 303–307 (1971)

ESSELSTYN, C.B., LEVIN, H.S.: A technique for parathyroid surgery. Surg. Clin. N. Am. *55*, 1047–1063 (1975)

FANKHAUSER, S.: Zur Diagnose und Therapie des Hyper- und Hypoparathyreoidismus. Schweiz. med. Wschr. *105*, 471–476 (1975)

FARR, H.W., FAHEY, T.J., NASH, A.G., FARR, CH.M.: Primary hyperparathyroidism and cancer. Am. J. Surg. *126*, 539–543 (1973)

FLEMMING, F.: Primärer Hyperthyreoidismus im Kindesalter. Zbl. Chir. *100*, 595–597 (1975)

FROMANTIN, M., MOINE, D., THABAUT, A., COURREGES, J.-P., DURIEZ, R.: Adénome parathyroidien et maladie de basedow. Soc. Med.-Chir.-Hop. *4*, 261–265 (1972)

GEISBE, H.: Das Nebenschilddrüsenkarzinom. Bruns' Beitr. klin. Chir. *213*, 325–335 (1966)

GILL, G., PALOTTA, J., KASHARIAN, M., KESSNER, D., EPSTEIN, F.H.: Physiologic studies in renal osteodystrophy treated by subtotal parathyroidectomy. Am. J. Med. *46*, 930–940 (1969)

GILMOUR, J.R.: The embryology of the parathyroid glands, the thymus, and certain associated rudiments. J. Pathol. *45*, 570–522 (1937)

GILMOUR, J.R.: The gross anatomy of the parathyroid glands. J. Pathol. *46*, 133–149 (1938)

GOEBEL, K.M., LAUSMANN, L., KAFFARNIK, H., VOSS, D.: Zur Diagnostik des Hyperparathyreoidismus. Med. Klin. *66*, 672–674 (1971)

GONDER, F.S., BRANNAN, W., OCHSNER, M.G., RIDDICK JR., F.A.: Primary hyperparathyroidism at the Ochsner clinic, experience with 100 cases. South. Med. J. *63*, 1329–1333 (1970)

GOODMAN, M.L., EGDAHL, R.H., KEMP, A., CAREY, L.C.: Hyperparathyroidism from intrathyroid parathyroid adenomas. Arch. Path. *87*, 418–422 (1969)

HÄNZE, S., KÜMMERLE, F., BÄSSLER, R.: Akuter Hyperparathyreoidismus bei dystopen, im Thymus gelegenen Epithelkörperchen. Dtsch. med. Wschr. *95*, 671–679 (1970)

HAFF, R.C., BALLINGER, W.F.: Causes of recurrent hypercalcemia after parathyroidectomy for primary hyperparathyroidism. Ann. Surg. *173*, 884–891 (1971)

HAFF, R.C., BLACK, W.C., BALLINGER, W.F.: Primary hyperparathyroidism: Changing clinical, surgical and pathological aspects. Ann. Surg. *171*, 85–92 (1970)

HAMELMANN, H., HAUBOLD, U., PABST, H.W.: Prä- und intraoperative Lokalisation von Nebenschilddrüsenadenomen. Langenbecks Arch. klin. Chir. *319*, 206–209 (1967)

HEIMANN, P., NILSSON, O.: Postoperative acute hyperparathyroidism. Acta Chir. Scand. *136*, 467–469 (1970)

HEIMANN, P., NILSSON, O., ROSENGREN, K.: Per-operative marking of the parathyroid glands with silver clips. A roentgenological study of the position of the parathyroid glands. Acta. Chir. Scand. *137*, 217–219 (1971)

HELLSTRÖM, J.: Explorative surgery for suspected hyperparathyroidism. Acta Chir. Scand. *123*, 371–382 (1962)

HESCH, R.D., HÜFNER, M., PASCHEN, K., VON ZUR MÜHLEN, A.: Akute Behandlung des hypercalcämischen Hyperparathyreoidismus mit Calcitonin. Dtsch. med. Wschr. *96*, 764–765 (1971)

HEY, D., SEIM, K.: Primärer Hyperparathyreoidismus im Kindesalter. Klin. Pädiat. *184*, 200–212 (1972)

HJERN, B., ALMQVIST, S., GRAUBERG, P.O., LINDVALL, N., WÄSTHED, B.: Pre-operative localization of parathyroid tissue by selective neck vein catheterization and radioimmunoassey of parathyroid hormone. Acta Chir. Scand. *141*, 31–39 (1975)

HOEHN, J.G., BEAHRS, O.H., WOOLNER, L.B.: Unusual surgical lesions of the parathyroid gland. Am. J. Surg. *118*, 770–778 (1969)

HOLMES, E.C., MORTON, D.L., KETCHAM, A.S.: Parathyroid carcinoma: A collective review. Ann. Surg. *169*, 631–640 (1969)

HURVITZ, R.J., PERZIK, S.L., MORGENSTERN, L.: In vivo staining of the parathyroid glands. A clinical study. Arch. Surg. *97*, 722–726 (1968)

JUDD, D.R., HEIMBURGER, I., JOHNSTON, C.: Parathyroid adenoma. Ann. Surg. *164*, 1077–1084 (1966)

JUNGINGER, TH., PICHLMAIER, H., ZENKER, R.: Der primäre Hyperparathyreoidismus. Langenbecks Arch. Chir. *338*, 27–41 (1975)

KAMINSKI, D.L., WILLMAN, V.L.: Acute hyperparathyroidism. Am. Surg. *38*, 307–311 (1972)

KATO, T., HATTORI, T., MIURA, K., SATO, M.: Application of thyroid lymphography to preoperative localization of hyperfunctioning parathyroid adenomas. Ann. Surg. *179*, 378–381 (1974)

KEATING, F.R.: The clinical problem of primary hyperparathyroidism. Med. Clin. N. Am. *54*, 511–529 (1970)

KEMINGER, K.: Erfahrungen bei Zweiteingriffen von dystopen Epithelkörperchen-Adenomen. Langenbecks Arch. klin. Chir. *319*, 209–212 (1967)

KEMINGER, K.: Das Parathyreoidea-Adenom aus chirurgischer Sicht. Bericht über 65 Fälle. Münch. Med. Wschr. *118*, 1549–1554 (1976)

KLOPPER, P.J., MOE, R.E.: Demonstration of the parathyroids during surgery in dogs, with preliminary report of results in some clinical cases. Surgery *59*, 1101–1107 (1966)

KREMENTZ, E.T., YAEGER, R., HAWLEY, W., WEICHERT, R.: The first 100 cases of parathyroid tumor from charity hospital of Lousiana. Ann. Surg. *173*, 872–883 (1971)

KÜMMERLE, F., ROTHMUND, M., DIETHELM, L., BRÜNNER, H.: Primärer Hyperparathyreoidismus mit mediastinaler Adenomlokalisation. Dtsch. med. Wschr. *99*, 983–988 (1974)

KUHLENCORDT, F., LOZANO-TONKIN, C., KRACHT, J., BARTELHEIMER, H.: Lungenrundherde als Frühsymptom eines primären Nebenschilddrüsenkarzinoms. Dtsch. med. Wschr. *99*, 1957–1960 (1974)

KUNTZ, C.H., GOLDSMITH, R.E.: Selective arteriography of parathyroid adenomas. Radiology *102*, 21–28 (1972)

KURTAY, M.D., CRILE JR., G.: Aberrant parathyroid glands in relationship to the thymus. Am. J. Surg. *117*, 705 (1969)

KUTNER, F.R., MORTON, J.H.: Parathyroid crisis. Arch. Surg. *91*, 71–76 (1965)

LAING, V.O., FRAME, B., BLOCK, M.A.: Associated primary hyperparathyroidism and thyroid lesions. Arch. Surg. *98*, 709–712 (1969)

LATIMER, R.G., RENNING, J., STEVENS, L.E., NORTHWAY, J.D., REEMTSMA, K.: Tertiary hyperparathyroidism following successful renal allografting. Ann. Surg. *172*, 137–141 (1970)

LOZANO-TONKIN, C., KUHLENCORDT, F., BARTELHEIMER, H.: Der Hypoparathyreoidismus vom Standpunkt der inneren Medizin. In: Der autonome und regulative Hyperparathyreoidismus. Bay, V. (Hrsg.). Stuttgart: Enke 1969

MAC INTYRE, J.: An outline of magnesium metabolism in health and disease: a review. J. Chron. Dis. *16*, 201–215 (1963)

MANDL, F.: Therapeutischer Versuch bei einem Falle von Ostitis fibrosa generalisata mittels Exstirpation eines Epithelkörperchentumors. Zbl. Chir. *53*, 260–264 (1926)

MAYOR, G.: Chirurgie der Epithelkörperchen. Langenbecks Arch. klin. Chir. *319*, 212–217 (1967)

MIXTER, C.G., KEYNES, M.W., COPE, G.: Further experience with pancreatitis as a diagnostic clue to hyperparathyroidism. N. Engl. J. Med. *266*, 265–272 (1962)

MONCHIK, J.M., NELSON, T.G., POWELL, D.A.: Adenoma in a fifth parathyroid gland: the role of selective venous catheterization. Surgery *73*, 782–785 (1973)

MÜHLETHALER, J.P., SCHÄRER, K., ANTENER, J.: Akuter Hyperparathyreoidismus bei primärer Nebenschilddrüsenhyperplasie. Helv. paed. Acta *22*, 529–557 (1967)

NAGEL, M.: Paraneoplastische Endokrinopathien. Langenbecks Arch. klin. Chir. *329*, 464–473 (1971)

NEHER, M., ROTHMUND, M., BRÜNNER, H.: Das Nebenschilddrüsenkarzinom. Münch. med. Wschr. *117*, 767–770 (1975)

NICHOLSON, W.F.: Results of parathyroidectomy. Brit. J. Surg. *56*, 106–108 (1969)

OTTENJANN, R.: Das peptische Geschwür beim primären Hyperparathyreoidismus. Dtsch. med. Wschr. *88*, 564–567 (1963)

PALOYAN, E., LAWRENCE, A.M., BAKER, W.H., STRAUS II, F.H.: Near-total parathyroidectomy. Surg. Clin. N. Am. *49*, 43–48 (1969)

PALOYAN, E., PALOYAN, D., PICKLEMAN, J.R.: Hyperparathyroidism today. Surg. Clin. N. Am. *53*, 211–220 (1973)

PAYNE JR., R., FITCHETT, C.W.: Hyperparathyroid crisis. Survey of the literature and a report of two additional cases. Ann. Surg. *161*, 737–747 (1965)

PEMBERTON, J. DE J., GEDDIE, K.B.: Hyperparathyroidism. Ann. Surg. *92*, 202–211 (1930)

POLLACK, S., GOLDIN, R.R., COHEN, M.: Parathyroid carcinoma. A report of two cases and a review of the literature. Arch. Intern. Med. *108*, 583–587 (1961)

POWELL, D., SINGER, F.R., MURRAY, T.M., MINKIN, C., POTTS, J.T.: Nonparathyroid humeral hypercalcemia in patients with neoplastic diseases. N. Engl. J. Med. *289*, 176–181 (1973)

PURNELL, D.C., SMITH, L.H., SCHOLZ, D.A.: Primary hyperparathyroidism: a prospective clinical study. Am. J. Med. *50*, 670–678 (1971)

RAO, K.M.: Concurrent hyperthyroidism and hyperparathyroidism. Brit. J. Surg. *57*, 868–869 (1970)

RASMUSSEN, H., CRAIG, L.C.: Purification of parathyroid hormone by use of countercurrent distribution. J. Am. Chem. Soc. *81*, 5003 (1959)

RAYMOND, J.P., KLOTZ, H.P.: A. propos d'une association d'adénome parathyroídien et d'hyperthyroídie. Intérêt de la parathormone dans le traitement de l'hypoparathyroídie post opératoire. Ann. Endocrinol *32*, 460–464 (1971)

REISS, E., CANTERBURY, J.M.: Application of radioimmunoassay to differentiation of adenoma and hyperplasia and to preoperative localization of hyperfunctioning parathyroid glands. N. Engl. J. Med. *280*, 1381–1385 (1969)

REITZ, R.E., POLLARD, J.J., WANG, C.A., FLEISCHLI, D.J., COPE, O., MURRAY, T.M., DEFTOS, L.J., POTTS, J.T.: Localization of parathyroid adenomas by selective venous catheterization and radioimmunoassay. N. Engl. J. Med. *281*, 348–351 (1969)

RIDDICK JR., F.A.: Primary hyperparathyroidism in the aged. Geriatrics *22*, 94–97 (1967)

RITZ, E., MALLUCHE, H.H., RÖHER, H.D., KREMPIEN, B., KOCH, K.M., ANDRASSY, K.: Aktuelle Probleme der subtotalen Parathyreoidektomie bei Hämodialysepatienten. Dtsch. med. Wschr. *98*, 484–496 (1973)

ROGERS, H.M., KEATING, F.R., MORLOCK, C.G., BARKER, N.W.: Primary hypertrophy and hyperplasia of the parathyroid glands associated with duodenal ulcer. Report of an additional case with special reference to metabolic, gastrointestinal and vascular manifestations. Arch. Int. Med. *79*, 307–321 (1947)

RÖHER, H.D., SCHMIDT-GAYK, H.: Klinik und Therapie des primären Hyperparathyreoidismus. Dtsch. Ärztebl. *73*, 3176–3180 (1976)

RÖHER, H.D., TREDE, M.: Intraoperative Epithelkörperchenlokalisation durch Vitalfärbung mittels Toluidinblau. Chirurg *43*, 274–277 (1972)

RÖHER, H.D., WAHL, A.R., SCHMIDT-GAYK, H.: Besonderheiten des primären Hyperparathyreoidismus im Kindesalter. Chirurg *46*, 512–517 (1975)

ROMANUS, R., HEIMANN, P., NILSSON, O.: Chirurgische Erfahrungen von 130 Fällen mit Hyperparathyreoidismus. Langenbecks Arch. klin. Chir. *319*, 197–201 (1967)

ROMANUS, R., HEIMANN, P., NILSSON, O., HANSSON, G.: Surgical treatment of hyperparathyroidism. Progr. Surg. *12*, 23–76 (1973)

ROTHMUND, M., BRÜNNER, H., KÜMMERLE, F., GÜNTHER, R., GEORGI, M., HEICKE, B.: Lokalisationsdiagnostik von Epithelkörperchentumoren durch selektive Parathormonbestimmung. Chirurg *46*, 221 (1975)

ROTHMUND, M., DIETHELM, L., BRÜNNER, H., KÜMMERLE, F.: Diagnosis and surgical treatment of mediastinal parathyroid tumors. Ann. Surg. *183*, 139–145 (1976)

ROTHMUND, M.,.KÖHLER, H., DIEKER, P., KÜMMERLE, F.: Totale Parathyreoidektomie und autologe Epithelkörperchen-Transplantation bei sekundärem Hyperparathyreoidismus. Dtsch. med. Wschr. *101*, 1669–1672 (1976)

SAMUELS, B.I., DOWDY, A.H., LECKY, J.W.: Parathyroid thermography. Radiology *104*, 575–578 (1972)

SCHANTZ, A., CASTLEMAN, B.: Parathyroid carcinoma. A study of 70 cases. Cancer *31*, 600–605 (1973)

SCHARF, Y., BETTER, O., GELLEI, B., HEMLI, J., PELED, B., BRANDSTAETTER, S.: Long-standing recurrent pancreatitis as manifested in parathyroid carcinoma. Am. J. Gastroenterol. *52*, 111–115 (1969)

SCHOLZ, D.A., PURNELL, D.C., WOOLNER, L.B., CLAGETT, O.T.: Mediastinal hyperfunctioning parathyroid tumors. Ann. Surg. *178*, 173–178 (1973)

SCHWAIGER, M., RODECK, G.: Zur Chirurgie der Nebenschilddrüsen. Chirurg *40*, 294–298 (1969)

SCHWILLE, P.O.: Nebenschilddrüsen. In: Indikation zur Operation. Heberer, G., Hegemann, G. (Hrsg.). Berlin, Heidelberg, New York: Springer 1974

SEIM, K.E., MUELLER, K.: Behandlung des akuten Hyperparathyreoidismus. Med. Welt *26*, 1760–1761 (1975)

SELDINGER, S.I.: Lokalization of parathyroid adenomata by arteriography. Acta Radiol. *42*, 353–366 (1954)

SELLE, J.G., ALTEMEIER, W.A., FULLEN, W.P., GOLDSMITH, R.E.: Cholelithiasis in hyperparathyroidism. Arch. Surg. *105*, 369–374 (1972)

SHERWOOD, L.M., O'RIORDAN, J.C.H., AURBACH, G.D., POTTS, J.T.: Production of parathyroid hormone by nonparathyroid tumors. J. Clin. Endocrinol. *27*, 140–146 (1967)

SHIMKIN, P.M., DOPPMAN, J.L., POWELL, D., MARX, S.J., KETCHAM, A.S.: Demonstration of parathyroid adenoma by retrograde thyroid venography. Radiology *103*, 63–67 (1972)

SHIMKIN, P.M., FELDMANN, M.G., HEATH, D.A.: Parathyroid dysfunction, parathyroid hormone assay and the surgeon. Am. J. Surg. *126*, 543–548 (1973)

SILINKOVA-MALKOVA, E., BALCAR, V.: Röntgenologische praeoperative Lokalisation der Nebenschilddrüsenadenome. Radiologe *11*, 103–111 (1971)

SIPPLE, J.H.: Association of pheochromocytoma with carcinoma of thyroid gland. Am. J. Med. *31*, 163–166 (1961)

STANBURY, S.W., LUMB, G.A., NICHOLSON, W.F.: Elective subtotal parathyroidectomy for renal hyperparathyroidism. Lancet *1960 I*, 793–798

STARKE, W., WEDELL, J.: Die chirurgische Problematik extremer Verlaufsformen beim primären Hyperparathyreoidismus. Med. Welt *23*, 1521–1525 (1972)

STEINER, A.L., GOODMAN, A.D., POWERS, S.R.: Study of a kindred with pheochromocytoma, medullary throid carcinoma, hyperparathyroidism, and Cushing's disease: multiple endocrine neoplasia, Type 2. Medicine *47*, 371–409 (1968)

STEVENS, A.C., JACKSON, C.E.: Localization of parathyroid adenomas by oesophageal cineroentgenography. Am. J. Roentgenol. *99*, 233–237 (1967)

URBANSKI, F.X.: Medullary thyroid carcinoma, parathyroid adenoma and bilateral pheochromocytoma. J. Chron. Dis. *20*, 627–636 (1967)

VITALLI, H.P., DAMBACHER, M.: Die Bedeutung der Knochenbiopsie bei der Diagnose des Hyperparathyreoidismus. Langenbecks Arch. klin. Chir. *319*, 214–217 (1967)

WAHL, A.R., RÖHER, H.D.: Pseudohyperparathyreoidismus als paraneoplastisches Syndrom bei einem Fall von Magenkarzinom. Dtsch. med. Wschr. *98*, 565–568 (1973)

WELLS, A.S., KETCHAM, A.S., MARX, S.J., POWELL, D., BILEZIKIAN, J.P., SHIMKIN, P.M., PEARSON, K.D., DOPPMAN, J.L.: Preoperative localization of hyperfunctioning parathyroid tissue: radioimmunoassay of parathyroid hormone in plasma from selectively catheterized thyroid veins. Ann. Surg. *177*, 93–98 (1973)

WILSON, R.E., HAMPERS, C.L., BERNSTEIN, D.S., JOHNSON, J.M., MERVILL, J.P.: Subtotal parathyroidectomy in chronic renal failure: a seven year experience in a dialysis and transplant program. Ann. Surg. *174*, 640–654 (1971)

WOOLNER, L.B., KEATING, F.R., BLACK, B.M.: Tumors and hyperplasia of parathyroid glands: a review of the pathological findings in 140 cases of primary hyperparathyroidism. Cancer *5*, 1069–1088 (1952)

ZENKER, R., GRABIGER, A.: Neuere Gesichtspunkte zur Chirurgie innersekretorischer Erkrankungen. Bruns' Beitr. klin. Chir. *214*, 41–57 (1967)

ZUCKSCHWERDT, L., BAY, H.: Die Bedeutung der Isotopendiagnostik von Epithelkörperchentumoren für die Chirurgie. Helv. chir. Acta *33*, 28–32 (1966)

ZÜHLKE, V., HENNING, H.V., KÖPPEN, F., FUCHS, CH., SCHELER, F., PEIPER, H.-J.: Chirurgische Aspekte des sekundären Hyperparathyreoidismus. Dtsch. med. Wschr. *102*, 822–826 (1977)

M. Eingriffe bei gutartigen Erkrankungen der Schilddrüse

Zusammenfassende Darstellungen

ALVERYD, A.: Parathyroid glands in thyroid surgery. I. Anatomy of parathyroid glands. II. Postoperative hypoparathyroidism. Identification and autotransplantation of parathyroid glands. Acta Chir. Scand., Suppl. *389*, 1–120 (1968)

AUBERGER, H.G.: Praktische Lokalanästhesie. Ein Kompendium. 2. Aufl. Stuttgart: Thieme 1969

BAY, V.: Schilddrüse. In: Pathophysiologische Grundlagen der Chirurgie. Lindenschmidt, P.-O. (Hrsg). Stuttgart: Thieme 1975

CADY, B., SEDGWICK, C.E.: Thyroid and parathyroid glands. In: Operative Surgery. Principles and Techniques. Nora, P.F. (Ed.), p. 124–143. Philadelphia: Lea and Febiger 1972

EDIS, A., AYALA, L.A., EGDAHL, R.H.: Manual of endocrine surgery. Berlin, Heidelberg, New York: Springer 1975

FREY, R., HÜGIN, W., MAYRHOFER, O.: Lehrbuch der Anaesthesiologie und Wiederbelebung. 2. Aufl. Berlin, Heidelberg, New York: Springer 1971

FREYSCHMIDT, P.: Schilddrüsenerkrankungen. Ein Leitfaden für Klinik und Praxis. Stuttgart: Thieme 1968

FUCHSIG, P., KEMINGER, K.: Chirurgie der Schilddrüse. In: Die Krankheiten der Schilddrüse. Oberdisse, K., Klein, E. (Hrsg.). Stuttgart: Thieme 1967

GULEKE, N.: Die allgemein-chirurgischen Eingriffe am Hals. In: Allgemeine und spezielle Operationslehre. Guleke, N., Zenker, R. (Hrsg.), 2. Aufl., B. V. Berlin, Göttingen, Heidelberg: Springer 1953

HAFFERL, A.: Lehrbuch der topographischen Anatomie. Neubearbeitet von W. Thiel. Berlin, Heidelberg, New York: Springer 1969

INGBAR, S.H., WOEBER, K.A.: The thyroid gland. In: Textbook of Endocrinology. Williams, R.H. (Ed.). Philadelphia, London, Toronto: Saunders 1968

KLEIN, E.: Physiologie der Schilddrüse und ihrer Hormone. In: Die Krankheiten der Schilddrüse. Oberdisse, K., Klein, E. (Hrsg.). Stuttgart: Thieme 1967a

KLEIN, E.: Untersuchungsmethoden der Schilddrüse. In: Die Krankheiten der Schilddrüse. Oberdisse, K., Klein, E. (Hrsg.). Stuttgart: Thieme 1967b

KLEIN, E.: Die Schilddrüse, Diagnostik und Therapie ihrer Krankheiten. Berlin, Heidelberg, New York: Springer 1969

LANZ VON, T., WACHSMUTH, W.: Praktische Anatomie, Bd. I/2: Hals. Berlin, Göttingen, Heidelberg: Springer 1955

MACINTOSH, R., OSTLERE, M.: Örtliche Betäubung, Kopf und Hals. In: Anaesthesiologie und Wiederbelebung, Bd. 26. Berlin, Heidelberg, New York: Springer 1968

MEADE, R.H.: An introduction of the history of general surgery. Philadelphia, London, Toronto: Saunders 1968

MEANS, J.H., DE GROOT, L.J., STANBURY, J.B.: The thyroid and its diseases, 3rd ed. New York: McGraw-Hill 1963

OBERDISSE, K.: Hyperthyreose. In: Die Krankheiten der Schilddrüse. Oberdisse, K., Klein, E. (Hrsg.). Stuttgart: Thieme 1967

PFANNENSTIEL, P.: Therapie von Schilddrüsenerkrankungen. Berlin: Henning 1975

POLLOCK, W.F.: Surgical anatomy of the thyroid and parathyroid glands. Surg. Clin. N. Am. 44, 1161–1173 (1964)

RUSTAD, W.H.: The recurrent laryngeal nerves in thyroid surgery. Springfield/Ill.: Thomas 1956

SALTZMAN, E.I.: Aspiration biopsy. In: Principles of head and neck surgery. Freund, H.R. (Ed.), p. 32–37. London: Butterworths 1967

SCRIBA, P.C.: Schilddrüsenkrankheiten. In: Endokrinologie für die Praxis. Schwarz, K., Scriba, P.C. (Hrsg.). München: J.F. Lehmanns Verlag 1971

SOLOMON, D.H., BENOTTI, J., DE GROOT, L.J., GREER, M.A., PILEGGI, W.J., PITTMAN, J.A., ROBBINS, J., SELENKOW, H.A., STERLING, K., VOLPE, R.: A nomenclature for tests of thyroid hormones in serum: Report of a committee of the American Thyroid Association. J. Clin. Endocrinol. Metab. 34, 884–890 (1972)

TROTTER, W.R.: Diseases of the thyroid. Oxford: Blackwell 1962

Einzelarbeiten

ADAMS, D.D., PURVES, H.D.: The role of thyrotropin in hyperthyroidism and exophthalmos. Metabolism 6, 26 (1957)

ADAMS, H.D.: Transthoracic thyroidectomy. J. Thorac. Cardiovasc. Surg. 19, 741–750 (1950)

ADAMS, H.D.: The surgical management of the large intrathoracic goiter. Surg. Clin. N. Am. 42, 679–685 (1962)

Ashkar, F.S., Katinis, R.B., Smoale, W.M., Gilson, A.J.: Thyroid storm treatment with blood exchange and plasmapheresis. J. Am. Med. Ass. *214*, 1275–1279 (1970)

Astwood, E.B.: Treatment of hyperthyroidism with thiourea and thiouracil. J. Am. Med. Ass. *122*, 78–81 (1943)

Astwood, E.B.: Thiouracil treatment in hyperthyroidism. J. Clin. Endocrinol. Metab. *4*, 229 (1944)

Bablik, L., Keminger, K., Vecsei, W.: Verlaufsbeobachtungen von Recurrensparesen nach Struma-resektion. Chirurg *44*, 57–61 (1973)

Batsakis, J.G., Nishiyama, R.H.: Goiter in childhood and adolescense. Arch. Surg. *86*, 378–383 (1963)

Bauer, H., Jünger, H., Riccabona, G.: Auswirkungen der Jodsalzprophylaxe auf den endemischen Kropf und seinen Jodstoffwechsel. Wien. Klin. Wschr. *83*, 73 (1971)

Bay, V.: Das toxische Adenom der Schilddrüse. Ergebn. Chir. Orthop. *47*, 132–180 (1965)

Bay, V.: Diagnostik und Therapie der Hyperthyreose. Dtsch. Ärztebl. *73*, 1089–1093 (1976)

Beahrs, O.H., Woolner, L.B., Engel, S., McConahey, W.M.: Needle biopsy of the thyroid gland and management of lymphocytic thyroiditis. Surg. Gynecol. Obstet. *114*, 636–639 (1962)

Beales, J.S.M., Nundy, S., Taylor, S.: Thyroid lymphography. Brit. J. Surg. *58*, 168–171 (1971)

Berchtold, R., Gretillat, P.A., König, M.P., Pedrinis, E., Rösler, H.: Die Bedeutung des sogenannten kalten Knotens in der Kropfchirurgie. Schweiz. med. Wschr. *104*, 449–453 (1974)

Berens, S.C., Bernstein, R.S., Robbins, J., Wolff, J.: Antithyroid effects of lithium. J. clin. Invest. *49*, 1357–1367 (1970)

Black, B.M.: Surgery for Graves' disease. Mayo Clin. Proc. *47*, 966–968 (1972)

Block, M.A.: Surgery versus radioactive jodine for hyperthyroidism. Surg. Gynecol. Obstet. *125*, 1083–1084 (1967)

Blondeau, P.: La chirurgie thyroidienne actuelle. Risques récurrentiels et parathyroidiens. Nouv. Presse méd. *2*, 3007–3008 (1973)

Boehme, E.J., Winship, W., Lindsay, S., Kypridakis, G.: Evaluation of needle biopsy of the thyroid gland. Surg. Gynecol. Obstet. *119*, 831–834 (1964)

Börner, W.: Neue Trends in der nuklearmedizinischen Schilddrüsendiagnostik. Med. Welt *26*, 980–985 (1975)

Börner, W., Moll, E., Rauh, E., Pohner, A., Grehn, S., Ruppert, G.: Diagnostik des autonomen Adenoms der Schilddrüse. Dtsch. Med. Wschr. *96*, 1707–1711 (1971)

Brooks, J.R.: The solitary thyroid nodule. Am. J. Surg. *125*, 477–481 (1973)

Carstensen, G., Salzmann, P.: Das operative Vorgehen bei der Struma aberrata vera. Zbl. Chir. *91*, 449–452 (1966)

Caswell, H.T., Robbins, R.R., Rosemond, G.P.: Definitive treatment of 536 cases of hyperthyroidism with J^{131} or surgery. Ann. Surg. *164*, 593–597 (1966)

Cattell, R.B.: Postoperative complications of thyroid surgery. Surg. Clin. N. Am. *33*, 867–877 (1953)

Catz, B., Perzik, S.L.: Total thyroidectomy in the management of thyrotoxic and euthyroid Graves' disease. Am. J. Surg. *118*, 434 (1969)

Colcock, B.P.: Evaluation of the thyroid nodule. Surg. Clin. N. Am. *50*, 541–544 (1970)

Crile, G. jr., Hawk, W.: Aspiration biopsy of thyroid nodules. Surg. Gyn. Obstet. *136*, 241–245 (1973)

Dabels, J., Schulz, K., Pietsch, P., Sievers, P., Konrad, H.: Die Stellung der Nadelbiopsie mit nachfolgender zytomorphologischer Untersuchung in der Schilddrüsendiagnostik. Z. Ges. Inn. Med. *26*, 783–787 (1971)

Danis, R.K.: An alternative in management of lingual thyroid: excision with implantation. J. Pediat. Surg. *5*, 869–870 (1973)

Depisch, D., Dinstl, K., Keminger, K.: Zur Diagnostik und Therapie intratrachealer Strumen. Wien. Med. Wschr. *119*, 301 (1969)

Depisch, D., Dinstl, K., Keminger, K.: Anti-thyroid drugs – cause of liability to bleeding during thyroid surgery. Acta Endocrinol. *68*, 164–168 (1971)

De Quervain, F.: Zur Technik der Kropfoperation. Dtsch. Z. Chir. *116*, 574–627 (1912)

Dobyns, B.M., Maloof, F.: The study and treatment of 119 cases of carcinoma of the thyroid with radioactive iodine. J. clin. Endocrinol. Metab. *11*, 1323–1360 (1951)

Dobyns, B.M., Skause, B., Maloof, F.: A method for the preoperative estimation of function in thyroid tumors: Its significance in diagnosis and treatment. J. Clin. Endocrinol. Metab. 9, 1171–1184 (1949)

Durham, C.F., Harrison, T.S.: The surgical anatomy of the superior laryngeal nerve. Surg. Gynecol. Obstet. 118, 38–40 (1964)

Editorial: The solitary thyroid nodule. Brit. Med. J. 1973 IV, 310–311

Einhorn, J., Franzen, S.: Thin-needle biopsy in the diagnosis of thyroid disease. Acta Radiol. 58, 321–336 (1962)

Elner, A., Fex, S., Ingelstedt, S.: Nerve injury in thyroid surgery. Acta Chir. Scand. 134, 103–105 (1967)

Escher, F., Bürgi, H.: Die Dekompression der Orbita beim malignen endokrinen Exophthalmus. HNO 23, 114–116 (1975)

Frahm, H., Smejkal, V., Schumacher, P.: Grundlagen der Schilddrüsenzytologie. Med. Welt 22, 746–749 (1971)

Freeman, G.C.: Complications of thyroid surgery: Current concepts of prevention and treatment. Surg. Clin. N. Am. 50, 409–425 (1970)

Frey, S.: Soll man bei venöser Luftembolie den rechten Ventrikel punktieren? Chirurg 21, 305–308 (1950)

Freyschmidt, P.: Die euthyreote Struma. Diagnostik, Vorbereitung, Nachbehandlung, Rezidivprophylaxe. Ergebn. Chir. Orthop. 54, 72–111 (1970)

Friehs, G.: Symptomatik, Differentialdiagnose, operative Technik der intrathorakalen Struma. Langenbecks Arch. Chir. 334, 481–483 (1973)

Frohwein, V.: Differentialdiagnose des kalten Schilddrüsenknotens mit der Feinnadelbiopsie. Chir. Praxis 19, 431–450 (1975)

Fuchsig, P.: Die Struma: Weder ein internistisches, noch chirurgisches, sondern ein ärztliches Problem. Chirurg 39, 158–163 (1968)

Fuchsig, P., Keminger, K.: Das Problem der Recurrensparese bei der Operation von Rezidivstrumen. Wien. klin. Wschr. 77, 874–876 (1965)

Furszyfer, J., Kurland, L.T., Woolner, L.B.: Hashimoto's thyroiditis in Olmsteadt County, Minnesota 1935–1967. Mayo Clin. Proc. 45, 586 (1970)

Gall, F.: Arteriovenöses Aneurysma der A. thyreoidea cranialis nach Schilddrüsenresektion. Chir. Praxis 13, 29–31 (1969)

Galvan, G.: Feinnadelpunktion und Zytodiagnostik kalter Strumaknoten im Struma-Endemiegebiet. Dtsch. med. Wschr. 95, 1631–1635 (1970)

Galvan, G., Pohl, G.B.: Feinnadelpunktion und zytologische Auswertung von 2523 Strumaknoten. Dtsch. med. Wschr. 98, 2107–2110 (1973)

Gemsenjäger, E., Locher, J., Hensch, J.: Autonomes Adenom und Karzinom der Schilddrüse. Praxis 62, 1542–1544 (1973)

Georgiadis, N., Katsas, A., Leoutsakos, B.: Substernal goiter. Int. Surg. 54, 116–121 (1970)

Gerdes, H.: Was ist gesichert in der Therapie der Hyperthyreose? Internist 16, 557–565 (1975)

Gerdes, H.: Die Behandlung von Kranken nach Schilddrüsenoperationen. Internist 17, 270–275 (1976)

Gerdes, H., Littmann, K.P., Joseph, K., Mahlstedt, J.: Die Behandlung der Thyreotoxikose mit Lithium. Dtsch. med. Wschr. 97, 1551–1554 (1973)

Ghose, M.K., Genuth, S.M., Abellera, R.M., Friedman, S., Lidsky, J.: Functioning primary thyroid carcinoma and metastases producing hyperthyroidism. J. Clin. Endocrinol. Metab. 33, 639–646 (1971)

Gillquist, I., Karlberg, B., Sjödahl, R., Tegler, L.: Preoperative treatment of hyperthyroidism. Effect on primary postoperative complications. Acta Chir. Scand. 140, 23–26 (1974)

Godwin, J.T.: Aspiration biopsy: Technique and application. Ann. N.Y. Acad. Sci. 63, 1348 (1956)

Goebel, R., Eber, O., Leb, G., Hayn, H.: Klinische und szintigraphische Beobachtungen bei retrosternalen und intrathorakalen Strumen. Wien. med. Wschr. 120, 293–297 (1970)

Gottschalk, E., Stoltze, D.: Zur Operationsindikation bei jugendlichen Strumen. Zbl. Chir. 93, 1225–1231 (1968)

Gourin, A., Garzon, A.A., Karlson, K.E.: The cervicomediastinal approach to intrathoracic goiter. Surgery 69, 651–654 (1971)

GREBE, S.F., SCHULTIS, K.: Die Therapie der Schilddrüsenerkrankungen. C. Die Therapie der thyreotoxischen Krise und der endokrinen Ophthalmopathie. Med. Welt *23*, 1–4 (1973)

HABERMANN, J., HEINZE, H.G., HORN, K., KANTLEHNER, R., MARSCHNER, I., NEUMANN, J., SCRIBA, P.C.: Alimentärer Jodmangel in der Bundesrepublik Deutschland. Dtsch. Med. Wschr. *100*, 1937–1945 (1975)

HAMELMANN, H., GRABIGER, A.: Chirurgische Indikationen bei Hyperthyreosen. Münch. Med. Wschr. *107*, 2583–2586 (1965)

HAMILTON, J.G., SOLEY, M.H.: Studies in iodine metabolism of the thyroid gland in situ by the use of radioiodine in normal subjects and in patients with various type of goiter. Am. J. Physiol. *131*, 135 (1940)

HAMLIN JR., E., VICKERY, A.L.: Needle biopsy of the thyroid gland. N. Engl. J. Med. *254*, 742 (1956)

HAWK, W., CRILE, G., HAZARD, J.B., BARRETT, D.L.: Needle biopsy of the thyroid gland. Surg. Gynecol. Obstet. *122*, 1053–1065 (1966)

HEBERER, G.: Reinterventionen beim Schilddrüsenmalignom. Langenbecks Arch. Chir. *342*, 207–214 (1976)

HEBERER, G., FIEDEL, K., GIERSBERG, O., GÜNTHER, B.: Die operative Behandlung der Schilddrüsenerkrankungen. Therapiewoche *22*, 2346–2354 (1972)

HEDINGER, C., EGLOFF, B.: Normale und pathologische Anatomie der Schilddrüse. In: Die Krankheiten der Schilddrüse. Oberdisse, K., Klein, E. (Hrsg.). Stuttgart: Thieme 1976

HEDLEY, A.J., ROSS, I.P., BECK, J.S., DONALD, D., ALBERT-RECHT, F., MICHIE, W., CROOKS, J.: Recurrent thyrotoxicosis after subtotal thyroidectomy. Brit. Med. J. *1971 IV*, 258–261

HEIMANN, P., MARTINSON, J.: Surgical treatment of thyrotoxicosis: results of 272 operations with special reference to preoperative treatment with antithyroid drugs and L-thyroxine. Brit. J. Surg. *62*, 683–688 (1975)

HERLE VAN, A.J., CHOPRA, I.J.: Thymic hyperplasia in Graves' disease. J. Clin. Endocrinol. *32*, 140–146 (1971)

HERRMANN, J.: Therapie thyreotoxischer Krisen. Dtsch. med. Wschr. *99*, 1788–1789 (1974)

HERRMANN, J.: Therapie der thyreotoxischen Krise. Intensivmedizin *12*, 289–297 (1975)

HERRMANN, J., HILGER, P., RUSCHE, H.J., KRÜSKEMPER, H.L.: Plasmapherese in der Behandlung der thyreotoxischen Krise. Dtsch. med. Wschr. *99*, 888–892 (1974)

HERRMANN, J., KRÜSKEMPER, H.L.: Therapie der thyreotoxischen Krise. Dtsch. med. Wschr. *99*, 2466–2468 (1974)

HERRMANN, J., KRÜSKEMPER, H.L., GROSSER, K.D., HÜBNER, W., BÖHM, W.: Peritonealdialyse in der Behandlung der thyreotoxischen Krise. Dtsch. med. Wschr. *113*, 742–745 (1971)

HERTZ, A., ROBERTS, A., EVANS, R.D.: Radioactive iodine as an indicator in the study of thyroid physiology. Proc. Soc. Exp. Biol. *38*, 510 (1938)

HESCH, R.-D.: Trijodthyronin-Hyperthyreose bei endokriner Ophthalmopathie. Dtsch. Med. Wschr. *97*, 1837–1838 (1972)

HOFFMAN, G.L., THOMPSON, N.W., HEFFRON, C.: The solitary thyroid nodule. A reassessment. Arch. Surg. *105*, 379–385 (1972)

HOFMANN, K.TH., LÜDECKE, H.: Neue Gesichtspunkte in der operativen Behandlung des Kropfes. Münch. Med. Wschr. *110*, 1721–1728 (1968)

HOLL-ALLEN, R.T.J.: Haemorrhage following thyroidectomy for thyrotoxicosis. Brit. J. Surg. *54*, 703–706 (1967)

HOLLANDER, CH.S., NIHEI, N., BURDAY, S.Z., MITSUMA, T., SHENKMAN, L., BLUM, M.: Clinical and laboratory observations in cases of triiodothyronin toxicosis confirmed by radioimmunoassay. Lancet *1972 I*, 609–611

HORST, W., RÖSLER, H., SCHNEIDER, C., LABHART, A.: 306 cases of toxic adenoma: Clinical aspects, findings in radioiodine diagnostics, radiochromatography and histology; results of [131]J and surgical treatment. J. Nucl. Med. *8*, 515–528 (1967)

HORSTER, F.A., KLUSMANN, G., WILDMEISTER, W.: Der Kropf: Eine endemische Krankheit in der Bundesrepublik. Dtsch. med. Wschr. *100*, 8–9 (1975)

HUBER, P.: Die funktionskritische Operation der Strumen und Hyperthyreosen auf Grund des Radiojodtestes. Zbl. Chir. *90*, 1269–1276 (1965)

HUNG, W., WILKINS, L., BLIZZARD, R.: Medical therapy of thyrotoxicosis in children. Pediatrics *30*, 17–26 (1962)

HUNT, P.S., POOLE, M., REEVE, T.S.: A reappraisal of the surgical anatomy of the thyroid and parathyroid glands. Brit. J. Surg. *55*, 63–66 (1968)

JENNY, H., BLOCK, M.A., HORN, R.C., MILLER, J.M.: Recurrence following surgery for benign thyroid nodules. Arch. Surg. *92*, 525–529 (1966)

JOHNSTON, J.H., TWENTE, G.E.: Surgical approach to intrathoracic (mediastinal) goiter. Ann. Surg. *143*, 572–579 (1965)

JONES, P.: Autotransplantation in lingual ectopia of the thyroid gland. Arch. Dis. Child *36*, 164–170 (1961)

JUNGINGER, TH., FINSTERER, H., PICHLMAIER, H.: Die Punktionsdiagnostik von Schilddrüsenerkrankungen. Münch. med. Wschr. *115*, 306–310 (1973)

KALLEE, E., WAHL, R., SECKER, K.H., MALLET, D., BOHNER, J.: Thyreotoxische Krisen: Symptomatik und Therapie, Teil 1. Med. Klin. *68*, 1689–1696 (1973a)

KALLEE, E., WAHL, R., SECKER, K.H., MALLET, D., BOHNER, J.: Thyreotoxische Krisen: Symptomatik und Therapie, Teil 2. Med. Klin. *68*, 1733–1738 (1973b)

KAMINSKI, D.L., WILLMAN, V.L.: Acute hyperparathyroidism. Am. Surg. *38*, 307–311 (1972)

KATZ, A.D., ZAGER, W.J.: The lingual thyroid. Its diagnosis and treatment. Arch. Surg. *102*, 582–585 (1971)

KEMINGER, K.: Die Auswirkung der Ligatur der Schilddrüsengefäße auf die Schilddrüsen-Hypophysenfunktion. Langenbecks Arch. klin. Chir. *305*, 274–281 (1964)

KEMINGER, K.: Symptomatische Oesophagusvarizen bei retrosternalen Strumen. Chirurg *43*, 277–279 (1972)

KEMINGER, K., DINSTL, K.: Die Angiographie der Arteria thyreoidea inferior. Chirurg *36*, 391–393 (1965)

KEMINGER, K., DINSTL, K., DEPISCH, D.: Zur Frage der Verhütung des Strumarezidivs durch Gefäßligatur. Zbl. Chir. *91*, 1114–1116 (1966)

KEMINGER, K., DINSTL, K., DEPISCH, D.: Das Schilddrüsenadenom Jugendlicher. Langenbecks Arch. klin. Chir. *322*, 1218–1222 (1968)

KEMINGER, K., MAAGER, N.: Klinische und experimentelle Untersuchungen über das Verhalten des Halsvenendruckes bei der Strumektomie. Langenbecks Arch. klin. Chir. *291*, 605–613 (1969)

KEMPE, H.: Jodhaltige Medikamente, die den Radiojodtest verändern. Z. Allgemeinmed. *47*, 956–958 (1971)

KENDALL, L.A., CONDON, R.D.: Prediction of malignancy in solitary thyroid nodules. Lancet *1969 I*, 1071–1073

KIRMSE, L., LAHRTZ, H.-G., SCHEMMEL, K., WASCHULZIK, G.: Totale Thyreoidektomie bei progredienter endokriner Orbitapathie. Dtsch. med. Wschr. *100*, 535–537 (1975)

KIRSTAEDTER, H.J., ENGEL, W., GEHRMANN, C.: Cytodiagnostik kalter Schilddrüsenknoten. Verh. dtsch. Ges. inn. Med. *76*, 492–495 (1970)

KLEIN, E.: Erkrankungen der Schilddrüse. Die konservative Behandlung der Schilddrüsenkrankheit. Mit besonderer Berücksichtigung der Nachbehandlung nach Schilddrüsenoperationen. Chirurg *39*, 149–157 (1968a)

KLEIN, E.: Behandlung der hyperthyreotischen Krise. Dtsch. med. Wschr. *93*, 2533–2535 (1968b)

KLEIN, E., KRACHT, J., KRÜSKEMPER, H.L., REINWEIN, D., SCRIBA, P.C.: Klassifikation der Schilddrüsenkrankheiten. Dtsch. med. Wschr. *98*, 2249–2251 (1973a)

KLEIN, E., KRACHT, J., KRÜSKEMPER, H.L., REINWEIN, D., SCRIBA, P.C.: Praxis der Schilddrüsendiagnostik. Zusammenfassende Richtlinien auf Grund einer Konferenz von 26 deutschen Schilddrüsenexperten. Dtsch. med. Wschr. *98*, 2362–2370 (1973b)

KLEIN, E., KRÜSKEMPER, H.L., REINWEIN, D., SCHWARZ, K., SCRIBA, P.C.: Klassifikation der Schilddrüsenkrankheiten. Dtsch. med. Wschr. *96*, 752–755 (1971)

KLEIN, P.: Rezidivstruma. Operationstechnik und Rekurrensschädigung. Chir. Praxis *12*, 179–186 (1968)

KNOWLSON, G.T.G.: The solitary thyroid nodule. A review of 771 thyroidectomy specimens. Brit. J. Surg. *58*, 253–254 (1971)

KÖNIG, M.P., BÜRGI, H., KOHLER, H., RÖSLER, H., STUDER, H.: Wann ist eine Radioisotopendiagnostik bei Schilddrüsenerkrankungen indiziert, wann überflüssig? Schweiz. med. Wschr. *105*, 361–367 (1975)

KOLENDORF, K., HANSEN, J.B., ENGBERG, L., FRIIS, T., LINDENBERG, J.: Fine needle and open biopsy in thyroid disorders. Acta Chir. Scand. *141*, 20–23 (1975)

KRAFT-KINZ, I.: Struma: Operative Gesichtspunkte. Langenbecks Arch. Chir. *334*, 471–472 (1973)

KRAFT-KINZ, J., EBER, O., FRIEHS, G., KRONBERGER, L., RÖHER, H.D.: Rundgespräch zum Thema Struma. Langenbecks Arch. Chir. *334*, 485–489 (1973)

KREMER, K., GISBERTZ, K.H., HOHMANN, H., SCHACHT, U.: Die Chirurgie der Struma. Zbl. Chir. *96*, 356–365 (1971)

KRONBERGER, L.: Vorbehandlung, operative Technik, Nachbehandlung des toxischen Adenoms bzw. hyperthyreoten Struma. Langenbecks Arch. Chir. *334*, 465–470 (1973)

KUDERNATSCH, M., WIESEND, O.: 50 Jahre Kropfchirurgie am Krankenhaus München-Nymphenburg. Indikation, Operationstechnik und Todesfälle nach Strumaoperationen. Münch. med. Wschr. *118*, 13–16 (1976)

KURTH, K.H.: Parathyreogene und nicht parathyreogene Tetanie nach Strumektomie (strumiprive Tetanie), Vorkommen und Behandlung. Helv. Chir. Acta *39*, 737–740 (1972)

LAHEY, F.H.: Exposure of the recurrent laryngeal nerves in thyroid operations. Surg. Gynecol. Obstet. *78*, 239–244 (1944)

LAHEY, F.H., HOOVER, W.B.: Injuries to recurrent larnygeal nerve in thyroid operations; their management and avoidance. Ann. Surg. *108*, 545–562 (1938)

LANDEAU, M.: Phoniatric et troubles vocaux aprés chirurgie de la thyroide. Ann. Endocrinol. *35*, 65–66 (1974)

LANGER, G.: Die Strumektomie im Kindesalter. Zbl. Chir. *93*, 249–256 (1968)

LAZARUS, J.H., RICHARDS, A.R., ADDISON, G.M., OWEN, G.M.: Treatment of thyrotoxicosis by lithium carbonate. Lancet *1974 II*, 1160–1161

LEE, T.C., COFFEY, R.J., MACKIN, J., COBB, M., ROUTON, J., CANARY, J.J.: The use of propranolol in the surgical treatment of thyrotoxic patients. Ann. Surg. *177*, 643–647 (1973)

LESAVOY, M.A., NORBERG, H.P., KAPLAN, E.L.: Substernal goiter with superior vena caval obstruction. Surgery 77, 325–329 (1975)

LIE, T.S.: Beitrag zur Chirurgie der Rezidivstruma. Zbl. Chir. *94*, 985–993 (1969)

LIECHTY, R.D., GRAHAM, M., FREEMEYER, P.: Benign solitary thyroid nodules. Surg. Gynec. Obstet. *121*, 571–573 (1965)

LIECHTY, R.D., STOFFEL, P.T., ZIMMERMAN, D.E., SILVERBERG, S.G.: Solitary thyroid nodules. Arch. Surg. *112*, 59–61 (1977)

LINK, R.: Therapie der doppelseitigen Rekurrenslähmung. Arch. klin. Chir. *316*, 104–107 (1966)

LORENZ, D.: Chirurgische Behandlung von Schilddrüsenüberfunktionszuständen. Therapiewoche *25*, 561–564 (1975)

LOW, H.B.C., HELMUS, C.: Thyroid graft. Arch. Surg. *83*, 767–770 (1961)

MACKIN, J.F., CANARY, J.J., PITTMAN, C.S.: Thyroid storm and its management. N. Engl. J. Med. *291*, 1396–1398 (1974)

MALAMOS, B., KOUTRAS, D.A., FRINGELI, D., TASSOPOULOS, C.N.: Toxic adenoma of the thyroid. Horm. Metab. Res. *1*, 19–25 (1969)

MARTIS, CH., ATHANASSIADES, S.: Post-thyroidectomy laryngeal edema. A survey of fifty-four cases. Am. J. Surg. *122*, 58–60 (1971)

MATOBA, N., KIKUCHI, T.: Thyroidolymphography. A new technic for visualization of the thyroid and cervical lymph nodes. Radiology 92, 339–342 (1969)

MATTES, P., KAMPMANN, H.: Zur Problematik der Therapie des autonomen Adenoms der Schilddrüse. Münch. med. Wschr. *118*, 441–444 (1976)

MATTHAES, P.: Über die praeoperative Vorbehandlung hyperthyreoter Strumen mit Endojodin. Klinische und elektronenmikroskopische Beobachtungen. Langenbecks Arch. klin. Chir. *328*, 78–90 (1970)

MCCONAHEY, W.M.: Hashimoto's thyroiditis. Med. Clin. N. Am. *56*, 885–896 (1972)

MCCONAHEY, W.M., KEATING, F.R., BEAHRS, O.H., WOOLNER, L.B.: On the increasing occurrence of Hashimoto's thyroiditis. J. Clin. Endocrinol. *22*, 542–544 (1962)

MESSARIS, G., KYRIAKOU, K., BERDELIS, C., PISSIDIS, A., TOUNTAS, G.: Problems in the surgical management of cold thyroid lesions. Intern. Surg. *57*, 974–975 (1972)

MESSARIS, G., EVANGELOU, G.N., TOUNTAS, C.: Incidence of carcinoma in cold nodules of the thyroid gland. Surgery 74, 447–448 (1973)

MICHIE, W., STOWERS, J.M., DUNCAN, T., PEGG, C.A.S., HAMERHODGES, D.W., HEMS, G., BEWSHER, P.D., HEDLEY, A.J.: Mechanism of hypercalcaemia after thyroidectomy for thyrotoxicosis. Lancet *1971 I*, 508–514

MISKIN, M., ROSEN, I.B., WALFISH, P.G.: Ultrasonography of the thyroid gland. Radiol. Clin. N. Am. *13*, 479–491 (1975)

MOOSMAN, D.A., DEWEESE, M.S.: The external laryngeal nerve as related to thyroidectomy. Surg. Gynecol. Obstet. *127*, 1011–1016 (1968)

MORNEX, R., TOMMASI, H., CURE, H., FARCOT, J., ORGIAZZI, J., ROUSSET, B.: Hyperthyroidie associée à un hypopituitarisme au cours de l'évolution d'une tumeur hypophysaire sécrétant T.S.H. Ann. Endocrinol. *33*, 390–396 (1972)

MORTENSEN, J.D., WOOLNER, L.B., BENNETT, W.A.: Gross and microscopic findings in clinically normal thyroid glands. J. Clin. Endocrinol. *15*, 1270–1280 (1955)

MOUNTAIN, J.C., STEWART, G.R., COLCOCK, B.P.: The recurrent laryngeal nerve in thyroid operations. Surg. Gynecol. Obstet. *133*, 978–980 (1971)

MÜHLEN VON ZUR, A., HESCH, R.D., KÖBBERLING, J.: Neuere Aspekte in der Schilddrüsendiagnostik. Dtsch. med. Wschr. *99*, 1504–1505 (1974)

MÜLLER, W., SCHEMMEL, K., UTHGENANNT, H., WEISBECKER, L.: Die Behandlung des malignen Exophthalmus durch totale Thyreoidektomie. Dtsch. med. Wschr. *92*, 2103–2106 (1967)

MÜNDNICH, K., MANDL, W.: Strumektomie und Stimmbandlähmung. Langenbecks Arch. klin. Chir. *283*, 13–41 (1956)

NELSON, N.C., BECKER, W.F.: Thyroid crisis: diagnosis and treatment. Ann. Surg. *170*, 263–273 (1969)

NEWMARK, S.R., HIMATHONGKAM, T., SHANE, J.M.: Hyperthyroid crisis. J. Am. Med. Ass. *230*, 592–593 (1974)

NUNDY, S., BEALES, I.S.M., TAYLOR, S.: Thyroid lymphography. Brit. J. Surg. *58*, 294 (1971)

OROZCO, H., WOLPERT, E., PARRA, A.: Surgical management of lingual thyroid. Case report. Helv. Paediat. Acta *28*, 47–50 (1973)

OTTO, P., KRÜSKEMPER, H.-L., ZEIDLER, U., ZIEGLER, H., LEITZ, K.H.: Möglichkeiten des Einsatzes der Sonographie in der Schilddrüsendiagnostik. Verh. dtsch. Ges. Inn. Med. *78*, 653–655 (1972)

PABST, W., HÖR, G., KRETSCHKO, J., KRIEGEL, H.: Praxis der Schilddrüsendiagnostik. Dtsch. med. Wschr. *99*, 1512–1513 (1974)

PARKER, J.L., LAWSON, D.: Death from thyrotoxicosis. Lancet *1973 II*, 894–895

PEGG, C.A.S., STEWART, D.J., BEWSHER, P.D., MICHIE, W.: The surgical management of thyrotoxicosis. Brit. J. Surg. *60*, 765–769 (1973)

PERRET, W.: Der Umfang der Aufklärungspflicht für Komplikationen nach Kropfoperationen. Münch. med. Wschr. *101*, 1744–1745 (1959)

PERZIK, S.L., CATZ, B.: The place of total thyroidectomy in the management of thyroid disease. Surgery *62*, 436–440 (1967)

PETZOLDT, R., LUTZ, H., GRUMETH, M., HECKHAUSEN, H., WOPFNER, F.: Sonographische Schilddrüsen-Diagnostik. Fortschr. Med. *93*, 1725–1730 (1975)

PFANNENSTIEL, P.: Die sogenannte thyreotoxische Krise. Med. Klin. *66*, 1781–1784 (1971)

PFANNENSTIEL, P.: Schilddrüsenfunktionstests. Med. Klin. *68*, 1143–1150 (1973a)

PFANNENSTIEL, P.: Diagnostik und medikamentöse Therapie von Schilddrüsenerkrankungen. Med. Welt *24*, 1832–1836 (1973b)

PICKARDT, C.R., ERHARDT, F., HORN, K., LEHNERT P., SCRIBA, P.C.: Therapeutische Suppression der TSH-Sekretion bei blander Struma, Rezidivstruma und zur Rezidivprophylaxe nach Struma-resektion. Verh. Dtsch. Ges. Inn. Med. *80*, 1352–1355 (1974)

PICKARDT, C.R., ERHARDT, F., HORN, K., SCRIBA, P.C.: Kontrolle der Schilddrüsenhormon-Behandlung der blanden Struma durch Bestimmung der Serum-TSH-Spiegel nach TRH-Belastung. Klin. Wschr. *50*, 1138–1139 (1972)

PIMSTONE, N., MARINE, N., PIMSTONE, B.: Beta-adrenergic blockade in thyrotoxic myopathy. Lancet *2, 1968 II*, 1219–1220

PLANIOL, T., GARNIER, G., POURCELOT, L.: L'exploration de la glande thyroide par l'echographie bidimensionelle. Ann. Radiol. *14*, 683–694 (1971)

PLUMMER, H.S.: The clinical and pathological relationship of hyperplastic and non-hyperplastic goiter. J. Am. Med. Ass. *61*, 650 (1913)

PLUMMER, H.S.: Results of administerning iodine to patients having exophthalmic goiter. J. Am. Med. Ass. *80*, 1955 (1923)

POHL, G., GALVAN, G., STEINER, H., SALIS-SAMADEN, R.: Das autonome Adenom der Schilddrüse im Struma-Endemiegebiet. Dtsch. med. Wschr. *98*, 189–193 (1973)

POLLOCK, W.F.: Surgical anatomy of the thyroid and parathyroid glands. Surg. Clin. N. Am. *44*, 1161–1173 (1964)

POPP, W., DANIEL, P.: Operationsindikation und operatives Vorgehen bei Schilddrüsenvergrößerungen im Kindes- und Jugendalter. Zbl. Chir. *97*, 1277–1283 (1972)

PÖRTENER, J., UNGEHEUER, E.: Über die Häufigkeit der Struma maligna bei szintigraphisch kalten Knoten und ihrer therapeutischen Konsequenzen. Med. Welt. *18*, 1302–1304 (1967a)

PÖRTENER, J., UNGEHEUER, E.: Zur Diagnose und Therapie von Schilddrüsenerkrankungen. Med. Klin. *62*, 481–484 (1967b)

PSARRAS, A., PAPADOPOULOS, S.N., LIVADAS, D., PHARMAKIOTIS, A.D., KOUTRAS, D.A.: The single thyroid nodule. Brit. J. Surg. *59*, 545–548 (1972)

RAMSEIER, E.W., BERCHTOLD, R.: Über die Rekurrensgefährdung bei Strumektomie und Thyreoidektomie. Helv. chir. Acta. *42*, 85–87 (1975)

RANKE, E.: Komplikationen nach Schilddrüsenoperationen. Münch. med. Wschr. *114*, 341–344 (1972)

RASMUSSEN, S.N., CHRISTIANSEN, N.J.B., JORGENSEN, J.S., HOLM, H.H.: Differentiation between zystic and solid thyroid nodules by ultrasonic examination. An estimation of the value of ultrasonic examination as a supplement to isotopic scanning. A preliminary communication. Acta Chir. Scand. *137*, 331–333 (1971)

RAYMOND, J.P., KLOTZ, H.P.: A propos d'une association d'adénome parathyroidien et d'hyperthyroidie. Intérêt de la parathormone dans le traitement de l'hypoparathyroidie post opératoire. Ann. Endocrinol. *32*, 460–464 (1971)

REEVE, T.S., HALES, I.B., WHITE, B., THOMAS, J.D., HUNT, P.S.: Thyroidectomy in the management of thyrotoxicosis in the adolescent. Surgery *65*, 694–699 (1969)

REICHELT, H.: Schilddrüsenangiographie: Beteiligung der Arteria vertebralis bei malignem Schilddrüsenprozeß. Fortschr. Röntgenstr. *120*, 106–107 (1974)

RICCABONA, G., SCHOLZ, K., BAUER, H.: Rezidivprophylaxe nach Strumaresektionen mit einem Thyroxin-Trijodthyronin-Kombinationspräparat. Bruns' Beitr. klin. Chir. *218*, 611–616 (1971)

RICCABONA, G.: Die endemische Struma. Pathogenese, Klinik und Prophylaxe. München: Urban und Schwarzenberg 1972

RIDDELL, V.: Thyroidectomy: prevention of bilateral recurrent nerve palsy. Results of identification of the nerve over 23 consecutive years (1946–1969) with a description of an additional safety measure. Brit. J. Surg. *57*, 1–11 (1970)

ROOS, P., THIJS, L.G.: Die Bedeutung der Ultraschalltechnik und der digitalen Szintiphotoanalyse bei der Exploration des solitären Schilddrüsenknotens. Radiobiol. Radiother. *8*, 137–139 (1972)

ROSSI, P., TRACHT, D.G., RUZICKA, F.F.: Thyroid angiography. Techniques, anatomy and indications. Brit. J. Radiol. *44*, 911–926 (1971)

ROTH, H.: Neuere Aspekte der Kropfchirurgie. Helv. chir. Acta *39*, 733–736 (1972)

RUCKENSTEINER, E.: Über das Vorkommen von Varizen in der oberen Speiseröhre bei Rezidivstrumen. Wien. klin. Wschr. *74*, 110–113 (1962)

RUEFF, F.L., MOHR, K.V.: Nil nocere! Rekurrensschädigung bei Kropfoperationen. Befunde – Kriterien – Indikationen auf Grund der Ergebnisse bei 1596 Operierten. Münch. Med. Wschr. *10*, 437–443 (1970)

RUSTAD, W.H., MORRISON, L.F.: The recurrent laryngeal nerves in thyroid surgery. Laryngoscope *62*, 237–249 (1952)

SALTZMAN, E.I.: Aspiration biopsy. In: Principles of head and neck surgery. Freund, H.R. (Hrsg.). London: Butterworths 1967

SAMUELS, B.J.: Thermography: a valuable tool in the detection of thyroid disease. Radiology *102*, 59–62 (1972)

SANFELIPPO, P.M., BEAHRS, O.H., McCONAHEY, W.M., THORVALDSSON, S.E.: Indications for thyroidectomy. Mayo Clin. Proc. *48*, 269–272 (1973)

SAWYERS, J.L., MARTIN, C.E., BYRD, B.F., ROSENFELD, L.: Thyroidectomy for hyperthyroidism. Ann. Surg. *175*, 939–947 (1972)

SAXENA, K.M., CRAWFORD, J.D., TALBOT, N.B.: Childhood thyrotoxicosis: A long-term perspective. Brit. med. J. *1964 II*, 1153–1158

SCHACHT, U., KREMER, K., GROSS, M., VERSENOLD, W.: Die Häufigkeit der latenten und manifesten Rekurrensparese nach Schilddrüsenoperationen. Zbl. Chir. *97*, 1578–1583 (1972)

SCHACHT, U., MANNFELD, U.: Der szintigraphisch kalte Knoten und die maligne Struma. Dtsch. med. Wschr. *95*, 1521–1522 (1970)

SCHAIBLE, V.M., DÜRR, F., KALLEE, E.: Beschleunigte Eliminierung von Thyroxin durch Peritoneal-dialyse mit Serum. Klin. Wschr. *50*, 1112–1115 (1972)

SCHEICHER, A.: 40 Jahre Erfahrung in der Kropfchirurgie. Chirurg *33*, 1–4 (1962)

SCHLEUSENER, H., SCHULTZ, R., GRUNZE, H.: Die Zytodiagnostik kalter Schilddrüsenknoten. Med. Klin. *60*, 709–712 (1965)

SCHMIDT, K.J., LINDNER, H., BUNGARTZ, A., HOFER, V.C., DIEHL, K.: Mechanische und funktionelle Komplikationen bei der endemischen Struma. Münch. med. Wschr. *118*, 7–12 (1976)

SCHREIBER, B.E., ORTNER, H.M., SPITZY, H.: Chemische Bestimmung von Trijodthyronin im Blutse-rum. Clin. Chim. Acta *36*, 379–387 (1972)

SCHULTZ, A.L.: Schilddrüsenfunktionstests. Medizin *9*, 9–15 (1973)

SCHUMANN, J., GRABS, V.: Zur Problematik der subtotalen Strumaresektion bei Hyperthyreose mit endokriner Ophthalmopathie. Langenbecks Arch. Chir. *338*, 251–263 (1975)

SCRIBA, P.C.: Der Kropf: Ein Stigma Süddeutschlands? Die blande Struma als Stiefkind des Fort-schritts. Ärztl. Praxis *25*, 1553–1556 (1973a)

SCRIBA, P.C.: Strumaprophylaxe. Internist *14*, 330–334 (1973b)

SCRIBA, P.C.: Prophylaktische Maßnahmen bei Schilddrüsenerkrankungen. Bayer. Ärztebl. *1973 c*, 809–816

SCRIBA, P.C., KRACHT, J., KLEIN, E.: Endemische Struma-Jodsalzprophylaxe. Dtsch. med. Wschr. *100*, 1350–1355 (1975)

SÉROR, J., MENTOURI, B., AZOULAY, C., BONDJELLAB, O.: Anéurysma artérioveineux thyroiden supérieurs après thyroidectomie. Mém. Acad. Chir. *93*, 174–181 (1967)

SIDERYS, H., ROWE, G.A.: Superior vena caval syndrome caused by intrathoracic goiter. Am. Surg. *36*, 446–450 (1970)

SIEWERT, R.: Die Rezidivstruma aus chirurgischer Sicht. Dtsch. Med. J. *20*, 702–704 (1969)

SIEWERT, R., KNÖCHELMANN, R.: Die chirurgische Therapie der Struma. Chirurg *38*, 267–271 (1967)

SINGH, P., KHANNA, S.D., MANCHANDA, R.L.: Needle biopsy of the thyroid. Arch. Surg. *91*, 646–651 (1965)

SÖDERSTRÖM, N.: Fine-needle aspiration biopsy. Used as a direct adjunct in clinical diagnostic work. Almqvist, Stockholm: 1966

STAIB, I.: Chirurgische Therapie der hyperthyreoten Struma unter pathophysiologischen Gesichts-punkten. Hippokrates *42*, 54–68 (1971)

STAIB, I., NIEPMANN, W.: Zur Bedeutung hoher Joddosen in der prae- und postoperativen Behand-lung hyperthyreoter Strumen. Chirurg *32*, 513–516 (1961)

STEINER, H.: Die Rezidivstruma. Wien. klin. Wschr. *80*, 643–648 (1968)

STEINER, H., BAUMGARTL, E.: Die chirurgische Behandlung der Hyperthyreose. Wien. Med. Wschr. *121*, 626–629 (1971)

STEINER, H., HÄUSLER, H.: Mißerfolge in der Schilddrüsenchirurgie. Zbl. Chir. *98*, 689–702 (1973)

STEINER, H., SORG, W., ZIMMERMANN, G.: Strumarezidiv-Prophylaxe. Operative und medikamentöse Gesichtspunkte. Münch. med. Wschr. *116*, 1237–1242 (1974)

STEINER, H., ZIMMERMANN, G., MARGREITER, R.: Zur Frage der Ligatur der Arteria thyreoidea inferior bei der Strumaresektion. Wien. klin. Wschr. *84*, 262–265 (1972)

STEINWALD, O.P.JR., MUEHRCKE, R.C., ECONOMOU, S.G.: Surgical correction of complete lingual ectopia of the thyroid gland. Surg. Clin. N. Am. *50*, 1177–1186 (1970)

STERLING, K., REFETOFF, S., SELENKOW, H.A.: T 3 thyrotoxicosis: thyrotoxicosis due to elevated trijodothyronine levels. J. Am. Med. Ass. *213*, 571–575 (1970)

STIEL, W.: Exogene Kropfnoxen. Umweltmedizin *1*, 79–81 (1973)

STIEL, W., BERGER, M., LENZ, H.: Kritische Wertung und rationeller Einsatz nuklearmedizinischer Methoden zur Schilddrüsenfunktionsdiagnostik. Röntgenblätter *28*, 569–579 (1975)

STOLZE, T.: Die »atypischen« in den oberen zwei Dritteln des Oesophagus auftretenden Varizen. Radiologe *4*, 232–236 (1960)

SUNDERMANN, A., KÄMMERER, J.: Retrosternale Strumen und Oesophagusvarizen. Münch. med. Wschr. *102*, 2133–2137 (1960)

SURKS, M.I., OPPENHEIMER, J.H.: Postoperative changes in the concentration of thyroxinebinding prealbumin and serum free thyroxine. J. Clin. Endocrinol. Metab. *24*, 794–802 (1964)

SWAN, H., JENKINS, D., SCHEMMEL, J.: Thyroid autograft. A 12-year follow-up. Arch. Surg. *94*, 817–820 (1967)

TANK, E.S., BACON, G.E., LOWREY, G.H.: Surgical management of thyrotoxicosis in children. J. Pediat. Surg. *4*, 142–147 (1969)

TEICHMANN, W., KÖCHER, W., MENG, W.: Prä- und postoperative Therapie hyperthyreoter Strumen unter besonderer Berücksichtigung der sogenannten thyreotoxischen Krise. Zbl. Chir. *98*, 703–705 (1973)

THEISSINGER, W.H., FLEIGE, H.-E.: Möglichkeiten der Thermographie in der Schilddrüsendiagnostik im Vergleich zur Schilddrüsenszintigraphie. Med. Klin. *69*, 979–982 (1974)

THIEMANN, K.J., BAY, V.: Besonderheiten der Radiojoddiagnostik und Operationsindikation bei solitären und multiplen Adenomen der kindlichen Schilddrüse. Langenbecks Arch. klin. Chir. *322*, 1223–1227 (1968)

THOMAS, C.G. JR.: Total thyroidectomy in the management of thyrotoxic and euthyroid Graves' disease. Rev. Surg. *27*, 411–412 (1970)

USBECK, W.: Zur Operationsindikation bei jugendlichen Strumen. Zbl. Chir. *93*, 1225–1231 (1968)

UTHGENANNT, H., ADLUNG, J., BRINKHOFF, H.: Über Diagnostik und Therapie des sogenannten toxischen Adenoms der Schilddrüse. Fortschr. Röntgenstr. *115*, 340–347 (1970)

VOIGT, H.G., LINDER, M.M., UNGEHEUER, E.: Die chirurgische Therapie der Schilddrüsenerkrankungen. Dtsch. Ärztebl. *70*, 1595–1599 (1973)

VOLPE, R., DESBARATS-SCHONBAUM, M.L., SCHONBAUM, E., ROW, V.V., EZRIN, C.: The effect of radio-ablation of the thyroid gland in Graves' disease with high levels of longacting thyroid stimulator (LATS). Am. J. Med. *46*, 217–226 (1969)

WADE, J.S.H.: Three major complications of thyroidectomy. Brit. J. Surg. *52*, 727–731 (1965)

WASSNER, U.J.: In: Mediastinalgeschwülste; Häufigkeit, Klinik, Gestalt und Charakter. Stuttgart, New York: Schattauer 1970

WENZEL, K.W., MEINHOLD, H., OEFF, K.: Neue Aspekte der Behandlung mit Schilddrüsenhormonen: Serum-Trijodthyronin unter Substitutionstherapie. Dtsch. med. Wschr. *99*, 705–708 (1974a)

WENZEL, K.W., SCHLEUSENER, H., WEISE, W.: Durch externe Schilddrüsenbestrahlung ausgelöste Hyperthyreose und endokrine Ophthalmopathie.Hinweis auf immunologische Pathogenese. Dtsch. med. Wschr. *99*, 2036–2039 (1974b)

WERNER, S.C., FEIND, C.R., AIDA, M.: Graves' disease and total thyroidectomy: Progression of severe eye changes and decrease in serum long acting thyroid stimulator after operation. N. Engl. J. Med. *276*, 132–138 (1967)

WILDMEISTER, W., DEGENHARDT, B.: Zur Diagnose des »kalten Knotens« der Schilddrüse. Med. Welt *24*, 1123–1126 (1973)

WILDMEISTER, W., HORSTER, F.A.: Zur Therapie der endokrinen Ophthalmopathie. Dtsch. med. Wschr. *97*, 1708–1711 (1972)

WILDMEISTER, W., KURZ, E., HORSTER, F.A., BERGER, H., HORSTMANN, H., BAUST, P.: Zur diagnostischen Bedeutung der Schilddrüsenaspirationspunktion und Cytologie bei Schilddrüsenkrankheiten. Verh. Dtsch. Ges. Inn. Med. *78*, 289–292 (1972)

WILLIAMS, A.F.: Recurrent laryngeal nerve lesions during thyroidectomy. Surgery *43*, 435–439 (1958)

WILLIAMS, J.A., BERENS, S.C., WOLFF, J.: Thyroid secretion in vitro. Inhibition of TSH and dibutyryl-cAMP stimulated 131-j release by lithium. Endocrinology *88*, 1385–1388 (1971)

WOENCKHAUS, J.W.: Zytologische Schilddrüsendiagnostik. Med. Klin. *69*, 2009–2016 (1974)

WOENCKHAUS, J.W., KLEMM, D.: Technik und klinische Bedeutung der Schilddrüsenaspirationspunktion. Therapiewoche *23*, 4889–4891 (1973)

WOOL, M.S.: The investigation and treatment of hyperthyroidism. Surg. Clin. N. Am. *50*, 545–558 (1970)

YOUNG, H.B., MACLEOD, N.: The fate and function of the thyroid remnant: a surgical and radioactive iodine study. Brit. J. Surg. *59*, 726–731 (1972)

ZENKER, R., GRABIGER, A.: Neuere Gesichtspunkte zur Chirurgie innersekretorischer Erkrankungen. Bruns' Beitr. Klin. Chir. *214*, 41–56 (1967)

ZIEGLER, H., LEITZ, K.H., ATAY, Z., ZEIDLER, M.: Möglichkeiten und Grenzen der diagnostischen Schilddrüsenpunktion. Langenbecks Arch. Chir. Suppl. Chir. Forum *1972*, 195–198

ZUKSCHWERDT, L., BAY, V., HORST, W.: Das toxische Adenom der Schilddrüse. Med. Klin. *58*, 598–601 (1963)

ZUKSCHWERDT, L., BAY, V., GUSEK, W.: Entwicklung atypischer Adenome in der Thyreoidea als Spätfolge der Therapie mit ^{131}J. Bericht über 6 Nachoperationen. Med. Welt *17*, 745–751 (1966)

Die entzündlichen Erkrankungen der Schilddrüse

BASTENIE, P.A., BONNYNS, M., NEVE, P., VANHAELST, L., CHAILLY, M.: Clinical and pathological significance of asymptomatic atrophic thyroiditis: A condition of latent hypothyroidism. Lancet *1967 I*, 915–918

BEAHRS, O.H., WOOLNER, L.B., ENGEL, S., McCONAHEY, W.M.: Needle biopsy of the thyroid gland and management of lymphocytic thyroiditis. Surg. Gynecol. Obstet. *114*, 636–639 (1962)

BOGOMOLETZ, W.: Aspects vasculaires de la thyroidite de Riedel. Frankfurt. Z. Path. *75*, 237–242 (1966)

DONATO, J.O.: Acute suppurative thyroiditis: A report of two cases. Int. Surg. *57*, 750–752 (1972)

FISHER, D.A., ODDIE, T.H., JOHNSON, D.E., NELSON, J.C.: The diagnosis of Hashimoto's thyroiditis. J. Clin. Endocrinol. Metab. *40*, 795–801 (1975)

GREBE, S.F., SCHULTIS, K.: Die Therapie der Schilddrüsenerkrankungen. Die Therapie der Thyreoiditis. Med. Welt *23*, 143–144 (1972)

HAGAN, A.D., GOFFINET, J., DAVIS, J.W.: Acute streptococcal thyroiditis. J. Am. Med. Ass. *202*, 842–843 (1967)

HASHIMOTO, H.: Zur Kenntnis der lymphomatösen Veränderung der Schilddrüse (Struma lymphomatosa). Langenbecks Arch. Klin. Chir. *97*, 219–248 (1912)

HILL, E., SCHULTZ, G.F.: Carcinoma in chronic thyroiditis. Surg. Gynecol. Obstet. *111*, 552–556 (1960)

HIRABAYASHI, R.N., LINDSAY, S.: Relation of thyroid carcinoma and chronic thyroiditis. Surg. Gynecol. Obstet. *121*, 243–252 (1965)

JOHN, O.: Acute suppurative thyroiditis: Report of two cases. Intern. Surg. *57*, 750–752 (1972)

KIRKLAND, R.T., KIRKLAND, J.L., ROSENBERG, H.S., HARBERG, F.J., LIBRIK, L., CLAYTON, G.W.: Solitary thyroid nodules in 30 Children and report of a child with a thyroid abscess. Pediatrics *51*, 85–90 (1973)

KLEIN, E., KRACHT, J., KRÜSKEMPER, H.L., REINWEIN, D., SCRIBA, P.C.: Klassifikation der Schilddrüsenkrankheiten. Dtsch. med. Wschr. *98*, 2249–2251 (1973)

LIETZ, H.: Die Formen der Thyreoiditis. Dtsch. med. Wschr. *99*, 1659–1664 (1974)

McCONAHEY, W.M.: Hashimoto's thyroiditis. Med. Clin. N. Am. *56*, 885–896 (1972)

MÜLLER, W.: Die Therapie der entzündlichen Schilddrüsenerkrankungen. Verh. dtsch. Ges. inn. Med. *76*, 760–770 (1970)

PAPAPETROU, P.D., LAZARUS, J.H., MACSWEEN, R.N.M., McG. HARDEN, R.: Long-term treatment of Hashimoto's thyroiditis with thyroxine. Lancet *1972 II*, 1045–1048

PERSSON, P.S.: Cytodiagnosis of thyroiditis. Acta med. scand., Suppl. *483* (1967)

PIROTH, M., VEIS, H.J.: Takayasu-Arteriitis und Riedelsche Struma. Arch. Klin. Med. *216*, 105–115 (1969)

DE QUERVAIN, F.: Die akute, nicht eitrige Thyreoiditis und die Beteiligung der Schilddrüse an akuten Intoxikationen und Infektionen überhaupt. Jena: Gustav Fischer, 1904

RIEDEL, B.M.C.L.: Die chronische, zur Bildung eisenharter Tumoren führende Entzündung der Schilddrüse. Verh. Dtsch. Ges. Chir. *25*, I, 101–105 (1896)

SCHATZ, H.: Zur Thyreoiditis de Quervain. Dtsch. med. Wschr. *100*, 2377–2380 (1975)

SCHUMANN, J.: Das anaplastische Schilddrüsenkarzinom unter dem Bild der akuteitrigen Thyreoiditis. Med. Welt *27*, 1523–1525 (1976)

SWANN, N.H.: Acute thyroiditis: A clinical report of twelve cases within a four-month period. Ann. Inter. Med. *56*, 68–71 (1962)

STRAHAN, R.W., CALCATERRA, TH.C., WARD, P.H.: Thyroiditis. A classification and review. Laryngoscope *81*, 1388–1400 (1971)

TOURNEUR, R., LETONTURIER, P.: Über die Operationsindikation bei verschiedenen Formen von Hashimoto-Thyreoiditis. Münch. med. Wschr. *117*, 543–546 (1975)

WOOLNER, L.B.: Thyroiditis: Classification and clinicopathologic correlation. In: The Thyroid. Hazard, J.B., Smith, D.E. (Eds.), p. 123–142. Baltimore, Williams & Wilkins 1964

N. Operationen bei malignen Schilddrüsenerkrankungen

AKBARI, Y., RICHTER, R.M., PAPADAKIS, L.E.: Thyroid carcinoma arising in thyroglossal duct remnants. Report of a case and review of the literature. Arch. Surg. *94*, 235–239 (1967)

ANDRÉ, P.: Cancers thyroidiens après irradiations. Ann. Oto-laryng. *82*, 655–666 (1965)

ANDRÉ, P., PINEL, J., LACCOURREYE, H., HUSSON, Y.: La chirurgie thyroidienne elargie. Ann. Oto-laryng. *84*, 585–593 (1967)

ATTIE, J.N., KHAFIF, R.A., STECKLER, R.M.: Elective neck dissection in papillary carcinoma of the thyroid. Am. J. Surg. *122*, 464–471 (1971)

BALAZS, G., BANFI, J., PETER, F.: Biologische Eigenschaften des kindlichen und juvenilen Schilddrüsenkrebses. Z. Kinderchir. *14*, 366–373 (1974)

BARTLETT, R.C., MYALL, R.W.T., BEAN, L.R., MANDELSTAM, P.: A neuropolyendocrine syndrome: mucosal neuromas, pheochromocytoma and medullary carcinoma. Oral. Surg. *31*, 206–220 (1971)

BAYLIN, S.B., BEAVEN, M.A., KEISER, H.R.: Serum histaminase and calcitonin levels in medullary carcinoma of the thyroid. Lancet *1972 I*, 455–458

BEAHRS, O.H., PASTERNACK, B.M.: Cancer of the thyroid gland. Curr. Probl. Surg. *1969*, 1–38

BERGFELDT, G., ENGSTRÖM, H., HEDBERG, K., KOCK, N.G., ROSENGREN, B.: Carcinoma of thyroid gland: Account of 116 operated cases. Acta Chir. Scand. *135*, 127–132 (1969)

BLACK, B.M., KIRK, T.A., WOOLNER, L.B.: Multicentricity of papillary adenocarcinoma of the thyroid. J. chir. Endocrinol. *20*, 130–135 (1960)

BLOCK, G.E., WILSON, S.M.: A modified neckdissection for carcinoma of the thyroid. Surg. Clin. N. Am. *51*, 139–148 (1971)

BLOCK, M.A., JACKSON, C.E., TASHJIAN JR., A.H.: Medullary thyroid carcinoma detected by serum calcitonin assay. Arch. Surg. *104*, 579–586 (1972)

BLOCK, M.A., MILLER, J.M.: Modified neck dissection for thyroid carcinoma. Am. J. Surg. *101*, 349–354 (1961)

BOKELMANN, D., DÖRR, D., LINDER, F., OELLERS, B., RÖHER, H.D., RUDOLF, H., TRUMM, F.A.: Zur Therapie und Pathologie der Struma maligna. Dtsch. med. Wschr. *95*, 666–671 (1970)

BONTE, F.J.: Radioiodine and the child with thyroid cancer. Am. J. Roentgenol. *95*, 1–24 (1965)

BRAVERMAN, L.E.: Editorial. N. Engl. J. Med. *292*, 204 (1975)

BRÜCHLE, H., ERPENBECK, R.: Metastasierende Adenome der Schilddrüse. Münch. Med. Wschr. *110*, 947–951 (1968)

BUCKWALTER, J.A.: Surgical treatment of thyroid carcinoma. Arch. Surg. *98*, 579–584 (1969)

BUCKWALTER, J.A., SOPER, R.T., MADARAS JR., J.S., MASON, E.E.: Effectiveness of treatment of well-differentiated thyroid carcinoma. Surg. Gynecol. Obstet. *113*, 427–434 (1961)

BUCKWALTER, J.A., THOMAS, C.G.: Selection of surgical treatment for well differentiated thyroid carcinomas. Ann. Surg. *176*, 565–578 (1972)

BUTLER, J.J., TULINIUS, H., IBANEZ, M.L., BALLANTYNE, A.J., CLARK, R.L.: Significance of thyroid tissue in lymph nodes associated with carcinoma of the head, neck or lung. Cancer *20*, 103–112 (1967)

CAMPBELL, D.J., SAGE, R.H.: Thyroid cancer: twenty years' experience in a general hospital. Brit. J. Surg. *62*, 207–214 (1975)

CATALONA, W.J., ENGELMAN, K., KETCHAM, A.S., HAMMOND, W.G.: Familial medullary thyroid carcinoma, pheochromocytoma and parathyroid adenoma (Sipple's syndrome). Cancer *28*, 1245–1254 (1971)

CHAMBERLIN, J.A., FRIES, J.G., ALLEN JR., H.C.: Thyroid carcinoma and the problem of postoperative tetany. Surgery *55*, 787–795 (1964)

CHONG, G.C., BEAHRS, D.H., SIZEMORE, G.W., WOOLNER, L.H.: Medullary carcinoma of the thyroid gland. Cancer *35*, 695–704 (1975)

CLARK, R.L., HILL, C.S., WHITE, E.C.: Results of treatment of thyroid cancer by radical surgery: In: Thyroid cancer. Hedinger, C.E. (Ed.). Berlin, Heidelberg, New York: Springer 1969

CLARK, R.L., WHITE, E.C., RUSSELL, W.O.: Total thyroidectomy for cancer of the thyroid: significance of intraglandular dissemination. Ann. Surg. *149*, 858–866 (1959)

CLARK, R.L., IBANEZ, M.L., WHITE, E.C.: What constitutes an adaequate operation for carcinoma of the thyroid? Arch. Surg. *92*, 23–26 (1966)

CLINE, R.E., SHINGLETON, W.W.: Long term results in treatment of carcinoma of the thyroid. Am. J. Surg. *115*, 545–551 (1968)

CONRAD, R.A., DOBYNS, B.M., SUTOW, W.W.: Thyroid neoplasia as late effect of exposure to radioactive iodine in fallout. J. Am. med. Ass. *214*, 316–324 (1970)

CONLEY, J.: Surgical treatment of thyroid cancer, in: Cancer of the head and neck, p. 443–447. Washington: Butterworths 1967

COPP, D.H., CAMERON, E.C., CHENEY, B.A., DAVIDSON, A.G.F., HENZE, K.G.: Evidence for calcitonin
    – a new hormone from the parathyroid that lowers blood calcium. Endocrinology 70, 638–649
    (1962)
CRILE JR., G., HAWK, W.A.: Schilddrüsenkarzinome. Zbl. Chir. 99, 1209–1214 (1974)
CRILE JR., G.: Late results of treatment for papillary cancer of the thyroid. Ann. Surg. 160,
    178–182 (1964)
CRILE JR., G.: Changing and results in patients with papillary carcinoma of the thyroid. Surg.
    Gynecol. Obstet. 132, 460–468 (1971)
CRILE JR., G., HAZARD, J.B.: Incidence of cancer in struma lymphomatosa. Surg. Gynecol. Obstet.
    115, 101–103 (1962)
CUELLO, C., CORREA, P., EISENBERG, H.: Geographic pathology of thyroid carcinoma. Cancer
    23, 230–239 (1969)
CUNLIFFE, W.J., HALL, R., HUDGSON, P., GUDMUNDSSON, T.V., WILLIAMS, E.D., GALANTE, L.,
    BLACK, M.M., JOHNSTON, I.D.A., SHUSTER, S., JOPLIN, G.F., WOODHOUSE, N.J.Y., MAC INTYRE,
    I.: A calcitonin-secreting thyroid carcinoma. Lancet 1968 II, 63–66
CUSHMAN, P.: Familial endocrine tumors. Report of two unrelated kindreds affected with pheochro-
    mocytomas, one also with multiple thyroid carcinoma. Am. J. Med. 32, 352–360 (1962)
DAYAL, V.S., DA SILVA, A.J.: Functional and radical neck dissections; an experimental study.
    Arch. Otolaryngol. 93, 413–415 (1971)
DEFTOS, L.J., GOODMAN, A.D., ENGELMAN, K., POTTS, J.T.: Suppression and stimulation of calcitonin
    secretion in medullary thyroid carcinoma. Metabolism 20, 428–431 (1971)
DINSTL, K., KEMINGER, K.: Experimentelle Untersuchungen über das metastasierende Schilddrüsen-
    adenom. Klin. Med. (Wien) 22, 262–266 (1967)
DUFFY, B.J., FITZGERALD, P.J.: Thyroid cancer in childhood and adolescence. A report of twenty-
    eight cases. Cancer 1018–1032 (1950)
DUNN, E.L., NISHIYAMA, R.H., THOMPSON, N.W.: Medullary carcinoma of the thyroid gland.
    Surgery 73, 848–858 (1973)
ECKERT, C., BYARS, C.T.: The surgery of papillary carcinoma of the thyroid gland. Ann. Surg.
    134, 83–89 (1952)
EDIS, A., AYALA, L.A., EGDAHL, R.H.: Manual of endocrine surgery. Berlin, Heidelberg, New
    York: Springer 1975
EGLOFF, B.: Bösartige Schilddrüsengeschwülste mit besonderer Berücksichtigung maligner Rezidive
    primär gutartiger Kröpfe. Schweiz. med. Wschr. 91, 424–430 (1961)
EHRHARDT, O.: Zur Anatomie und Klinik der Struma maligna. Bruns' Beitr. klin. Chir. 35, 343–464
    (1902)
ENGELKEN, G., HYMMEN, U., SCHENK, P., WIELAND, C.: Strahlentherapie der Struma maligna.
    Chirurg. 47, 435–438 (1976)
EXELBY, P.E., FRAZELL, E.L.: Carcinoma of the thyroid in children. Surg. Clin. N. Am. 49, 249–259
    (1969)
FISCHER, M., BUTTERMANN, G., BECKER, G., HÖR, G., THEISINGER, W.: Die Struma maligna.
    Fortschr. Med. 91, 1159–1164 (1973)
FLETCHER, J.R.: Medullary (solid) carcinoma of the thyroid gland. A review of 249 cases. Arch.
    Surg. 100, 257–262 (1970)
FRANSSILA, K.O.: Is the differentiation between papillary and follicular thyroid carcinoma valid?
    Cancer 32, 853–864 (1973)
FRAZELL, E.L., FOOTE JR., F.W.: Papillary thyroid carcinoma. Pathological findings in cases with
    and without clinical evidence of cervical lymph node involvement. Cancer 8, 1164–1166 (1955)
FRIDRICH, R.: Besondere Gesichtspunkte bei der Diagnose und Therapie der Struma maligna.
    Schweiz. med. Wschr. 96, 995–1001 (1966)
FREYSCHMIDT, P.: Schilddrüsenerkrankungen. Thieme: Stuttgart 1968
GALVAN, G.: Feinnadelpunktion und Zytodiagnostik im Struma-Endemiegebiet. Dtsch. med. Wschr.
    95, 1631–1635 (1970)
GÉRARD-MARCHANT, R.: Inclusions thyroidiennes dans le ganglion lymphatiques du cou. Bull.
    Ass. Franc. Cancer 49, 190–195 (1962)
GHOSE, M.K., GENUTH, S.M., ABELLERA, R.M., FRIEDMAN, S., LIDSKY, J.: Functioning primary
    thyroid carcinoma and metastases producing hyperthyroidism. J. clin. Endocrinol. 33, 639–646
    (1971)

Gowing, N.F.C.: The pathology and natural history of thyroid tumours. In: Tumours of the thyroid gland (Neoplastic disease at various site. Vol. VI). Edinburgh, London: Livingstone 1970

Greening, W.P.: Surgical treatment of thyroid tumours. In: Tumours of the thyroid gland (Neoplastic disease at various sites. Vol. VI). Edinburgh, London: Livingstone 1970

Guinet, P., Tourniaire, J., Guillaud, M., Briere, J., Dalmais, J., Chalender, D.: Adénome toxique et cancer thyroidien. Ann. Endocrinol. *32*, 513–521 (1971)

Hackenberg, K., Reinwein, D., Horster, F.A.: Besonderheiten und Behandlung der Schilddrüsenmalignome. Materia medica Nordmark *22*, 185–191 (1970)

Halter, A.: Zum Problem der malignen Rezidivstruma. Schweiz. med. Wschr. *106*, 210–217 (1976)

Hamburger, J.I., Meier, D.A.: Cancer following treatment of an autonomously functioning thyroid nodule with sodium iodide J 131. Arch. Surg. *103*, 762–764 (1971)

Harness, J.K., Thompson, N.W., Nishiyama, R.H.: Childhood thyroid carcinoma. Arch. Surg. *102*, 278–284 (1971)

Harness, J.K., Thompson, N.W., Sisson, J.C., Beierwaltes, W.H.: Differentiated thyroid carcinomas: Treatment of distant metastatis. Arch. Surg. *108*, 410–419 (1974)

Hayles, A.B., Johnson, L.M., Beahrs, O.H., Woolner, L.B.: Carcinoma of the thyroid in children. Am. J. Surg. *106*, 735–743 (1963)

Hedinger, C.: Klassifizierung der Schilddrüsentumoren. Schweiz. med. Wschr. *105*, 997–1000 (1975)

Hedinger, C., Sobin, L.H.: Histological typing of thyroid tumours. International histological classification of tumours, Nr. 11. WHO Genf 1974

Heinze, H.G.: Therapie der Schilddrüsen-Malignome. Dtsch. med. Wschr. *98*, 996–997 (1973)

Heinze, H.G., Pichlmaier, H.: Diagnostik und Therapie der Struma maligna. Internist *13*, 148–158 (1972)

Heinze, H.G., Scriba, P.C.: Struma maligna. Endokrinologie und Diagnostik. Chirurg *47*, 422–425 (1976)

Heissen, E., Poll, W., Strötges, M.W.: Die chirurgisch-radiologische Kombinationsbehandlung maligner Schilddrüsentumoren. Chirurg *44*, 49–52 (1973)

Heissen, E., Strötges, M.W., Kaufmann, H.: Ergebnisse der postoperativen Strahlenbehandlung maligner Schilddrüsentumoren. Strahlentherapie *143*, 593–601 (1972)

Hempelmann, L.H.: Radiation-induced thyroid neoplasma in man. Science *160*, 159–163 (1968)

Heitz, P., Moser, H., Staub, J.J.: Thyroid cancer. A study of 573 thyroid tumors and 161 autopsy cases observed over a thirty-year period. Cancer *37*, 2329–2337 (1976)

Ibanez, M.L., Russel, W.O., Albares-Saavedra, J., Lampertico, P., White, E.C., Clark, R.L.: Thyroid carcinoma: Biological behavior and mortality. Cancer *19*, 1039–1052 (1966)

Jackson, C.E., Tashjian, A.H., Block, M.A.: Detection of medullary thyroid cancer by calcitonin assay in families. Ann. Int. Med. *78*, 845–852 (1973)

Jackson, I.M.D., Thomson, J.A.: The relationship of carcinoma to the single thyroid nodule. Brit. J. Surg. *54*, 1007–1009 (1967)

Johnston, I.D.A., Watson, A.J.: Surgical implications of medullary carcinoma of the thyroid. Proc. Roy. Soc. Med. *63*, 612–615 (1970)

Kaplan, E.L., Peskin, G.W.: Physiological implications of medullary carcinoma of the thyroid gland. Surg. Clin. N. Am. *51*, 125–137 (1971)

Karlan, M.S., Pollok, W.F., Snyder, W.H.: Carcinoma of thyroid following treatment of hyperthyroidism with J 131. Calif. Med. *101*, 196 (1964)

Keminger, K.: Die chirurgische Therapie der Struma maligna. Wien, klin. Wschr. *83*, 510–512 (1971)

Kind, H.P.: Die Häufigkeit der Struma maligna im Sektions- und Operationsgut des Pathologischen Instituts der Universität Zürich von 1900 bis Mitte 1964. Schweiz. med. Wschr. *96*, 560–568 (1966)

Knöchelmann, R.: Schilddrüsenkarzinom. Dtsch. Med. J. *20*, 704–706 (1969)

Lamberg, B.A.: Treatment of thyroid carcinoma. Int. Surg. *45*, 24–28 (1966)

Van Lessen, H., Azzola-Van Lessen, U., Bechtelsheimer, H.: Klinik und Morphologie der Struma maligna. Bruns' Beitr. Klin. Chir. *217*, 108–123 (1969)

Levin, D.L., Perlia, C., Tashjian, A.: Medullary carcinoma of the thyroid gland: the complete syndrome in a child. Pediatrics *52*, 192–196 (1973)

LINDSAY, S.: Papillary thyroid carcinoma revisited. In: Thyroid cancer. C.E. Hedinger (Ed.). Berlin, Heidelberg, New York: Springer 1969

LJUNGBERG, O.: On medullary carcinoma of the thyroid. Acta Pathol. Microbiol. Scand. *231*, 1–57 (1972)

MACGILLIVRAY, J.B., ANDERSON. C.J.B.: Medullary carcinoma of the thyroid with parathyroid adenoma and hypercalcaemia. J. clin. Pathol. *24*, 851–855 (1971)

MADDOX, W.A., KNOTT, H.W., DOWLING, E.A.: Carcinoma of the thyroid: review of fifteen years experience. 1. Origin of spindle and giant cell carcinoma. 2. Occurence of thyroid cancer in ectopic thyroid tissue. Am. Surg. *37*, 653–660 (1971)

MATHYS, S., ZIEGLER, W.H., FRANCKE, C.: Bilaterales Phäochromocytom – medulläres Schilddrüsenkarzinom und Cushing-Syndrom. Schweiz. med. Wschr. *102*, 798–803 (1972)

DI MATTEO, G.: Il trattamento chirurgico del cancro tiroideo. Ann. ital. Chir. *46*, 123–128 (1969)

MEDINA, R.G., ELLIOT, D.W.: Thyroid carcinoma: An analysis of 130 cases. Arch. Surg. *97*, 239–245 (1968)

MEISSNER, W., ADLER, A.: Papillary carcinoma of the thyroid. Arch. Path. *66*, 518–525 (1958)

MEISSNER, W.A., WARREN, S.: Tumors of the thyroid gland. Atlas of Tumor Pathology. Fasc. 4. Armed Forces Institute of Pathology 1969

MELVIN, K.E.W., MILLER, H.H., TASHJIAN, A.H.: Early diagnoses of medullary carcinoma of the thyroid gland by means of calcitonin assay. N. Engl. J. Med. *285*, 1115–1120 (1971)

MELVIN, K.E.W., TASHJIAN, A.H., CASSIDY, E., GIVENS, J.R.: Cushing's syndrome caused by ACTH and calcitonin secreting medullary carcinoma of the thyroid. Metabolism *19*, 831–838 (1970)

MELVIN, K.E.W., TASHJIAN, A.H., MILLER, H.H.: Studies in familial (medullary) thyroid carcinoma. Rec. Prog. Horm. Res. *28*, 399–470 (1972)

MILHAUD, G., TUBIANA, M., PARMENTIER, C., COUTRIES, G., LACOUR, J.: Thyrocalcitonin secreting thyroid carcinoma. In: Thyroid cancer. Hedinger, C.E. (Ed.). Berlin, Heidelberg, New York: Springer 1969

MORE, J.R.S.: Plasmacytoma of the thyroid. J. Clin. Path. *21*, 661–667 (1968)

MORTENSEN, J.D., BENNETT, W.A., WOOLNER, L.B.: Incidence of carcinoma in thyroid glands removed at 1000 consecutive routine necropsies. Surg. Forum *5*, 659–663 (1955)

MUSTARD, R.A.: Treatment of papillary carcinoma of the thyroid with emphasis on conservative neck dissection. Am. J. Surg. *120*, 697–703 (1970)

NERACHER, H., HEDINGER, C.: Klassifizierung der Schilddrüsenmalignome nach der Nomenklatur der WHO 1974. Histologische Nachkontrolle von 327 bösartigen Schilddrüsentumoren. Schweiz. med. Wschr. *105*, 1000–1006 u. 1052–1056 (1975)

NISHIYAMA, R.H., DUNN, E.L., THOMPSON, N.W.: Anaplastic spindle cell and giant cell tumors of thyroid gland. Cancer *30*, 113–127 (1972)

NOGUCHI, S., NOGUCHI, A., MURAKAMI, N.: Papillary carcinoma of the thyroid. Developing pattern of metastasis. Cancer *26*, 1053–1060 (1970)

NOUROK, D.S.: Familial pheochromocytoma and thyroid carcinoma. Ann. Int. Med. *60*, 1028–1040 (1964)

OLEN, E., KLINCK, G.H.: The association of hyperthyroidism and thyroid cancer. In: Thyroid research. Cassano, C., Andreoli, M. (Ed.). New York, London: Academic Press 1965

OLEN, E., KLINCK, G.H.: Hyperthyroidism and thyroid cancer. Arch. Path. *81*, 531–535 (1966)

PAGE, C.P., KEMMERER, W.T., HAFF, R.C., MAZZAFERRI, E.L.: Thyroid carcinomas arising in thyroglossal ducts. Ann. Surg. *180*, 799–803 (1974)

PENDERGRAST, W.J., MILMORE, B.K., MARCUS, S.C.: Thyroid cancer and thyrotoxicosis in the United States; their relation to endemic goiter. J. chron. Dis. *13*, 22–38 (1961)

PERLMUTTER, M., SLATER, S.L.: Which nodular goiters should be removed? A physiological plan for the diagnosis and treatment of nodular goiter. N. Engl. J. Med. *255*, 65–71 (1965)

PERZIK, S.L., CATZ, B.: The place of total thyroidectomy in the management of thyroid disease. Surgery *62*, 436–440 (1967)

PICHLMAIER, H., JUNGINGER, T.: Chirurgische Therapie der Schilddrüsenmalignome. Med. Klin. *70*, 158–162 (1975)

PIFER, J.W., HEMPELMANN, L.H.: Radiation-induced thyroid carcinoma. Ann. N. Y. Acad. Sci. *114*, 838–848 (1964)

RAITH, L., LOCHER, D., ENGELHARDT, D., KARL, H.J.: Thyreotoxische Krise bei Schilddrüsenmalignom. Internist *11*, 146–148 (1970)

RANKE, E., TRIELOFF, M., WULSCH, E.: Intrathyreoidale Ausbreitung maligner Schilddrüsentumoren. Münch. Med. Wschr. *115*, 2016–2020 (1973)

RAVENTOS, A., WINSHIP, T.: The latent interval for thyroid cancer following irradiation. Radiology *83*, 501–508 (1964)

REFETOFF, S., HARRISON, J., KARANFILSKI, B.T., KAPLAN, E.L., DE GROOT, L.J., BEKERMAN, C.: Continuing occurrence of thyroid carcinoma after irradiation to the neck in infancy and childhood. N. Engl. J. Med. *292*, 171–175 (1975)

RICKEY, O.L., HOWARD JR., R.B.: Cancer of the thyroid. Am. J. Surg. *112*, 637–640 (1966)

RÖHER, H.D.: Chirurgische Gesichtspunkte zur Behandlung bösartiger Schilddrüsentumoren. Praxis *61*, 1044–1048 (1972)

RÖHER, H.D., NIEVERGELT, R., WAHL, R.: Zur Behandlung bösartiger Schilddrüsentumoren. Münch. med. Wschr. *119*, 603–606 (1977)

RÖHER, H.D., WAHL, R., SOYKA, U.F.: Struma maligna: Symptome – Differentialdiagnostik – Operationsverfahren und Nachbehandlung. Langenbecks Arch. Chir. *334*, 473–480 (1973)

RUSSEL, W.O., IBANEZ, M.L., CLARK, R.L., HILL JR., C.S., WHITE, E.C.: Follicular (organoid) carcinoma of the thyroid gland. Report of 84 cases. In: Thyroid cancer. Hedinger, C.E. (Ed.). Berlin, Heidelberg, New York: Springer 1969

RUSSEL, W.O., IBANEZ, M.L., CLARK, R.L., WHITE, E.C.: Thyroid carcinoma, classification, intraglandular dissemination and clinico-pathologic study based upon whole organ section of 80 glands. Cancer *16*, 1425–1460 (1963)

RUSTAD, W.H., LINDSAY, S., DAILEY, M.E.: Comparison of the incidence of complications following total and subtotal thyroidectomy for thyroid carcinoma. Surg. Gynecol. Obstet. *116*, 109–112 (1963)

SAEGAESSER, M.: Das maligne Schilddrüsenpapillom. Praxis *62*, 1048–1052 (1973)

SAENGER, E.L., SILVERMAN, F.N., STERLING, T.D., TURNER, M.E.: Neoplasia following therapeutic irradiation for benign conditions in childhood. Radiology *74*, 889–904 (1960)

SASSE, W., KRUPKE, H.J., HARTUNG, W.: Plasmozytose der Schilddrüse. Chirurg *44*, 52–54 (1973)

SCHENK, P., FRANK, P., SCHEURLEIN, H., RINDERMANN, R., MÜTTER, M.: Die Therapie des Schilddrüsenkarzinoms. Betrachtung anhand einer Zehnjahresstudie. Therapiewoche *1973*, 1475–1481

SCHIMKE, R.N., HARTMANN, W.H.: Familial amyloid-producing medullary thyroid carcinoma and pheochromocytoma. A distinct genetic entity. Ann. Int. Med. *63*, 1027–1039 (1965)

SCHINDEL, J.: Surgery in malignant tumors of the thyroid gland. A review of 15 years experience with 225 cases. Ann. Otol. Rhinol. Laryngol. *80*, 61–66 (1971)

SCHUMANN, J.: Therapeutische Grenzsituationen beim papillären Schilddrüsenkarzinom. Dtsch. med. Wschr. *102*, 1324–1328 (1977)

SEDGWICK, C.E.: Considerations in the management of thyroid malignancy. Surg. Clin. N. Am. *53*, 307–311 (1973)

SHANDS, W.C., GATLING, R.R.: Cancer of thy thyroid. Review of 109 cases. Ann. Surg. *171*, 735–745 (1970)

SHIMAOKA, K., BADILLO, J., SOKAL, J.E., MARCHETTA, F.C.: Clinical differentiation between thyroid cancer and benign goiter. J. Am. med. Ass. *181*, 179–185 (1962)

SIEWERT, R., BECKER, H-D., PEIPER, H-J.: Das metastasierende Schilddrüsenadenom. Chirurg *43*, 467–471 (1972)

SILLIPHANT, W.M., KLINCK, G.H., LEZITIN, M.S.: Thyroid carcinoma and death. A clinipathological study of 193 autopsies. Cancer *17*, 513–525 (1964)

SILVERBERG, S.G., VIDONE, R.A.: Carcinoma of the thyroid in surgical and postmortem material: Analyses of 300 cases at autopsy and literature review. Ann. Surg. *164*, 291–299 (1966)

SIMPSON, C.L., HEMPELMANN, L.H., FULLER, L.M.: Neoplasia in children treated with x-rays in infancy for thymic enlargement. Radiology *64*, 840–845 (1955)

SIPPLE, J.H.: The association of pheochromocytoma with carcinoma of the thyroid. Am. J. Med. *31*, 163–166 (1961)

SKLAROFF, D.M.: Metastatic carcinoma of rectum to the thyroid gland. Arch. Surg. *68*, 117–119 (1954)

STEINER, A.L., GOODMAN, A.D., POWERS, S.R.: Study of kindred with pheochromocytoma, medullary thyroid carcinoma, hyperparathyroidism and Cushing's disease: multiple endocrine neoplasia type 2. Medicine *47*, 371–409 (1968)

STEINER, H., SALIS SAMADEN, R.: Strahlenvorbehandlung und Operabilität maligner Strumen, Bruns' Beitr. klin. Chir. *213*, 188–192 (1966)

STUDNITZ, W., VON LJUNGBERG, O.: Familiär auftretendes, Adrenalin-produzierendes Phaeochromozytom in Kombination mit medullärem Thyreoidea-Carcinom. Klin. Wschr. *48*, 144–148 (1970)

SUTTON, J.P., MC SWAINS, B., DIVELEY, W.L.: Carcinoma of the thyroid. Ann. Surg. *167*, 839–846 (1968)

TASHJIAN JR., A.H., MELVIN, K.E.W.: Medullary carcinoma of the thyroid gland. Studies of thyrocalcitonin in plasma and tumor extracts. N. Engl. J. Med. *279*, 279–283 (1968)

TAYLOR, S.: Diseases of the thyroid gland: In: Clinical Surgery. Rob., C., Smith, R. (Eds.). Vol. 9: Head and neck. London: Butterworths 1965

THALMANN, A.: Die Häufigkeit der Struma maligna am Berner pathologischen Institut von 1910–1950 und ihre Beziehung zur Jodprophylaxe des endemischen Kropfes. Schweiz. med. Wschr. *84*, 473–478 (1954)

THOMPSON, N.W., HARNESS, J.K.: Complications of total thyroidectomy for carcinoma. Surg. Gynecol. Obstet. *131*, 861–868 (1970)

TOLLEFSEN, H.R., DE COSSE, J.J.: Papillary carcinoma in thyroid. Recurrence in thyroid gland after initial surgical treatment. Am. J. Surg. *106*, 728–734 (1963)

TOLLEFSEN, H.R., DE COSSE, J.J., HUTTER, R.V.P.: Papillary carcinoma of thyroid: Clinical and pathologic study of 70 fatal cases. Cancer *17*, 1035–1044 (1964)

WALTHARD, B.: The influence of the jodine prophylaxis of goitre on the frequency of cancer of the thyroid gland and on its structure. In: Advances in thyroid research. Pitt-Rivers, R. (Ed.). New York, Oxford, London, Paris: Pergamon Press 1961

WEGELIN, C.: Malignant disease of the thyroid gland and its relations in man and animals. Cancer Rev. *3*, 297 (1928)

WELCH, J.W., CHESKY, V.E., HELLWIG, C.A.: Malignant disease of the thyroid in children. Int. Surg. *45*, 176–183 (1966)

WIELAND, C., GELINSKY, P., HYMMEN, U., KUTTIG, H., NEITZEL, G., ZUM WINKEL, K.: Ergebnisse der Strahlenbehandlung der Struma maligna. Strahlentherapie *132*, 538–545 (1967)

WILLIAMS, C.R., BREWER, D.B.: Medullary carcinoma of the thyroid. Brit. J. Surg. *56*, 437–443 (1969)

WILLIS, R.A.: The borderland of embryology and pathology 2nd ed. London: Butterworths 1962

WILSON, S.M., BLOCK, G.E.: Carcinoma of the thyroid metastatic to lymph nodes of the neck. Arch. Surg. *102*, 285–291 (1971)

WILSON, S.M., PLATZ, CH., BLOCK, G.M.: Thyroid carcinoma after irradiation. Characteristics and treatment. Arch. Surg. *100*, 330–337 (1970)

WINSHIP, T.: Management of patients with cancer of the thyroid. Cancer *20*, 1815–1818 (1967)

WINSHIP, T., ROSVOLL, R.V.: Cancer of the thyroid in children. In: Thyroid cancer. Hedinger, C.E. (Ed.). Berlin, Heidelberg, New York: Springer 1969a

WINSHIP, T., ROSVOLL, R.V.: Papillary carcinoma of the thyroid. In: Thyroid cancer. Hedinger, C.E. (Ed.). Berlin, Heidelberg, New York: Springer 1969b

WINSHIP, T., ROSVOLL, R.V.: Thyroid carcinoma in childhood: Final report on a twenty year study. Clin. Proc. Child. Hosp. *26*, 327–348 (1970)

WOOLNER, L.B.: Thyroid carcinoma: pathologic classification with data on prognosis. Sem. Nucl. Med. *1*, 481–502 (1971)

WOOLNER, L.B., BEAHRS, O.H., BLACK, B.M., MC CONAHEY, W.M., KEATING, F.R.: Classification and prognosis of thyroid carcinoma: Study of 885 cases observed in a 30 year period. Am. J. Surg. *102*, 354–387 (1961)

WOOLNER, L.B., MC CONAHEY, W.M., BEAHRS, O.H.: Struma lymphomatosa (Hashimoto's thyroiditis) and related thyroidal disorder. J. Clin. Endocrinol. *19*, 53–83 (1959)

WOOLNER, L.B., MC CONAHEY, W.M., BEAHRS, O.H., BLACK, B.M.: Primary malignant lymphoma of the thyroid. Review of forty-six cases. Am. J. Surg. *111*, 502–523 (1966)

WYCHULYS, A.R., BEAHRS, O.H., WOOLNER, L.B.: Papillary carcinoma with associated anaplastic carcinoma in the thyroid gland. Surg. Gynec. Obstet. *120*, 28–34 (1965)

ZUKSCHWERT, L., BAY, V., FRANKE, H.D., MONTZ, R., SCHNEIDER, D.: Die maligne Struma. Chirurg *39*, 163–167 (1968)

Eingriffe am Halsteil der Speiseröhre

BECKER, H., UNGEHEUER, E.: Zur Klinik und Therapie des Ösophagusdivertikels. Med. Klin. *65*, 589–594 (1970)

CLAGETT, O.TH.: Pharyngo-esophageal diverticula. Surg. Clin. N. Amer. *43*, 1165–1169 (1963)

CORNELL, N.W., SWAN, K.: A simplified approach for removal of pharyngo-esophageal diverticulum. Surg. Gynecol. Obstet. *123*, 842–844 (1966)

DENECKE, H.J.: Chirurgische Operationslehre, 3. Aufl., Bd. V/3. Berlin-Heidelberg-New York: Springer 1980

FEIFEL, G., SCHAUDIG, A.: Riesendivertikel des zervikalen Ösophagus. Münch. Med. Wschr. *110*, 454–458 (1968)

GULEKE, N.: Chirurgische Operationslehre, 2. Aufl., Bd. V. Berlin-Göttingen-Heidelberg: Springer 1953

MACBETH, R.: Pharyngeal diverticulum. Ann. Otol. *80*, 662–663 (1971)

MOUNIER-KUHN, P., GAILLARD, J., HAGUENAUER, J.-P.: A propos d'un cas d'association diverticule épibronchique de l'oesophage et cancer. Rev. Laryng. *87*, 376–379 (1966)

MORTENSEN, J.B., CLAGETT, O., SCHMIDT, H., GRAY, H.: One stage pharyngoesophageal diverticulectomy. J. Thorac. Surg. *30*, 316–322 (1955)

NISSEN, R.: Speiseröhre. In: Handbuch der Thoraxchirurgie, Bd. 3. Berlin-Göttingen-Heidelberg: Springer 1958

REHBEIN, F.: Kinderchirurgische Operationen. Stuttgart: Hippokrates 1976

ROSSETTI, M.: Zur Operationstechnik des zervikalen Ösophagusdivertikels. Helv. Chir. Acta *38*, 237–240 (1971)

SERLES, W.: Über die Behandlung des Zenkerschen Hypopharynxdivertikels. Mschr. Ohrenheilk. *101*, 401–408 (1967)

SMITH, S., BUCHTEL, B.C.: Pharyngo-esophageal diverticula and dysfunction of the cricopharyngeus muscle. South. Med. J. *61*, 826–828 (1968)

SCHRIEFERS, K.H., MAUER, B.: Divertikel der Speiseröhre. Chirurg *41*, 241–246 (1970)

WYCHULIS, A.R., GUNNLAUGSSON, G.H., CLAGETT, O.TH.: Carcinoma occurring in pharyngoesophageal diverticulum: Report of three cases. Surgery *66*, 976–979 (1969)

ZENKER, F.A. VON: Krankheiten des Ösophagus. In: v. Ziemssens Handbuch der speziellen Pathologie und Therapie, Bd. VII. Leipzig: Vogel 1877

Sachverzeichnis

H. J. Denecke

Die oto-rhino-laryngologischen Operationen im Mund- und Halsbereich

Unter Mitarbeit von M. U. Denecke

1980. 473 überwiegend farbige Abbildungen in 833 Teilbildern. XVII, 805 Seiten
(Allgemeine und spezielle Operationslehre Band 5, 3., völlig neubearbeitete Auflage, Teil 3)
Gebunden DM 870,–; US $ 513.30
Subskriptionspreis
Gebunden DM 696,–; US $ 410.70
ISBN 3-540-09572-1

Inhaltsübersicht: Chirurgie der Mundhöhle und des Oropharynx. – Chirurgie des Larynx. – Chirurgie der cervicalen und oberen thorakalen Trachea. – Chirurgie des Hypopharynx und des cervicalen Oesophagus. – Chirurgie der Hals-Lymphknoten. – Chirurgie der congenitalen Erkrankungen des Halses. – Anhang: Besonderheiten bei Lappenplastiken zur Defektversorgung im Halsbereich und in der Mundhöhle. – Literatur. – Sachverzeichnis.

Die oto-rhino-laryngologischen Operationen in der Mundhöhle und am Hals haben seit Erscheinen der letzten Auflage erheblich zugenommen und eine wesentliche Verfeinerung erfahren. Das gilt besonders für die rekonstruktiven Eingriffe zur Wiederherstellung der Funktionen der Halsorgane. Die Neuauflage wurde entsprechend stark erweitert und zum größten Teil ganz neu geschrieben. Die altbewährten und die erfolgreichen neuen oto-rhino-laryngologischen Operationen an Mundhöhle, Larynx, cervicaler Trachea, cervicalem Oesophagus und äußerem Hals bei Entzündungen, Tumoren, Verletzungen und Mißbildungen werden ausführlich in ihren technischen Einzelheiten, aber auch in den notwendigen anatomischen und patho-physiologischen Zusammenhängen dargestellt. Besonderer Wert wurde auf die Operationsverfahren gelegt, durch die die Funktion der Halsorgane nach ihrer Zerstörung durch Tumor oder Unfall wiederhergestellt werden kann, also die rekonstruktive Chirurgie der Halsorgane. Didaktisch hervorragende, meist vierfarbige Abbildungen und ein ausführlicher, präziser Text kennzeichnen den Band. Diese Operationslehre wird – wie die berühmte 1. Auflage, die als Standardwerk des Faches galt – dem Lernenden praktische Anweisungen zum Handeln geben und dem Erfahrenen wieder als bewährtes Nachschlagewerk dienen.

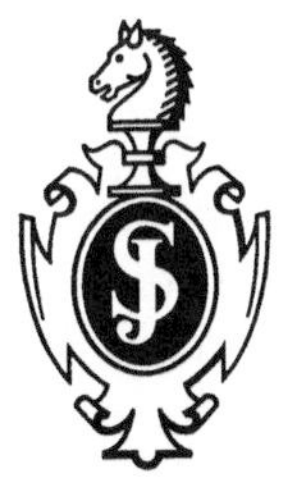

Springer-Verlag
Berlin
Heidelberg
New York

Die Eingriffe in der Bauchhöhle

Herausgeber: R. Zenker, R. Berchtold, H. Hamelmann
Unter Mitarbeit zahlreicher Fachwissenschaftler

3., völlig neubearbeitete Auflage. 1975. 573 Abbildungen, davon 99 farbig, 12 Tabellen. XXVI, 923 Seiten
(Allgemeine und spezielle Operationslehre, Band 7, Teil 1)
Gebunden DM 720,–; approx. US $ 424,80
Subskriptionspreis
Gebunden DM 576,–; approx. US $ 339.90
ISBN 3-540-07380-9

Die Bauchchirurgie hat in den zweieinhalb Jahrzehnten seit der letzten Auflage einen erheblichen Wandel erfahren. Er gründet sich auf neue Erkenntnisse in der Pathophysiologie verschiedener Erkrankungen und Schmerzzustände der Bauchorgane, auf eine erhebliche Vervollkommnung der Diagnostik in morphologischer und funktioneller Hinsicht und auf die hieraus entwickelte Technik und Erweiterung der Eingriffe.

Herausgeber und Autoren haben aufgrund eigener Erfahrungen und unter Berücksichtigung der Literatur den Band entsprechend umgestaltet und in fast allen Teilen völlig neu verfaßt. Das Werk vermittelt daher den neuesten Stand der Operationstechnik sowie die Indikationen zu den verschiedenen Eingriffen in der Bauchhöhle. Es ist eine echte „Operationslehre", die dem erfahrenen wie auch dem angehenden Operateur vielfach erprobte Operationen in einprägsamer Form darstellt und ihm Entscheidung und Handeln in der täglichen Praxis und bei etwaigen Komplikationen erleichtert.

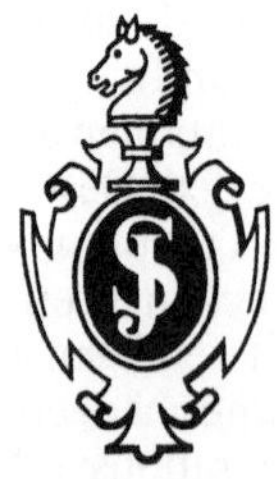

Springer-Verlag
Berlin
Heidelberg
New York